# 新编
# 现代检验医学

张书芬　李宏艳　郑文龙　**主编**◎
甘慧泉　刘　华　张　婷

U0222291

天津出版传媒集团
天津科学技术出版社

**图书在版编目(CIP)数据**

新编现代检验医学 / 张书芬等主编 . ——天津：
天津科学技术出版社，2023.11

ISBN 978-7-5742-1463-7

Ⅰ.①新… Ⅱ.①张… Ⅲ.①医学检验 Ⅳ.
①R446

中国国家版本馆CIP数据核字(2023)第139609号

---

新编现代检验医学

XINBIAN XIANDAI JIANYAN YIXUE

责任编辑：张建锋

责任印制：兰　毅

出　　版：天津出版传媒集团
　　　　　天津科学技术出版社

地　　址：天津市西康路 35 号

邮　　编：300051

电　　话：(022) 23332377

网　　址：www.tjkjcbs.com.cn

发　　行：新华书店经销

印　　刷：北京厚诚则铭印刷科技有限公司

---

开本 787×1092　1/16　印张 21.25　字数　520 000

2023 年 11 月第 1 版第 1 次印刷

定价：125.00 元

# 《新编现代检验医学》编委会

# 前　言

  医学检验学是采用现代物理化学方法、手段进行医学诊断的一门学科,主要研究如何通过实验室技术、医疗仪器设备为临床诊断、治疗提供依据。随着现代科学技术的发展,基础医学尤其是免疫学及分子生物学研究的深入,新知识、新技术层出不穷,使检验医学从理念上、技术上、学科建设上都出现了许多新变化。为更好地为临床服务,检验人员必须不断地学习、补充新的检验相关知识才能跟上医学检验学的发展步伐。鉴于此,我们特组织一批经验丰富的临床检验医师编写了本书。

  本书采用分篇论述。第一篇介绍的是临床检验基础,包括血液检验技术、骨髓细胞检查技术、尿液检验技术、粪便检验技术。第二篇为临床生物化学检验,涉及的内容有光谱分析技术、酶学检验技术、糖代谢紊乱、血脂和脂代谢紊乱的生物化学诊断。第三篇重点介绍了临床分子生物检验,内容涵盖核酸与核酸分离纯化技术、核酸分子杂交技术、核酸序列分析、重组 DNA 技术、蛋白质组学技术、生物芯片技术、分子生物检验技术,以及病毒感染性疾病、细菌感染性疾病、单基因遗传病的分子生物学检验等。第四篇详细介绍了临床免疫检验,内容涉及常用的免疫分析技术,自身免疫性疾病、免疫增生病、免疫缺陷病的免疫学检验等。本书内容系统全面,简繁得当,知识新颖,对于从事临床检验的低年资医师,相关专业在校研究生,是一本很有价值的参考书。

  尽管编者尽心尽力,力求精益求精,但由于水平有限,加之编写时间紧迫,书中难免存在不足之处,敬请同行专家、读者批评指正。

编　者

# 目　录

## 第一篇　临床检验基础

第一章　血液检验技术 ·················································· 2
　第一节　血细胞分析 ·················································· 2
　第二节　血细胞形态学检查 ·········································· 17
　第三节　红细胞沉降率测定 ·········································· 30
　第四节　血液流变学检查 ············································ 33
第二章　骨髓细胞检查技术 ············································ 39
　第一节　骨髓细胞化学染色 ·········································· 39
　第二节　骨髓常规检验 ·············································· 48
第三章　尿液检验技术 ················································ 56
　第一节　尿液理学检验 ·············································· 56
　第二节　尿液化学检验 ·············································· 63
　第三节　尿液有形成分检验 ·········································· 72
第四章　粪便检验技术 ················································ 78
　第一节　粪便理学检验 ·············································· 78
　第二节　粪便化学检验 ·············································· 78
　第三节　粪便有形成分检验 ·········································· 81

## 第二篇　临床生物化学检验

第五章　光谱分析技术 ················································ 89
　第一节　紫外-可见分光光度分析法 ··································· 89
　第二节　原子吸收分光光度法 ········································ 94
　第三节　发射光谱分析技术 ·········································· 100
　第四节　散射光谱分析 ·············································· 102
第六章　酶学检验技术 ················································ 105
　第一节　酶活性浓度分析技术 ········································ 105
　第二节　酶蛋白浓度分析技术 ········································ 113
　第三节　同工酶分析技术 ············································ 114

第七章　糖代谢紊乱 ……………………………………………………… 118
　第一节　糖代谢紊乱 ………………………………………………… 118
　第二节　糖代谢的先天性异常 ……………………………………… 126
　第三节　糖代谢紊乱相关疾病检测指标及其评价 ………………… 127
第八章　血脂和脂代谢紊乱 ……………………………………………… 138
　第一节　高脂血症与动脉粥样硬化 ………………………………… 138
　第二节　高脂血症与冠心病 ………………………………………… 141
　第三节　脂代谢异常与代谢综合征 ………………………………… 143
　第四节　糖尿病的脂代谢异常 ……………………………………… 143
　第五节　血脂异常与肾病综合征 …………………………………… 144

## 第三篇　临床分子生物检验

第九章　核酸与核酸分离纯化技术 ……………………………………… 146
　第一节　核酸的结构和功能 ………………………………………… 146
　第二节　基因的结构与功能 ………………………………………… 151
　第三节　基因组结构与特征 ………………………………………… 154
　第四节　DNA 的分离纯化技术 …………………………………… 162
　第五节　RNA 的分离纯化技术 …………………………………… 167
第十章　核酸分子杂交技术 ……………………………………………… 170
　第一节　核酸分子杂交的基本原理与分类 ………………………… 170
　第二节　核酸探针 …………………………………………………… 175
　第三节　常用核酸分子杂交技术 …………………………………… 179
第十一章　核酸序列分析 ………………………………………………… 181
　第一节　第一代 DNA 测序技术 …………………………………… 181
　第二节　第二代测序技术 …………………………………………… 186
　第三节　第三代测序技术的发展趋势 ……………………………… 191
第十二章　重组 DNA 技术 ……………………………………………… 192
　第一节　工具酶 ……………………………………………………… 192
　第二节　重组 DNA 常用载体 ……………………………………… 194
　第三节　重组 DNA 技术的基本步骤 ……………………………… 197
第十三章　蛋白质组学技术 ……………………………………………… 202
　第一节　蛋白质印迹技术 …………………………………………… 202
　第二节　双向凝胶电泳 ……………………………………………… 205
　第三节　生物质谱技术 ……………………………………………… 209
第十四章　生物芯片技术 ………………………………………………… 214
　第一节　生物芯片概述 ……………………………………………… 214
　第二节　基因芯片技术 ……………………………………………… 215
　第三节　蛋白质芯片技术 …………………………………………… 217

　　第四节　细胞芯片技术 ·················································· 220
　　第五节　组织芯片技术 ·················································· 221
　　第六节　芯片实验室及其发展趋势 ································ 223
第十五章　病毒感染性疾病的分子生物学检验 ···················· 225
　　第一节　乙型肝炎病毒 ·················································· 225
　　第二节　丙型肝炎病毒 ·················································· 230
　　第三节　人乳头瘤病毒 ·················································· 232
　　第四节　人类免疫缺陷病毒 ··········································· 236
　　第五节　巨细胞病毒 ····················································· 238
　　第六节　EB 病毒 ························································· 239
　　第七节　流行性感冒病毒 ··············································· 240
第十六章　细菌感染性疾病的分子生物学检验 ···················· 242
　　第一节　细菌感染的广谱分子生物学检验 ······················ 242
　　第二节　结核分枝杆菌 ·················································· 244
　　第三节　淋病奈瑟菌 ····················································· 248
第十七章　单基因遗传病的分子生物学检验 ······················· 251
　　第一节　血红蛋白病 ····················································· 251
　　第二节　血友病 ··························································· 257
　　第三节　迪谢内肌营养不良 ··········································· 260
　　第四节　脆性 X 综合征 ················································ 261

## 第四篇　临床免疫检验

第十八章　自身免疫性疾病的免疫学检测 ··························· 265
　　第一节　系统性自身免疫性疾病 ····································· 265
　　第二节　消化系统自身免疫性疾病 ································· 276
　　第三节　血液系统自身免疫性疾病 ································· 286
　　第四节　循环系统自身免疫性疾病 ································· 291
　　第五节　神经系统自身免疫性疾病 ································· 295
　　第六节　内分泌系统自身免疫性疾病 ····························· 300
第十九章　免疫增生病的免疫学检测 ································· 308
　　第一节　多发性骨髓瘤 ·················································· 308
　　第二节　未定性单克隆丙种球蛋白病 ······························ 312
　　第三节　巨球蛋白血症 ·················································· 313
　　第四节　其他免疫增生病 ··············································· 314
第二十章　免疫缺陷病的免疫学检测 ································· 318
　　第一节　原发性抗体缺陷病 ··········································· 318
　　第二节　原发性 T 细胞免疫缺陷病 ································ 321

第三节　原发性吞噬细胞功能缺陷病 ……………………………………………… 323

第四节　原发性联合免疫缺陷病 …………………………………………………… 325

**参考文献** ………………………………………………………………………………… 330

# 第一篇　临床检验基础

# 第一章　血液检验技术

## 第一节　血细胞分析

### 一、血细胞分析的质量要求

1.人员

(1)实验室专业技术人员:应有明确的岗位职责,包括标本的采集与处理,样本检测,质量保证,报告的完成、审核与签发,检验结果的解释等岗位的职责和要求。

(2)形态学检查技术主管:应有专业技术培训(如进修学习、参加形态学检查培训班等)的考核记录(如合格证、学分证及岗位培训证等),其他形态学检查人员应有定期培训及考核记录。

(3)血液形态学检验人员的配置:宜满足工作需求,如血细胞分析复检标本的数量在每日100份以下时,宜配备2人;复检标本量在每日100~200份时,宜配备3~4人;若采用自动化仪器进行形态学筛查时,可适当减少人员数量。

(4)应有人员培训计划:包括但不限于如下内容,培训目的、培训时间和培训内容(包括专业理论和操作技能),接受培训人员,可供使用的参考资料等。

(5)应每年评估员工的工作能力:对新进员工,尤其是从事血液学形态识别的人员,在最初6个月内应至少进行2次能力评估。当职责变更时,或离岗6个月以上再上岗时,或政策、程序、技术有变更时,应对员工进行再培训和再评估。没有通过评估的人员应经再培训和再评审,合格后才可继续上岗,并记录。

(6)工作人员应对患者隐私及结果保密并签署声明。

2.设施与环境条件

(1)实验室应具备满足工作需要的空间。

(2)如设置了不同的控制区域,应制订针对性的防护措施及合适的警告。

(3)应依据所用检测设备和实验过程对环境温湿度的要求,制订温湿度控制要求并记录。温度失控时应有处理措施并记录。

(4)应有足够的、温度适宜的储存空间(如冰箱),用以保存临床样品和试剂,设置目标温度和允许范围,温度失控时应有处理措施。

3.实验室设备

(1)血液分析仪的性能验证:新仪器使用前应进行性能验证,内容至少应包括精密度、正确度、可报告范围等,验证方法和要求见卫生行业标准(WS/T406-2012《临床血液学检验常规项目分析质量要求》)。要求至少每年对每台血液分析仪的性能进行评审。

(2)血液分析仪的校准应符合如下要求:依照卫生行业标准(WS/T 347-2011《血液分析仪的校准指南》)的要求实施校准;应对每一台仪器进行校准;应制订校准程序,内容包括校准物的来源、名称、校准方法和步骤,校准周期等;应对不同吸样模式(自动、手动和预稀释模式等)进行校准或比对;可使用制造商提供的配套校准物或校准实验室提供的定值新鲜血进行校准;至少6个月进行一次校准。

(3)试剂与耗材的要求:应提供试剂和耗材检查、接收、贮存和使用的记录。商品试剂使用记录应包括使用效期和启用日期,自配试剂记录应包括试剂名称或成分、规格、储存条件、制备或复溶日期、有效期、配制人等。

(4)电源配置:必要时,实验室可配置不间断电源(UPS)和(或)双路电源以保证关键设备的正常工作。

(5)设备故障原因分析:设备发生故障后,应首先分析故障原因,如设备故障可能影响了方法学性能,于故障修复后,可通过以下合适的方式进行相关的检测、验证:可校准的项目实施校准;质控物检验;与其他仪器或方法比对;以前检验过的样品再检验。

4.检验前程序

(1)所有类型的样品应有采集说明(一些由临床工作人员负责采集的样品不要求实验室准备详细的采集说明,如骨髓样品的采集;但实验室需提出相关要求,如合格样品的要求和运输条件等)。

(2)血细胞分析标本的采集应使用EDTA抗凝剂,除少数静脉取血有困难的患者(如婴儿、大面积烧伤或需频繁采血进行检查的患者)外,宜尽可能使用静脉穿刺方式采集标本;血液与抗凝剂的体积比一般为9∶1。

(3)应根据检验项目明确列出不合格标本的类型(如有凝块、采集量不足、肉眼观察有溶血的标本等)和处理措施。

(4)用于疟原虫检查的静脉血标本,应在采集后1小时内同时制备厚片和薄片。如超过1小时,应在报告单上标注处理时间。

5.检验程序

(1)应制订血细胞分析项目的标准操作程序。

(2)应制订血细胞分析的显微镜复检标准并对复检标准进行验证;要求复检后结果的假阴性率≤5%;应用软件有助于显微镜复检的有效实施;显微镜复检应保存记录;复检涂片至少保留2周。

(3)应规定检测结果超出仪器线性范围时的识别和解决方法(如对血样进行适当稀释和重复检验)。

(4)当检测样本存在影响因素(如有核红细胞、红细胞凝集、疟原虫、巨型血小板等)时,对仪器检测结果可靠性的判定和纠正措施应有规定。

(5)血液寄生虫检查的要求见第四篇。

(6)如使用自建检测系统,应有程序评估并确认精密度、正确度、可报告范围、参考区间等分析性能符合预期用途。

(7)可由制造商或其他机构建立参考区间后,由使用相同分析系统的实验室对参考区间进行验证或评审。实验室内部有相同的分析系统(仪器型号、试剂批号及消耗品等相同)时,可调用相同的参考区间。当临床需要时,应根据年龄和(或)性别分组建立参考区间。中国成人血细胞分析参考区间可采纳行业标准(WS/T 405-2012《血细胞分析参考区间》)。

6.检验程序的质量保证

(1)实验室内部质量控制应符合如下要求

1)质控品的选择:宜使用配套质控品,使用非配套质控品时应评价其质量和适用性。

2) 质控品的浓度水平:至少使用 2 个浓度水平(正常和异常水平)的质控品。

3) 质控项目:认可的所有检测项目均应开展室内质量控制。

4) 质控频度:根据检验标本量定期实施,检测当天至少 1 次。

5) 质控图:应使用 Levey-Jennings 质控图;质控图或类似的质量控制记录应包含以下信息:检测质控品的时间范围、质控图的中心线和控制界线、仪器/方法名称、质控品的名称、浓度水平、批号和有效期、试剂名称和批号、每个数据点的日期、操作人员的记录。

6) 质控图中心线的确定:血细胞计数质控品的测定应在不同时段至少检测 3 天,使用 10 个以上检测结果的均值画出质控图的中心线;每个新批号的质控品在日常使用前,应通过检测确定质控品均值,制造商规定的"标准值"只能作为参考。

7) 标准差的确定:标准差的计算方法参见 GB/T 20468-2006。

8) 失控判断规则:应规定质控规则,全血细胞计数至少使用 13s 和 22s 规则。

9) 失控报告:必要时宜包括失控情况的描述、核查方法、原因分析、纠正措施及纠正效果的评价等内容;应检查失控对之前患者样品检测结果的影响。

10) 质控数据的管理:按质控品批次或每月统计 1 次,记录至少保存 2 年。

11) 记录:实验室负责人应对每批次或每月室内质量控制记录进行审查并签字。

(2) 所开展的检验项目应参加相应的室间质评要求使用相同的检测系统检测质控样本与患者样本;应由从事常规检验工作的人员实施室间质评样品的检测;应有禁止与其他实验室核对上报室间质评结果的规定;应保留参加室间质评的结果和证书。实验室应对"不满意"和"不合格"的室间质评结果进行分析并采取纠正措施。实验室负责人应监控室间质量评价活动的结果,并在评价报告上签字。

(3) 对未开展室间质评检验项目的比对要求:应通过与其他实验室(如使用相同检测方法的实验室、使用配套系统的实验室)比对的方式,判断检验结果的可接受性,并应满足如下要求。

1) 规定比对实验室的选择原则。

2) 样品数量:至少 5 份,包括正常和异常水平。

3) 频率:至少每年 2 次。

4) 判定标准:应有 ≥80% 的结果符合要求。当实验室间比对不可行或不适用时,实验室应制订评价检验结果与临床诊断一致性的方法,判断检验结果的可接受性。每年至少评价 2 次,并有记录。

(4) 实验室内部结果比对应符合如下要求

1) 检验同一项目的不同方法、不同分析系统应定期(至少 6 个月)进行结果的比对。血液分析仪等血液学检测设备,确认分析系统的有效性并确认其性能指标符合要求后,每年至少使用 20 份临床标本(含正常和异常标本)进行比对(可分批进行),结果应符合卫生行业标准(WS/T 406-2012《临床血液学检验常规项目分析质量要求》)。

2) 应定期(至少每 3 个月 1 次,每次至少 5 份临床样本)进行形态学检验人员的结果比对、考核并记录。

3) 比对记录应由实验室负责人审核并签字,记录至少保留 2 年。

7. 结果报告

(1) 如收到溶血标本,宜重新采集,否则检验报告中应注明标本溶血。

(2)危急值通常用于患者血液检验的首次结果。

## 二、血红蛋白测定

氰化高铁血红蛋白(hemoglobin cyanide,HiCN)分光光度法是世界卫生组织和国际血液学标准化委员会(International Council for Standardization in Haematology,ICSH)推荐的参考方法,该方法的测定结果是其他血红蛋白测定方法的溯源标准。常规实验室多使用血液分析仪或血红蛋白计进行测定,无论采用何种原理的测定方法,均要求实验室通过使用血液分析仪配套校准物或溯源至参考方法的定值新鲜血实施校准,以保证 Hb 测定结果的准确性。

### (一)检测方法

1.氰化高铁血红蛋白分光光度法

(1)原理:血红蛋白(除硫化血红蛋白外)中的亚铁离子($Fe^{2+}$)被高铁氰化钾氧化成高铁离子($Fe^{3+}$),血红蛋白转化成高铁血红蛋白。高铁血红蛋白与氰根离子($CN^-$)结合,生成稳定的氰化高铁血红蛋白(HiCN)。用分光光度计检测时,氰化高铁血红蛋白在波长 540nm 处有一个较宽的吸收峰,在 540nm 处的吸光度与其在溶液中的浓度呈正比。

(2)试剂:HiCN 试剂。氰化钾(KCN)0.050g、高铁氰化钾[$K_3Fe(CN)_6$]0.200g、无水磷酸二氢钾($KH_2PO_4$)0.140g、非离子表面活性剂[可用 Triton X-100,Saponic218 等]0.5~1.0mL。

分别溶于蒸馏水中,混合,再加蒸馏水至 1000mL,混匀。试剂为淡黄色透明溶液,pH 在7.0~7.4,用冰点渗透压仪测定的渗透量应在(6~7)$mOsm/(kg \cdot H_2O)$。血红蛋白应在 5 分钟内完全转化为高铁血红蛋白。

(3)操作程序

1)标准曲线制备:将氰化高铁血红蛋白(HiCN)参考液稀释为四种浓度(200g/L,100g/L,50g/L,25g/L),然后以 HiCN 试剂调零,分别测定其 540nm 处的吸光值。以血红蛋白浓度(g/L)为横坐标,其对应的吸光度为纵坐标,在坐标纸上描点。用 $Y(A_{540}) = a + bX(C)$ 进行直线回归处理。

2)常规检测血红蛋白:先将 20μL 血用 5.0mLHiCN 试剂稀释,混匀,静置 5 分钟后,测定待检标本在 540nm 下的吸光值,按下面公式计算,从而得出待检标本的血红蛋白浓度。

$$C = \frac{A_{540} - a}{b} = (A_{540} - a) \times \frac{1}{b}$$

式中,$A_{540}$——患者待测 HiCN 在波长为 540nm 的吸光值;C——血红蛋白浓度,g/L;a——截距;b——斜率。

(4)注意事项

1)血红蛋白测定方法很多,但无论采用何种方法,都应溯源至氰化高铁血红蛋白分光光度法的结果。

2)试剂应贮存在棕色硼硅有塞玻璃瓶中,不能贮存于塑料瓶中,否则会使 $CN^-$ 丢失,造成测定结果偏低。

3)试剂应置于 2~8℃保存,不可冷冻,结冰可引起高铁氰化钾破坏,使试剂失效。

4)试剂应保持新鲜,至少一个月配制一次。

5)氰化钾是剧毒品,配试剂时要严格按剧毒品管理程序操作。

6)脂血症或标本中存在大量脂蛋白可产生混浊,可引起血红蛋白假性升高。白细胞数>

$20\times10^9$/L、血小板计数>$700\times10^9$/L 及异常球蛋白增高也可出现混浊,均可使血红蛋白假性升高。煤气中毒或大量吸烟引起血液内碳氧血红蛋白增多,也可使测定值增高。若因白细胞数过多引起的混浊,可离心后取上清液比色;若因球蛋白异常增高(如肝硬化患者)引起的混浊,可向比色液中加入少许固体氯化钠(约 0.25g)或碳酸钾(约 0.1g),混匀后可使溶液澄清。

7)测定后的 HiCN 比色液不能与酸性溶液混合(目前大都用流动比色,共用 1 个废液瓶,尤须注意这一点),因为氰化钾遇酸可产生剧毒的氢氰酸气体。

8)为防止氰化钾污染环境,比色测定后的废液集中于广口瓶中处理。废液处理:①首先以水稀释废液(1:1),再按每升上述稀释废液加入次氯酸钠 35mL,充分混匀后敞开容器口放置 15 小时以上,使 CN$^-$ 氧化成 $CO_2$ 和 $N_2$ 挥发,或水解成 $CO_3^{2-}$ 和 $NH^{4+}$,再排入下水道;②碱性硫酸亚铁除毒:硫酸亚铁和 KCN 在碱性溶液中反应,生成无毒的亚铁氰化钾,取硫酸亚铁($FeSO_4 \cdot 7H_2O$)50g,氢氧化锂 50g,加水至 1000mL,搅匀制成悬液。每升 HiCN 废液,加上述碱性硫酸亚铁悬液 40mL,不时搅匀,置 3 小时后排入下水道,但该方法的除毒效果不如前者好。

9)HiCN 参考液的纯度检查:①波长 450~750nm 的吸收光谱曲线形态应符合文献所述;②A540nm/A504nm 的吸光度比值应为 1.59~1.63;③用 HiCN 试剂作空白,波长 710~800nm 处,比色杯光径 1.0cm 时,吸光度应小于 0.002。

(10)血液标本使用静脉血,静脉血用乙二胺四乙酸二钾(EDTA-K$_2$)抗凝。

2.十二烷基硫酸钠血红蛋白测定法 由于 HiCN 法会污染环境,对环境保护不利。为此各国均相继研发不含 KCN 测定血红蛋白的方法,如十二烷基硫酸钠血红蛋白(sodium lauryl sulfate hemoglobin,SLS-Hb)测定方法,但其测定结果应溯源到 HiCN 分光光度法。

(1)原理:除硫化血红蛋白(SHb)外,血液中各种血红蛋白均可与十二烷基硫酸钠(sodium lauryl sulfate,SLS)作用,生成 SLS-Hb 棕色化合物,SLS-Hb 波峰在 538nm,波谷在 500nm。本法可用 HiCN 法定值的新鲜血,对血液分析仪进行校准或绘制标准曲线。

(2)试剂

1)血液分析仪商品试剂。

2)自配试剂:①60g/L 十二烷基硫酸钠的磷酸盐缓冲液:称取 60g 十二烷基硫酸钠溶解于 33.3mmol/L 磷酸盐缓冲液(pH 7.2)中,加 TritonX-100 70mL 于溶液中混匀,再加磷酸盐缓冲液至 1000mL,混匀;②SLS 应用液:将上述 60g/L SLS 原液用蒸馏水稀释 100 倍,SLS 最终浓度为 2.08mmol/L。

(3)操作程序

1)按血液分析仪操作说明书的要求进行操作。

2)末梢血检测方法(适用于婴幼儿、采血困难的肿瘤患者等):准确吸取 SLS 应用液 5.0mL 置于试管中,加入待测血 20μL,充分混匀。5 分钟后置 540nm 下以蒸馏水调零,读取待测管吸光度值,查标准曲线即得 SLS-Hb 结果。

3)标准曲线绘制:取不同浓度血红蛋白的全血标本,分别用 HICN 法定值。再以这批已定值的全血标本,用 SLS-Hb 测定,获得相应的吸光度值,绘制出标准曲线。

(4)参考区间:仪器法,静脉采血。

1)成年男性:130~175g/L。

2)成年女性:115~150g/L。

3)新生儿:180~190g/L。

4)婴儿:110~120g/L。

5)儿童:120~140g/L。

（5）注意事项

1)注意选用 CP 级以上的优质十二烷基硫酸钠$[CH_3(CH_2)_3SO_4Na, MW288.38]$。

2)本法配方溶血力很强,不能用同一管稀释标本同时测定血红蛋白和白细胞计数。

3)其他环保的血红蛋白测定方法还很多,如碱羟血红蛋白测定法等。

4)建议各临床实验室对参考区间进行验证后,采纳使用。

5)为保证结果的可靠性,应尽可能使用静脉血进行检测。

**（二）临床意义**

1.生理性降低 主要见于生理性贫血,如生长发育迅速而导致造血原料相对不足的婴幼儿、妊娠中后期血容量明显增加而引起血液稀释的孕妇及造血功能减退的老年人。

2.病理性降低 见于各种贫血,常见原因有:①骨髓造血功能障碍,如再生障碍性贫血、白血病、骨髓瘤、骨髓纤维化;②造血物质缺乏或利用障碍,如缺铁性贫血、铁粒幼细胞贫血、巨幼细胞贫血(叶酸及维生素 $B_{12}$ 缺乏);③急慢性失血,如手术或创伤后急性失血、消化道溃疡、寄生虫病;④血细胞破坏过多,如遗传性球形红细胞增多症、阵发性睡眠性血红蛋白尿、异常血红蛋白病、溶血性贫血;⑤其他疾病(如炎症、肝病、内分泌系统疾病)造成或伴发的贫血。

3.生理性增高 见于生活在高原地区的居民、胎儿及初生儿、健康人进行剧烈运动或从事重体力劳动时。

4.病理性增高 分为相对性增高和绝对性增高。相对性增高通常是由于血浆容量减少,致使血液中有形成分相对增多形成的暂时性假象,多见于脱水血浓缩时,常由严重呕吐、多次腹泻、大量出汗、大面积烧伤、尿崩症、大剂量使用利尿药等引起。绝对性增高多与组织缺氧、血中促红细胞生成素水平升高、骨髓加速释放红细胞有关,见于:①原发性红细胞增多症:为慢性骨髓增生性疾病,临床较为常见,其特点为红细胞及全血容量增加导致皮肤黏膜暗红,脾大同时伴有白细胞和血小板增多;②继发性红细胞增多症:见于肺源性心脏病、阻塞性肺气肿、发绀型先天性心脏病及异常血红蛋白病等;与某些肿瘤和肾脏疾患有关,如肾癌、肝细胞癌、子宫肌瘤、卵巢癌、肾胚胎瘤和肾积水、多囊肾、肾移植后;此外,还见于家族性自发性促红细胞生成素浓度增高,药物(雌激素、皮质类固醇等)引起的红细胞增多等。

在各种贫血时,由于红细胞内血红蛋白含量不同,红细胞和血红蛋白减少程度可不一致。血红蛋白测定可以用于了解贫血的程度,如需要了解贫血的类型,还需做红细胞计数和红细胞形态学检查及与红细胞其他相关的指标测定。

## 三、红细胞计数

红细胞计数(red blood cell count,RBC)可采用自动化血液分析仪或显微镜检查法进行检测,以前者最为常用。血液分析仪进行红细胞计数的原理是电阻抗原理,在仪器计数结果不可靠(如红细胞数量较低、存在干扰等)需要确认、不具备条件使用血液分析仪时,可采用显微镜检查法进行红细胞计数。

## (一)检测方法

**1.血液分析仪检测法**

(1)原理:主要使用电阻抗原理进行检测。有的仪器采用流式细胞术加二维激光散射法进行检测,全血经专用稀释液稀释后,使自然状态下的双凹盘状扁圆形红细胞成为球形并经戊二醛固定,这种处理不影响红细胞的平均体积,红细胞通过测量区时,激光束以低角度前向光散射测量单个红细胞的体积和红细胞总数,可使红细胞计数结果更加准确。

(2)仪器与试剂 血液分析仪及配套试剂(如稀释液、清洗液)、配套校准物、质控物。

(3)操作 使用稀释液和特定装置定量稀释血液标本;检测稀释样本中的细胞数量;将稀释样本中的细胞数量转换为最终报告结果,即每升全血中的红细胞数量。不同类型血液分析仪的操作程序依照仪器说明书规定。

(4)参考区间(仪器法,静脉采血):成年男性,$(4.3\sim5.8)\times10^{12}/L$;成年女性,$(3.8\sim5.1)\times10^{12}/L$。

**2.显微镜计数法**

(1)原理:显微镜检查方法用等渗稀释液将血液按一定倍数稀释并充入细胞计数板(又称牛鲍计数板)的计数池,在显微镜下计数一定体积内的红细胞数,经换算得出每升血液中红细胞的数量。

(2)试剂与器材:①赫姆液;氯化钠 1.0g,结晶硫酸钠($Na_2SO_4\cdot10H_2O$)5.0g(或无水硫酸钠 2.5g),氯化汞 0.5g,分别用蒸馏水溶解后混合,再用蒸馏水加至 200mL,混匀,过滤后备用;如暂无赫姆液,可用 0.9%氯化钠溶液替代;②改良 Neubauer 血细胞计数板、盖玻片;③普通显微镜。

(3)操作:①取中号试管 1 支,加红细胞稀释液 2.0mL;②用清洁干燥微量吸管取末梢血或抗凝血 10μL,擦去管外余血后加至红细胞稀释液底部,再轻吸上层清液清洗吸管 2~3 次,然后立即混匀;③混匀后,用干净微量吸管将红细胞悬液充入计数池,不得有空泡或外溢,充池后静置 2~3 分钟后计数;④高倍镜下依次计数中央大方格内四角和正中 5 个中方格内的红细胞。对压线红细胞按"数上不数下、数左不数右"的原则进行计数。

(4)结果计算

红细胞数/L=5 个中方格内红细胞数×5×10×200×10⁶

=5 个中方格内红细胞数×$10^{10}$

$$=\frac{5\ 个中方格内的红细胞数}{100}\times10^{12}$$

式中,×5——5 个中方格换算成 1 个大方格;×10——1 个大方格容积为 0.1μL,换算成 1.0μL;×200——血液的实际稀释倍数应为 201 倍,按 200 是便于计算;×$10^6$——由 1μL 换算成 1L。

(5)注意事项:①显微镜计数方法由于计数细胞数量有限,检测结果的精密度较差,适用于红细胞数量较低标本的检测;②红细胞的聚集可导致计数不准确;③如计数板不清洁或计数板中的稀释液蒸发,也会导致结果增高或错误;④配制的稀释液应过滤,以免杂质、微粒等被误认为细胞。

### (二)方法学评价

临床实验室主要使用血液分析仪进行红细胞计数,不仅操作简便、检测快速,重复性好,而且能够同时得到多个红细胞相关参数。使用配套校准物或溯源至参考方法的定值新鲜血实施校准后,可确认或改善检测结果的准确性。某些病理状态下(如白细胞数过高、巨大血小板、红细胞过小、存在冷凝集素等),仪器检测结果易受干扰,需使用手工法进行确认。手工法是传统方法,无须特殊设备,但操作费时费力,结果重复性较差,在常规检测中已较少使用。

### (三)临床意义

1.生理性降低　主要见于生理性贫血,如婴幼儿、妊娠中后期孕妇及造血功能减退的老年人等。

2.病理性降低　见于各种贫血,常见原因有:①骨髓造血功能障碍,如再生障碍性贫血、白血病、骨髓瘤、骨髓纤维化;②造血物质缺乏或利用障碍,如缺铁性贫血、铁粒幼细胞贫血、巨幼细胞贫血;③急慢性失血,如手术或创伤后急性失血、消化道溃疡、寄生虫病;④血细胞破坏过多,如溶血性贫血;⑤其他疾病造成或伴发的贫血。

3.生理性增高　见于生活在高原地区的居民、胎儿及新生儿、剧烈运动或重体力劳动的健康人。

4.病理性增高　分为相对性增高和绝对性增高。相对性增高通常是由于血浆容量减少,致使血液中有形成分相对增多形成的暂时性假象,常由严重呕吐、多次腹泻、大面积烧伤、尿崩症、大剂量使用利尿药等引起。绝对性增高多与组织缺氧、血中促红细胞生成素水平升高、骨髓加速释放红细胞有关,见于:①原发性红细胞增多症:为慢性骨髓增生性肿瘤,临床较为常见;②继发性红细胞增多症:见于肺源性心脏病、慢性阻塞性肺气肿及异常血红蛋白病等;与某些肿瘤和肾脏疾患有关,如肾癌、肝细胞癌、卵巢癌、肾移植后;此外,还见于家族性自发性促红细胞生成素浓度增高,药物(雌激素、皮质类固醇等)引起的红细胞增多等。

## 四、血细胞比容测定

血细胞比容(hematocrit,Hct)可采用离心法或血液分析仪进行测定。微量离心法是国际血液学标准化委员会(ICSH)推荐的参考方法。临床实验室主要使用血液分析仪测定 Hct,血液分析仪的检测结果应通过校准溯源至参考方法。

### (一)检测方法

1.血液分析仪检测法

(1)原理:仪器检测 Hct 的原理分为两类,一类是通过累积细胞计数时检测到的脉冲信号强度得出;另一类是通过测定红细胞计数和红细胞平均体积的结果计算得出,Hct=红细胞计数×红细胞平均体积。

(2)仪器与试剂:血液分析仪及配套试剂、校准物、质控物、采血管等耗材。

(3)操作:按血液分析仪说明书的要求进行操作。

(4)参考区间(仪器法,静脉采血):成年男性,0.40~0.50;成年女性,0.35~0.45。

(5)注意事项:血标本中有凝块、溶血、严重脂血等因素可导致检测结果不可靠。

2.毛细管离心法

(1)原理:离心法是将待测标本吸入孔径一致的标准毛细玻璃管并进行离心,血细胞与血浆分离并被压紧,通过测量血细胞柱和血浆柱的长度即可计算出血细胞占全血的体积比。

(2)试剂与器材

1)抗凝剂:以 EDTA-K$_2$ 为最好。

2)毛细管:毛细管用钠玻璃制成,长度为 75mm±0.5mm;内径为 1.155mm±0.085mm;管壁厚度为 0.20mm,允许范围为 0.18~0.23mm。

3)毛细管密封胶:应使用黏土样密封胶或符合要求的商品。

4)高速离心机:离心半径应大于 8.0cm,能在 30 秒内加速到最大转速,在转动圆盘周边的 RCF 为 10000~15000g 时,转动 5 分钟,转盘的温度不超过 45℃。

5)刻度读取器,如微分卡尺。

(3)操作程序

1)将血标本与抗凝剂混匀时,动作应轻柔,避免血液中产生过多气泡。

2)利用虹吸作用将抗凝静脉血吸入毛细管内,反复倾斜毛细管,使血柱离毛细管两端的距离分别大于 0.5cm。

3)将毛细管未吸血液的一端垂直插入密封胶,封口。密封胶柱长度为 4~6mm。

4)将毛细管编号,按次序放置于离心机上。密封的一端朝向离心机圆盘的周边一侧。

5)RCF 至少为 10000×g,离心 5 分钟。

6)取出毛细管,测量其中红细胞柱、全细胞柱和血浆柱的长度。红细胞柱的长度除以全细胞柱和血浆柱的长度之和,即为血细胞比容。

(4)注意事项:①采血应顺利,防止溶血及组织液混入;②同一标本的测量结果之差不可大于 0.015;③测量红细胞柱的长度时,不能将白细胞和血小板层计算在内;④离心机应符合要求。

### (二)方法学评价

临床实验室主要使用血液分析仪进行 Hct 检测,其优点是检测速度快,精密度良好,适合批量标本的检测,使用配套校准物或溯源至参考方法的定值新鲜血实施校准后,可确认或改善检测结果的准确性;常规条件使用的离心法操作简单,但检测速度较慢,结果准确性易受离心条件的影响,在临床实验室较少使用。

### (三)临床意义

Hct 不仅与红细胞数量的多少有关,而且与红细胞的体积大小及血浆容量的改变有关。Hct 是诊断贫血的主要实验室检查指标之一,也是影响全血黏度的重要因素和纠正脱水及酸碱平衡失调时治疗的参考指标。

1.Hct 增高　常导致全血黏度增加,呈现血液高黏滞综合征。临床研究表明,高血细胞比容与血栓形成密切相关,在诊断血管疾病的血栓前状态中也有显著意义。Hct 增高临床常见于:①各种原因所致的血液浓缩,使红细胞数量相对增多,如严重呕吐、腹泻、大量出汗、大面积烧伤等;②真性红细胞增多症;③继发性红细胞增多(如高原病、慢性肺源性心脏病等)的患者红细胞数量绝对增多,Hct 可显著增高。

2.Hct 减低　见于:①正常孕妇;②各种类型贫血,如急慢性出血、缺铁性贫血和再生障碍性贫血,但 Hct 减少的程度与 RBC、Hb 的减少程度并非完全一致;③继发性纤维蛋白溶解症患者;④应用干扰素、青霉素、吲哚美辛(消炎痛)、维生素 A 等药物的患者。

## 五、红细胞平均指数

1.原理 临床不仅要根据红细胞计数、血红蛋白浓度及血细胞比容的变化对贫血进行诊断,还要利用 RBC、Hb 及 Hct 的数值,计算出红细胞平均指数,帮助对贫血做形态学分类,初步判断贫血的原因及对贫血进行鉴别诊断。红细胞平均指数分别为平均红细胞体积(mean corpuscular volume,MCV)、平均红细胞血红蛋白量(mean corpuscular hemoglobin,MCH)和平均红细胞血红蛋白浓度(mean corpuscular hemoglobin concentration,MCHC)。

2.计算方法

(1)平均红细胞体积(MCV) 是指每个红细胞的平均体积,以飞升(n)为单位。

$$MCV = \frac{每升血液中红细胞比容(L) \times 10^{15}}{每升血液红细胞数(个)} = \times\times fl$$

(2)平均红细胞血红蛋白含量(MCH) 是指每个红细胞内所含血红蛋白的平均量,以皮克(pg)为单位。

$$MCH = \frac{每升血液中血红蛋白浓度(g) \times 10^{12}}{每升血液红细胞数(个)} = \times\times pg$$

(3)平均红细胞血红蛋白浓度(MCHC):是指平均每升红细胞中所含血红蛋白浓度(g/L)。

$$MCV = \frac{每升血液中血红蛋白 g 数(g/L)}{每升血液红细胞比容(L/L)} = \times\times g/L$$

3.参考区间及临床意义 正常人和各型贫血时,红细胞平均指数的参考区间和临床意义见表1-1。

表1-1 正常成人静脉血红细胞平均指数的参考区间及临床意义

| 贫血类型 | MCV(n) * (82~100) | MCH(pg) * (27~34) | MCHC(g/L) * (316~354) | 常见原因或疾病 |
|---|---|---|---|---|
| 正常细胞性贫血 | 正常 | 正常 | 正常 | 急性失血、急性溶血、再生障碍性贫血、白血病 |
| 大细胞性贫血 | >正常 | >正常 | 正常 | 叶酸、维生素 $B_{12}$ 缺乏或吸收障碍 |
| 单纯小细胞性贫血 | <正常 | <正常 | 正常 | 慢性炎症、尿毒症 |
| 小细胞低色素性贫血 | <正常 | <正常 | <正常 | 铁缺乏、维生素 $B_6$ 缺乏、珠蛋白肽链合成障碍、慢性失血等 |

注:* 引自卫生行业标准 WS/T 405-2012《血细胞分析参考区间》

(1)MCV:MCV 增高见于红细胞体积增大时,见于各种造血物质缺乏或利用不良引起的巨幼细胞贫血、酒精性肝硬化、获得性溶血性贫血、出血性贫血再生之后和甲状腺功能减退等。MCV 降低见于红细胞减小时,见于慢性感染、慢性肝肾疾病、慢性失血、珠蛋白生成障碍性贫血(地中海贫血)、铁缺乏及铁利用不良等引起的贫血等;其他原因引起的贫血 MCV

一般正常,如再生障碍性贫血、急性失血性贫血和某些溶血性贫血等。

(2)MCH:MCH 增高见于各种造血物质缺乏或利用不良的大细胞性贫血(如巨幼细胞贫血)、恶性贫血、再生障碍性贫血、网织红细胞增多症、甲状腺功能减退等。MCH 降低见于慢性感染、慢性肝肾疾病、慢性失血等原因引起的单纯小细胞性贫血和铁缺乏及铁利用不良等原因引起的小细胞低色素性贫血,也可见于妊娠、口炎性腹泻等,急性失血性贫血和某些溶血性贫血的 MCH 检测结果多为正常。

(3)MCHC:MCH 增高见于红细胞内血红蛋白异常浓缩,如烧伤、严重呕吐、频繁腹泻、慢性一氧化碳中毒、心脏代偿功能不全、遗传性球形红细胞增多症和相对罕见的先天性疾病。MCHC 降低主要见于小细胞低色素性贫血,如缺铁性贫血和珠蛋白生成障碍性贫血。患者的 MCHC 结果通常变化较小,可用于辅助监控血液分析仪检测结果的可靠性和标本异常等情况,如 MCHC 高于 400g/L 提示仪器检测状态可能有错误,也可能是标本出现了冷凝集。

4.注意事项

(1)由于以上三个参数都是间接算出的,因此红细胞数、血红蛋白浓度和血细胞比容的检测数据必须准确,否则误差很大。

(2)应结合红细胞形态学进行贫血种类的分析。

## 六、白细胞计数

白细胞计数(white blood cell count,WBC)可使用血液分析仪或显微镜进行检测,以前者最为常用。在血液分析仪计数结果异常(如白细胞数量较低、存在干扰等)需要确认或没有条件使用血液分析仪时,可采用手工显微镜法进行白,细胞计数。

### (一)检测方法

1.血液分析仪检测法

(1)原理:进行白细胞计数的原理主要有电阻抗法和光散射法。也就是血液经溶血素处理后,在鞘流液的带动下白细胞逐个通过血液分析仪的细胞计数小孔或激光照射区,引起小孔周围电阻抗的变化或产生特征性的光散射,对应的脉冲信号或光散射信号的多少即代表白细胞的数量。

(2)仪器与试剂:血液分析仪及配套试剂(如稀释液、溶血剂、清洗液)、配套校准物、质控物。

(3)操作:使用稀释液和特定装置定量稀释血液标本;检测稀释样本中的细胞数量;将稀释样本中的细胞数量转换为最终报告结果,即每升全血中的白细胞数量。不同类型血液分析仪的操作程序依照仪器说明书规定。

(4)参考区间(仪器法,静脉采血):成年人,$(3.5 \sim 9.5) \times 10^{12}/L$。

(5)注意事项:血液应与抗凝剂充分混匀,避免产生凝块;同时应避免标本出现溶血。存在冷球蛋白、冷纤维蛋白原、红细胞抵抗溶血和高三酰甘油等影响因素均会干扰白细胞计数结果。

2.显微镜计数法

(1)原理:手工计数时用白细胞稀释液将血液稀释一定倍数并破坏成熟的红细胞,然后将稀释后的标本充入细胞计数板(又称牛鲍计数板)的计数池,在显微镜下计数一定体积内的白细胞数,换算出每升血液中白细胞的数量。

（2）试剂与器材

1）白细胞稀释液：冰醋酸 2mL、蒸馏水 98mL、10g/L 亚甲蓝溶液 3 滴（混匀过滤后备用）。

2）其他：显微镜、改良 Neubauer 血细胞计数板等。

（3）操作程序

1）取小试管 1 支，加白细胞稀释液 0.38mL。

2）用微量吸管准确吸取 20μL EDTA 抗凝全血或末梢血，擦去管外余血，将吸管插入小试管中稀释液的底部，轻轻将血放出，并吸取上清液清洗吸管 2 次，混匀。

3）待红细胞完全破坏，液体变为棕褐色后，再次混匀后充池，静置 2~3 分钟，待白细胞下沉。

4）用低倍镜计数四角 4 个大方格内的白细胞数，对压线细胞按"数上不数下、数左不数右"的原则进行计数。

（4）计算

$$白细胞数/L = \left(\frac{N}{4}\right) \times 10 \times 20 \times 10^6 = \frac{N}{20} \times 10^9$$

式中，$N$——4 个大方格内白细胞总数；÷4——为每个大方格（即 0.1μL）内白细胞平均数；×10——1 个大方格容积为 0.1μL，换算成 1.0μL；×20——血液稀释倍数；×$10^6$——由 1μL 换算成 1L。

（5）注意事项：手工法计数白细胞的误差，与样本量过少、采集样本的质量及计数池中细胞分布不均匀等因素有关。

1）静脉血稀释前应充分混匀，不能有凝集。末梢血在穿刺后应避免挤压，使之自由流出，且立即稀释，以免产生凝集。

2）小试管、计数板均应清洁、干燥，以免杂质、微粒等被误认为细胞。

3）应准确量取血液样本、恰当稀释。计数池只能加入一定量的稀释样本，过量则使盖玻片抬高，从而改变计数池的充液高度。

4）白细胞数量过高时，可加大稀释倍数，如超过 $30 \times 10^9$/L，可用 1∶100 稀释；白细胞数量过低时，可计数 8 个大方格的白细胞数或减少稀释倍数，如 1∶10 稀释。

5）白细胞计数的稀释液破坏或溶解所有的无核红细胞。在某些疾病条件下，有核红细胞可能会在外周血中出现，这些细胞不能从白细胞中分辨出来，在计数池中也被计数成白细胞。因此，对染色血涂片进行分类，每 100 个白细胞中有 5 个或更多有核红细胞时，白细胞计数结果按下列公式进行校正。

$$校正后的白细胞计数结果 = X \times \frac{100}{100 + Y}$$

式中，X——未校正的白细胞数；Y——分类计数时，每 100 个白细胞中同时计数到的有核红细胞数。

白细胞计数以校正后的结果进行报告。

6）白细胞总数：在正常范围内时，大方格间的细胞数不得相差 8 个以上，两次重复计数误差不得超过 10%。

### (二)方法学评价

临床实验室主要使用血液分析仪进行白细胞计数,不仅操作简便、检测快速,而且重复性好,易于标准化,适合批量标本的检测。使用配套校准物或溯源至参考方法的定值新鲜血实施校准后,可确认或改善检测结果的准确性。某些人为因素(如抗凝不充分)或病理状态(如外周血出现有核红细胞、巨大血小板、血小板凝集)干扰仪器的检测结果时,需使用手工法进行确认。手工法是白细胞计数的传统方法,简便易行,无须特殊设备,但检测速度慢、结果重复性较差,难于满足常规工作批量标本的检测需求。在规范操作条件下,当血液分析仪检测结果存在干扰因素导致结果不可靠时,手工法可用于 WBC 结果复核。

### (三)临床意义

1.生理性变化 白细胞计数结果有明显生理性波动,如:早晨较低,傍晚较高;餐后较餐前高;剧烈运动、情绪激动时较安静状态下偏高;月经期、妊娠、分娩、哺乳期亦可增高;新生儿及婴儿明显高于成人;吸烟亦可引起 WBC 增高。

2.病理性增多 常见于:①急性化脓性感染,尤其是革兰阳性球菌感染(脓肿、脑膜炎、肺炎、阑尾炎、扁桃体炎等);②某些病毒感染(传染性单核细胞增多症、流行性乙型脑炎等);③组织损伤(严重外伤、大手术、大面积烧伤、急性心肌梗死等);④急性大出血;⑤白血病;⑥骨髓纤维化;⑦恶性肿瘤(肝癌、胃癌、肺癌等);⑧代谢性中毒(糖尿病酮症酸中毒、尿毒症等);⑨某些金属(铅、汞等)中毒。

3.病理性减少 见于:①某些感染性疾病,尤其是革兰阴性杆菌感染(伤寒、副伤寒等);②某些原虫感染(黑热病、疟疾等);③某些病毒感染(病毒性肝炎、流感等);④某些血液病(再生障碍性贫血、急性粒细胞缺乏症、巨幼细胞贫血等);⑤自身免疫性疾病(系统性红斑狼疮、艾滋病等);⑥脾功能亢进(门脉肝硬化、班替综合征等);⑦肿瘤化疗,电离辐射(如 X 线)及某些药物(氯霉素、磺胺类药等)反应等。

## 七、血小板计数

血小板计数是常用止凝血功能筛查指标之一。血小板计数可使用血液分析仪、显微镜或流式细胞仪进行检测。临床实验室主要使用血液分析仪进行血小板计数,其优点是重复性好、检测速度快,但当仪器检测报告显示血小板数量、图形异常或报警提示时,应使用显微镜或流式细胞仪检测法对血小板计数结果进行复核。ICSH 推荐的流式细胞术检测参考方法主要用于其他计数方法的溯源。

### (一)检测方法

1.血液分析仪检测法

(1)原理:有电阻抗法和(或)光散射法,分别根据血小板的电阻抗特性和光学特性计数血小板数量。

(2)试剂:血液分析仪检测试剂,如稀释液、溶血剂、鞘液等,详见仪器说明书。

(3)操作:按仪器说明书要求进行操作。

(4)参考区间(仪器法,静脉采血):$(125 \sim 350) \times 10^9/L$。

(5)注意事项:检测结果数值或图形异常,或结果出现仪器报警提示时,均应使用血涂片显微镜检查法进行结果确认,必要时使用计数板在显微镜下计数血小板。

2.显微镜计数法

(1)原理:在仪器计数结果异常需要确认或不具备条件使用血液分析仪时,可采用人工显微镜检查方法计数血小板。可选用普通光学显微镜或相差显微镜,将血液标本按一定比例稀释后充入细胞计数池,在显微镜下计数一定体积内的血小板数量,经过换算得出每升血液中的血小板数。

(2)试剂与器材

1)1%草酸铵稀释液:分别用少量蒸馏水溶解草酸铵 1.0g 及 EDTA-Na$_2$ 0.012g,合并后加蒸馏水至 1000L,混匀,过滤后备用。

2)其他:显微镜、改良 Neubauer 血细胞计数板及试管等。

(3)操作程序

1)于清洁试管中加入血小板稀释液 0.38mL。

2)准确吸取毛细血管血 20μL,擦去管外余血,置于血小板稀释液内,吸取上清液洗三次,立即充分混匀。待完全溶血后再次混匀 1 分钟。

3)取上述均匀的血小板悬液 1 滴,注入计数池内,静置 10~15 分钟,使血小板下沉。

4)用高倍镜计数中央大方格内四角和中央五个中方格内血小板数。

(4)计算:血小板数/L=5 个中方格内血小板数×10$^9$/L。

(5)注意事项

1)应防止血小板稀释液被微粒和细菌污染,配制后应过滤。试管及吸管也应清洁。

2)针刺应稍深,使血流顺畅流出。拭去第一滴血后,首先采血进行血小板检测。操作应迅速,防止血小板聚集和破坏。采集标本后应在 1 小时内完成检测。

3)血液加入稀释液内要充分混匀,滴入计数池后应静置 10~15 分钟。室温高湿度低时注意保持计数池周围的湿度,以免水分蒸发而影响计数结果。

4)计数时光线要适中,不可太强,应注意将有折光性的血小板与杂质和灰尘予以区别。附在血细胞旁边的血小板也要注意,不要漏数。

5)用相差显微镜或暗视野显微镜计数,效果更佳,计数结果更准确。

3.流式细胞仪检测法

(1)原理:用单克隆抗体染色标记血小板,根据荧光强度和散射光强度,用流式细胞检测原理计数血小板,是国际血液学标准化委员会(ICSH)推荐的参考方法。

(2)试剂:鞘液、荧光染液、CD41 和 CD61 抗体、质控品。

(3)操作:详见 ICSH 发布文件《Plateletcounting by the RBC/platelet ratio method.A reference method》。

(4)注意事项

1)应使用健康人新鲜血进行参考方法检测。

2)此方法仅可得出血小板和红细胞的比值,要获得血小板计数的准确结果,还应同时保证红细胞计数的准确性。

**(二)临床意义**

血小板计数是人体止血与凝血功能障碍筛查的重要指标之一,血小板数量的升高或降低,除了个体自身的生理波动外,还与多种出血和血栓性疾病密切相关。

1.生理性变化 正常人的血小板数随时间和生理状态而波动,通常午后略高于早晨;冬季高于春季;高原居民高于平原居民;月经后高于月经前;妊娠中晚期增高,分娩后即减低;运动、饱餐后增高,休息后恢复。小儿出生时血小板略低,两周后显著增加,半年内可达到成人水平。

2.病理性增高 血小板计数超过 $350×10^9$/L 为血小板增多,常见于:①原发性增多:骨髓增生综合征、原发性血小板增多症、慢性粒细胞性白血病、真性红细胞增多症、特发性骨髓纤维化等;②反应性增多:急性和慢性炎症、急性大失血、急性溶血、肿瘤、近期行外科手术(尤其是脾切除术后)、缺铁性贫血、恶性肿瘤早期等,血小板可出现反应性增多、轻度增多或呈一过性增多;③其他疾病:心脏疾病、肝硬化、慢性胰腺炎、烧伤、肾衰竭、先兆子痫、严重冻伤等。

3.病理性降低 血小板计数低于 $125×10^9$/L 为血小板减少,常见于:①血小板生成障碍:再生障碍性贫血、急性白血病、急性放射病、巨幼细胞贫血、骨髓纤维化等;②血小板破坏增多:原发性血小板减少性紫癜(ITP)、脾功能亢进、系统性红斑狼疮、血小板同种抗体等;③血小板消耗过多:如弥散性血管内凝血(DIC)、血栓性血小板减少性紫癜等。

### 八、血液分析仪常用检测参数的缩写及其临床意义

1.RBC 红细胞计数。

2.Hb 血红蛋白测定。

3.Hct 血细胞比容。

4.MCV 平均红细胞体积。

5.MCH 平均红细胞血红蛋白含量。

6.MCHC 平均红细胞血红蛋白浓度。

7.RDW 红细胞体积分布宽度。是由仪器测量获得反映红细胞体积异质性的参数,是反映红细胞大小不等的客观指标。多数仪器用 RDW-CV 来报告,也有的仪器采用 RDW-SD 来表达。RDW 增高的意义在于轻型 β-珠蛋白生成障碍性贫血(RDW 正常)与缺铁性贫血(RDW 异常)的鉴别;RDW 可用于缺铁性贫血的早期诊断和疗效观察;RDW/MCV 还可用于贫血的形态学分类等。

8.RBC 直方图 正常情况下呈钟形正态分布,如红细胞的体积发生改变,红细胞直方图可左移(MCV 变小)或右移(MCV 变大),或出现双峰(存在两个细胞群)。峰底的宽度反映红细胞大小变化范围,此时 RDW 值也呈相应变化。

9.PLT 血小板总数。

10.PCT 血小板比容。与血小板的数量及大小呈正相关。

11.PDW 血小板体积分布宽度。指血细胞分析仪测量一定数量的血小板体积后,获得反映外周血小板体积大小异质性的参数,常用 CV 表示。

12.MPV 平均血小板体积。指血液中血小板体积的平均值。与血小板数呈非线性负相关,分析 MPV 时应结合血小板数量的变化。临床常用于鉴别血小板减少的原因;MPV 增大可作为骨髓造血功能恢复的较早期指征,而且 MPV 增大常先于 PLT 升高。

13.PLT 直方图 呈正偏态图形。曲线峰右移,MPV 结果增高,曲线峰左移,MPV 结果减低。如标本中血小板有轻度凝集,曲线峰右侧抬高呈拖尾状。注意小红细胞干扰血小板

直方图,在曲线峰的右侧抬起并上扬,不与横坐标重合。

14.WBC　白细胞总数。

15.WBC 直方图　根据仪器型号不同、使用稀释液、溶血剂不同,WBC 直方图的形状也不相同。有的以浮动界标来分群,有的以一定体积范围来分群。

16.三分群仪器其他参数

（1）LYM%:小细胞%或淋巴细胞%。

（2）LYM#:小细胞绝对数或淋巴细胞绝对数。

（3）MID%:中等大小细胞%,包括嗜酸性粒细胞、嗜碱性粒细胞、单核细胞及幼稚细胞。

（4）MID#:中等大小细胞绝对数。

（5）GRAN%:大细胞%或中性粒细胞%。

（6）GRAN#:大细胞绝对数或中性粒细胞绝对数。

17.五分类仪器其他参数

（1）NE%或 NEUT%:中性粒细胞%。

（2）NE#或 NEUT#:中性粒细胞绝对数。

（3）LY%或 LYMPH%:淋巴细胞%。

（4）LY#或 LYMPH#:淋巴细胞绝对数。

（5）MO%或 MONO%:单核细胞%。

（6）M0#或 MONO#:单核细胞绝对数。

（7）EO%:嗜酸性粒细胞%。

（8）EO#:嗜酸性粒细胞绝对数。

（9）BA%或 BASO%:嗜碱性粒细胞%。

（10）BA#或 BASO#:嗜碱性粒细胞绝对数。

（11）IG%:未成熟粒细胞数%。

（12）IG#:网织红细胞%。

（13）RET#:网织红细胞绝对数。

（14）LFR:弱荧光强度网织红细胞,荧光越弱提示网织红细胞越接近成熟红细胞。

（15）MFR:中荧光强度网织红细胞。

（16）HFR:强荧光强度网织红细胞,幼稚网织红细胞显示最强荧光。

（17）RMI:网织红细胞成熟指数。

$$RMI = \frac{MFR + HFR}{LFR} \times 100$$

该参数可表达骨髓造红细胞的功能,能早期反映贫血疗效、骨髓被抑制或造血重建等情况。

## 第二节　血细胞形态学检查

血细胞形态学检查是对血液有形成分质量的检查和数量的评估,主要包括对红细胞、白细胞及血小板的大小、形态、染色及结构等方面的检查。其检查方法有经典的显微镜检查、自动化数字式细胞图像分析仪及流式细胞仪检查。通过检查可发现周围血细胞病理形态的异常、确认血细胞分析需要显微镜复检细胞的形态与数量,有助于鉴别白细胞增高的原因、判断感染的程度,有助于贫血的病因分析及形态学分类,有助于鉴别血小板减少并了解血小板功能,可发现血液中某些寄生虫感染。对血液病的诊断、鉴别诊断、疗效观察及预后判断有重要价值。

## 一、血细胞分析的显微镜复检标准

血细胞分析复检的内容包括应用血细胞分析对细胞数量的再测、应用显微镜对异常细胞的发现和确认,以及外观对大体标本的合格性判断。可见,血细胞分析的显微镜复检是血细胞分析复检的一部分,包括血细胞分析显微镜复检标准的建立和验证。

### (一)血细胞分析显微镜复检规则的建立

建立血细胞分析显微镜复检规则,能够从大量的临床送检血常规标本中筛出异常,能通过镜检阅片确认血细胞分析仪检测标本异常的性质,既能充分发挥血细胞分析仪的自动化与智能化的作用,又能减少漏检误诊,保证检验结果的准确。

1.国际血液学复检专家组推荐的血细胞分析显微镜复检规则　2005 年,国际血液学复检专家组(International Consensus Group for Hematology Review)对 13298 份血标本进行检测分析,推荐了 41 条复检规则,于 2005 年发表了《关于自动化全血细胞计数和 WBC 分群分析后行为的建议规则》。

(1)新生儿:①复检条件:首次检测标本;②复检要求:涂片镜检。

(2)WBC、RBC、Hb、PLT、网织红细胞(Ret):①复检条件:超出线性范围;②复检要求:稀释标本后重新测定。

(3)WBC、PLT:①复检条件:低于实验室确认的仪器线性范围;②复检要求:按实验室标准操作规程(SOP)进行。

(4)WBC、RBC、Hb、PLT:①复检条件:无结果;②复检要求:检查标本是否有凝块;重测标本;如结果维持不变用替代方法计数。

(5)WBC:①复检条件:首次结果<4.0×10$^9$/L 或>30.0×10$^9$/L;②复检要求:涂片镜检。

(6)WBC:①复检条件:3 天内 Delta 值超限,并<4.0×10$^9$/L 或>30.0×10$^9$/L;②复检要求:涂片镜检。

(7)PLT:①复检条件:首次结果<100×10$^9$/L 或>1000×10$^9$/L;②复检要求:涂片镜检。

(8)PLT:①复检条件:Delta 值超限的任何结果;②复检要求:涂片镜检。

(9)Hb:①复检条件:首次结果<70g/L 或>其年龄和性别参考范围上限 20g/L;②复检要求:涂片镜检;确认标本是否符合要求。

(10)平均红细胞体积(MCV):①复检条件:24 小时内标本的首次结果<75fl 或>105fl(成人);②复检要求:涂片镜检。

(11)MCV:①复检条件:24 小时以上的成人标本>105fl;②复检要求:涂片镜检观察大红细胞相关变化;如无大红细胞相关变化,要求重送新鲜血标本;如无新鲜血标本,报告中注明。

(12)MCV:①复检条件:24 小时内标本的 Delta 值超限的任何结果;②复检要求:确认标本是否符合要求。

(13)平均红细胞血红蛋白浓度(MCHC):①复检条件:≥参考范围上限 20g/L;②复检

要求:检查标本是否有脂血、溶血、红细胞凝集及球形红细胞。

(14)MCHC:①复检条件:<300g/L,同时,MCV 正常或增高;②复检要求:寻找可能因静脉输液污染或其他标本原因。

(15)RDW:①复检条件:首次结果>22%;②复检要求:涂片镜检。

(16)无白细胞分类计数(DC)结果或 DC 结果不全:①复检条件:无条件复检;②复检要求:涂片镜检和人工分类。

(17)中性粒细胞绝对计数(Neut#):①复检条件:首次结果<$1.0×10^9$/L 或>$20.0×10^9$/L;②复检要求:涂片镜检。

(18)淋巴细胞绝对计数(Lym#):①复检条件:首次结果>$5.0×10^9$/L(成人)或>$7.0×10^9$/L(<12 岁);②复检要求:涂片镜检。

(19)单核细胞绝对计数(Mono#):①复检条件:首次结果>$1.5×10^9$/L(成人)或>$3.0×10^9$/L(<12 岁);②复检要求:涂片镜检。

(20)嗜酸性粒细胞绝对计数(Eos#):①复检条件:首次结果>$2.0×10^9$/L;②复检要求:涂片镜检。

(21)嗜碱性粒细胞绝对计数(Baso#):①复检条件:首次结果>$0.5×10^9$/L;②复检要求:涂片镜检。

(22)有核红细胞绝对计数(NRBC#):①复检条件:首次出现任何结果;②复检要求:涂片镜检。

(23)网织红细胞绝对计数(Ret#):①复检条件:首次结果>$0.10×10^9$/L;②复检要求:涂片镜检。

(24)怀疑性报警[不成熟粒细胞(IG)/杆状核中性粒细胞(Band)报警提示除外]:①复检条件:首次成人结果出现阳性报警;②复检要求:涂片镜检。

(25)怀疑性报警:①复检条件:首次儿童结果出现阳性报警;②复检要求:涂片镜检。

(26)WBC 结果不可靠报警:①复检条件:阳性报警;②复检要求:确认标本是否符合要求并重测标本;如出现同样报警提示,检查仪器;如需要,进行人工分类。

(27)RBC 碎片:①复检条件:阳性报警;②复检要求:涂片镜检。

(28)双形 RBC:①复检条件:首次结果出现阳性报警;②复检要求:涂片镜检。

(29)难溶性 RBC:①复检条件:阳性报警;②复检要求:检查 WBC 直方/散点图;根据实验室 SOP 证实 Ret 计数是否正确;涂片镜检是否有异常形态的红细胞。

(30)PLT 聚集报警:①复检条件:任何计数结果;②复检要求:检查标本是否有凝块:涂片镜检估计 PLT 数;如 PLT 仍聚集,按实验室 SOP 进行。

(31)PLT 报警:①复检条件:除 PLT 聚集外的 PLT 和 MPV 报警;②复检要求:涂片镜检。

(32)IG 报警:①复检条件:首次结果出现阳性报警;②复检要求:涂片镜检。

(33)IG 报警:①复检条件:WBC 的 Delta 值超上限,有以前确认的阳性报警结果;②复检要求:涂片镜检。

(34)左移报警:①复检条件:阳性报警;②复检要求:按实验室 SOP 进行。

(35)不典型和(或)变异 Lym:①复检条件:首次结果出现阳性报警;②复检要求:涂片镜检。

（36）不典型和（或）变异 Lym：①复检条件：WBC 的 Delta 值超上限，有以前确认的阳性报警结果；②复检要求：涂片镜检。

（37）原始细胞报警：①复检条件：首次结果出现阳性报警；②复检要求：涂片镜检。

（38）原始细胞报警：①复检条件：3～7 天 WBC 的 Delta 值通过，有以前确认的阳性报警结果；②复检要求：按实验室 SOP 进行。

（39）原始细胞报警：①复检条件：WBC 的 Delta 值超上限，有以前确认的阳性报警结果；②复检要求：涂片镜检。

（40）NRBC 报警：①复检条件：阳性报警；②复检要求：涂片镜检；如发现 NRBC，计数 NRBC，重新计算 WBC 结果。

（41）Ret：①复检条件：散点/直方图异常；②复检要求：检查仪器状态是否正常；如吸样有问题，重测标本；如结果维持不变，涂片镜检。

2.血细胞分析显微镜复检规则建立的技术要点

（1）复检的标本要求：建立血细胞复检规则标本数量一般不少于 1000 份，这些标本从日常检测中随机抽取，其中包括：800 份首次检测标本，200 份再次检测标本，用于验证 Delta Check 规则。此外，要求标本中含有一定数量的幼稚细胞。

Delta Check 规则指同一患者连续 2 次检测结果间的差异，用于判断因标本等错误引起结果的偶然误差。一般在仪器检测 WBC、PLT、HGB、MCV、MCH 时使用 Delta Check 规则。

（2）复检的镜下检查：每份标本制备两张血涂片，由有血细胞形态学检验资质的检验人员（至少两人）按照标准操作程序进行镜检。依据原卫生部发布的 WS/T 246-2005《白细胞分类计数参考方法》进行白细胞分类计数；每人计数 200 个白细胞，共计 400 个；取值为人工分类值，并进行形态观察；白细胞和血小板数量评估；红细胞和血小板的大小、染色及形态；有无巨大血小板及血小板聚集；其他异常：有核红细胞、红细胞冷凝集及寄生虫。对比双盲法分别做仪器和人工检测两者的结果，也可应用血细胞分析仪的筛选软件，对触及复检规则的样本自动筛查、自动涂片，并得出复检百分率、假阴性率和假阳性率等。

（3）复检的参数内容：应涵盖仪器的所有参数及形态学特征。将不显示 WBC、RBC、HGB、PLT 检测数据，仪器不显示分类信息，白细胞异常散点图，未成熟粒细胞、异常淋巴细胞/原始淋巴细胞、原始细胞、有核红细胞、双峰红细胞、血小板凝集列入复检规则中，并结合实验室血细胞危急值来设定 WBC、RBC、HGB、PLT 复检标准。

（4）复检的人员配置：血细胞分析复检标本的数量在每日 100 份以下时，至少配备 2 人；复检标本量在每日 100～200 份时，至少配备 3～4 人；若采用自动化仪器进行形态学筛检，可适当减少人员数量。复检人员应根据《白细胞分类计数参考方法》对镜检的操作人员进行培训。

（5）复检的关键指标：假阴性（<5%）是最关键的指标，特别是具有诊断意义的指标不能出现假阴性，对所有诊断不明确的贫血、白血病或临床有医嘱的样本应做显微镜细胞形态学检查，血液病细胞无漏诊。

（6）复检的"宽""严"程度：仪器对细胞形态的识别能力决定复检标准的"宽""严"程度，不同型号仪器建立的复检参数不同，同一型号仪器因实验室要求不同，标准也可不同，复检参数也不同。在保证结果准确性的基础上，适当降低复检率。

（7）复检的涂片记录：实验室应记录显微镜复检结果，复检涂片至少保留 2 周。

**(二)血细胞分析显微镜复检规则的验证**

血细胞分析显微镜复检规则验证是标准化流程的重要环节,是对上次复检规则预期指标和应用效果的评价,并在此基础上建立新的更加适宜的复检规则。复检规则建立后,应对规则进行验证,判断复检规则的合理性和有效性;减低检测过程中的假阴性率(<5%),在保证筛选质量的基础上适当降低复检率。实验室可根据验证指标对复检规则进行有目的的调整修改。

1.验证的定量指标及公式

(1)定量指标:复检率、假阳性率、假阴性率、真阳性率、真阴性率。进行血细胞复检规则的验证时,比较血涂片显微镜复检与血细胞分析仪检测结果,以镜检结果为金标准,镜检血涂片阳性为真阳性,镜检血涂片阴性为真阴性。

(2)验证公式:见表1-2。

表1-2　血细胞分析显微镜复检规则的验证公式

| 仪器检测 | 显微镜检查(金标准) | |
|---|---|---|
| | 阳性(+) | 阴性(-) |
| 阳性(+) | a(真阳性) | b(假阳性) |
| 阴性(-) | c(假阴性) | d(真阴性) |

标本总例数 = a+b+c+d

$$复检率 = \frac{a+b}{a+b+c+d} \times 100\%$$

$$真阳性率 = \frac{a}{b+c} \times 100\%$$

$$假阴性率 = \frac{c}{a+c} \times 100\%$$

$$假阳性率 = \frac{b}{b+d} \times 100\%$$

$$真阴性率 = \frac{d}{b+d} \times 100\%$$

真阳性率+假阴性率 = 1

假阳性率+真阴性率 = 1

2.显微镜检查血涂片阳性的判断标准

(1)国际血涂片阳性的标准

1)形态学:①细胞形态≥2+,且只要发现疟原虫均认为是红细胞有阳性形态改变;②大血小板形态≥2+;③血小板偶见聚集;④Dohle 小体≥2+;⑤中毒颗粒≥2+;⑥空泡变性≥2+。

2)异常细胞类型:①原始和幼稚细胞≥1%;②早幼粒细胞和中幼粒细胞≥1%;③晚幼粒细胞>2%;④异型淋巴细胞>5%;⑤有核红细胞>1%;⑥浆细胞>1%。

(2)国内血涂片阳性的标准(2008 年中国血细胞分析复审协作组)

1)细胞形态学改变:RBC 明显大小不等,染色异常 RBC>30%;巨大 PLT>15%;见到 PLT 聚集;存在 Dohle 小体的细胞;中毒颗粒中性粒细胞>0.1;空泡变性粒细胞>0.1。

2)细胞数量/比例改变:原始细胞≥0.01;早幼/中幼粒细胞≥0.01;晚幼粒细胞≥0.02;异常淋巴细胞>0.05;有核红细胞>0.01;浆细胞>0.01。

3.验证方法

(1)将实验室建立的复检规则设置在血细胞分析仪的筛选软件中。

(2)随机选取一定数量的血常规标本,全部上机检测并推片染色。验证所用血常规标本一般不低于300份。

(3)仪器检测结果只要触及复检规则中的任何1条或同时触及多条的标本为仪器检测阳性。具有制片染色功能的血细胞分析仪或流水线会将阳性标本依据复检规则自动筛出、自动进行涂片染色后待镜检。手工方法时需收集仪器检测阳性的标本,进行手工涂片、瑞氏染色。每份标本涂片、染色2张,待显微镜镜检。

(4)对仪器检测结果未触及复检规则中任何1条的为仪器检测阴性。收集全部仪器检测阴性标本,每份标本涂片、染色2张,待显微镜镜检。

(5)进行显微镜血涂片镜检:首先,参考国际或国内显微镜检查血涂片阳性的判断标准,制订目测镜检结果正常与异常标准;其次,由有形态学经验的专业技术人员按照标准操作程序双盲法分别做仪器和人工镜检。镜检包括确认发现形态异常、评估细胞数量异常。对白细胞分类异常应重点镜检,对红细胞形态异常和血小板异常要镜下浏览,分别记录镜检结果。

(6)比对仪器和人工镜检两者结果:以显微镜检查结果为"金标准",若仪器检验时触及规则为阳性,血涂片镜检也阳性为真阳性,镜检未发现异常则仪器结果为假阳性;若仪器检验时没有触及规则为阴性,镜检也阴性为真阴性,镜检发现了异常则仪器结果为假阴性。

(7)根据规则验证公式计算复检率、假阳性率、假阴性率、真阳性率、真阴性率。

(8)分析复检规则的验证结果,调整复检规则:假阴性率是关键参数,具有诊断意义的重要参数不能出现假阴性。其他参数的假阴性率也要尽可能最低。假阴性与漏诊密切相关,应至少低于5%。根据触发假阴性规则的样本所占百分比逐条分析,同时分析假阴性病例的临床信息以确认漏诊的疾病种类。当假阴性偏高时,应调整规则使其更为严格。

(9)假阳性率根据触及假阳性规则所占的百分比进行分析:如果其中某一条规则比例较高,可适当放宽规则范围,降低复检率,在低假阴性率确保无漏诊的前提下,调整标准降低假阳性率。

(10)对调整后制订的复检规则重新进行统计分析,满足各项质量指标,最终确定本实验室的复检规则。

4.验证举例  验证用血常规样本300份,其中:仪器检测触及规则的83例阳性样本和仪器检测未触及规则的217例阴性样本。标本均进行涂片、染色、显微镜镜检。仪器83例阳性中镜检阳性62例、阴性21例;仪器217例阴性中镜检阳性3例、镜检阴性214例。将比对结果代人表1-2和计算公式中得出表1-3及复检率等结果。

表1-3  血细胞分析显微镜复检规则的验证公式代入比对结果

| 仪器检测 | 镜检(金标准) | |
|---|---|---|
| (n=300例) | 阳性 | 阴性 |
| 阳性(83) | a(真阳性62) | b(假阳性21) |
| 阴性(217) | c(假阴性3) | d(真阴性214) |

样本总例数 n＝a+b+c+d＝62+21+3+214＝300 例

$$复检率 = \frac{a + b}{样本总例数} \times 100\% = \frac{62 + 21}{300} \times 100\% = 27.7\%$$

$$真阳性率 = \frac{a}{a + c} \times 100\% = \frac{62}{62 + 3} \times 100\% = 95.4\%$$

$$假阴性率 = \frac{c}{a + c} \times 100\% = \frac{3}{62 + 3} \times 100\% = 4.6\%$$

$$假阳性率 = \frac{b}{b + d} \times 100\% = \frac{21}{21 + 214} \times 100\% = 8.9\%$$

$$真阴性率 = \frac{d}{b + d} \times 100\% = \frac{214}{21 + 214} \times 100\% = 91.1\%$$

通过验证计算得出:复检率 27.7%,假阴性率 4.6%($<5\%$),假阳性率 8.9%。

## 二、血细胞形态学显微镜检查

### (一)红细胞形态学检查

血涂片红细胞形态学检查主要是镜下对周围血液中红细胞大小、形态、染色和结构四个方面的检查,包括对红细胞数量的评估。正常时,成人及出生一周以上新生儿的外周血成熟红细胞无核,直径为 $6 \sim 9 \mu m$,双面微凹,瑞氏染色呈粉红色,中央 1/3 处着色较淡,称中心淡染区。通过检查红细胞形态,有助于各种贫血、红细胞增多症和红细胞形态异常疾病的诊断和鉴别诊断。

1.大小异常

(1)小红细胞:红细胞直径$<6\mu m$,见于球形细胞增多症、缺铁性贫血、海洋性贫血、慢性失血导致的贫血等。

(2)大红细胞:红细胞直径$>10\mu m$,见于巨幼细胞贫血、恶性贫血、溶血性贫血等。

(3)巨红细胞:红细胞直径$>15\mu m$,见于营养性巨幼细胞贫血、化疗相关性贫血、骨髓增生异常综合征、红白血病等。

(4)红细胞大小不等:红细胞大小直径相差超过一倍,见于各种原因的慢性贫血如巨幼细胞贫血或骨髓增生异常综合征。

2.形态异常

(1)球形红细胞:直径常$<6\mu m$,厚度增加,常$>2\mu m$,呈小圆球形,红细胞中心淡染区消失。此外,还可见于其他原因的溶血性贫血、脾功能亢进等。

(2)靶形红细胞:由于红细胞内的血红蛋白分布于细胞周边,聚集于细胞中心,故在瑞氏染色下红细胞中心及边缘深染,形态类似靶状称靶形红细胞,正常人占 $1\% \sim 2\%$,见于缺铁性贫血、珠蛋白生成障碍性贫血等。

(3)缗钱状红细胞:当血浆中带正电荷的不对称大分子物质增多时(如球蛋白、纤维蛋白原),导致膜带负电荷的红细胞相互排斥减弱,成熟红细胞聚集呈串状叠加连成缗钱状。见于多发性骨髓瘤、巨球蛋白血症等。

(4)泪滴形红细胞:成熟红细胞形态似泪滴状。主要见于 DIC、骨髓纤维化等。

(5)椭圆形红细胞:成熟红细胞呈椭圆形或杆形,长度一般为宽度的 $3 \sim 4$ 倍,正常人占

1%。增多对遗传性椭圆形细胞增多症有诊断参考价值,还可见于巨幼细胞贫血、骨髓增生异常综合征。

(6)棘形红细胞:红细胞表面呈不规则棘样突起,细胞突起少于 5~10 个且不规则者称棘细胞,细胞突起多于 10~30 个且规则者称为锯齿红细胞。棘细胞大于 25%时对巨细胞增多症有诊断意义,还可见于严重肝病、脾切除术后、梗阻性黄疸等。

(7)口形红细胞:成熟红细胞中心淡染区扁平状,似口形。正常人小于 4%,增多见于遗传性口形红细胞增多症、酒精性肝病。

(8)镰形红细胞:由于红细胞内存在异常的 HbS,在缺氧情况下红细胞呈镰刀状,见于镰形红细胞贫血、血红蛋白病等。

(9)红细胞形态不整:红细胞出现梨形、哑铃形、三角形、盔形等形态不规则变化。见于 DIC、溶血性贫血、感染性贫血、巨幼细胞贫血、骨髓增生异常综合征等。

(10)红细胞聚集:成熟红细胞成堆聚集,是可逆性抗体冷凝集素增多时导致的红细胞聚集,见于支原体肺炎、传染性单核细胞增多症、恶性淋巴瘤、肝硬化等。

3.染色异常

(1)浅染红细胞:红细胞中心淡染区扩大,着色过浅甚至呈影形、环状。多见于缺铁性贫血、海洋性贫血、铁粒幼细胞增多的难治性贫血。

(2)浓染红细胞:红细胞中心淡染区消失,着色过深。见于球形细胞增多症、溶血性贫血、骨髓增生异常综合征、红白血病等。

(3)嗜多色性红细胞:未完全成熟的红细胞胞质中残留有核糖体等嗜碱性物质,在瑞氏染色下,红细胞胞质内全部或局部呈蓝灰色,见于各种原因的增生性贫血。

4.结构异常

(1)嗜碱性点彩红细胞:未完全成熟的红细胞胞质中残留的核糖体等嗜碱性物质变性聚集,在瑞氏染色下,红细胞胞质内呈点状、散在的蓝黑色颗粒,见于重金属中毒、各种原因的增生性贫血、再生障碍性贫血等。

(2)卡波环:红细胞内出现红色 8 字形或环形结构,多认为是核膜的残留物。见于溶血性贫血、脾切除及各种原因的增生性贫血。

(3)豪-周小体:红细胞内出现紫红色、圆形小体,大小不等,多认为是红细胞脱核时的核残留。见于溶血性贫血、脾切除及各种原因的增生性贫血。

(4)有核红细胞:有核红细胞存在于骨髓内及一周内出生的新生儿外周血中。成人及出生一周后新生儿的外周血中出现有核红细胞见于各种原因的贫血、急慢性白血病、骨髓纤维化、原发性血小板增多症、恶性组织细胞病、骨髓增生异常综合征、多发性骨髓瘤及骨髓转移癌等。

(5)红细胞内的其他包涵体:HbH 小体(活体组织染色)见于 α-珠蛋白生成障碍性贫血,Heinz 小体(活体组织染色)见于 α-珠蛋白生成障碍性贫血重型,Fessus 小体(活体组织染色)见于 β-珠蛋白生成障碍性贫血重型,Pappenheimer 小体见于铁粒幼细胞贫血、骨髓增生异常综合征或脾切除后。

5.原始红细胞、早幼红细胞、中幼红细胞、晚幼红细胞、网织红细胞的形态见相关章节。

**(二)白细胞形态学检查**

血涂片白细胞形态学检查主要是镜下对周围血液中的中性粒细胞、淋巴细胞、嗜酸性粒细胞、嗜碱性粒细胞和单核细胞 5 种白细胞形态的检查,包括对血细胞分析仪检查数量的评估。通过显微镜检查观察白细胞的各种形态变化,有助于急慢性白血病诊断、鉴别诊断及治疗后缓解状况的观察,可以了解感染的程度,提示各种血液相关性疾病,对白细胞异常疾病的诊断和疗效观察有重要意义。

1.中性粒细胞

(1)中性分叶核粒细胞:正常人白细胞分类分叶核粒细胞占 50%~70%;细胞大小为 10~15μm,呈圆形或卵圆形,核多分为 3~5 叶。分叶之间以丝相连,或核最细部分的直径小于最粗部分的 1/3,或分叶核各分叶之间扭曲折叠。核染色质粗糙、浓缩成块状,无核仁。胞质丰富、淡粉红色、含细小的紫红色颗粒。

(2)中性杆状核粒细胞:正常人白细胞分类杆状核粒细胞<5%。细胞大小为 10~18μm,呈圆形或卵圆形。核弯曲呈杆状,核最细部分的直径大于最粗部分的 1/3。核染色质粗颗粒状聚集,无核仁。胞质丰富、淡粉红色、含细小的紫红色颗粒。

(3)中性粒细胞核象变化:指中性粒细胞细胞核形态的变化情况,反映中性粒细胞的成熟程度。正常情况下外周血中性粒细胞杆状核与分叶核的比值约为 1:13,病理情况下可出现核左移和核右移。

1)核左移:外周血白细胞分类中性粒细胞杆状核大于 5%或出现杆状核以前阶段的幼稚细胞,称为核左移。依据杆状核增多的程度分为轻度核左移(>6%)、中度核左移(>10%)和重度核左移(>25%)。核左移常伴有白细胞增高或白细胞减少,伴有中性粒细胞的中毒性改变。常见于急性感染、急性中毒、急性失血、急性溶血、急性组织细胞破坏、长期应用肾上腺皮质激素及急性粒细胞白血病。

2)核右移:外周血白细胞分类中性粒细胞分叶核 5 叶者超过 3%,称为核右移。见于巨幼细胞贫血、恶性贫血、再生障碍性贫血、应用抗代谢药物、炎症恢复期等情况。在疾病进行期突然出现核象右移,提示预后不良。

(4)中性粒细胞中毒性变化:严重感染、恶性肿瘤、重金属或药物中毒、大面积烧伤等引起白细胞增高的疾病均可出现中性粒细胞的中毒性变化。

1)中毒颗粒:中性粒细胞胞质中出现的大小不等、蓝黑色、点状分布的颗粒,中性粒细胞碱性磷酸酶染色呈阳性,多认为是嗜苯胺颗粒聚集的结果。

2)空泡:中性粒细胞胞质中出现大小不等的泡沫状空泡,多认为是脂类变性的结果。

3)Dohle 小体:中性粒细胞胞质内出现片状、云雾状结构,呈天蓝色或灰蓝色。多认为是核质发育失衡的结果。

4)核变性:中性粒细胞肿胀性变化是细胞胞体肿大、结构模糊、边缘不清晰,核肿胀和核溶解等现象;固缩性变化是细胞核致密、碎裂、变小。

5)大小不等:中性粒细胞体积大小相差明显。多认为是细胞分裂不规则的结果。

(5)棒状小体(Auer 小体):在急性粒细胞性白血病或急性单核细胞白血病时,原、幼细胞胞质内出现棒状、红色杆状物,粒细胞性白血病时棒状小体短而粗,常多个,单核细胞白血病时,棒状小体长而细,常单个。棒状小体是嗜天青颗粒浓缩聚集的结果。

(6)中性粒细胞畸形

1)梅-赫畸形:同一涂片内多个中性粒细胞(成熟粒细胞)胞质内出现单个或多个蓝色包涵体,大而圆。梅-赫畸形是一种以家族性血小板减少为特点的常染色体显性遗传疾病,常伴有巨大血小板。

2）Pelger-Huet 畸形：白细胞核呈眼镜形、哑铃形双叶核，核分叶减少，核染色质凝集成团块。Pelger-Huet 畸形为常染色体显性遗传病，又称为家族性粒细胞异常。获得性异常见于急性髓系白血病（AML），骨髓异常综合征，偶见于慢性粒细胞性白血病（CML）。

3）Chediak-Higashi 畸形：在各阶段粒细胞的胞质中含有数个至数十个紫红色的包涵体。Chediak-Higashi 畸形为常染色体隐性遗传，患者常伴有白化病。

4）Alder-Reilly 畸形：中性粒细胞胞质中含有的巨大深染嗜天青颗粒，呈深红或紫色包涵体。Alder-Reilly 畸形多为常染色体隐性遗传，患者常伴有脂肪软骨营养不良或遗传性黏多糖代谢障碍。

（7）原始粒细胞、早幼粒细胞、中幼粒细胞、晚幼稚粒细胞的形态变化见相关章节。

2.淋巴细胞

（1）成熟淋巴细胞：大淋巴细胞直径 10~15μm，占 10%。小淋巴细胞在 6~10μm，占 90%。细胞呈圆形或卵圆形。大淋巴细胞蓝色胞质丰富，内有少量嗜天青颗粒。小淋巴细胞胞质少，无颗粒，胞核呈圆形或椭圆形，有切迹，成熟淋巴细胞染色质粗、块状凝聚。

（2）异型淋巴细胞

1）不规则型异型淋巴细胞：是异型淋巴细胞中最常见的一种。胞体较大而不规则，似单核细胞状，常见伪足，核呈圆形或不规则形，胞质丰富，呈较成熟淋巴细胞，染色深，呈灰蓝色。

2）幼稚型异型淋巴细胞：胞体较大，核圆形或椭圆形，染色质较粗，可见 1~2 个假核仁，胞质深蓝色。

3）空泡型异型淋巴细胞：属成熟淋巴细胞，细胞异型，胞质丰富，胞质及细胞核可见穿凿样空泡。空泡也可出现在不规则型异型淋巴细胞和幼稚型异型淋巴细胞。

异型淋巴细胞多见于病毒感染，以传染性单核细胞增多症（EB 病毒感染）时最为常见。此外，可见于流行性出血热、肺炎支原体性肺炎、疟疾、过敏性疾病、急慢性淋巴结炎、淋巴细胞增生性疾病等。

（3）卫星现象：淋巴细胞核旁出现游离于核外的核结构（小卫星核），常见于接受大剂量电离辐射、核辐射之后或其他理化因素、抗癌药物等造成的细胞染色体损伤，是致畸、致突变的指标之一。

3.嗜酸性粒细胞　成熟嗜酸性粒细胞主要包括嗜酸性杆状核粒细胞和分叶核粒细胞。周围血中多为分叶核，细胞直径为 13~15μm，圆形或类圆形，核呈镜片状，核染色质粗，胞质丰富，充满橘红色粗大、圆形、紧密排列的嗜酸性颗粒。

嗜酸性粒细胞增多主要见于寄生虫感染、变态反应性疾病、过敏性疾病、剥脱性皮炎、淋巴瘤、肺嗜酸性细胞增多症、嗜酸性粒细胞综合征及少见的嗜酸性粒细胞白血病。

4.嗜碱性粒细胞　成熟嗜碱性粒细胞：细胞直径 10~12μm，核染色质粗，呈深紫色，细胞质内量少，含蓝黑色的嗜碱性颗粒，蓝黑色覆盖分布于整个细胞质及细胞核表面，导致细胞核结构不清。

嗜碱性粒细胞增多见于慢性粒细胞性白血病、嗜碱性粒细胞性白血病、骨髓纤维化、恶性肿瘤如转移癌及过敏性疾病如结肠炎、结缔组织疾病如类风湿关节炎。

5.单核细胞　成熟单核细胞：直径 14~20μm，圆形或不规则形，胞核不规则，可见伪足，核染色质粗糙、疏松、起伏感,胞质呈浅灰蓝色,胞质内可见细小淡红色颗粒。

单核细胞增多见于活动性结核病、亚急性感染性心内膜炎、急性感染恢复期、黑热病、粒细胞缺乏病恢复期、恶性组织细胞病、骨髓增生异常综合征、单核细胞白血病等。

原始及幼稚白细胞形态的描述见相关章节。

**(三)血小板形态学检查**

血涂片血小板形态学检查,主要是镜下对血小板形态的检查,包括对血细胞分析仪检查血小板数量的评估。形态学检查观察血小板大小、形态、聚集性和分布性情况,对判断和分析血小板相关性疾病具有重要意义。

1.大小异常

(1)正常血小板:血小板呈小圆形或椭圆形,直径 $2\sim4\mu m$,淡蓝色或淡紫红色,多以小堆或成簇分布,新生的幼稚血小板体积大,成熟者体积小。

(2)小血小板:占 33%~47%,增多见于缺铁性贫血、再生障碍性贫血。

(3)大血小板:占 8%~16%,直径 $20\mu m$ 以上称为巨血小板,占 0.7%~2%,增多见于特发性血小板减少性紫癜、粒细胞白血病、血小板无力症、巨大血小板综合征、骨髓增生异常综合征和脾切除后。

2.形态异常

(1)血小板颗粒减少:血小板内嗜天青颗粒减少或无颗粒,胞质灰蓝或淡蓝色,常见于骨髓增生异常综合征。

(2)血小板卫星现象:指血小板黏附、围绕于中性粒细胞或单核细胞的现象,可见血小板吞噬现象。偶见于 EDTA 抗凝血涂片中,可导致血液分析仪计数血小板假性减少。

(3)血小板分布情况:功能正常的血小板可聚集成团或成簇。原发性血小板增多症时血小板明显增多并聚集至油镜满视野,血小板无力症时血小板数量正常但无聚集,呈单个散在分布。

3.血小板数量的评估 镜下观察血小板可了解血小板的聚集功能,评估血小板数量。数量正常、聚集功能正常的血小板血涂片中常 7 个以上聚集,成小簇或成小堆存在。而单个分布、散在少见的血小板多表明血小板数减少或功能异常。

特发性血小板增多症和血小板增多的慢性粒细胞白血病,血小板可呈大片聚集。再生障碍性贫血和原发性血小板减少性紫癜因血小板数量少,聚集情况明显减少。血小板无力症时血小板无聚集功能,散在分布,不出现聚集现象。

## 三、血细胞形态自动化检查

应用自动化数字式细胞图像分析仪可自动进行血细胞形态检查,自动化数字式细胞图像分析仪主要装置包括系统电脑和玻片扫描装置,通过自动调焦显微镜、数码彩色照相机、浸镜用油装置、自动片盒传送单元、带条码阅读器的玻片进样单元、图像采集和分类软件控制单元和机壳来分析识别(预分类)外周血中白细胞、红细胞、血小板等细胞,并对不能识别的细胞提示人工确认,起到血细胞形态自动化检查和确认细胞计数结果的作用。血细胞形态自动化检查系统可以有效地缩短制片及阅片时间,有助于血细胞形态学检查的标准化,保证形态学检查结果的一致性。

1.原理

(1)外周血白细胞分类原理:①定位 WBC 单细胞层:系统会锁定 WBC 的单细胞层,并从较厚区域的一个固定点开始逐步向较薄的区域扫描。同时分析红细胞的数目轮廓及平均大小;②定位细胞坐标:系统会根据城垛跟踪模式由薄向厚扫描单细胞层(10×)的细胞,并储存细胞坐标。当检查到一定数量的细胞或到扫描终点时则停止扫描;③自动对焦:此时系统会使用100×的物镜反复聚焦并抓拍细胞图像;④细胞切割:系统会对对焦后的细胞进行切割,并会通过预先存入的各项细胞特性(形状、颜色、胞核及胞质结构、颗粒特性等)对这些细胞进行特征分析;⑤通过人工神经网络(ANN)技术,对细胞信息进行处理分析和判断:系统会对白细胞进行预分类:原始细胞、早幼粒细胞、中幼粒细胞、晚幼粒细胞、中性杆状核粒细胞、中性分叶核粒细胞、嗜酸性粒细胞、嗜碱性粒细胞、单核细胞、淋巴细胞、异型淋巴细胞及浆细胞;⑥还会对非白细胞进行预分类:有核红细胞、正常血小板、巨大血小板、血小板聚集物、细胞碎片、灰尘。

(2)外周血红细胞特征描述原理:系统会先定位 RBC 的单细胞层,RBC 的单细胞层使用油镜观察,典型 RBC 的单细胞层与 WBC 单细胞层相比更薄一些,抓取一定数量的图像行预分析 RBC 特征,最后对红细胞进行预分类:包括对红细胞大小异常如小红细胞、巨红细胞,红细胞着色异常如嗜多色性红细胞、淡染红细胞,红细胞形态异型如靶形、裂形、盔形、镰形、球形、椭圆形、泪滴形、口形、棘形红细胞,红细胞结构异常如 Howell-Jolly 小体、Pappenheimer 小体、嗜碱性点彩红细胞及寄生虫。

(3)血小板数量估算原理:使用与红细胞相同的方法,系统可抓取到血小板的概览图,并可将概览图中的血小板数量换算为平均每高倍视野下的血小板数量。用血细胞分析仪执行30个连续血液样本的血小板计数。对每个样本涂片染色,计数每个高倍视野下的血小板平均值。再用本系统检测这30个样本,计算出高倍视野下每个样本的平均血小板值。用自动血细胞分析仪检测到的血小板数值除以这个平均值即为每个样本的转换因子。计算30个转换因子的平均值即为血小板估计因子。样本血小板数量=平均每高倍镜视野的血小板数量×血小板估计因子。

(4)其他细胞:不能预分类(识别)的血细胞如幼稚嗜酸性粒细胞、幼稚嗜碱性粒细胞、幼稚单核细胞、幼稚淋巴细胞、大颗粒淋巴细胞、毛细胞、Sezary 细胞等。系统自动提示,由操作者识别。体液细胞检测原理与外周血相似。

2.操作程序

(1)外周血涂片的制备:外周静脉抗凝血,抗凝剂为液体或者粉末状态的 EDTA-K$_2$ 或 EDTA-K$_3$[(1.5±0.15)mg/mL]。将样本与抗凝剂充分混匀(手工作 20 次完整的颠倒),选择 25mm×75mm,厚度为 0.8~1.2mm 规格的载玻片人工或推片机推片。使用吉姆萨染色液或瑞氏染色液染色。外周血涂片选取的白细胞浓度应在正常范围内,建议大于 $7×10^9$/L。白细胞计数超过 $7×10^9$/L 可以减少处理时间。如果系统不能定位到 100 个有核细胞,将不能进行细胞定位。推好的血涂片尽快干燥并在 1 小时内染色。

(2)体液细胞涂片的制备:体液标本如脑脊液及浆膜腔积液,为避免标本凝固可用 EDTA 盐抗凝。将标本离心,取适量的沉着物及 1 滴正常血清滴加在载玻片上。推片制成均匀薄膜,置室温或 37℃温箱内待干。使用吉姆萨染色液或瑞氏染色液染色。为保证体液细胞染色质量,滴加在载玻片上的最佳细胞数应为 5000~12000 个。若大于 12000/μL,应对标本进行稀释。

（3）血细胞形态自动化检查：标本上机检测严格执行项目 SOP，操作者应严格按照仪器说明书操作。自动化数字式细胞图像分析仪可识别预分类的细胞如下。

1）外周血细胞预分类：①白细胞预分类：原始细胞、早幼粒细胞、中幼粒细胞、晚幼粒细胞、杆状核中性粒细胞、分叶核中性粒细胞、嗜酸性粒细胞、嗜碱性粒细胞、单核细胞、淋巴细胞、异型淋巴细胞及浆细胞；②非白细胞预分类：有核红细胞、正常血小板、巨大血小板、血小板聚集物、细胞碎片及灰尘颗粒；③红细胞预分类：嗜多色性（多染色性）、血红蛋白减少（染色过浅）、红细胞大小不均、小红细胞、巨红细胞、异型红细胞、有核红细胞等类型；④血小板预分类：正常血小板、巨大血小板、血小板聚集物。

2）体液细胞预分类：中性粒细胞、嗜酸性粒细胞、淋巴细胞、巨噬细胞（包括单核细胞）、嗜碱性粒细胞、淋巴瘤细胞、非典型淋巴细胞、原始细胞和肿瘤细胞。

（4）人工复核：对外周血细胞涂片或体液细胞涂片的分析结果需要形态学检验技术人员最终审核。

1）外周血细胞

白细胞：可以浏览系统预分类的所有白细胞种类，也可以对白细胞重新分类和添加注解。当遇到仪器不能识别的白细胞类型时，如：幼稚嗜酸性粒细胞、幼稚嗜碱性粒细胞、幼稚单核细胞、幼稚淋巴细胞、大颗粒淋巴细胞、毛细胞、Sezary 细胞、巨核细胞等，仪器会发出报警提示，此时需人工进行确认。

红细胞：可根据红细胞概览图对红细胞进行进一步的描述，如：靶形红细胞、裂红细胞、盔形细胞、镰形细胞、球形红细胞、椭圆形红细胞、卵形红细胞、泪滴形红细胞、口形红细胞、皱缩细胞（锯齿状红细胞）、棘形红细胞、Howell-Jolly 小体、Pappenheimer 小体、嗜碱性点彩细胞、寄生虫等。

血小板：血小板的概貌图像按网格划分，可依据网格中血小板估计血小板的数量。

2）体液细胞：人工复核同上。

3.临床意义 同血细胞形态学显微镜检查。

## 四、血细胞形态学检查的质量控制

形态学检查严格按照标准化操作程序进行操作，在体尾交界处或至片尾的 3/4 区域，选择细胞分布均匀、细胞着色好的部位，按照一定方向（如弓字形）有规律地移动视野，避免重复或遗漏。应用低倍镜-高倍镜-油镜阅片，低倍镜观察内容应包括观察取材、涂片、染色是否满意，细胞分布情况与血细胞分析仪检测结果数量的评估是否一致，有无有核红细胞及幼稚粒细胞，有无疟原虫等寄生虫。高倍镜观察细胞结构并确认细胞：包括中性杆状核或分叶核粒细胞、淋巴细胞、单核细胞、嗜酸性粒细胞，嗜碱性粒细胞、异型淋巴细胞、有核红细胞、幼稚或异常细胞的形态改变；观察血小板数量、大小、形态有无异常改变。此外，应进行形态学人员比对和人员能力考核，以保证形态学检查结果的一致性和准确性。

### （一）白细胞分类的人员比对

1.目的 保证白细胞分类人员之间结果具有可比性，保证检验人员之间结果的一致性。

2.技术要求 掌握白细胞分类的技术要求，参考 WS/T 246-2005《白细胞分类计数参考方法》。

3.操作程序

(1)样本的选择:选取 3~5 份外周抗凝血标本并编号。样本中应含有中性分叶核粒细胞、中性杆状核粒细胞、淋巴细胞、单核细胞、嗜酸性粒细胞、嗜碱性粒细胞。异型淋巴细胞、有核红细胞、未成熟白细胞可作为分类比对的细胞。

(2)确定比对人员:如 A、B、C、D、E 五人,每个标本制备 5 张血涂片,统一编号,分成 5 套,每人 1 套,每套 3~5 张。每张进行白细胞分类计数,结果以百分数表示并记录。

(3)确定允许范围:以本实验室 2 名有经验者的分类结果为判断标准。

(4)结果记录:记录参加比对人员的分类结果。

(5)结果判断:判断每个人每类细胞的分类结果是否在允许范围内。

**(二)血细胞形态人员比对(人员能力考核)**

1.目的　保证形态学检查人员对细胞的识别能力,保证形态学检验结果的准确性。

2.技术要求　形态学检验人员应能识别如下内容。

(1)红细胞:正常红细胞,异常红细胞(如大小异常、形状异常、血红蛋白含量异常、结构及排列异常等)。

(2)白细胞:正常白细胞(如中性杆状核粒细胞、中性分叶核粒细胞、嗜酸性粒细胞、嗜碱性粒细胞、淋巴细胞和单核细胞),异常白细胞(如幼稚细胞、中性粒细胞毒性变化、Auer 小体、中性粒细胞核象变化、中性粒细胞核形态的异常、与遗传因素相关的中性粒细胞畸形及淋巴细胞形态异常等)。

(3)血小板:正常血小板,异常血小板(如血小板大小异常、形态异常及聚集分布异常)。

(4)寄生虫:如疟原虫、微丝蚴、弓形虫及锥虫等。

3.操作　一次收集明确诊断的血细胞形态图片 50 张或镜下(显微镜视野下)50 个细胞,细胞种类尽量涵盖应用说明中要求识别的细胞,包括正常与异常病理形态变化细胞。要求形态学比对人员一定时间内识别上述细胞,并在将所识别的结果填写在形态学比对(考核)表格上。计算每个人的正确识别的符合率,以符合率≥80%为合格。

# 第三节　红细胞沉降率测定

红细胞沉降率(erythrocyte sedimentation rate,ESR)是指红细胞在一定条件下沉降的速率。检测方法有:①魏氏检测法;②自动化沉降分析法;③全自动快速血沉分析仪法。血沉对某一疾病的诊断不具有特异性,但血沉对判断疾病处于静止期与活动期、病情稳定与复发、肿瘤良性与恶性具有鉴别意义,是临床广泛应用的检验指标。

## 一、检测方法

### (一)魏氏检测法血沉测定

1.原理　魏氏检测法血沉测定是将枸橼酸钠抗凝血液置于特制刻度血沉管内,垂直立于室温 1 小时后,上层血浆高度的毫米数值即为红细胞沉降率。正常情况下,红细胞膜表面的唾液酸因带有负电荷,使红细胞相互排斥悬浮于血浆中而沉降缓慢,细胞间的距离约为 25nm。当血浆成分或红细胞数量与形态发生变化时,可以影响排斥而改变红细胞沉降速度。

影响血沉速度的因素主要有血浆因素和红细胞因素。①血浆因素:血浆中不对称的大分子物质如γ-球蛋白、纤维蛋白原、免疫复合物、胆固醇及三酰甘油等可使红细胞表面的负电荷减少,使红细胞发生缗钱状聚集,缗钱状聚集的红细胞与血浆接触总面积减小,下沉的阻力减小、重力相对增大导致红细胞沉降加快。血浆中白蛋白、卵磷脂则相反,对红细胞下沉有抑制作用,使血沉减慢;②红细胞因素:红细胞数量增多时,下沉时受到的阻力增大使血沉减慢。相反,红细胞数量减少时,红细胞总表面积减少血沉加快。红细胞形态变化对血沉的影响多为减慢。

2.试剂与器材

(1)109mmol/L(32g/L)柠檬酸钠溶液:柠檬酸钠(Na$_3$C$_6$H$_5$O$_7$·2H$_2$O,分子量 294.12)3.2g;用蒸馏水溶解后,再用蒸馏水稀释至 100mL,混匀。

(2)血沉管 ICSH 规定,血沉管为全长(300±1.5)mm 两端相通,一端有规范的 200mm 刻度的魏氏管(玻璃制),管内径 2.55mm 或更大些,管内均匀误差小于 5%,横轴与竖轴差<0.1mm,外径(5.5±0.5)mm,管壁刻度 200mm,误差±0.35mm,最小分度值 1mm,误差<0.2mm。

(3)血沉架:应放置平稳,避免震动和阳光直射,保证血沉管直立 90°±1°。

3.操作程序

(1)取静脉血 1.6mL,加入含 109mmol/L 柠檬酸钠溶液 0.4mL 于试管中,抗凝剂和血液比例是 1:4,混匀。

(2)将混匀的抗凝血放入魏氏血沉管内,至"0"刻度处,将血沉管直立在血沉架上。

(3)室温条件静置 1 小时。

(4)读取红细胞上层血浆高度的毫米数。

(5)报告方式:××mm/h。

4.参考区间 成年男性 0~15mm/h;成年女性 0~20mm/h。

5.注意事项

(1)血沉管架应平稳放置,避免震动和阳光直射,保证血沉管直立 90°±1°。

(2)检测应在标本采集后 3 小时内测定完毕。存放时间超过 3 小时的样品,会出现假性增高。

(3)抗凝剂与血液之比为 1:4,抗凝剂与血液比例要准确并立即混匀。抗凝剂应每周配制 1 次,置冰箱中保存,室温保存不超过 2 周。

(4)目前全血细胞分析都采用 EDTA 钾盐抗凝血,为了减少抽血量,有用 0.9%氯化钠溶液或柠檬酸钠抗凝剂把 EDTA 抗凝血做 1:4 稀释,立即采用魏氏血沉管检测,1 小时后读取上层血浆毫米数的方法,这种检测方法与魏氏法有良好的相关性。

(5)应注意血细胞比容对 ESR 的影响,CLSI 参考方法严格要求调节 Hct≤0.35,以消除 Hct 对 ESR 的影响。

(二)自动分析仪法血沉测定

1.原理 根据手工魏氏法检测原理设计,使用配套柠檬酸钠真空标本采集管,同时或分别对多个血液标本进行检测。通过红外线发射和接收装置自动测定管内初始液面高度,并开始计时的自动血沉仪:红外线不能穿过含大量红细胞的血液,只能穿过红细胞沉降后的血浆层,可用于检测到红细胞下降水平。仪器在单位时间内扫描红细胞高度,直至 30 分钟推算出每小时红细胞沉降数值。自动血沉仪的红外线定时扫描检测动态监测记录红细胞沉降全过程,显示检测结果并以提供红细胞沉降动态图形。

还有一种采用毛细管动态光学检测法的全自动快速血沉仪:在 32r/min 的速度自动混匀 3 分钟、温度为 37℃、红外线测微光度计在波长 621nm 的条件下,仪器自动吸入毛细管内抗凝血 200μL,在单位时间内将被检样本每 20 秒扫描 1000 次检测,通过光电二极管将光信号转变为与毛细管内红细胞浓度相关的电信号,得到的若干个电信号描绘成一个沉降曲线。红外线定时扫描检测可记录红细胞缗钱状结构的形成及沉降的变化过程,通过光密度的变化得到魏氏法相关的值。该方法学与魏氏法的相关系数 = 0.97。

2.试剂与器材

(1)抗凝剂:109mmol/L 柠檬酸钠溶液或 EDTA-K$_2$抗凝剂(1.5mg/mL)。

(2)试管:使用配套的真空标本采集管。

(3)质控品和定标品。

(4)仪器:自动血沉分析仪测定。

3.操作程序

(1)采集血液标本到标本管规定刻度后与管内抗凝剂混匀,避免血液凝固。

(2)将混匀后的标本管插入仪器内测定。

(3)严格按照仪器说明书制订操作规程并进行操作。

4.参考区间　成年男性 0~15mm/h;成年女性 0~20mm/h。

5.注意事项

(1)采集足够量的血液标本。

(2)抗凝血标本应在室温条件下(18~25℃),2 小时内测定。在测定期内温度不可上下波动,稳定在 ±1℃ 之内。室温过高时血沉加快,可以按温度系数校正。室温过低时血沉减慢,无法校正。

(3)存放时间超过 3 小时的样品,结果会有假性增加。

(4)严格按照厂家说明书进行室内质控、定标及仪器操作。

(5)应注意血细胞比容对 ESR 的影响,CLSI 参考方法严格要求调节 Hct≤0.35,以消除 Hct 对 ESR 的影响。

**二、临床意义**

1.ESR 增快

(1)生理性血沉增快:12 岁以下的儿童或 60 岁以上的高龄者、妇女月经期、妊娠 3 个月以上 ESR 可加快,其增快的原因与生理性贫血及纤维蛋白原含量增加有关。

(2)病理性血沉增快

1)炎症性疾病:急性炎症由于血中急性期反应物质迅速增多使血沉增快,慢性炎症如结核或风湿病时,血沉可用于观察病情变化和疗效。血沉加速,表示病情复发和活跃;当病情好转或静止时,血沉也逐渐恢复正常。

2)组织损伤和坏死:较大的组织损伤、手术创伤可导致血沉增快,如无并发症多于 2~3 周恢复正常。血沉可用于鉴别功能性病变与器质性疾病,如急性心肌梗死时 ESR 增快,而心绞痛则 ESR 正常。

3)恶性肿瘤:用于鉴别良、恶性肿瘤,如胃良性溃疡 ESR 多正常、恶性溃疡 ESR 增快。恶性肿瘤治疗明显有效时,ESR 渐趋正常,复发或转移时可增快。

4)高球蛋白血症:如多发性骨髓瘤、肝硬化、巨球蛋白血症、系统性红斑狼疮、慢性肾炎时,血浆中出现大量异常球蛋白,血沉显著加快。

5)贫血:血红蛋白低于90g/L时,血沉加快。

2.ESR减慢　临床意义不大,见于红细胞增多症、球形细胞增多症、纤维蛋白原缺乏等。

# 第四节　血液流变学检查

血液流变学是研究血液流动与变形性及其临床应用的,是生物流变学的一个分支。血液流变学应用血液黏度分析仪对抗凝全血或血浆标本进行检查,可以测定出不同切变率条件下的全血黏度,并据此计算出红细胞刚性指数和红细胞聚集指数等相关血液流变学参数。通过检查全血、血浆及血液有形成分(红细胞、白细胞、血小板)的流动性、变形性和聚集性的变化规律,判断血管内血液循环状况,为血流特性监测及治疗效果评估提供客观依据。

## 一、全血黏度测定

全血黏度是血液最重要的流变学特性参数,由血细胞比容、红细胞聚集性、红细胞变形性、红细胞表面电荷、血浆黏度、纤维蛋白原含量及白细胞和血小板流动性等多种因素决定,全血黏度高于血浆黏度,全血黏度越大,血液流动性越小。用于全血黏度测定的方法主要有两大类:旋转式黏度计检查法和毛细管黏度计检查法,通常采用锥板旋转式黏度分析仪进行测定。

### (一)检测方法

1.旋转式黏度计检查法

(1)原理:旋转式黏度计由一个平板和一个圆锥构成,两者之间有一个小的夹角。将血液填充在圆锥和平板之间的狭窄空间里,通过电机控制平板以一定的角速度旋转时,由于血液的黏稠性,在圆锥产生一个复原扭矩,并被与圆锥相连的感受器检查出来。复原扭矩的大小与血液黏度呈正相关。血液是非牛顿流体,其黏度随切变率变化而变化,测定全血黏度须选择一定的切变率范围,国际血液学标准委员会(ICSH)建议,测定全血黏度的低切变率范围在1~200/s,高切变率最好可以测量到300~400/s的黏度。临床通常选择2~3个切变率。

(2)试剂与器材

1)抗凝剂:每1mL全血加入10~20U肝素抗凝剂。

2)器材:血液黏度分析仪。

(3)操作程序

1)取患者静脉血6mL,以肝素抗凝,每1mL全血含10~20U肝素。

2)打开仪器预热,使恒温系统达到测试温度37℃。

3)将待检样本在测试温度下恒温5分钟后,充分混匀,放入检查盘的相应检查通道。

4)对待检样本进行编号,点击确定开始检查,切变率按由低至高的顺序进行测量。

5)检查完毕后,执行关机前清洗程序、关机程序。

6)可参照仪器使用说明书操作。

(4)参考区间

1)切变率为 $200s^{-1}$:男,3.84~5.30mPa·s;女,3.39~4.41mPa·s。

2)切变率为 $50s^{-1}$:男,4.94~6.99mPa·s;女,4.16~5.62mPa·s。

3)切变率为 $5s^{-1}$:男,8.80~16.05mPa·s;女,6.56~11.99mPa·s。

2.毛细管黏度计检查法

(1)原理 在固定的压力驱动下,通过一定量的不同牛顿流体在一定长度和内径的玻璃毛细管里的流过时间与等体积的 0.9%氯化钠溶液通过玻璃毛细管所需时间的比值,为该液体的黏度。计算公式为对照液体的已知黏度乘以待测液体流过时间,再除以已知液体流过时间。

(2)试剂与器材

1)抗凝剂:①肝素抗凝剂:每1mL 全血加入 10~20U 肝素;②EDTA-$Na_2$抗凝剂:每1L 全血加入 1.5g EDTA-$Na_2$。

2)器材:毛细管黏度计。

(3)操作程序

1)取患者静脉血,以肝素(10~20U/mL 血)或 EDTA(1.5g/L 血)抗凝。

2)血样置于水浴中,恒温 5 分钟,混匀后加入储液池,同时按下测量钮开始计时,测得血样流过时间。

3)按上述 2 步操作,测量 0.9%氯化钠溶液流过时间。

4)计算每个平均切变率下的血液表观黏度。

5)可参照仪器使用说明书操作。

(4)参考区间:男,3.84~4.66mPa·s;女,3.33~3.97mPa·s。

**(二)临床意义**

1.增高

(1)心脑血管病:脑血栓、脑供血不足、心肌梗死和心绞痛的发病与血液黏度升高有关,增高的程度可反映心肌缺血的严重性。血液黏度测定对血栓性疾病的预防提供一项前瞻性指标。

(2)高血压及肺心病:主要与红细胞变形性降低、血细胞比容增加、纤维蛋白原增加有关。

(3)恶性肿瘤:血液黏度升高还使得肿瘤易于转移。

(4)血液病:白血病细胞增多、原发性或继发性红细胞增多,原发性或继发性血小板增多症等,导致全血黏度和血浆黏度均增高。

(5)异常血红蛋白病:黏度增高,红细胞变形能力明显降低。

2.降低 各种原因的贫血。

## 二、血浆黏度测定

血浆黏度是血液最基本的流变学特性参数,血浆黏度受血液蛋白质的大小、形状和浓度的影响,如血纤维蛋白原、巨球蛋白、免疫球蛋白等。血浆是牛顿流体,其黏度与切变率变化无关。血浆黏度通常用毛细管黏度计测定。

1.原理 一定体积的受检血浆流经一定半径和长度的毛细管所需的时间,与该管两端压力差计算血浆黏度值,见公式

$$Q = \frac{pR^4 \Delta P}{8L\eta_p}$$

式中,Q——血浆流量,R——毛细管半径,L——毛细管长度,Δp——压力表,$\eta_p$——血浆黏度。

2.试剂与器材

(1)抗凝剂:每1mL全血加入10~20U肝素抗凝剂。

(2)器材:血液黏度分析仪。

3.操作程序

(1)取患者静脉血6mL,以肝素抗凝,将血液以4500r/min离心10分钟,取血浆待用。

(2)检测步骤同全血黏度的检测步骤。

(3)可参照仪器使用说明书操作。

4.参考区间　男,1.72~1.80mPa·s;女,1.72~1.84mPa·s。

5.临床意义　血浆黏度增高见于:①心脑血管病、高血压、血液病、恶性肿瘤等;②血浆黏度在很大程度上还取决于机体内水的含量,当脱水出现血液浓缩时,血浆黏度可有大幅度升高,而血液稀释时血浆黏度下降;③异常免疫球蛋白血症、高球蛋白血症、多发性骨髓瘤、巨球蛋白血症可导致血浆黏度显著升高。血浆黏度降低无明显临床意义。

### 三、红细胞聚集指数

红细胞聚集性是指当血液的切变力降低到一定程度,红细胞互相叠连形成缗钱状聚集的能力。主要检测方法有红细胞沉降率法和黏度测定法。

1.原理

(1)红细胞沉降率法:血浆中不对称大分子物质增多或红细胞增多与形态变化会导致红细胞表面电荷、Hct、血浆黏度等诸多变化,这些变化会使红细胞在血管内发生聚集。随着红细胞聚集体的形成及其比重的增加,红细胞沉降率明显加快,红细胞沉降率(ESR)在一定程度上反映红细胞的聚集性。因此,利用血沉方程:ESR=K[Hct-(ln Hct+1)]求出K值,由K值估计红细胞的聚集性。K值越大,表示红细胞聚集性越高。

式中,ESR:红细胞沉降率,Hct:血细胞比容,In:自然对数。

(2)黏度测定法根据近年国际推荐方法,低切变率下的血液相对黏度可以评价红细胞聚集指数(AI),计算公式为:AI=ηb/ηP,AI越大,红细胞聚集性越高。

式中,AI:红细胞聚集指数;ηb:低切血液黏度;ηp:高切血液黏度。

2.操作　可参照仪器使用说明书操作。

3.参考范围

(1)红细胞沉降率法:K值的均值为53±20。

(2)黏度测定法:男:2.32~3.34;女:1.85~2.90。

3.临床意义　红细胞聚集性增高见于多发性骨髓瘤、异常蛋白血症、胶原病、某些炎症、恶性肿瘤、微血管障碍性糖尿病,心肌梗死、手术、外伤、烧伤等。

### 四、红细胞变形性测定

红细胞变形性是指红细胞在外力作用下形状发生改变的能力,与红细胞寿命相关,是微循环有效灌注的必要条件。主要检测方法有黏性检测法、微孔滤过法和激光衍射法。

1.原理

(1)黏性检测法:血液的表观黏度随切变率升高而降低,高切变率下血液的表观黏度主要由红细胞的变形性决定。在相同血细胞比容、介质黏度和切变率下,表观黏度降低者红细胞的平均变形性越好。因此,通过测量血液在高切变率下的表观黏度及相应的血浆黏度和血细胞比容值可间接估计红细胞的平均变形性。即应用黏性测量法通过黏性方程求出参数 TK 值,利用 TK 值估计红细胞变形性。

(2)微孔滤过法:在正常状态下红细胞很容易通过比自身直径小的孔道,而在病理状态下由于红细胞变形能力下降,其通过微细孔道的阻力增加。微孔滤过法就是采用通过测量红细胞通过滤膜上微孔(3~5μm)的能力来反映红细胞变形性。

测量一定体积的悬浮液和介质流过滤膜所需时间 $t_s$ 与 $t_0$。用滤过指数(IF)表示红细胞的变形性,IF 越高红细胞变形性越差,公式如下。

$$IF = \frac{t_s - t_0}{t_0(Hct)}$$

式中,$t_s$:悬浮液流过滤膜所需时间;$t_0$:介质流过滤膜所需时间;Hct:悬浮液中血细胞比容。

(3)激光衍射法:样本稀释于具有一定黏度、等渗的悬浮介质中,以流体切应力作用在红细胞的两个侧面上使之变形被拉长。在不同切变率下,用激光衍射仪测定在一定的悬浮介质中红细胞被拉长的百分比,即变形指数(deformation index,DI),可以反映红细胞的变形性。DI 值越小,红细胞变形性越差。

2.试剂与器材

(1)黏性检测法:用旋转式黏度计或毛细管黏度计。

(2)微孔滤过法:红细胞滤过仪,主要由滤膜、负压发生系统和控温三大部分组成。

3.操作程序

(1)黏性检测法:应用黏性检测法估计红细胞变形性,可利用黏性方程求出参数 TK 值。用旋转式或毛细管黏度计测量血液在高切变率下的黏度值,用毛细管黏度计测量血浆黏度,利用下列黏性方程计算 TK 值。

$$\eta_r = (1-TKC)^{-2.5}$$
$$TK = (\eta_r^{0.4}-1)\times\eta_r^{0.4}C$$

式中,$\eta_r$:相对黏度(是全血黏度与血浆黏度的比值);T:Taylor 因子;K:红细胞群聚集指数;C:红细胞体积浓度(常以 Hct 代替)。

利用 TK 值可间接估计红细胞的变形性,正常状态下 TK 值约 0.9,TK 值越大表明红细胞变形性越差。红细胞变形性还可以由获得的黏度值计算红细胞刚性指数(IR)。

$$IR = \frac{\eta_b - \eta_P}{\eta_P} \times \frac{1}{Hct} \times 1$$

式中,$\eta_b$:全血黏度;$\eta_P$:血浆黏度;Hct:血细胞比容;IR 值越大,表明红细胞变形性越差。

(2)微孔滤过法

1)将血液以 2000r/min 离心 10 分钟,弃去血浆及红细胞柱表面的血浆黄层,以 PBS 洗涤 3 次,每次洗后以 2000r/min 离心 5 分钟,弃去上清液。

2)压紧的红细胞按 1∶9(v/v)加到 PBS 中配成浓度 10%的悬浮液备用。

3)在加样前使储气瓶内保持0.98kPa或1.96kPa负压,分别吸取悬浮介质(PBS)和细胞悬浮液加入到带刻度的样品池内,分别测量在负压作用下流过滤膜的时间$t_0$和$t_s$,计算红细胞的滤过指数(IF)。

4)参照本实验室使用的仪器说明书操作。

4.参考区间

(1)黏性检测法:$180s^{-1}$为小于1.00。

(2)微孔滤过法:全血滤过法,0.29±0.10;红细胞悬浮液滤过法,0.98±0.08。

(3)激光衍射法:DI:$500s^{-1}>49\%$,$800s^{-1}>56\%$(以15%聚乙烯吡咯烷酮为悬浮介质)。

5.临床意义 红细胞变形性降低见于:①冠心病与急性心肌梗死;②1/3~1/2脑动脉硬化与脑梗死的患者红细胞变形性降低,在急性脑梗死发作时,变形性降低更为显著;③高血压可见红细胞变形性降低,导致血流减慢、微循环灌注减少,加重组织缺氧和酸中毒;④糖尿病、肾病、肝脏疾病均引起不同程度的红细胞变形性下降;⑤红细胞疾病如镰形细胞性贫血、遗传性球形红细胞增多症、自身免疫性溶血性贫血、不稳定血红蛋白病等膜或血红蛋白异常,可导致红细胞变形性减低。红细胞变形性增高可见于缺铁性贫血。

## 五、红细胞表面电荷测定(红细胞电泳法)

细胞电泳技术是通过测量细胞在场中的泳动来反映细胞表面电荷的,进而研究细胞的表面结构和功能。将红细胞悬浮于0.9%氯化钠溶液或自身血浆中,在电场的作用下,借助显微镜观察红细胞的电泳速度。由于红细胞表面带有负电荷,因此,红细胞向正极移动,电泳速度与其表面负电荷的密度大小呈正比。

1.原理 红细胞表面带负荷,在电场中向正极移动,其电泳泳动度(EPM)计算如下。

$$EPM = \frac{v}{E}$$

式中,v为细胞泳动速度;E为电场强度。

只要测出细胞的EPM,自动化仪器经过一系列换算便可得出红细胞表面的电荷速度。

2.试剂与器材

(1)肝素或EDTA-$Na_2$。

(2)0.9%氯化钠溶液或9%的蔗糖溶液。

(3)细胞电泳仪。

3.操作 可参照电泳仪器使用说明书操作。

(1)红细胞悬浮液的配制:取静脉血,以肝素抗凝(10~20U/mL血)或EDTA-$Na_2$(1.5g/L血)抗凝,以2000r/min离心10分钟,取出血浆存于小试管内,随后加入1滴血使其中红细胞浓度达到$10^4/\mu L$左右备用,也可用0.9%氯化钠溶液或9%的蔗糖溶液作悬浮介质。但是由于0.9%氯化钠溶液离子强度大、导电性强,电泳池内工作电流大,易生热而影响测量结果。

(2)将稀释的红细胞悬浮液装入方形玻管内,两端套好琼脂管,装入电泳管架的槽内,然后置于显微镜台上并插入电极。

(3)接通电源,通过倒向开关变换两电极的极性,利用微标尺测量细胞在电场作用下泳动一定距离(s)所需时间(t),仪器自动记录20个细胞在两个方向泳动时间的平均值(t),并会自动给出红细胞的电泳动度(EPM)和细胞表面电荷密度。

4.参考区间 14.6~18.2秒。

5.临床意义 红细胞表面电荷减少或丧失,导致红细胞间的静电斥力减少,使红细胞聚集性增加,形成串联、堆集现象,血流减慢。见于冠心病、脑血栓、糖尿病、脉管炎等血栓病。

## 六、血液流变学检查的质量要求

1.采血与抗凝 肝素抗凝采集静脉血 6mL,采血方式不当可引起黏度测定误差。根据 ICSH 的建议,压脉带压迫的时间应尽可能缩短,针头插入血管后,应在压脉带松开 5 秒后开始抽血,缓慢旋转使血液和抗凝剂充分混匀,避免剧烈振摇造成红细胞破裂后溶血。抗凝剂以用肝素(10~20U/mL 血)或 EDTA-Na$_2$(1.5g/L 血)为宜。为防止对血液的稀释作用,应采用固体抗凝剂,若采用液体抗凝,应提高抗凝剂的浓度,以减少加入液体的量。

2.血样存放时间 采血后立即送检进行测试,样本 18~25℃保存,最好于 4 小时内完成测试。在室温下存放时间过长,会引起测量结果偏高,若存于 4℃冰箱可延长至 12 小时。血样不宜在 0℃以下存放,因为在冷冻条件下红细胞会发生破裂。

3.仪器及操作要求 旋转式黏度计比较适合全血黏度测定,毛细管黏度计则比较适合血浆黏度测定。黏度计需用标准油定期进行校准,定期检查黏度计测量的准确性、分辨率和精密度。血液黏度检查准确性受温度影响较大,仪器的恒温系统一定要稳定保持在 37℃。操作应依据仪器类型及仪器使用说明书建立本实验室的标准操作规程(SOP)。

4.参考区间的建立 不同的检查仪器和检查方法参考区间不完全相同,即使应用标准化的操作方法也难以获得一致的参考区间,因此不同的实验室应建立自己的参考区间或对仪器提供的参考区间进行验证,验证方法是至少检测 20 例健康人标本,>95%的样本数在参考区间内,如果如参考区间分组,则每组至少 20 例,结果判定以 R=测定结果在参考范围内的例数/总测定例数≥95%为标准。

5.残留液及 Hct 的影响 前一个血样测量后,毛细管内壁残留的液体会影响下一血样黏度的测定,在实际测量中可用下一个血样进行冲洗,即加入过量的第二血样,使其前沿先流入的液体冲洗毛细管,带走残留层。红细胞对全血黏度的影响最大,二者呈正比关系,即全血黏度随 Hct 的增加增大。

6.红细胞表面电荷测定 介质的离子强度越大,电泳速度越慢。电场强度越高,电泳速度越快。温度升高可导致介质黏度降低、细胞泳动阻力变小、电泳速度增大。漂移现象即在无电场作用时,电泳池内细胞仍向某一方向移动。这是由于电泳小室有泄漏所致,故方玻管两端的琼脂管一定要套装好。

# 第二章　骨髓细胞检查技术

## 第一节　骨髓细胞化学染色

骨髓细胞化学染色(以下简称细胞化学染色)是以细胞形态学为基础,结合化学、生物化学等技术对血细胞内各种化学物质作定性、定位、半定量分析的方法(以前称组化)。细胞化学染色临床上用于:①辅助判断急性白血病的细胞类型;②辅助血液系统等疾病的诊断和鉴别诊断;③观察疾病疗效和预后。

不同的细胞化学染色步骤不同,但基本步骤为固定、有色沉淀反应及复染。细胞化学染色种类很多,如髓过氧化物酶染色、苏丹黑染色、中性粒细胞碱性磷酸酶染色、铁染色及酯酶染色等。本节介绍中性粒细胞碱性磷酸酶染色、铁染色等9种。

### 一、中性粒细胞碱性磷酸酶染色

1.原理　中性成熟粒细胞碱性磷酸酶(NAP)在pH 9.6左右环境中,能水解磷酸萘酚钠底物释出萘酚,后者与重氮盐耦联,生成不溶性有色沉淀,定位于细胞酶活性所在之处。

2.试剂和材料

(1)固定液:40%甲醛25mL,加无水乙醇至100mL,置4℃冰箱。

(2)基质液:①底物:$\alpha$-磷酸萘酚钠;②丙二醇缓冲液(0.05mol/L pH 9.7):取0.2mol/L贮备液(即2-氨基-2-甲基-1,3-丙二醇10.5g,加蒸馏水至500mL)25mL及0.1mol/L盐酸溶液5mL,加蒸馏水至100mL;③重氮盐:坚牢蓝RR或坚牢酱紫GBC,取20mg①溶于20mL②中,再加20mg③,混合为基质液(pH 9.5~9.6)。临用前新鲜配制。

(3)复染液:10g/L甲基绿溶液。

3.操作步骤

(1)将固定液覆盖于新鲜血片30~60s,流水冲洗,晾干。

(2)将涂片置基质液,或将基质液直接滴加在血膜上,37℃水浴45分钟,流水冲洗。

(3)甲基绿复染5~10分钟,流水冲洗,晾干镜检。

4.结果　结果判断:红色颗粒为阳性,染色结果分级及阳性指数见表2-1。计数100个中性成熟粒细胞,得出NAP阳性率及阳性指数。NAP染色结果计算及报告方式见表2-2。

表2-1　NAP染色的结果分级及阳性指数

| 结果分级 | 特点 | 阳性指数 |
| --- | --- | --- |
| (-) | 胞质淡蓝色,无红色颗粒 | 0分 |
| (+) | 胞质中有少量红色颗粒,但不超过胞质总面积的1/4 | 1分 |
| (++) | 胞质中有较粗的红色颗粒,占胞质总面积的1/4~1/2 | 2分 |
| (+++) | 胞质中基本上充满红色颗粒,但密度较低 | 3分 |
| (++++) | 胞质中充满粗大红色颗粒而呈深红色,甚至掩盖细胞核 | 4分 |

表 2-2  NAP 染色结果计算及报告方式

| 计算内容 | (-) | (+) | (++) | (+++) | (++++) |
|---|---|---|---|---|---|
| 每 100 个细胞中 | 40 | 39 | 15 | 5 | 1 |
| 转化为阳性指数 | 40×0＝0 | 39×1＝39 | 15×2＝30 | 5×3＝15 | 1×4＝4 |
| 阳性指数总和 | 0 分+39 分+30 分+15 分+4 分＝88 分 | | | | |
| 报告方式 | NAP 阳性率 60%，阳性指数 88 分 | | | | |

5.参考区间  35~70 分。各实验室应建立各自的参考区间。

6.注意事项

(1)每一步反应完毕,应直接在自来水下冲洗,而不是将液体倒掉后冲洗,以免杂质沉积。

(2)NAP 染色受多种因素影响,需同时做正常对照,最好采用感染患者的血片做阳性对照。

7.解释和应用

(1)NAP 阳性指数增加:见于细菌性感染、再生障碍性贫血、某些骨髓增生性肿瘤、慢性粒细胞白血病(加速期)、急性淋巴细胞白血病、慢性淋巴细胞白血病、淋巴瘤、骨髓转移癌、肾上腺糖皮质激素及雄激素治疗后等。

(2)NAP 阳性指数下降:见于慢性粒细胞白血病(慢性期)、阵发性睡眠性血红蛋白尿症、骨髓增生异常综合征等。

8.方法学评价  NAP 染色结果易受多种因素的影响,导致各单位参考区间相差很大。为减少判断标准的差异,最好由专人观察。NAP 阳性指数明显增加或明显减少,对疾病诊断意义较大,反之,其意义不大。

## 二、铁染色

1.原理  骨髓中的铁在酸性环境下与亚铁氰化钾作用,形成普鲁士蓝色的亚铁氰化铁沉淀,定位于含铁的部位。

2.试剂和材料  酸性亚铁氰化钾溶液:将 200g/L 亚铁氰化钾溶液 2.5mL 注入干净试管,缓慢加入 0.5mL 浓盐酸,边加边混匀,使沉淀消失、液体变清。必要时可离心取上清液;复染液:10g/L 中性红溶液。

3.操作步骤  将染色液滴加在骨髓小粒丰富的骨髓涂片上,37℃水浴 20~30 分钟,流水冲洗,晾干,观察骨髓小粒中的铁;中性红复染 30~60s,流水冲洗晾干,观察中幼红细胞、晚幼红细胞胞质中的铁。

4.结果

(1)结果判断:蓝色沉着物为阳性。细胞外铁分五级:(-)、(+)、(++)、(+++)、(++++);细胞内铁是计数 100 个中、晚幼红细胞中阳性细胞所占的比例。根据铁颗粒多少、粗细及排列情况将内铁分为 Ⅰ~Ⅳ 型及环形铁粒幼红细胞。细胞内、外铁的分级标准见表 2-3。红细胞中出现铁颗粒称为铁粒红细胞。

表 2-3 铁染色结果的分级及标准

| 细胞外铁 | 特点 |
| --- | --- |
| (−) | 无蓝色颗粒 |
| (+) | 有少量铁颗粒和铁小珠 |
| (++) | 有多量铁颗粒和铁小珠 |
| (+++) | 有许多铁颗粒和铁小珠,有少量铁小块 |
| (++++) | 有极多铁颗粒和铁小珠,有许多铁小块 |
| Ⅰ型 | 铁颗粒 1~2 颗 |
| Ⅱ型 | 铁颗粒 3~5 颗 |
| Ⅲ型 | 铁颗粒 6~10 颗或粗颗粒 1~4 颗 |
| Ⅳ型 | 铁颗粒≥11 颗或粗颗粒≥5 颗 |
| 环形粒幼红细胞 | 铁颗粒在 5 颗以上,围绕核周 1/3 以上 |

(2)结果报告:细胞外铁分级,细胞内铁阳性率及阳性分布情况。

5.参考区间 细胞外铁+~++,其中约 2/3 为(++);细胞内铁:阳性率 19%~44%,以Ⅰ型为主,少数为Ⅱ型。应建立自己实验室的参考区间。

6.注意事项

(1)做铁染色的骨髓涂片不需固定,因酸性亚铁氰化钾具有固定作用。

(2)应挑选骨髓小粒丰富的骨髓涂片染色,且每一批次均应设阳性对照。

(3)酸性亚铁氰化钾及亚铁氰化钾溶液应呈淡黄色,液体变蓝说明有铁污染,应弃之。

(4)染色结果应及时观察,时间过长可使蓝色加深,造成假阳性。

(5)各种器材应避免铁污染,环境中的污染铁常干扰结果观察,尤其是细胞内铁,污染明显者细胞内铁将无法观察。

(6)其他见 NAP 染色注意事项。

7.解释和应用

(1)缺铁性贫血:细胞外铁均阴性,细胞内铁阳性率明显下降或为零。

(2)铁粒幼细胞性贫血及伴环形铁粒幼红细胞增多的难治性贫血,其环形铁粒幼红细胞>15%(占红系细胞);细胞外铁也常增加。

(3)非缺铁性贫血如再生障碍性贫血、巨幼细胞性贫血、溶血性贫血等,细胞外铁和内铁正常或增加;而感染、肝硬化、慢性肾炎、尿毒症、血色病等,细胞外铁明显增加而铁粒幼红细胞可减少。

8.方法学评价 铁染色结果一般情况下是可信的(尤其是细胞外铁),虽然该指标不如血清铁蛋白敏感,但不受多种病理因素的影响。铁染色是反映机体储存铁的金标准,但必须规范操作,避免出现假阳性或假阴性。

### 三、髓过氧化物酶染色

髓过氧化物酶(MPO),又称过氧化物酶(POX),其染色方法有多种。本节介绍二氨基联苯胺法(DAB 法)及 Washburn 法。

### (一)二氨基联苯胺法

1.原理　粒细胞和部分单核细胞的溶酶体颗粒中含有 MPO,能催化二氨基联苯胺使其脱氢形成黄色不溶性沉淀,定位于细胞质内酶所在的部位,而二氨基联苯胺所脱的氢,使 $H_2O_2$ 还原成 $H_2O$。

2.试剂和材料

(1)固定液:pH6.6 甲醛-丙酮缓冲液。由 $Na_2HPO_4$ 20mg、$KH_2PO_4$ 100mg、丙酮 45mL、400g/L 甲醛 25mL 及蒸馏水 30mL 组成,置 4℃保存。

(2)应用液:①底物:3,3-二氨基联苯胺;②50mmol/L Tris-HCl 缓冲液(pH7.6);③3% $H_2O_2$,取 20mg①,加 50mL②液,再加 0.2mL③液,充分混匀溶解后过滤。临用前新鲜配制。

(3)复染液:苏木素或吉姆萨液。

3.操作步骤

(1)将固定液滴加在新鲜骨髓涂片上,固定 30 秒,流水冲洗、晾干。

(2)将应用液滴加在血膜上,作用 10～15 分钟,流水冲洗。

(3)用苏木素或吉姆萨液复染 10 分钟,流水冲洗、晾干镜检。

4.结果　阳性产物为棕黄色沉淀。分级标准见表2-4。结果报告形式为 MPO 染色阳性率及分布情况(或阳性指数),计算方法同 NAP 染色。各种正常血细胞的染色结果见表2-5。

表 2-4　MPO 染色结果分级及阳性指数

| 结果分级 | 特点 | 阳性指数 |
| --- | --- | --- |
| (－) | 无阳性颗粒 | 0 分 |
| (±) | 颗粒细小,分布稀疏 | 0.5 分 |
| (+) | 颗粒较粗,常呈局灶性分布,约占胞质 1/4 | 1 分 |
| (++) | 颗粒粗大,分布较密,占胞质 1/4～1/2 | 2 分 |
| (+++) | 颗粒粗大,团块状分布,占胞质 1/2～3/4 | 3 分 |
| (++++) | 布满整个细胞,可覆盖核上 | 4 分 |

表 2-5　正常血细胞的 MPO 染色结果

| 阳性反应细胞 | 阳性程度 | 阳性特征 | 阴性反应细胞 |
| --- | --- | --- | --- |
| 部分原始粒细胞 | (+)～(++) | 颗粒较粗,常局灶性分布 | 部分原始粒细胞 |
| 早幼粒细胞 | (++)～(+++) | 胞质中充满阳性颗粒 | 嗜碱性粒细胞 |
| 中性幼稚粒细胞 | (++)～(+++) | 同上 | 大部分单系细胞 |
| 中性成熟粒细胞 | (++)～(++++) | 同上,并常覆盖核上 | 淋-浆系细胞 |
| 嗜酸性粒细胞 | (++)～(++++) | 颗粒粗大、密集,立体感 | 红系细胞 |
| 少数单系细胞 | (±)～(+) | 颗粒细小、稀疏或灶性分布 | 巨系细胞部分吞噬细胞 |
| 少数网状细胞 | (+) | 颗粒细小、稀疏 | 其他非造血细胞 |

5.注意事项

(1)$H_2O_2$ 液最适浓度为 0.05mol/L 左右。若浓度过高,会抑制 MPO 活性,过低又会降低 MPO 在染色中的反应性,甚至假阴性。

（2）制片不宜太厚,如太厚而 $H_2O_2$ 液浓度过低,会出现血膜边缘阳性结果正常,其他部位阳性程度明显减弱或假阴性。

（3）一般首先观察中性成熟粒细胞是否强阳性,强阳性者说明本次染色是成功的。并观察需要辨认的白血病细胞[原始和(或)幼稚细胞]反应结果。如果涂片中没有强阳性对照细胞,应选择其他合适的片子作为对照。

（4）其他见 NAP 染色注意事项。

**（二）Washburn 法**

1.原理　粒细胞和部分单核细胞的溶酶体颗粒中含有 MPO,能催化无色联苯胺脱氢形成蓝色联苯胺,后者与硝普钠结合,再进一步氧化形成棕黑色联苯胺,沉淀于细胞质内酶活性部位,而联苯胺所脱的氢,使 $H_2O_2$ 还原成 $H_2O$。

2.试剂和材料

（1）联苯胺溶液（MPO I 液）:联苯胺 0.3g,加 360g/L 硝普钠溶液 1mL,溶解于 95% 乙醇并加到 100mL。贮存于棕色瓶,室温可保存数月。

（2）稀过氧化氢液（MPO II 液）:5mL 蒸馏水中滴加 3% 过氧化氢 1 滴或在 25mL 蒸馏水中加 3% 过氧化氢 0.3mL。用前临时配制。

（3）复染液:瑞特染液。

3.操作步骤

（1）在新鲜骨髓涂片加联苯胺液 5~8 滴,固定 1~2 分钟。

（2）加等量稀过氧化氢液,混匀,作用 4~8 分钟,流水冲洗。

（3）再用瑞特染液复染 20~30 分钟,流水冲洗,晾干镜检。

4.结果　阳性产物为棕黄色或棕黑色,阳性程度

5.解释和应用　本染色解释和应用与 MPO 染色基本相似,但极少数急性淋巴细胞白血病可呈阳性。

6.方法学评价　SBB 染色的特异性低于 MPO 染色,灵敏度高于 MPO 染色,急性粒细胞白血病 MPO 染色可阴性,但 SBB 染色可阳性。由于两者解释和应用相似,在鉴别急性白血病类型时通常选择其中之一,因为特异度比灵敏度更为重要,所以首选 MPO 染色。如果患者 MPO 染色阴性,可加做 SBB 染色或直接采用细胞免疫分型来确认。

## 五、α-醋酸萘酚酯酶染色

1.原理　血细胞内的 α-醋酸萘酚酯酶（α-NAE）在中性条件下使 α-醋酸萘酚释放出 α-萘酚,与重氮盐耦联形成不溶性有色沉淀,定位于细胞质内酶所在的部位。α-NAE 是一种中性非特异性酯酶,有的细胞系列中此酶能被氟化钠抑制,所以做 α-NAE 染色时,需同时做氟化钠抑制试验。

2.试剂和材料

（1）固定液:10% 甲醛生理盐水,置 4℃ 冰箱;或用 40% 甲醛。

（2）基质液:①0.067mol/L pH 7.6 PBS;②10g/Lα-醋酸萘酯酶溶液:用 50% 丙酮溶液作为溶剂;③重氮盐:坚牢蓝 B（或坚牢蓝 RR、坚牢黑 B）;④氟化钠,取 50mL①,将 1mL②缓慢滴入其中,充分振摇混匀,加 50mg③充分振摇混匀,过滤后将滤液分为两份（各约 25mL）,其中一份中加入 37.5mg④,并标记清楚。

（3）复染液：10g/L 甲基绿溶液。

3.操作步骤

（1）将甲醛生理盐水滴加在 2 张新鲜骨髓涂片上固定 5 分钟或用甲醛蒸汽固定 5~10 分钟后，流水冲洗，晾干。

（2）将 2 张涂片分别放入两份基质液中（一份 α-NAE 染色，另一份抑制试验），置 37℃ 水浴 60 分钟，流水冲洗。

（3）甲基绿溶液复染 5~10 分钟，流水冲洗，晾干镜检。

4.结果　阳性产物为棕黑色或灰黑色弥散性颗粒沉淀。根据阳性物质有无、多少分为 （-）至（++++），分级标准见表 2-6。结果报告形式为染色阳性率、阳性指数及 NaF 抑制率。阳性率、阳性指数的计算方法同 NAP 染色，NaF 抑制率计算公式如下。

氟化钠抑制率（%）=［（抑制前阳性率或阳性指数-抑制后阳性率或阳性指数）/抑制前阳性率或阳性指数］×100%

抑制率>50%即为抑制，根据抑制程度分为部分抑制和完全抑制。

表 2-6　α-NAE 染色结果分级及阳性指数

| 结果分级 | 特点 | 阳性指数 |
| --- | --- | --- |
| （-） | 无棕黑色或灰黑色颗粒 | 0 分 |
| （+） | 棕黑色或灰黑色颗粒占胞质 1/2 | 1 分 |
| （++） | 棕黑色或灰黑色颗粒占胞质 3/4 | 2 分 |
| （+++） | 充满灰黑色或弥散灰黑色颗粒，但密度较低 | 3 分 |
| （++++） | 充满灰黑色或充满弥散灰黑色颗粒，但密度较高 | 4 分 |

正常血细胞反应结果：单核细胞系统均为阳性且较强，加氟化钠抑制。粒细胞系统中原粒细胞阴性或阳性，早幼粒以后细胞均阳性++~+++，加氟化钠不抑制。淋巴细胞系统等为阴性或阳性，加氟化钠不抑制。

5.注意事项

（1）如果涂片中没有阳性对照细胞，应选择其他合适的片子作为对照。

（2）其他见 NAP 染色注意事项。

6.解释和应用　主要用于辅助鉴别急性白血病细胞类型。急单大多呈阳性（常较强），阳性反应能被氟化钠抑制；急粒、急淋呈阳性或阴性，阳性反应不能被氟化钠抑制；急性早幼粒细胞白血病呈强阳性，阳性反应一般不能被氟化钠抑制，但有时可出现抑制现象。

7.方法学评价　本染色的关键是如何辨认白血病细胞、是否被抑制、如何排除假阳性及假阴性等。由于 α-NAE 染色涂片中的细胞结构不如瑞特染色清楚，而且阳性颗粒覆盖在细胞上，干扰了白血病细胞的辨认，所以结果与实际真值之间会有一定误差，而且涂片中细胞种类越多，误差就越大。假阳性主要是由于试剂等原因导致阳性颗粒出现在背景及阴性细胞上；假阴性往往是试剂失效等所致，涂片中找不到阳性的对照细胞。NaF 抑制率的计算根据阳性指数计算比较合理。

## 六、醋酸 AS-D 萘酚酯酶染色

1.原理　血细胞内的醋酸 AS-D 萘酚酯酶（NAS-DAE）在中性条件下使醋酸 AS-D 萘酚

释出 AS-D 萘酚,与重氮盐耦联形成不溶性的有色沉淀,定位于细胞质内酶所在部位。它是一种非特异性酯酶,需同时做氟化钠抑制试验。

2.试剂和材料

(1)固定液:40%甲醛。

(2)基质液:①底物:醋酸 AS-D 萘酚;②丙酮;③丙二醇;④0.067mol/L pH 7.0PBS;⑤重氮盐:坚固蓝 BB 盐;⑥氟化钠:取 10mg①溶于 1mL②及 1mL③中,加到 40mL④中,充分混匀,再加入 40mg⑤,混匀,过滤后将滤液分为两份(各约 21mL),其中一份中加入 31.5mg⑥,并做标记。

(3)复染液:10g/L,中性红溶液。

3.操作步骤

(1)取 2 张新鲜骨髓涂片用甲醛蒸汽固定 5~10 分钟,流水冲洗,晾干。

(2)将 2 张涂片分别放入两份基质液中(一份 NAS-DAE 染色,另一份抑制试验),置 37℃温育 1 小时,流水冲洗,晾干。

(3)中性红溶液复染 30~60 秒,流水冲洗,晾干镜检。

4.结果 阳性结果为蓝色颗粒,根据阳性颗粒量分为(-)、(+)、(++)、(+++)、(++++),分级标准基本同 α-NAE 染色;正常血细胞反应结果:基本同 α-NAE 染色;结果报告:阳性率、阳性指数及抑制率。

5.注意事项 同 α-NAE 染色。

6.解释和应用 基本同 α-NAE 染色

7.方法学评价 基本同 α-NAE 染色。但 NAS-DAE 染色所提供的信息较少且受到实践和理论上的限制。

### 七、α-丁酸萘酚酯酶染色

1.原理 血细胞内的 α-丁酸萘酚酯酶(α-NBE)在碱性条件下水解 α-丁酸萘酚释出 α-萘酚,与六偶氮副品红耦联,形成红色沉淀,定位于细胞质内酶所在的部位。此酶主要存在于单核细胞系统,可被氟化钠抑制,需同时做氟化钠抑制试验。

2.试剂和材料

(1)固定液:40%甲醛。

(2)基质液:①底物:α-丁酸萘酚;②乙二醇-甲醚溶液;③0.1mol/L pH 8.0 PBS;④六偶氮副品红溶液(40g/L 副品红盐酸液和 40g/L 亚硝酸钠液 1:1 混匀);⑤氟化钠:将①50mg 溶解于 2.5mL②中,再将其溶解于 47.5mL③中,最后将 0.25mL④加入其中,充分混匀、过滤后,将基质液分为两份(各 25mL),其中一份中加入氟化钠 37.5mg,并做标记。

(3)复染液:10g/L 甲基绿溶液。

3.操作步骤

(1)取 2 张新鲜骨髓涂片用甲醛蒸气固定 5 分钟,流水冲洗、晾干。

(2)将 2 张涂片分别放入两份基质液中(一份 α-NBE 染色,另一份抑制试验),置 37℃中水浴 45 分钟,流水冲洗。

(3)甲基绿溶液复染 5~10 分钟。流水冲洗,晾干镜检。

4.结果

(1)结果判断,阳性结果为红色沉淀。

(2)正常血细胞反应结果。

1)单核细胞系:除少数原始单核细胞(指分化差的细胞)呈阴性,其他均呈阳性,阳性反应能被氟化钠抑制。

2)粒细胞系:常呈阴性。

3)淋巴细胞系:T 淋巴细胞、非 T 非 B 淋巴细胞可呈阳性,B 淋巴细胞呈阴性。

4)巨核细胞、幼红细胞、浆细胞呈阴性或弱阳性;组织细胞可呈阳性,但不被氟化钠抑制。

(3)结果报告形式为阳性率、阳性指数及氟化钠抑制率。

5.注意事项

(1)由于基质液含酯量高,37℃温育后,流水冲洗时间宜长,以保持涂片背景干净。

(2)染色时,最好选择一张成熟单核细胞较多的涂片作阳性对照。

6.解释和应用　基本同 α-NAE 染色,主要也是用于辅助鉴别白血病细胞类型。急性单核细胞白血病阳性,可被氟化钠抑制;急性粒单核细胞白血病的部分白血病细胞呈阳性,部分白血病细胞呈阴性反应;急性粒细胞白血病、急性早幼粒细胞白血病多数呈阴性。

7 法学评价　α-NBE 和 α-NAE 在单系表达较强,属于同一类细胞化学染色,α-NBE 的优点是特异性较 α-NAE 高,但 α-NBE 试剂较贵且灵敏度不如 α-NAE,所以临床上常选择 α-NAE 染色。

## 八、氯乙酸 AS-D 萘酚酯酶染色

1.原理　血细胞内的氯乙酸 AS-D 萘酚酯酶(NAS-DCE 或 CAE)或称氯乙酸酯酶(CE),能水解氯乙酸 AS-D 萘酚产生 AS-D 萘酚,进而与重氮盐耦联形成不溶性有色沉淀,定位于细胞质内酶所在部位。NAS-DCE 几乎仅出现在粒细胞,特异度高,又称"特异性酯酶""粒细胞酯酶"。

2.试剂和材料

(1)固定液:10%甲醛-甲醇固定液,甲醛 1 份与甲醇 9 份。

(2)基质液:①底物:氯乙酸 AS-D 萘酚;②二甲基甲酰胺液;③0.067mol/L pH7.6 PBS;④40g/L 副品红盐酸液:4g 副品红溶于 2mol/L 盐酸 100mL 中;⑤40g/L 亚硝酸钠液:将 5mg ①溶解于 2.5mL②中,再加入到 47.5mL③中,将 0.125mL 六偶氮副品红溶液(将④和⑤等量充分混合约 1 分钟后即可)放入上述溶液中。

(3)复染液:10g/L 甲基绿溶液。

3.操作步骤

(1)涂片用甲醛-甲醇固定液蒸气固定 5 分钟,流水冲洗,晾干。

(2)将涂片放入基质液中,37℃水浴温育 30 分钟,流水冲洗。

(3)甲基绿溶液复染 5～10 分钟,流水冲洗,晾干镜检。

4.结果

(1)结果判断,阳性为鲜红色或深红色颗粒状沉淀,定位于胞质中。根据阳性有无、多少分为(-)、(+)、(++)、(+++)、(++++),分级标准基本同 α-NAE 染色。

(2)正常血细胞反应结果

1)粒细胞系统:原始粒细胞阴性或阳性,自早幼粒至中性成熟粒细胞均呈阳性反应,但酶活性不随细胞的成熟而增强。

2)单核细胞系统:多数为阴性反应,少数为弱阳性。

3)淋巴细胞、浆细胞、有核红细胞和血小板均阴性。

(3)结果报告形式为阳性率、阳性指数(或阳性分布情况)。

5.注意事项

(1)用甲醛蒸气固定5~10分钟,也可取得良好染色效果。

(2)如果涂片中没有强阳性对照细胞,应选择其他合适的片子作为对照。

6.解释和应用　主要用于辅助鉴别急性白血病细胞类型。急性粒细胞白血病呈阳性或阴性;急性早幼粒细胞白血病呈强阳性;急性单核细胞白血病几乎均呈阴性,仅个别细胞弱阳性;急性粒单核细胞白血病中原始粒细胞、早幼粒细胞呈阳性,原始单核细胞及幼稚单核细胞呈阴性;其他白血病呈阴性。

7.方法学评价　NAS-DCE染色结果观察的关键是如何辨认哪些是白血病细胞。由于NAS-DCE染色涂片中的细胞结构不如瑞特染色清楚,而且阳性颗粒覆盖在细胞上,干扰了白血病细胞的辨认,所以结果与实际真值之间会有一定误差,而且涂片中细胞种类越多误差就越大。同时该染色也存在假阴性及假阳性,所以观察结果时在排除各种影响因素后,NAS-DCE染色的阳性结果对粒系是可靠的。

## 九、过碘酸-雪夫反应

1.原理　含有乙二醇基(-CHOH-CHOH)的多糖类物质被过碘酸氧化,形成双醛基(-CHO-CHO)。醛基与雪夫试剂中的无色品红结合,使无色品红变成紫红色化合物,定位于含有多糖类的细胞内。过碘酸-雪夫反应(PAS)以前又称为糖原染色。

2.试剂和材料

(1)固定液:95%乙醇。

(2)10g/L过碘酸溶液:置冰箱避光可保存3个月。

(3)雪夫液:碱性品红1.0g溶解于200mL煮沸的蒸馏水中,待冷却至60℃时加入1mol/L盐酸溶液20mL,再冷却至25℃时加偏重亚硫酸钠2g,次日加活性炭1~2g,吸附过滤后使其成为无色液体。置于十分清洁、干燥的棕色瓶内置4℃冰箱保存。

(4)复染液:10g/L甲基绿溶液。

3.操作步骤

(1)在骨髓涂片上滴加乙醇,固定5分钟,流水冲洗,晾干。

(2)将过碘酸溶液滴加在血膜上室温氧化10分钟,流水冲洗,晾干。

(3)再将Schiff液滴加在血膜上作用30分钟,流水冲洗,晾干。

(4)用甲基绿溶液复染5~10分钟,流水冲洗,晾干镜检。

4.结果

(1)结果判断,阳性结果为红色沉着物,不同细胞系列阳性结果标准不一致。

(2)正常血细胞反应结果

1)粒细胞系统:原始粒细胞阳性或阴性,随着细胞成熟阳性程度增强,常呈弥散状阳性。嗜酸性颗粒阴性,颗粒间质阳性;嗜碱性颗粒阳性,颗粒间质阴性。

2)单核细胞系统:呈阳性或阴性,阳性常为细颗粒状。

3)淋巴细胞系统:正常淋巴细胞阳性率<20%,阳性为颗粒状。

4)红细胞系统:均呈阴性。

5)巨核细胞系统:各期巨核细胞和血小板均阳性,呈颗粒状、块状。

6)巨噬细胞可阳性,浆细胞阴性、也可阳性。

(3)结果报告形式为阳性率、阳性的特点(或阳性指数)。

5.注意事项

(1)通过观察中性成熟粒细胞的阳性情况可得知本次染色是否成功。

(2)PAS 染色所用的骨髓涂片可以是陈旧的片子。

(3)雪夫试剂应置于棕色瓶内避光保存,为无色,变红则为失效。

6.解释和应用

(1)红细胞系统疾病:红血病、红白血病、骨髓增生异常综合征等中幼红细胞常阳性(呈均匀红色或块状),有的幼红细胞呈强阳性,甚至红细胞也呈阳性。在大多数红系良性疾病中幼红细胞呈阴性。

(2)白细胞系统疾病:主要用于辅助鉴别急性白血病的细胞系列,因不同细胞系列表现典型时,其阳性特点各不相同。如急性粒细胞白血病呈弥散阳性,急性单核细胞白血病呈细颗粒状,急性及慢性淋巴细胞白血病呈粗颗粒状;淋巴瘤呈块状或粗颗粒状。

(3)尼曼-匹克细胞呈阴性或弱阳性,戈谢细胞呈强阳性,Reed-Sternberg 细胞阴性或弱阳性,骨髓转移性腺癌呈常强阳性。

7.方法学评价 PAS 染色结果报告中阳性的特点比阳性指数更为有用。在恶性红系疾病中常阳性(尤其是强阳性,意义更大),但阴性不能除外恶性可能;而大多数良性疾病的红系呈阴性,少数可有少许阳性但较弱。

1985 年国际血液学标准委员会(ICSH)成立专家小组研究了急性白血病诊断流程中的主要细胞化学染色,提出三个主要染色:MPO 染色为识别髓系细胞首选染色,是髓系分化唯一明确的标志;CE 染色为粒细胞特异性酯酶;α-NAE 染色为单系细胞标志。而 α-NBE 染色、NAS-DAE 染色所提供的信息较少且受到实践和理论上的限制,PAS 染色对类型判断的效果甚微,SBB 染色是 MPO 阴性的急性白血病患者的一种补充技术。所以急性白血病患者必须要做的细胞化学染色是:MPO 染色、CE 染色及 α-NAE 染色。

# 第二节  骨髓常规检验

## 一、骨髓涂片检验

1.骨髓涂片染色 国际血液学标准化委员会(ICSH)推荐以天青 B 和伊红 Y 为主要成分的罗曼诺夫斯基染色为标准染色法,但该法在各国应用不多。国内多采用从罗氏染色演变过来的瑞特染色法、瑞特-姬姆萨混合染色法。这里介绍瑞特染色法。

(1)染色试剂:①瑞特染液:将瑞特染粉 1g 倒入 500mL 的甲醇(AR)瓶中,每天早、晚各震荡 1 次,共 10 天,备用。如在瑞特染液中再加入吉姆萨染粉 0.3g,称为瑞特-吉姆萨染液;②pH 6.4~6.8 磷酸盐缓冲液:无水磷酸二氢钾 6.64g,无水磷酸氢二钠 2.56g,加少量蒸馏水溶解后,加水至 1L。必要时用磷酸盐调整 pH。

(2)染色步骤:①将染色液滴加至涂片上,覆盖血膜固定 15~30s;②滴加 2~3 倍量的磷酸盐缓冲液并混匀,染色 25 分钟左右;③流水冲洗、晾干镜检。

(3)注意事项:①取骨髓小粒多、血膜制备良好的骨髓涂片 2~4 张染色;②染色时间可根据片中有核细胞数量、室温等适当调节;③涂片冲洗前,片上染液不应倒掉,将片子直接放在流水下冲洗,冲洗时间应长,以免染液沉积在血膜上;④预留几张未染色的涂片,以备细胞化学染色用。

2.骨髓涂片观察

(1)低倍镜观察:①判断骨髓涂片的质量,包括涂片的厚薄、骨髓小粒多少、油滴、染色等;②骨髓中有核细胞的多少可以反映出骨髓增生程度;③计数全片巨核细胞数量;④全片观察有无体积较大或成堆分布的异常细胞如骨髓转移癌细胞、戈谢细胞、尼曼-匹克细胞,尤其应注意观察血膜尾部、上缘、下缘及头部。

(2)油镜观察:①在有核细胞计数、分类前,应先观察各系的增生程度、大致形态和比例等情况,得出初步的诊断意见;②进行细胞分类、计数及细胞形态的观察,由于涂片中巨核细胞数较少,一般不列入骨髓有核细胞分类的百分比之内,而单独对巨核细胞计数和分类。通常计数全片巨核细胞数并分类一定数量巨核细胞;③再一次对全片观察(也可用高倍镜),注意其他部位分裂象细胞、非造血细胞及有否异常细胞等情况,全片细胞分类情况与分类区域是否一致,必要时应单独快速计数或重新计数。

3.结果计算　计算各系细胞的总百分比及各期细胞百分比。一般情况下,百分比是指所有有核细胞百分比。在某些白血病中,还需计算出非红系细胞百分比,非红系细胞是指不包括有核红细胞、淋巴细胞、浆细胞、肥大细胞、巨噬细胞的骨髓有核细胞百分比。

(1)计算粒红比值:指各阶段粒细胞百分率总和与各阶段有核红细胞百分率总和之比。

(2)计算各期巨核细胞百分比或各期巨核细胞的个数。

4.填写骨髓细胞学检查报告单　填写内容见表 2-7。

表 2-7　骨髓检查报告单填写的内容

| 患者一般情况 | 包括姓名、性别、年龄、科室、病区、床号、住院号、骨髓穿刺部位、送检时间、临床诊断等 |
|---|---|
| 涂片情况 | 骨髓涂片取材、血膜制备和染色情况,可用"良好""尚可""欠佳"来评价 |
| 检验数据 | 包括骨髓增生程度、各阶段细胞百分比、粒红比值及计数的有核细胞总数,血涂片中各种有核细胞的百分比。同时务必复核骨髓涂片及血涂片中各种细胞的百分比总和为 100% |
| 涂片镜下特点描述 | 一般由骨髓涂片、血涂片及细胞化学染色三部分组成(有的患者不需要做细胞化学染色),用文字描述各自的主要特点,其中骨髓涂片是最重要部分 |

（续表）

| | |
|---|---|
| 骨髓涂片特征 | 描述时要求简单扼要、条理清楚、重点突出。可参考以下方式描述。<br>(1)粒系增生程度,共占百分之多少,各阶段细胞比例及形态<br>(2)红系增生程度,共占百分之多少,各阶段细胞比例及形态<br>(3)淋巴细胞及浆细胞的比例及形态<br>(4)单核细胞的比例及形态<br>(5)全片或1.5cm×3.0cm血膜中巨核细胞数,分类一定数量巨核细胞,各阶段巨核细胞数量及形态,血小板数量多少,存在方式及形态<br>(6)描述其他方面异常<br>(7)是否检到寄生虫和其他明显异常细胞 |
| 血涂片特征 | 涂片中白细胞量的情况,以什么细胞为主,各种血细胞形态如何,是否检到寄生虫和其他明显异常细胞 |
| 细胞化学染色特征 | 逐项报告每个细胞化学染色结果,每项染色结果的报告一般包括阳性率、阳性指数或阳性细胞的分布情况 |
| 填写诊断意见及建议 | 根据骨髓象、血常规和细胞化学染色所见,结合临床资料提出临床诊断意见或供临床参考的意见,必要时提出进一步检查及建议。诊断意见种类分为肯定性、提示性、符合性、疑似性、待排性及形态学描写等。对于诊断已明确的疾病,应与以前骨髓涂片进行比较,得出疾病完全缓解、部分缓解、改善、退步、复发等意见 |
| 填写报告日期并签名 | 目前国内骨髓报告单多数采用专用的图文报告系统进行打印,检验人员需在单上填写报告日期并签名 |

5.对各种骨髓标本(含血涂片)进行登记,并长期保存(至少5年)。同时保存骨髓申请单、报告单。

6.骨髓涂片检查注意事项

(1)细胞分类、计数时应选择厚薄均匀、细胞结构清楚、红细胞呈淡红色、背景干净的部位,一般在体尾交界处。

(2)计数应有一定次序,避免出现某些视野重复计数的现象。一般可从右到左、从上到下,呈"S"形走势。

(3)计数的细胞为除巨核细胞、破碎细胞、分裂象以外的其他有核细胞,巨核细胞需单独进行计数和分类。

(4)一般至少计数200个有核细胞;增生明显活跃以上者则应计数400~500个有核细胞。

(5)由于细胞形态多变,观察时不能抓住某一、二个特点及非特异性特征就轻易地做出肯定或否定的判断。

(6)血细胞的发育是一个连续不断的过程,只是为了便于识别,将它们人为地划分为若干阶段。实际上常会遇到一些细胞既具有上一阶段的某些特征,又有下一阶段的某些特征,由于是向成熟方向发育,一般将这种细胞归入下一阶段。

(7)个别界于两个系统之间的细胞难以判断时,可采用大数归类法。

(8)对于急性白血病等患者,细胞分类计数应在细胞化学染色后再进行。

（9）急性白血病时,各系统原始细胞虽各有特征,但有时极为相似,很难鉴别,这时应注意观察伴随出现的幼稚细胞、成熟细胞,并与其比较,推测原始细胞的归属。同时应结合细胞化学染色、外周血细胞的形态特点等。

（10）有时可见到难以识别的细胞,可参考涂片上其他细胞后做出判断,如仍不能确定可归入"分类不明"细胞,但不宜过多,若有一定数量,则应通过细胞化学染色、集体读片或会诊等方法弄清细胞类型。

（11）骨髓取材好的涂片中应有较多骨髓小粒,显微镜有较多骨髓特有细胞,中性杆状核粒细胞/分叶核粒细胞比值大于外周血,有核细胞数大于外周血有核细胞数。骨髓稀释分为两种:①如抽吸骨髓液时混进血液,称为骨髓部分稀释;②如抽出的骨髓液实际上就是血液,称为骨髓完全稀释。

（12）骨髓涂片中血小板减少也可以是人为造成的。如果患者血小板数量正常的骨髓涂片出现凝固现象,则显微镜呈条索状,其间存在一些有核细胞和大量聚集的血小板,而其他部位血小板明显减少或不见。所以涂片中血小板少的患者,应排除标本凝固的可能性。

## 二、骨髓象分析

1.正常骨髓象　由于骨髓标本采集部位不同、患者个体差异、检验者掌握各种细胞的熟练程度及细胞划分标准的不同而出现差异,目前全国尚无统一的参考区间。虽然各单位的参考区间有所不同,但若符合表2-8可大体上视为正常骨髓象。该参考区间在临床应用过程中,实际上巨核细胞参考值偏低,分类中产血小板巨比例偏高而颗粒巨比例偏低。

表2-8　正常人骨髓象的参考区间

| 指标内容 | 参考区间 |
| --- | --- |
| 增生程度 | 增生活跃 |
| 粒红比值 | （2~4）：1 |
| 粒细胞系统 | 占40%~60%。其中原始粒细胞<2%,早幼粒细胞<5%,中性中、晚幼粒细胞各<15%,中性杆状核粒细胞多于中性分叶核粒细胞,嗜酸性粒细胞<5%,嗜碱性粒细胞<1% |
| 红细胞系统 | 占20%,原始红细胞<1%,早幼红细胞<5%,以中幼红细胞、晚幼红细胞为主,平均各占10% |
| 淋巴-浆细胞系统 | 淋系占20%（小儿可达40%）,均为成熟淋巴细胞,而原始淋巴细胞罕见,幼稚淋巴细胞偶见。浆细胞<2%,为成熟浆细胞 |
| 单核细胞系统 | <4%,为成熟单核细胞,而原始单核细胞罕见,幼稚单核细胞偶见 |
| 巨核细胞系统* | 在1.5cm×3cm的血膜上可见7~35个,其中原始巨核细胞占0,幼稚巨核细胞占0~5%,颗粒型巨核细胞占10%~27%,产血小板型巨核细胞占44%~60%,裸核型巨核细胞占8%~30%。血小板较易见,呈成堆存在 |
| 其他 | 各系形态无明显异常。网状细胞、内皮细胞、成骨细胞、破骨细胞、肥大细胞、吞噬细胞等偶见,分裂象细胞少见,寄生虫和异常细胞未见 |

注:*该巨核细胞参考区间偏低,产血小板型巨核细胞比例偏高。

2.各种异常骨髓象分析

(1)骨髓增生程度:由于增生程度分级是一种较粗的估算方法,受多种因素的影响(如取材情况、年龄、观察部位及血膜厚薄等),所以判断其意义时需考虑各方面因素对它的影响,骨髓增生程度的解释和应用见表2-9。

表2-9 骨髓增生程度的解释和应用

| 骨髓增生程度 | 解释和应用 |
|---|---|
| 增生极度活跃 | 反映骨髓造血功能亢进,常见于各种白血病、化疗后恢复期等 |
| 增生明显活跃 | 反映骨髓造血功能旺盛,常见于缺铁性贫血、巨幼细胞性贫血、溶血性贫血、失血性贫血、免疫性血小板减少症、骨髓增生异常综合征、慢性淋巴细胞白血病、骨髓增生性肿瘤、多发性骨髓瘤、类白血病反应、化疗后恢复期等 |
| 增生活跃 | 反映骨髓造血功能基本正常,常见于正常骨髓象、真性红细胞增多症、完全缓解的血液病、传染性单核细胞增多症、不典型再生障碍性贫血、多发性骨髓瘤等。增生极度活跃或增生明显活跃患者,如果取材不佳也可呈"增生活跃" |
| 增生减低 | 反映骨髓造血功能降低,常见于再生障碍性贫血、阵发性睡眠性血红蛋白尿症、骨髓增生低下、低增生性白血病、化疗后、尿毒症等,骨髓取材不佳导致骨髓部分稀释也可呈"增生减低" |
| 增生极度减低 | 反映骨髓造血功能衰竭或抑制,常见于再生障碍性贫血、化疗后等。骨髓取材不佳导致骨髓完全稀释也可呈"增生极度减低" |

(2)粒红比值改变:正常情况下主要由粒系和红系组成,其比值可初步反映骨髓细胞的组成情况。其变化的解释和应用见表2-10。

表2-10 粒红比值变化的解释和应用

| 粒红比 | 其他变化的解释和应用 |
|---|---|
| 粒红比值增加 | 由粒细胞增多或有核红细胞减少所致。常见于各种粒细胞白血病、类白血病反应、纯红细胞性再生障碍性贫血等 |
| 粒红比值正常 | 由粒细胞和有核红细胞比例正常或两系细胞同时增加或减少。常见于健康人骨髓、多发性骨髓瘤、再生障碍性贫血、传染性单核细胞增多症、免疫性血小板减少症、原发性血小板增多症、骨髓纤维化等 |
| 粒红比值下降 | 由粒细胞减少或有核红细胞增多所致。常见于粒细胞缺乏症、缺铁性贫血、巨幼细胞性贫血、铁粒幼红细胞性贫血、溶血性贫血、红白血病、红血病、真性红细胞增多症、急性失血性贫血 |

(3)粒细胞系统变化:包括数量及形态等,其变化的解释和应用见表2-11。

表2-11 粒细胞系统变化的解释和应用

| 粒细胞系统 | 其变化的解释和应用 |
|---|---|
| 粒细胞增多 | |
| 以原始粒细胞增多为主 | 急性粒细胞白血病、慢性粒细胞白血病急粒变、急性粒单核细胞白血病等 |

（续表）

| 粒细胞系统 | 其变化的解释和应用 |
|---|---|
| 以早幼粒细胞增多为主 | 急性早幼粒细胞白血病(以异常早幼粒细胞增加为主)、粒细胞缺乏症及恢复期等 |
| 中性中幼粒细胞增多 | 急性粒细胞白血病 M2b 型(以异常中幼粒细胞增加为主)、慢性粒细胞白血病、类白血病反应等 |
| 中性晚、杆状核粒细胞增多 | 慢性粒细胞白血病、类白血病反应、药物中毒、严重烧伤、急性失血、大手术后等 |
| 嗜酸性粒细胞增多 | 变态反应性疾病即寄生虫感染、嗜酸性粒细胞白血病、慢性粒细胞白血病(包括慢性期、加速期和急变期)、淋巴瘤、高嗜酸性粒细胞综合征、家族性粒细胞增多症、某些皮肤疾病等 |
| 嗜碱性粒细胞增多 | 慢性粒细胞白血病、嗜碱性粒细胞白血病、放射线照射反应等 |
| 粒细胞减少 | 粒细胞缺乏症、再生障碍性贫血、急性造血停滞等 |
| 粒细胞形态异常 | |
| 柴捆细胞 | 急性早幼粒细胞白血病,偶见其他急性髓细胞白血病等 |
| 异常早幼粒细胞 | 急性早幼粒细胞白血病 |
| 异常中幼粒细胞 | 急性粒细胞白血病部分分化型(M2b、M2a)、骨髓增生异常综合征、血液病化疗后等 |
| 巨幼(样)变 | 骨髓增生异常综合征、巨幼细胞性贫血、白血病及血液病化疗后等 |
| 颗粒减少的粒细胞 | 骨髓增生异常综合征、白血病、骨髓增生异常/骨髓增生性肿瘤等 |
| 环形核粒细胞 | 骨髓增生异常综合征、巨幼细胞性贫血、血液病化疗后、骨髓增生异常/骨髓增生性肿瘤等 |
| 双核粒细胞 | 骨髓增生异常综合征、急性髓细胞白血病、骨髓增生异常/骨髓增生性肿瘤、血液病化疗后、苯中毒等 |
| 粒细胞分叶过度 | 巨幼细胞性贫血、骨髓增生异常综合征、使用抗代谢药物治疗后、放疗后、骨髓增生异常/骨髓增生性肿瘤、先天性中性粒细胞分叶增多症、严重感染、炎症恢复期、尿毒症等,而正常人偶见 |
| 粒细胞分叶过少 | 分为先天性及继发性 Pelger-Huet 畸形,继发性见于骨髓增生异常综合征、白血病、粒细胞缺乏症、某些严重感染、骨髓纤维化、使用某些药物后等 |
| 粒细胞毒性改变 | 严重化脓性细菌感染、败血症、恶性肿瘤、大面积烧伤、急性中毒、粒细胞缺乏症、白细胞减少症、化疗后、放疗后、大手术后等 |

（4）红细胞系统变化:包括数量及形态,其变化的解释和应用见表2-12。

表 2-12 红细胞系统变化的解释和应用

| 红细胞系统 | 其变化的解释和应用 |
|---|---|
| 有核红细胞增多 | |
| 以原始及早幼红细胞增多为主 | 红血病、红白血病等 |
| 以中和晚幼红细胞增多为主 | 溶血性贫血、缺铁性贫血、巨幼细胞性贫血、急性失血性贫血、免疫性血小板减少症、真性红细胞增多症、红白血病、红血病、血液病化疗后恢复期及铅中毒等 |
| 有核红细胞减少 | 纯红细胞再生障碍性贫血、再生障碍性贫血、急性粒细胞白血病未分化型、急性单核细胞白血病未分化型、慢性粒细胞白血病、化疗后等 |
| 红系形态异常 | |
| 巨幼(样)变 | 巨幼细胞性贫血、骨髓增生异常综合征、红血病、红白血病、血液病化疗后、铁粒幼红细胞性贫血、骨髓增生异常/骨髓增生性肿瘤等 |
| 缺铁(样)变 | 缺铁性贫血、铁粒幼红细胞性贫血、阵发性睡眠性血红蛋白尿症、慢性感染、肝硬化、慢性肾炎、尿毒症、血色病等 |
| 多核、畸形核幼红细胞 | 骨髓增生异常综合征、红血病、红白血病、骨髓增生异常/骨髓增生性肿瘤等 |
| 铁粒幼红细胞增多 | 铁粒幼红细胞性贫血、骨髓增生异常综合征 |
| 有核红细胞造血岛 | 溶血性贫血、红血病、血液病化疗后恢复期等 |

(5)其他细胞系统,包括单核细胞系统、淋巴-浆细胞系统、巨核细胞系统及其他细胞,病理情况下会出现量及形态变化,其变化的解释和应用见表 2-13。

表 2-13 其他细胞系统变化的解释和应用

| 其他细胞系统 | 其变化的解释和应用 |
|---|---|
| 单核细胞系统 | |
| 以原始及幼稚单核细胞增多为主 | 急性单核细胞白血病、慢性粒细胞白血病急单变、急性粒单核细胞白血病、红白血病等 |
| 以成熟单核细胞增多为主 | 慢性单核细胞白血病、慢性粒单核细胞白血病、类白血病反应、某些感染等 |
| 其他异常细胞 | 戈谢细胞见于戈谢病,尼曼-匹克细胞见于尼曼-匹克病、海蓝组织细胞见于海蓝组织细胞增生症 |
| 淋巴-浆细胞系统 | |
| 以原始及幼稚淋巴细胞增多为主 | 急性淋巴细胞白血病、慢性粒细胞白血病急淋变、淋巴瘤白血病、慢性淋巴细胞白血病急性变等 |
| 成熟淋巴细胞比例增加 | 慢性淋巴细胞白血病、淋巴瘤白血病、再生障碍性贫血、传染性淋巴细胞增多症、某些其他病毒感染、巨球蛋白血症、淀粉样变等 |
| 淋巴瘤细胞 | 淋巴瘤 |

（续表）

| 其他细胞系统 | 其变化的解释和应用 |
|---|---|
| 异型淋巴细胞 | 病毒感染、原虫感染、免疫性疾病等 |
| 原始及幼稚浆细胞增多 | 多发性骨髓瘤、原发性浆细胞白血病等 |
| 浆细胞增多 | 多发性骨髓瘤、原发性浆细胞白血病、再生障碍性贫血、淋巴瘤、急性单核细胞白血病、粒细胞缺乏症、巨球蛋白血症、结缔组织疾病、过敏性疾病、寄生虫感染、肝硬化、慢性细菌性感染等 |
| 浆细胞岛 | 免疫功能亢进、免疫性疾病、多发性骨髓瘤等 |
| 巨核细胞系统 | |
| 巨核细胞增多 | 骨髓增生性肿瘤、急性巨核细胞白血病、全髓白血病、免疫性血小板减少症、Evans 综合征、脾功能亢进、急性大出血、急性血管内溶血等 |
| 巨核细胞减少 | 再生障碍性贫血、急性白血病、血液病化疗后、慢性中性粒细胞白血病等 |
| 病态巨核细胞 | 骨髓增生异常综合征、急性髓细胞白血病、慢性粒细胞白血病、骨髓增生异常/骨髓增生性肿瘤等 |
| 分叶过度巨核细胞 | 巨幼细胞性贫血、骨髓增生异常综合征、骨髓增生异常/骨髓增生性肿瘤、血液病化疗后等 |
| 颗粒减少的巨核细胞 | 免疫性血小板减少症、骨髓增生异常综合征等 |
| 变性巨核细胞 | 免疫性血小板减少症、骨髓增生异常综合征、感染等 |
| 其他细胞 | |
| 脂肪细胞增多 | 再生障碍性贫血、血液病化疗后、老年人等 |
| 成骨及破骨细胞增多 | 再生障碍性贫血、血液病化疗后等 |
| 肥大细胞增多 | 再生障碍性贫血、苯中毒、缺铁性贫血、老年人、肥大细胞白血病等 |
| 吞噬细胞增多 | 嗜血细胞综合征、淋巴瘤、感染等 |
| 网状细胞增多 | 再生障碍性贫血、血液病化疗后等 |

骨髓细胞形态学检查是一项技术性很强的检验项目,主要依赖检验人员对各种细胞的主观认识,故存在着漏检、误检等现象,临床医师需要结合流式细胞术、染色体检查技术及分子生物学技术等综合分析,做出血液系统疾病的诊断、疗效观察及预后判断。

# 第三章　尿液检验技术

## 第一节　尿液理学检验

### 一、尿量

尿量一般指 24 小时内排出体外的尿液总量,在某些情况下也指每小时排出体外的尿量。尿量的多少主要取决于肾脏生成尿液的能力和肾脏的浓缩与稀释功能。完整采集患者 24 小时内全部尿液,用刻度容量筒或量杯测定尿液总量,称为 24 小时尿量或简称为尿量。试验无须试剂,如需要留取 24 小时尿液标本后进行其他相关试验,可按试验要求,添加相关试验所需的防腐剂。24 小时尿量测定一般有直接测量法和分段测量法两种方法。

1.检验方法学

(1)直接测量法

1)原理:用量筒直接测量患者留在容器内的全部 24 小时尿量。

2)器材和试剂:①大容量洁净容器;②100mL、500mL 或 1000mL 量筒。

3)操作:①用大容量洁净容器采集患者 24 小时内全部尿液;②选用适当的量筒测量患者尿液尿量,可分次测量,并将分次测量的结果相加得到 24 小时尿液总量;③将尿液倒入量筒内,在尿液凹面与量筒刻度线相切处水平位置读取结果。当尿液总量处于参考范围时,读取结果应达到 10mL 精度;当患者尿液总量处于少尿或无尿状态时,应该使用 100mL 或以下精度的量筒,其报告结果应该达到 1mL 的精度。

(2)分段测量法

1)原理:量取患者 24 小时内每次排出的尿液总量,得出患者 24 小时内排出尿液的总量。

2)器材和试剂:①大容量洁净容器;②100mL、500mL 或 1000mL 量筒。

3)操作:①患者在 24 小时内排出的任何一次尿液均需测量和记录结果;②选用适当的量筒测量患者每次排出的尿液尿量;③将尿液倒入量筒内,在尿液凹面与量筒刻度线相切处水平位置读取结果,精度要求同直接测量法;④将每次测量结果相加得到 24 小时尿液排出总量。

2.方法学评价

(1)灵敏度和特异度

1)直接测量法:准确性较好,可在需要 24 小时尿标本进行相关试验时同时进行。需要准备较大容器,采集所有 24 小时内排出的尿液,需适当添加防腐剂,否则尿液易出现变质,呈恶臭味。

2)分段测量法:因需要多次测量,误差较大,容易漏测。无须准备大容器,可做到随留取随测定。此外还有计时法,测定每小时内患者排出的尿量,或数小时内排出的尿量,计算出每小时尿量。操作方法同上述测量法。常用于危重患者排尿量的观察。

（2）干扰因素

1）标本因素：必须准确、按时采集尿液标本。尿量的采集时间应该准确，如当日早7时排空膀胱中的尿液并弃去，然后开始采集随后排出的所有尿标本，到次日早7时要求患者排出最后一次全部尿液，采集后送检。任何一次排尿均不得遗失掉或漏测。

2）食物因素：应嘱患者按正常条件饮食和饮水。

3）器材和试剂因素：使用符合标准的容器和量筒。

3.参考值　成人：1000~2000mL/24h；1~6岁儿童：300~1000mL/24h；7~12岁儿童：500~1500mL/24h；小儿按公斤体重计算较成人多3~4倍。

4.临床意义

（1）多尿：当24小时尿量多于2500mL时称为多尿。可因水摄入过多、血管升压素分泌不足或肾小管对血管升压素反应性减低及溶质性利尿所致。常见于尿崩症、糖尿病、急性肾衰竭多尿期等。

（2）少尿：当24小时尿量少于400mL或每小时尿量持续少于17mL时称为少尿。

1）肾前性少尿：各种原因所致的休克、严重脱水、心力衰竭等。

2）肾性少尿：急性肾小球肾炎、尿毒症、急性肾小管坏死、肾皮质或髓质坏死等。

3）肾后性少尿：肿瘤、结石、尿路狭窄等原因导致的尿路梗阻。

4）假性少尿：前列腺肥大或神经源性膀胱导致的尿潴留。

（3）无尿：当24小时尿量少于100mL时称为无尿，原因同少尿，程度更严重。

## 二、尿液颜色和透明度

尿液颜色与尿色素、尿胆素、尿胆原及尿卟啉有关，还与饮水、食物、药物及尿液的浓缩程度有关。

尿液透明度或混浊情况的程度，与尿液中所含混悬物质的类别和量有关，通过观察尿色和透明度可初步了解尿中所含物质情况。

1.检验方法学

（1）原理：肉眼观察，根据尿液颜色、透明或混浊情况进行描述，初步判断尿液外观正常与否。

（2）器材和试剂：100mL玻璃量筒或透明尿试管。

（3）操作：①将尿液放入量筒内或采集在透明尿试管内；②在自然光条件下肉眼观察结果；③直接描述尿液的颜色，如淡黄色、黄色、深黄色、棕黄色、淡红色、红色、棕色或浓茶色、乳白色等；④直接描述尿液的透明度，可分为清晰透明、轻度混浊（雾状）、混浊（云状）和明显混浊四种表达方法，如有块状凝固物或沉着物应予以描述和报告。

2.方法学评价

（1）灵敏度和特异度：因采用人工目视观察的鉴别方式，因此受操作者的主观因素影响较大，表达方式和一致性都有影响，临床应用上也受到一定的影响。而特殊颜色如"血尿""棕色尿""乳白色尿"等外观特点明显的尿标本，对临床诊断很有帮助。

（2）干扰因素

1）标本因素：应使用新鲜尿液进行尿液颜色和透明度的观察。若尿液放置时间过长，会有盐类析出，影响对尿液颜色和透明度的观察。时间过长还会使尿胆原转变为尿胆素、细菌增生，尿液腐败，尿酸分解产生氨，造成尿液颜色加深、浊度增高。

2)药物因素:某些药物可对尿液的颜色产生影响,具体变化参考表3-1。

表3-1　尿液异常颜色与药物干扰

| 尿液颜色改变 | 药物 |
| --- | --- |
| 苍白色 | 乙醇 |
| 暗红色(碱性尿)、黄褐色(酸性尿) | 大黄蒽醌 |
| 粉红色 | 苯酚磺酸酞 |
| 红色~紫色 | 氯唑沙宗、去铁胺、酚酞 |
| 黄色、深黄色 | 维生素 $B_2$、呋喃唑酮、盐酸小檗碱、牛黄、米帕林、麦帕克林、荧光素钠、吖啶黄 |
| 蓝色 | 靛青红、亚甲蓝 |
| 棕色 | 利福平、苯、酚、山梨醇铁 |
| 暗褐色~黑色 | 左旋多巴、激肽、甲硝唑、氯喹 |
| 橙~橙黄色 | 番泻叶、山道年、非尼汀、苯茚满二酮 |
| 红~红褐色 | 酚红、番泻叶、芦荟、氨基匹林、磺胺类 |
| 绿色~棕色 | 氨基甲酸酯 |

3)器材和试剂因素:应将标本放置在无色透明容器内观察。某些型号的尿液分析仪具有初步判断尿液颜色的功能,它以白色对照色块做本底,根据白色色块浸入尿液后颜色的改变,导致反射光强度的改变来推算尿液的颜色变化,给出初步的尿液颜色报告。因此有必要统一尿液分析仪在判读尿液颜色和透明度方面的一致性和报告标准。在某些情况下仪器判断会有一定误差,最终仍需以人工判断复核后的尿色结果为依据。

4)人为因素:试验主要依靠人眼来辨别颜色,因此要求检验者具有良好的辨色能力,但仍会在不同的操作者之间有一定的差距。尿色的改变与尿液的酸碱度、温度和尿中某些盐类结晶的影响,且与饮食、饮水、药物、排泄等诸多因素密切相关,因此每次排出的尿色和浊度之间都会有一定差距,临床上应用时应考虑这些因素。

3.参考值　正常尿液呈淡黄色或黄色,颜色深浅与饮水量有关。正常尿液应呈清晰透明样。

4.临床意义

(1)无色:多见于尿崩症、糖尿病。

(2)深黄色尿:称为胆红素尿,多见于梗阻性黄疸及肝细胞性黄疸。

(3)淡红色或红色尿:每升尿液中含血量>1mL 时尿液呈淡红色、洗肉水样或血红色,称为肉眼血尿。见于肾或泌尿系统结石、肿瘤、外伤、重症肾小球疾病、肾盂肾炎、膀胱炎、肾结核、多囊肾、血小板减少性紫癜及血友病患者。剧烈运动后可偶然出现一过性血尿。

(4)棕色或深棕色尿

1)血红蛋白尿:血管内溶血,尿液外观可呈棕色-深棕色,或呈浓茶色或酱油色,透明状。见于阵发性睡眠性血红蛋白尿症、蚕豆病、血型不符导致的输血反应等溶血性疾病。

2)肌红蛋白尿:肌细胞因各种原因发生坏死或破裂,导致尿中排出肌红蛋白量增加。见于挤压综合征、缺血性肌坏死、先天性肌细胞磷酸化酶缺陷症等。正常人剧烈运动后可偶见肌红蛋白尿。

(5)白色或乳白色:乳糜尿、脓尿、菌尿及含盐类结晶的尿可呈乳白色。

1)乳糜尿:乳糜液或淋巴液进入尿液,使尿液颜色呈现乳白色。乳糜尿需通过乳糜试验进行鉴定。若乳糜尿中同时含有较多的血液,称为血性乳糜尿。乳糜尿常见于丝虫病、腹腔或淋巴管结核、肿瘤压迫胸导管和腹腔淋巴管导致淋巴管破裂,淋巴液溢入尿中。

2)脓尿:尿中含有大量脓细胞或炎性渗出物,新鲜尿液可呈白色混浊,加酸或加热混浊不会消失,静置后会出现絮状沉淀。多见于肾盂肾炎、膀胱炎、尿道炎等泌尿系统的感染性疾病。

3)菌尿:新鲜尿中含有大量细菌并出现的云雾状混浊,加酸或加热混浊不会消失,静置后不出现沉淀。常见于肾盂肾炎、膀胱炎、尿道炎等泌尿系统的感染性疾病。

4)盐类结晶:在生理情况下尿液出现混浊可由盐类结晶引起。尿中含有较多的盐类结晶可使尿液呈现灰白色或白色混浊,其主要成分有磷酸盐结晶和碳酸盐结晶,尿液多呈碱性,与过多食用植物性食物有关。加热后混浊增加,再加酸,如混浊消失并产生气泡为碳酸盐结晶,如混浊消失且无气泡产生多为磷酸盐结晶,如混浊增加则为菌尿或脓尿。如果是在酸性尿遇冷时出现淡红色混浊并沉淀析出,多为尿酸盐结晶,此情况下将尿液加热至60℃,混浊可消失。

### 三、尿液比密

尿液在4℃时与同体积纯水重量之比称尿比密或尿比重。尿比密是尿液中所含溶质浓度的指标,可相对指示肾脏的浓缩和稀释功能。尿中可溶性固体物质主要有尿素、肌酐、氯化钠,尿素和肌酐是蛋白质的代谢产物,氯化钠代表尿中含盐量。因此在生理情况下尿比密与尿液中排出的水分、盐类和有机物含量有关;在病理情况下还与尿中蛋白、糖和有形成分的排出量有关。

1.检验方法学

(1)比密计法(浮标法)

1)原理:尿液与同体积的纯水在4℃条件下的重量之比为尿比密。尿液所含溶质越多则尿比密越高,对浮标的浮力就越大,浸入尿中的尿比密计浮标则会增高;相反则会减低。

2)器材和试剂:尿比密计,100mL量筒,一次性吸管,镊子。

3)操作:①100mL新鲜尿液倒入100mL量筒中,倾倒过程中尽量避免出现过多的泡沫,如有泡沫可用一次性吸管将其吸掉。将量筒竖立于试验台上;②将尿比密计轻轻放入量筒内,轻轻捻转,使其悬浮于尿液中央;③比密计漂浮稳定后,在光亮处读取尿液凹面与比密计相切处的刻度(图3-1)。如比密计贴靠量筒边缘,可用镊子将其调整到量筒中心部位。

图 3-1 尿比密计测定法

（2）折射计法

1）原理：入射角为 90° 的光线进入另一介质时，被折射的角度称为临界角。在终端观察时，依折射临界角的大小，可见明暗视物的改变，进而求出相对折射率。折射率与溶液的密度有关，密度越高则折射率越高。

可用已知比密的系列标准液，在折射计上测出折射率，绘制折射率-比密关系曲线，建立折射率-比密的经验关系式，计算出对应值，刻置在目镜适当位置上，即可用作测量尿液比密。已经有多种型号的商品化尿比密折射计出售。

2）器材和试剂：折射计，一次性吸管，吸水纸。

3）操作：①用一次性吸管吸取尿液少许，掀开折射计的样品盖板，在盖板下滴加尿液 1～2 滴；②盖好样品盖板，尽量使标本间不出现气泡；③手持折射计手柄部位，使光线垂直面对光线射入区（自然光线或白荧光灯管）成 90°（如使用自带光源的折射计，可自行调节角度和光线明暗度，以达到最佳观察效果为好）；④从目镜处观察镜内刻度，明暗交接处为该标本的比密值，图 3-2 表示该样本尿比密为 1.026；⑤测定完毕后，用柔软吸水纸将盖板下的尿液标本擦拭干净。

图 3-2 折射计刻度局部

2.方法学评价

（1）灵敏度和特异度：比密计法是尿液比密的直接测定法，操作条件和方法相对简便易行。但目视观察比密计刻度,容易产生 0.001~0.002 的误差。折射计法被美国临床检验标准委员会推荐为参考方法,同时也是中国临床检验标准化委员会推荐的参考方法。该方法具有标本用量少,操作简便,在 15~37℃ 温度下自动进行温度补偿的优点,其灵敏度和精密度高于比密计法。

（2）干扰因素

1）标本因素:比密计法。①尿量过少时比密计漂浮不起来,影响测定结果。过多的盐类结晶出现将影响尿比密测定,可放 37℃ 水浴待其溶解后重新测定;②尿比密计上标注有测量温度,如测量温度与标注温度不一致时,每增高 3℃ 应将测定结果增加 0.001,每减低 3℃ 应将测定结果减低 0.001。

2）食物因素:过量饮水或使用利尿药,可减低尿比密。

3）药物因素:折射计法受尿液中高浓度蛋白质和葡萄糖的影响,若尿中含有大量蛋白或葡萄糖可影响尿比密测定的精确性。当葡萄糖每增加 10g/L 时,应将尿比密测定结果减去 0.004;当蛋白质浓度每增加 10g/L 时,应将尿比密测定结果减去 0.003。

4）器材和试剂因素:比密计法应该使用经校正的比密计。折射计法:①滴入尿液标本时不可有气泡;②每次使用前应使用纯净水校准零点,如不在零点处,应通过校正口进行零点校正;③如观察者视力或焦距问题,观察模糊,可旋转调节调焦螺旋,可使观察刻度清晰。

5）其他方法:尿比密测定还有很多方法,如干化学法、称重法、液滴下落法、超声波法,但因操作复杂,不宜常规使用,而干化学法仅限于常规筛查使用。

3.参考值　成人晨尿:1.015~1.025;随机尿:1.003~1.030;新生儿尿:1.002~1.004。

4.临床意义

（1）增高:尿量少而比密增加,常见于急性肾炎、高热、心功能不全、脱水等。尿量多而比密增加常见于糖尿病。

（2）减低:常见于慢性肾小球肾炎、肾功能不全、间质性肾炎、肾衰竭影响尿液浓缩功能、尿崩症等。

（3）固定:当多次测量（折射计或比密计法）尿比密总固定在 1.010 左右的低比密状态时,称为等渗尿,提示肾实质严重损害。

### 四、尿渗量测定

尿渗量也称为尿渗透压,是反应溶解在尿液中的具有渗透作用的溶质颗粒（分子或离子）数量的一种指标,是表示肾脏排泄到尿液中所有溶质颗粒的总数量。尿渗量主要与尿中溶质颗粒数量、电荷有关,而与颗粒大小关系不大,除了高浓度的尿糖和蛋白质以外,电解质和尿素在尿渗量变化中是起决定作用的溶质。尿渗量测定能够较好的反应肾脏对溶质和水的相对排出速度,更加确切的反应肾脏浓缩和稀释功能,因此是评价肾脏浓缩功能较好的指标。

1.检验方法学冰点减低法。

（1）原理:根据溶液冰点下降（由液体转换到固体状态）的原理计算出尿渗量,冰点是指呈固相和液相处于相对平衡状态时的温度。由于 1 个渗量（osmolarity,Osm）的溶液可使 1kg 纯水的冰点下降 1.858℃,因此尿渗量的计算公式为:

$$Osm/(kg \cdot H_2O) = 尿液冰点下降温度(C) \div 1.858$$

（2）器材和试剂:冰点渗透量测定仪、配套的加样器、标准渗量溶液和高纯水。

（3）操作：①仔细阅读仪器说明和操作步骤，严格按照仪器操作步骤进行操作或按照试验室内 SOP 文件操作；②打开仪器后需等待仪器稳定和通过自检过程。首先用高纯水进行测量，调整好零点。再使用仪器配备的（或商品化的）标准渗量溶液（一般应含有高、中、低三个浓度）各测定一次，按照已知的标准溶液毫渗量对仪器定标，使仪器处于最佳工作状态；③尿标本处理：新鲜尿标本必须采集于清洁干燥容器内，不需添加防腐剂；用高速离心（2000～2500r/min）法除去标本中不溶解的颗粒成分；尿中出现盐类沉淀时，应将其加温或加酸进行溶解；④按照操作步骤，使用加样器向仪器内加入尿液标本，仪器自动对尿液标本进行测定，读取尿渗量结果。

2.方法学评价

（1）灵敏度和特异度：尿渗量和尿比密测定都可用于反应尿中溶质的含量，虽然尿比密测定比尿渗量测定简便易行，重复性好，成本低廉，但是尿比密测定容易受溶质性质的影响，如尿蛋白和葡萄糖等大分子物质及尿中细胞增多等，均可导致尿比密增高；折射计法虽然可测定比密、折射率、渗量和总固体量，但尿渗量与折射率仅在正常或基本正常尿样本中有较好的相关（$r=0.97$），故推荐用于临床尿渗量测定。而冰点减低法尿渗量测定主要和尿中溶质的颗粒数量和电荷有关，受大分子的蛋白质、葡萄糖和细胞影响很小，因此在评价肾脏浓缩和稀释功能方面更加优于尿比密测定换算法。其测定的灵敏度和所使用的方法及仪器性能有关。

（2）干扰因素

1）标本因素：待测的尿液标本必须新鲜，并使用干燥清洁的一次性容器留取，并不能添加任何防腐剂。如果不能立即测定的标本必须存放在冰箱内保存，测定前需要将其复温。标本中若有混浊或有不溶性颗粒出现，应使用高速离心法除去这些不溶物质。尿中若有盐类沉着物，特别是冰箱保存的标本中出现结晶，应使其完全复温并溶解后测定，而这些盐类结晶是不可以除去的成分。

2）食物因素：24 小时内尿渗量变化非常大，并与饮水和人体排出的水分有关，应当连续观察并且记录每次尿量采集的时间和排出的尿量，以便计算每小时或每分钟排尿量。

3）器材和试剂因素：操作仪器时必须符合相应仪器要求的操作步骤。测定过程必须与调整零点、定标时的条件一致，包括测量使用的样本杯、加样器、标本用量等。非全自动型仪器，需要注意及时清洗进样测定区，防止上一个样本对后一个样本的交叉污染和干扰。冰点减低法还受环境温度干扰，对仪器的状态进行严格检查，样品加量要准确，特别是冷却池不冻液的水平状态。测试探针应位于测试样品的中央，避免震动引起探针的搅动幅度太大。

3.参考值　成人尿渗量：600～1000mOsm/（kg·$H_2O$）；成人尿渗量波动范围：40～1400mOsm/（kg·$H_2O$）；正常禁水 12 小时后：>800mOsm/（kg·$H_2O$）。

4.临床意义　尿渗量测定主要用于肾脏浓缩和稀释功能的评价。

（1）减低：多见于肾小球肾炎伴有肾小管和肾间质病变；尿渗量<300mOsm/（kg·$H_2O$）时多见于肾脏浓缩功能不全。

（2）显著减低：见于肾小管、肾间质结构和功能受损所致的肾脏浓缩功能障碍患者。慢性肾盂肾炎、多囊肾、阻塞性肾病等；慢性间质性肾病患者，尿渗量/血清（血浆）渗量比可明显减低；急性肾小管功能障碍时，尿渗量降低，尿/血清（血浆）渗量比值等于或小于1。

（3）冰点渗透压计：可同时测定血清（血浆）渗量，并配合尿渗量结果共同用于肾脏浓缩和稀释功能的评价。自由水清除率测定就是应用尿和血清(血浆)渗量结果计算得到,并被认为是较理想的肾脏浓缩功能试验。急性肾衰竭早期,自由水清除率趋于零,而且先于临床症状出现前2~3天,被认为是判断急性肾衰竭的早期指标,其大小变化可反映肾脏功能恢复或恶化的程度。自由水清除率还可作为观察严重创伤、大手术后低血压、少尿、休克患者髓质功能损害程度的一项指标,肾移植术后若其接近于零,说明出现早期排异反应。

## 第二节　尿液化学检验

尿液化学检查可分为湿化学法和干化学试纸法,湿化学法一般为传统检查方法,现在并不经常使用。但是当干化学试纸法因某些因素产生干扰时,某些检查干化学法出现局限性时,这些湿化学法是可选用的替代方法,甚至是确认方法。本节主要介绍湿化学分析法。

### 一、尿液酸碱度测定

尿液酸碱度是反映肾脏调节机体内环境体液酸碱平衡的重要指标之一。尿液酸碱度也是指尿中所有能解离的氢离子浓度,通常用氢离子浓度的负对数 pH 来表达。

1.检验方法学　广泛 pH 试纸法。

(1)原理:广泛 pH 试纸的反应原理是基于 pH 指示剂法。广泛 pH 分析试纸中含有甲基红[pH4.2(红)~6.2(黄)],溴甲酚绿[pH3.6(黄)~5.4(绿)]和百里酚蓝[pH6.7(黄)~7.5(蓝)]三种酸碱指示剂,这些混合的酸碱指示剂适量配合可以反映出 pH4.5~9.0 的变色范围。

(2)器材和试剂:广泛 pH 试纸和配套的比色板,100mL 玻璃量筒或尿试管。

(3)操作:取广泛 pH 试纸一条,浸入尿液中 1/2~2/3 处。约 1 秒钟后取出,贴近比色板,在自然光条件下和标准配套比色板比色,与比色板最接近处颜色标示的数值即为该尿液的 pH。

2.方法学评价

(1)灵敏度和特异度:操作简便,可目测检查,一般用于粗略的液体酸碱度测定,是尿常规检查中 pH 测定的惯用方法。灵敏度以 pH0.5 为一个梯度,显色范围从棕红色至深黑色。如需更精确的尿 pH 测定,还可使用精密 pH 试纸法;有条件时还可使用 pH 计法(电极法)或滴定法测量尿液酸碱度。

(2)干扰因素

1)标本因素:应该使用新鲜尿液标本,陈旧尿标本可使尿液呈碱性改变;也可因细菌和酵母菌使尿中葡萄糖降解为酸和乙醇,减低 pH。

2)食物因素:尿液酸碱度变化与食物有关,以肉食类为主者尿液可偏酸性,素食者尿液多偏碱性。进餐后可使尿 pH 增高。

3)药物因素:应用氯化铵、氯化钙、氯化钾类药物可使尿液呈现酸性改变,而使用利尿药、小苏打、碳酸钾、柠檬酸钠、酵母制剂等可使尿液呈现碱性改变。试验还易受黄疸尿、血尿等特殊颜色尿液的干扰,使结果准确性受到一定影响。

4)器材和试剂因素:①每次使用只需取出 1 条试纸条,余下的试纸条应尽快储藏在密封、避光、干燥的环境下;②试纸受潮或过期使用,可导致错误的结果;③所用比色板应该与同批号的试纸条保持一致。

其他尿液 pH 测定法还有尿干化学试带法、pH 计法和指示剂滴定法等。pH 计法精密度和准确性更好,但需要专用设备,不适宜常规应用;指示剂滴定法因操作繁杂、费时也不适宜常规应用;而目前在尿常规检验中经常使用的干化学试带法,具有方便快速等特点,但也易受各种理化因素影响。

3.参考值　新鲜尿 pH 在 5.5~6.5,平均值 6.0;随机尿 pH 浮动范围:4.5~8.0。

4.临床意义　正常情况下尿液酸碱度可有较大的生理性变化,也可因各种病理因素发生相应改变。

(1)病理性酸性尿:多见于酸中毒、高热、脱水、痛风等患者。低钾性代谢性碱中毒患者排酸性尿是其特征之一。

(2)病理性碱性尿:见于碱中毒、尿潴留、膀胱炎、呕吐、肾小管酸中毒(Ⅰ型、Ⅱ型、Ⅲ型)等患者。

(3)用于药物干预:溶血反应时,口服碳酸氢钠以碱化尿液,可促进溶解及排泄血红蛋白;为促进酸性药物中毒时从尿中排泄,有利于氨基苷类、头孢菌素类、大环内酯类、氯霉素等抗生素治疗泌尿系统感染。用氯化铵酸化尿液可促进碱性药物中毒时从尿液中排泄,有利于四环素类、异唑类半合成青霉素和呋喃妥因治疗泌尿系统感染。

## 二、尿蛋白定性试验

尿液蛋白质检查是尿液化学成分检查中的重要内容,也是尿常规检查中的重要组成之一。由于蛋白质的肾小管最大重吸收率非常低,因此一旦肾小球滤过增加,就使肾小管蛋白质重吸收达到饱和,从而形成蛋白尿。

检查蛋白尿的方法非常多,如传统的加热乙酸法和磺基水杨酸法,还有非常广泛使用的干化学试带法;也有不作常规使用但可对尿蛋白进行定量分析的双缩脲比色法、考马斯亮蓝和丽春红 S 染色法,免疫法等许多方法。磺基水杨酸法在尿蛋白定性检查方面具有高灵敏度、操作简便和应用广泛等特点。

1.检验方法学　磺基水杨酸法。

(1)原理:磺基水杨酸为生物碱试剂,在略低于蛋白质等电点的酸性条件下,其酸根阴离子可与蛋白质氨基酸阳离子结合,生成不溶性蛋白盐而呈现浊度变化或出现沉淀。通过肉眼观察浊度改变或沉淀的情况和程度,判断尿蛋白质的大致含量。

(2)器材和试剂:8mm×75mm 玻璃小试管、200g/L 磺基水杨酸溶液。

(3)操作:取 2 支试管,每支试管内加入待检新鲜尿液约 3mL,在其中一支试管尿液的表面滴加 200g/L 磺基水杨酸溶液 2~3 滴,轻轻摇动,另一支不加试剂作对照观察。在黑色背景下观察结果,结果判断见表 3-2。

表 3-2　磺基水杨酸法尿蛋白定性测定结果判断

| 结果 | 报告方式 | 相当于蛋白含量(g/L) |
| --- | --- | --- |
| 清晰透明 | − | <0.05 |
| 有轻度云雾状混浊 | ±(微量) | 0.05~0.1 |
| 白色轻度混浊,但无颗粒出现 | + | 0.1~0.5 |

（续表）

| 结果 | 报告方式 | 相当于蛋白含量(g/L) |
| --- | --- | --- |
| 明显白色混浊,有颗粒出现 | ++ | 0.5~2.0 |
| 更明显的混浊,有絮状物出现 | +++ | 2.0~5.0 |
| 有絮状混浊,凝固成块下沉 | ++++ | >5.0 |

2.方法学评价

（1）灵敏度和特异度:操作简便、试剂配制简便易得、价格低廉;操作简便、反应灵敏、显示结果直观,快速。敏感度在 0.05~0.1g/L,含量低的蛋白质可能检测不到,因而具有一定的假阴性。能与尿中的白蛋白、球蛋白、糖蛋白、本周蛋白发生反应,因而特异度较差。此方法被美国临床检验标准委员会定为干化学法检查尿蛋白的参考方法,并被推荐为检查尿蛋白的确证试验方法。

（2）干扰因素

1）标本因素:①若尿液混浊,应先离心后用上清液作定性试验;②强碱性尿应滴加少量冰醋酸调整其 pH 至 5.0 后再行测定;③尿中含有高浓度尿酸或草酸盐时,可导致假阳性结果,应加热使其消失后再行测定。

2）饮食因素:进食过多富含蛋白质食物时,尿中可偶然出现蛋白尿。

3）药物因素:大剂量使用某些药物,如青霉素钾盐、复方磺胺甲基异噁唑、对氨基水杨酸,使用有机碘造影剂(如胆影葡胺、泛影葡胺)等均可导致尿蛋白试验阳性结果。输入成分血浆、白蛋白、蛋白制剂等也会在尿中偶然检查出蛋白质。

4）器材和试剂因素:因采用人工判读结果的方式,故在不同操作者间会有一定的判断差异。

3.参考值 阴性。

4.临床意义

（1）生理性蛋白尿:因剧烈运动、发热、紧张等应激状态导致的一过性蛋白尿,泌尿系统无器质性病变,也称功能性蛋白尿,尿蛋白定性一般不超过(+)。

（2）体位性蛋白尿:处于直立状态时出现,卧位时消失,也称直立性蛋白尿。见于瘦高体型青少年,可能于直立时肾移位及前凸的脊柱压迫肾静脉导致肾淤血和淋巴液回流受阻有关。此类患者应注意复查和排除其他病因。

（3）病理性蛋白尿:见于各种肾脏及肾外疾病所致的肾小球性蛋白尿、肾小管性蛋白尿、混合性蛋白尿、组织性蛋白尿、溢出性蛋白尿等。如各种急慢性肾炎、肾病综合征、肾盂肾炎、肾移植排异反应、重金属中毒和某些药物反应、糖尿病肾病、狼疮性肾病晚期、多发性骨髓瘤、巨球蛋白血症、高血压、系统性红斑狼疮、妊娠期高血压疾病、血红蛋白尿或肌红蛋白尿等。

### 三、尿葡萄糖定性试验

生理情况下尽管肾小球滤出的葡萄糖浓度几乎与血浆相同,但肾小管有很强的重吸收功能,葡萄糖可被全部重吸收回到血液中,因此正常人尿中几乎不含有葡萄糖,用常规检查法不能测定出来,尿糖定性试验为阴性。

尿糖一般指葡萄糖,是尿中最主要的糖,但偶然也可见乳糖、半乳糖、果糖和戊糖等。尿糖定性试验主要是针对尿中葡萄糖的定性试验,有传统的、经典的班氏法和目前流行的干化学试带法,以及用于基础研究和科研的薄层层析法。

1.检验方法学 班氏尿糖定性法。

(1)原理:含有醛基的葡萄糖在高热及碱性溶液中能将班氏试剂溶液中蓝色的硫酸铜(二价)还原为黄色的氧化亚铜(一价),进而形成砖红色的氧化亚铜($Cu_2O$)沉淀。

(2)器材和试剂:13mm×100mm 玻璃试管一支、2mL 吸管、试管夹、试管架、一次性滴管、乙醇灯。班氏定性液:含硫酸铜,柠檬酸钠和无水碳酸钠,外观为蓝色透明液体。

(3)操作:①用 2mL 吸管吸取 1.0mL 班氏定性液,加于试管内;②用试管夹夹紧试管并在乙醇灯上加热煮沸,若不出现颜色变化,可进行下一步。有颜色改变则说明试剂有问题,需更换试剂;③待试剂冷却后,加入尿液 0.1mL(约两滴),混合均匀,再次在乙醇灯上加热煮沸。加热过程也可采用隔水加热法(将烧杯内放半杯水,用电炉或煤气烧开,用试管夹夹住试管,将含有试剂部分全部浸入到沸腾的水面下,待试管内的试剂沸腾即可);④将试管放于试管架上,待冷却后观察结果;⑤结果判断:参考表 3-3 的结果判断方法。

表 3-3 班氏尿糖定性法结果判别表

| 反应结果 | 定性结果 | 大致含量 | |
|---|---|---|---|
| | | g/L | mmol/L |
| 蓝色不变 | - | <1 | <5.6 |
| 蓝色中略带绿色,无沉淀 | ±(微量) | 1 | 5.6 |
| 绿色中有少量黄色沉淀 | + | 1~5 | 5.6~27.8 |
| 黄绿色混浊,较多黄绿色沉淀 | ++ | 5~10 | 27.8~55.6 |
| 土黄色混浊,土黄色沉淀 | +++ | 10~20 | 55.6~111.2 |
| 大量砖红色沉淀 | ++++ | >20 | >111.2 |

2.方法学评价

(1)灵敏度和特异度:该方法是经典的尿糖定性法,已沿用近百年,是一种非特异性还原试验,可测定多种尿糖,如葡萄糖、半乳糖、果糖、乳糖等。测定方法简便、成本低廉,但是易受其他还原类物质的干扰,检测灵敏度>5.6mmol/L。还可根据颜色变化情况,用"+"的方式简单表达尿糖含量的多少,通俗易记。

(2)干扰因素

1)标本因素:使用新鲜尿液,建议使用空腹尿或餐后 2 小时尿标本。尿液标本放置时间过久、温度过高、易引起细菌分解葡萄糖,使结果偏低或出现假阴性。尿液中含有其他还原糖,如乳糖、果糖、半乳糖、戊糖等也可获得阳性结果。

2)药物因素:尿中含有其他一些还原性物质,如维生素 C、尿酸、肌酐、对苯甲酸、黑尿酸、水合氯醛、氨基比林、阿司匹林、异烟肼等物质的含量较高时,会出现假阳性反应。而青霉素 G、羧苄西林、呋布西林、多种头孢菌素的含量过高,可导致试验出现假阴性。

3)食物因素:进食过多含有乳糖、半乳糖、果糖等食物者,会在尿中排出相应的物质,容易造成假阳性。

4)器材和试剂因素:注意防止试剂过期变质,试验前可先将班氏试剂煮沸,若出现变色,可考虑试剂变质或被污染。

5）操作因素：因操作规范性不标准，且肉眼观察颜色变化来判断结果，因此试验的重复性和可比性略差。

3.参考值　阴性。

4.临床意义　尿糖定性试验阳性称为糖尿，一般指葡萄糖尿。

（1）血糖过高性糖尿：常见于糖尿病、甲状腺功能亢进、肾上腺皮质功能亢进、肢端肥大症、巨人症等。

（2）血糖正常性糖尿：也称肾性糖尿，常见于慢性肾小球肾炎、肾病综合征、肾间质性疾病、家族性糖尿病等。

（3）暂时性糖尿：非病理因素所致的一过性糖尿，如大量进食糖类或输入葡萄糖、应激性糖尿、新生儿糖尿、妊娠性糖尿及药物或激素引发的暂时性糖尿。

（4）其他糖尿：哺乳期妇女、肝功能不全者、某些糖代谢异常的遗传病等。

## 四、尿酮体定性试验

尿酮体是尿液中乙酰乙酸（约占 20%）、β-羟丁酸（约占 78%）和丙酮（约占 2%）的总称。酮体是机体脂肪氧化代谢产生的中间代谢产物，当糖代谢发生障碍脂肪分解增加时，酮体产生速度超过机体组织利用的速度，酮体在血液中的浓度超过肾阈值，即可从尿中排出，产生酮尿。尿酮体定性试验是一种简单和快速检测尿中出现酮体的试验。

1.检验方法学　改良罗瑟拉法。该方法也称粉剂法或酮体粉法。

（1）原理：在碱性环境下，硝普钠可以和尿中的乙酰乙酸及丙酮发生反应，产生紫色化合物。

（2）器材和试剂：白色凹磁板或白色滤纸、一次性滴管、小药匙；酮体粉：内含硝普钠、硫酸铵和碳酸钠。

（3）操作：①用小药匙取一小匙酮体粉，加在白色凹磁板内（或白色滤纸上）；②用一次性滴管取尿液标本少许，滴加到酮体粉表面，以全部浸湿酮体粉为好；③观察酮体粉表面颜色的变化，看是否有紫色出现；④结果判断，参考表 3-4。

表 3-4　尿酮体改良 Rothera 法判断和报告方式

| 反应现象 | 结果判断 | 报告方式 | 大致含量 | |
| --- | --- | --- | --- | --- |
| | | | mg/L | mmol/L |
| 立即出现深紫色 | +++ | 强阳性 | 800 | 7.8 |
| 立即呈淡紫色,后逐渐变为深紫色 | ++ | 阳性 | 400 | 3.9 |
| 逐渐呈淡紫色 | + | 弱阳性 | 150 | 1.5 |
| 5分钟内不出现紫色 | | 阴性 | <80 | <0.8 |

2.方法学评价

（1）灵敏度和特异度：本方法具有试剂稳定、容易配制、便于保存和携带；操作简便、阳性结果易于观察、价格低廉，适用于门急诊常规尿酮体的筛查试验。

本方法对乙酰乙酸和丙酮可起呈色反应，而与 β-羟丁酸不起反应。对乙酰乙酸的灵敏度为 80mg/L，对丙酮的灵敏度在 1000mg/L。

由于不能和含量很高的 β-羟丁酸起反应,因此在糖尿病酸中毒早期,患者尿中酮体的主要排出成分是 β-羟丁酸,而乙酰乙酸相对排出量很少或缺乏,此时测定结果可能呈阴性或较低,此时测得的酮体试验结果会导致对总酮体量估计不足。当糖尿病酮症酸中毒症状缓解后,β-羟丁酸可转变为乙酰乙酸,反而使乙酰乙酸含量比急性期早期增高,此时易造成对病情估计过重。应该了解尿酮体试验的这一特点,关注患者的临床表现,对具体病例和结果结合实际情况分析鉴别。

(2)干扰因素

1)标本因素:由于尿标本中的丙酮和乙酰乙酸具有挥发性,因此必须使用新鲜标本。陈旧尿及细菌污染的尿标本可导致假阴性。当尿中含有大量非晶形尿酸盐、肌酐或含有吲哚类物质时,可干扰试验结果。

2)食物因素:饮食中缺乏糖类或长期大量食用高脂肪类食物者,可出现尿酮体阳性。此外,尚未有文献报道饮食对尿酮体测定结果产生干扰。

3)药物因素:氯仿、乙醚麻醉后可出现阳性结果。服用双胍类降糖药(如苯乙双胍)等,由于药物抑制细胞呼吸,可出现血糖减低而尿酮体阳性的现象。

4)器材和试剂因素:酮体粉板结后或受潮后,可影响试剂的质量,进而影响测定结果。

3.参考值 阴性。

4.临床意义

(1)尿酮体阳性是糖尿病酸中毒的早期诊断和治疗监测手段。

(2)非糖尿病性酮症:如应激状态、剧烈运动、饥饿、禁食过久;感染性疾病如肺炎、伤寒、败血症、结核等发热期;严重腹泻、呕吐者;妊娠期反应、全身麻醉后等均可出现尿酮体阳性。

(3)中毒:氯仿、乙醚麻醉后、有机磷中毒等可出现尿酮体阳性。

(4)新生儿尿酮体出现强阳性结果应怀疑为遗传性疾病。

## 五、尿胆红素定性试验

胆红素是红细胞破坏后的产物,可分为未经肝处理的未结合胆红素和经肝和葡萄糖醛酸处理的结合形式的结合胆红素。未结合胆红素不溶于水,在血液中与蛋白质结合不能通过肾小球滤膜,而结合胆红素分子量小,溶解度高,可通过肾小球滤膜经由尿中排出。正常人血液中结合胆红素含量很低($<4\mu mol/L$),因此滤出量极低,所有尿中几乎检测不到胆红素。但血液中结合胆红素增加,超过肾阈值时就会经尿液排出,尿胆红素可呈阳性反应。

1.检验方法学 哈里森法。

(1)原理:尿胆红素哈里森定性试验属氧化法。氯化钡吸附尿液中的胆红素后,滴加酸性三氯化铁试剂,使胆红素氧化成绿色的胆绿素,蓝色的胆青素及黄色的胆黄素复合物。

(2)器材和试剂:试剂:100g/L 氯化钡溶液,Fouchet 试剂(含三氯乙酸和三氯化铁),广泛 pH 试纸。器材:13mm×100mm 玻璃试管、白色凹磁板或白色滤纸、一次性滴管、5mL 吸管和普通离心机。

(3)操作:①首先用 pH 试纸确认尿液标本为酸性;②取尿液 5mL,加 2.5mL 的 100g/L 氯化钡溶液,混匀;③放离心机内,800~1000r/min 的速度离心沉淀 3~5 分钟,倾去上清液;④将沉着物倒于白色凹磁板内或白色滤纸上,在沉着物表面滴加 Fouchet 试剂 2~3 滴,观察颜色变化;⑤结果判断,参考表 3-5。

表3-5 尿胆红素哈里森法结果判别表

| 观察所见 | 结果判断 |
|---|---|
| 长时间不显颜色变化 | 阴性(-) |
| 逐渐出现淡绿色 | 弱阳性(+) |
| 逐渐出现绿色 | 阳性(++) |
| 立即出现蓝绿色 | 强阳性(+++) |

2.方法学评价

(1)灵敏度和特异度:干化学试带法往往可以用做过筛试验,且灵敏度在 $7 \sim 14\mu mol/L$,如果反应不够典型,可用哈里森法确认。该方法操作略为复杂,但对胆红素检测灵敏度较高($0.9\mu mol/L$)。国外还有已经商品化的尿胆红素确证试验——Ictotest 片剂试验,是一种操作更加方便的尿胆红素测定方法,其检测灵敏度达到 $0.8\mu mol/L$。

(2)干扰因素

1)标本因素:最好使用新鲜尿液和使用棕色容器接收标本。胆红素在阳光照射下易转变为胆绿素,因此留取和运送尿液标本时应该避光;若尿液标本放置时间过久,也可出现假阴性结果。本方法需要尿中有足够的硫酸根离子,如果标本与氯化钡混合后不产生沉淀,可滴加硫酸铵试剂 $1 \sim 2$ 滴,以促进沉淀形成。如果尿液 pH 呈碱性,会减低反应的灵敏度,可加入少许乙酸调整 pH 呈酸性。

2)药物因素:尿液中含有较多的维生素 C 和亚硝酸盐等都可导致假阴性结果,尿中维生素 C 达到 $1.42mmol/L$ 即可引起假阴性反应。服用大剂量的牛黄、熊胆粉、水杨酸盐和阿司匹林等药物可导致试验出现假阳性。

3)器材和试剂因素:试验中如若加入过量的 Fouchet 试剂,可使胆红素过度氧化为胆黄素而出现假阴性反应。

3.参考值 阴性。

4.临床意义 尿胆红素测定有助于黄疸的诊断和鉴别诊断。胆汁淤积性黄疸、肝细胞性黄疸为阳性;溶血性黄疸为阴性。

先天性高胆红素血症、Dubin-Johnson 综合征和 Rotor 综合征尿胆红素为阳性;Gilbert 综合征和 Crigler-Najjar 综合征尿胆红素为阴性。

## 六、尿胆原定性试验

结合胆红素进入肠道后转化为尿胆原,若从粪便中排出为粪胆原。大部分尿胆原从肠道重吸收,经肝脏转化为结合胆红素再排入肠腔,小部分尿胆原从肾小球滤过或肾小管排出后即成为尿中的尿胆原。尿中尿胆原经空气氧化及光线照射后可转变为黄色的尿胆素。

1.检验方法学 改良厄利法。

(1)原理:尿胆原在酸性溶液中与对二甲氨基苯甲醛作用后生成樱红色化合物。

(2)器材和试剂:厄利试剂,含有对二甲氨基苯甲醛和浓盐酸。13mm×100mm 玻璃试管、一次性滴管、吸管。

(3)操作:①取新鲜尿液 $2 \sim 3mL$ 加于玻璃试管中,再加入厄利试剂 0.2mL,混合均匀,室温条件下放置 10 分钟;②白色背景下,持试管从管口向管底观察颜色反应,出现樱桃红色为阳性反应;③结果判断:见表3-6;④标本的稀释:如结果在"++"以上,应将尿液进行稀释后再按上述步骤重新测定。稀释倍数为10、20、40、80倍。稀释后的结果应在10分钟后观察结果,以最高稀释度出现阳性反应的倍数报告(如:1:40倍稀释,阳性)。

表3-6 尿胆原定性结果判别表

| 观察所见 | 结果判断 |
| --- | --- |
| 不出现樱桃红色 | − |
| 放置10分钟后出现微红色 | + |
| 放置10分钟后呈现樱桃红色 | ++ |
| 立即出现深红色 | +++ |

2.方法学评价

(1)灵敏度和特异度:该方法检测相对比较简单,与干化学试带法采用相同的原理尿,属于胆原定性的经典方法,可检出1~4mg/L含量的尿胆原。尿胆原是比较常用的尿检测项目,用于疾病的筛选检查。常用定性检查,但也有定量分析。在尿胆原为阴性时应用尿胆素检查进一步证实。检查尿胆原或尿胆素时均应除去胆红素,以避免尿中胆红素色泽的干扰。

(2)干扰因素

1)标本因素:尿液放置时间过久可使尿胆原氧化为尿胆素,因此尿液必须新鲜。尿胆原排出量每日变化很大,上午少于下午,餐后2~3小时达到最高峰,故此时测定阳性率最高。

如尿标本中含有结合胆红素,加试剂后立即显绿色,干扰尿胆原的测定。此时可取100g/L的氯化钡溶液1份与尿液4份混合,吸附胆红素,以2000r/min的速度离心5分钟,取上清液再按操作方法重新测定,可避免胆红素的干扰。

2)药物因素:大量应用抗生素、维生素C或尿中含有高浓度亚硝酸盐时可抑制本试验的反应,出现假阴性。使用氯噻嗪等吩噻嗪类药物、非那吡啶等药物易出现假阳性。

3.参考值 阴性或弱阳性(1:20倍稀释后为阴性)。

4.临床意义

(1)尿内尿胆原在生理情况下仅有微量,在饥饿、饭后、运动等情况时稍有增加。

(2)尿胆原测定有助于黄疸的诊断和鉴别诊断。完全胆汁淤积性黄疸为阴性、肝细胞性黄疸为阳性;溶血性黄疸为强阳性。

(3)尿胆原定性试验常与尿胆红素定性试验配合,甚至配合现已不常使用的尿胆素定性试验(简称为尿三胆试验),用以对不同类型的黄疸疾病进行鉴别诊断(表3-7)。

表3-7 尿三胆试验用于黄疸疾病的鉴别诊断

| | 尿胆原 | 尿胆红素 | 尿胆素 |
| --- | --- | --- | --- |
| 正常人 | 阴性或1:20阴性 | 阴性 | 阴性 |
| 溶血性黄疸 | 强阳性 | 阴性 | 阳性 |
| 肝细胞性黄疸 | 阳性 | 阳性 | 阳性 |
| 胆汁淤积性黄疸 | 阴性 | 阳性 | 阴性 |

(4)尿内尿胆原增多还可见于以下情况:肝功能受损(如肝脏疾病)、心力衰竭等。体内胆红素生成亢进且胆管畅通者,多见于内出血或各种溶血性疾病的患者。从肠管回吸收的

尿胆原增加,多见于顽固性便秘、肠梗阻的患者。

## 七、尿隐血(血红蛋白)定性测定

1.检验方法学　单克隆抗体胶体金法。正常人血浆中含有约 50mg/L 的血红蛋白,尿中一般无游离的血红蛋白出现。当血管内发生溶血时,血浆中血红蛋白含量增加,当血红蛋白含量超过触珠蛋白所能结合的量时,血浆中就会出现大量游离的血红蛋白,其含量超过 1000mg/L 时,就会随尿液排出。血红蛋白尿的外观呈浓茶色、红葡萄酒色或酱油色,尿隐血试验为阳性。尿隐血测定方法很多,例如常用的干化学尿隐血检查法,还有方便快建的单克隆抗体胶体金法。

(1)原理:采用胶体金标记的抗人血红蛋白的单克隆抗体,用双抗夹心酶联免疫方法测定尿液标本中的血红蛋白,对人血红蛋白抗原具有特异性反应。

(2)器材和试剂:商品化单克隆抗体胶体金隐血试纸;小试管或专用小杯、一次性滴管。

(3)操作:①用滴管在小试管或专用小杯中加入 10 滴(约 0.5mL)尿样,打开单克隆抗体胶体金试纸包装,手持试纸条手柄,插入到尿液标本中,注意不要超过试纸下端标有 MAX 的标线。5 分钟内观察试纸反应区有无红色横线出现;②结果判断:上端的质控线(C)和下端的反应线(T)位置平行出现两条红线为阳性;只有上端的质控线出现红线为阴性;两条线均不出现说明该试纸失效,需更换新的试纸重新试验。

2.方法学评价

(1)灵敏度和特异度:可以克服湿化学法(如邻联甲苯胺法、氨基比林法、愈创木树脂法)和干化学法(如尿潜血试带)试剂不稳定的问题和具有致癌危险性问题,和对热不稳定酶、氧化剂污染和尿路干扰时细菌产生的某些过氧化物酶、维生素 C 等物质易造成的干扰问题。具有灵敏度高、特异度强、操作简便快速等优点。

1)该方法只能提供尿隐血阴性或阳性结果,不能进行半定量测定。

2)本方法具有特异度和灵敏度高的特点,仅与人的血红蛋白发生反应,不与肌红蛋白反应;尿中含有极低浓度的血红蛋白时(0.21μg/mL 或 2 个 RBC/HPF)即可出现阳性反应。

3)该方法同样可以用于粪便隐血试验和其他排泄物、分泌物的隐血试验。

(2)干扰因素

1)标本因素:如尿液中含有过量的血红蛋白,抗原过剩出现后带现象时,会造成假阴性反应,此时应将标本进行 50~100 倍稀释后重新试验。

2)食物因素:不受饮食因素影响,食用含动物血成分的食物对本试验无明显干扰。

3)器材和试剂因素:按规定时间判读结果。试纸在未使用前应处于密封防潮避光容器中保存,并在有效使用期内使用。

3.参考值　阴性。

4.临床意义　如是红细胞导致的尿隐血试验阳性,参考尿沉渣检查中红细胞的临床意义。将尿液离心沉淀,取上清液镜下观察无红细胞,隐血试验阳性时可考虑为血红蛋白造成的隐血试验阳性。

血红蛋白尿多为发生了严重的血管内溶血,释放出大量血红蛋白,超过肾小管的吸收阈值(约 1.0g/L)时会出现在尿中。常见于溶血性贫血、血型不合的输血反应、恶性疟疾、大面积烧伤后、阵发性睡眠性血红蛋白尿症等。

## 第三节　尿液有形成分检验

尿液有形成分是指来自泌尿道,并以可见形式渗出、排出、脱落和浓缩结晶所形成的物质的总称,也被称为尿沉渣。尿液有形成分检查是一项非常经典的检验项目,它和尿液理学检查、尿液化学检查共同构成尿液常规分析的全部内容,并与其相辅相成,互相弥补和互相印证。尿液有形成分检查有助于临床医师了解泌尿系统各个部位的变化,对辅助泌尿系统疾病的定位诊断、鉴别诊断和预后判断有非常明显的应用价值。

目前,尿液中有形成分检查方法非常多,包括近年来发展的自动化分析法和各种染色方法在内,有数十种之多。已经较为普遍用于临床的检查方法大致可分为以下几种。

### 一、定性法尿液有形成分检查

临床尿液常规检验通常包括尿沉渣检查,尿沉渣检查是临床基础检验工作中非常重要的形态学检验内容,是每个从事临床检验工作的技术人员应该掌握的基本检验技术。虽然该方法在实施标准化方面仍有一定的困难,但因沿用历史悠久、应用广泛、易于操作并且已经为临床广泛接受,因此仍然是目前最主要的尿液有形成分检查方式。而离心镜检法更为广泛的使用和被临床认可。

1.检验方法学　离心镜检法是一种非染色、离心、半定量的尿液有形成分检查法,通常被称为尿沉渣检查。

(1)原理:将尿液离心处理后,将沉着物置放在载玻片上,用显微镜观察的方法,根据尿液中各种细胞、管型、结晶等有形成分的特点,识别并计数,以每高倍(低倍)视野下含有数量或分布密度的方式表达和报告结果。

(2)器材和试剂:10mL刻度离心试管、载玻片、18mm×18mm盖玻片、一次性滴管、水平式离心机、光学显微镜。

(3)操作:①取新鲜尿液10mL置于刻度离心试管中;②以400g的转速离心5分钟;③倾斜尿试管,用一次性吸管从液面上方轻轻吸掉上层的尿液,保留沉渣量0.2mL;④轻轻混匀尿沉渣,用一次性滴管吸取沉渣1滴(约0.02mL),滴在载玻片上,加18mm×18mm盖玻片,注意尽量避免出现气泡;⑤先用10倍物镜观察全片,注意发现细胞、管型、结晶等的分布情况及是否有较大的物质,再换40倍物镜详细观察、辨认和计数镜下的有形成分。管型应该在低倍镜下至少观察20个视野,以每低倍视野(LPF)观察到的最低值到最高值报告结果。细胞应该在高倍镜下至少观察10个视野,以每高倍视野(HPF)观察到的最低值到最高值报告结果;⑥结晶和细菌报告方法:结晶和上皮细胞可以未见、少量、大量的方式报告。

镜检时还应随时注意有无巨大细胞、滴虫、虫卵、黏液丝、细菌、真菌、精子等,一旦发现应如实报告。有条件的试验室应开展尿液有形成分的染色检查,配置多种类型显微镜(如相差显微镜、偏振光显微镜等),以便于尿中特殊有形成分的进一步鉴别。

2.方法学评价

(1)灵敏度和特异度:尿液有形成分的显微镜检查目前仍然是尿液有形成分检查的金标准,目前尚无任何仪器和方法能够完全取代。而离心镜检法具有操作简便、快速、价格低廉、普及面广泛、结果较为可靠等特点,是尿液有形成分显微镜检查法中的常用方法,沿用已久并为临床广为接受。

离心镜检法缺点是容易受标本量、离心速度和时间、试验器材和主观判断等多种因素的干扰,结果的一致性和可比性上尚有不足。在操作上较非离心镜检法略微复杂,但比非离心法在阳性检出率和灵敏度方面可提高 15~20 倍。该方法作为国内临床检验常用的尿沉渣检查法,已经制订了标准化的操作程序,因此希望各级医院参考和严格执行。

对混浊尿液、脓尿或肉眼血尿,可采用不离心而直接镜检的方式进行检查,但需要在结果中注明"直接镜检法"。直接镜检法具有简便易行、快速、廉价的特点,但是重复性差,易导致漏检,仅适合于肉眼血尿或脓尿标本。

（2）干扰因素

1）标本因素:应该使用一次性容器采集尿标本,应该使用新鲜标本,无须添加任何防腐剂,立即送检,实验室应在留取后 2 小时内检测完毕。时间延长会使尿中的细胞成分发生破坏、溶解、变形等变化。如尿液放置时间过久会导致 pH 偏碱性改变,尿液中的细胞和管型成分容易被破坏。

正确留取尿液标本是保证尿液有形成分检查结果准确性的关键性步骤。一般应当要求患者留取清晨首次、二次或随机新鲜中段尿标本。女性患者需要注意月经血、阴道分泌物的污染,应该尽量避开此期做尿检查。若临床需要则应采取特殊的尿液留取方法。

2）食物因素:长期进食蔬菜类、水果和含碱性物质较多的食品者,尿液易出现偏碱性改变,可间接影响尿中红细胞的形态和造成适当破坏。

3）药物因素:警惕和注意某些药物,特别是磺胺类药物、解热镇痛类药物和某些新型化学药物可能出现的结晶。

4）器材和试剂因素:尿沉渣检查的标准化建议中对离心机的要求为,水平式离心机,有效离心半径 16cm,速度 1500r/min;使用其他离心半径的水平离心机,相对离心力要求为 400g(例如水平离心机半径为 10cm 时,1900r/min 的转速相当于 400g 的相对离心力)。离心时间 5 分钟。正确使用显微镜,适当调整显微镜光源,调降聚光器至适当位置,缩小光圈,更加易于观察镜下的物质,光线太强太亮容易漏掉透明管型。在低倍镜下发现的管型,须改用高倍镜进行鉴定。

3.参考值　离心法及不离心法尿有形成分参考值见表 3-8。

表 3-8　半定量法尿液有形成分参考范围

| 项目 | 离心法检查 | 不离心法检查 |
| --- | --- | --- |
| 红细胞 | 0~3/HPF | 0~偶见/HPF |
| 白细胞 | 0~5/HPF | 0~3/HPF |
| 透明管型 | 0~1/LPF | 0~偶见/LPF |
| 鳞状上皮细胞 | 少许 | 少许 |

4.临床意义　参考"尿液有形成分检查临床意义"。

## 二、定量法尿液有形成分检查

尿液有形成分定量检查起始于艾迪计数,也称为 12 小时尿细胞定量计数,此外还有比较方便的 1 小时尿液有形成分定量计数法、一次性尿细胞定量计数板法和自动化仪器法等。

通过各种带有刻度的专用尿细胞计数板对尿液中的各种成分进行定量计数,是尿液有形成分检查技术的一大进步。目前各种可用于尿液细胞定量计数的定量板有很多种,例如专用的 FAST-READ 10、KOVA、KIMA 计数板等,而血细胞计数板也可用于尿细胞的定量计数。

1.检验方法学

(1)原理:通过尿细胞定量计数板鉴别和计数单位体积尿液内各种有形成分的种类和数量,以每微升所含的尿中各种有形成分数量报告。应用此类计数板,可根据情况选择离心法、不离心法和稀释法、染色法等多种技术对尿中各种成分进行定量分析。

(2)器材和试剂:尿细胞定量计数板(以 FAST READ10 板为例)、一次性滴管、显微镜、离心机、10mL 刻度离心尿试管。

(3)操作程序

1)不离心法:用吸管直接吸取混匀的尿液,滴入计数板中。例如使用 FAST-READ 10 尿计数板,计数区容积为 1μL,整个计数区划分为 10 个大方格,每个大方格再分为 16 个小方格。每个大方格的边长为 1mm,高度为 0.1mm,故每个大方格总容积为 $0.1mm^3$,10 个大方格总容积为 1μL。尿沉渣 FAST-READ 10 计数板构造见图 3-3。

计数区　　　　　　　　　　　计数板

**图 3-3　FAST-READ 10 计数板构造图**

在低倍镜下观察并计数 10 个大方格内的管型数量,并用高倍镜鉴定其种类。在高倍镜下分别计数 1~2 个大方格内的红细胞和白细胞数量,换算为 1μL 内细胞的数量。如需计数上皮细胞或结晶的数量,也可参照上述计数方法执行。

2)离心法:按照尿沉渣测定方法离心尿液,将尿液浓缩 50 倍,以提高阳性检出率。混合均匀沉着物后再将其充入计数板,按上述的方法进行计数。结果需换算为每微升原尿中所含有形成分数量(如浓缩 50 倍,则需将细胞或管型数量÷50)。

3)稀释法:原尿中细胞数量过多可采用稀释法(如肉眼血尿或脓尿)。用 0.9%氯化钠溶液将尿液稀释一定倍数(如稀释 100 倍)后充入计数板,并按上述方法进行计数。结果需换算为每微升原尿中所含有形成分数量(如稀释 100 倍,则需细胞或管型数量×100)。

4)染色法:为更加确切的鉴别尿中出现的各种有形成分,可采用在标本中添加染色剂的方法。但是应该注意添加染色剂的量和标本稀释问题,最终结果应该根据标本被稀释的倍数,进行适当的换算。

2.方法学评价

(1)灵敏度和特异度:传统的 Addis 计数法因标本需要被长时间保存,尿液中的有形成分容易溶解破坏,故得到的计数结果,并非患者尿中所排出物质的真实数量。以白细胞为例,2小时内白细胞溶解情况可在0~50%,4小时可达到30%~100%,具体溶解情况与尿液本身的pH、渗透量、温度和白细胞膜的情况等有关;红细胞也可因相同因素出现细胞溶解破坏,其破坏速度在1小时内可高达40%~50%。由于其标本留取和存放时间长,而且需要节制饮水饮食,重复性和准确性较差,目前该方法已经很少使用。

1小时尿液细胞定量计数法较为简便,不需要节制饮食,仅需要适当节制饮水,留取和检测时间短,对尿中有形成分的形态和数量影响较小,比Addis法有一定的优势,并有其相应的参考范围,得到临床认可。

目前多使用一次性定量尿细胞计数板法进行尿液中各种有形成分的定量计数。同时也使用不同类型的尿液有形成分析仪对尿中排出的细胞、管型、结晶和细菌进行定量计数,其自动化程度、检测速度、精密度和准确性都得到很大提高,并建立了自己的参考范围,是目前尿液有形成分定量分析的主流方向。

(2)干扰因素

1)标本因素:对尿液中各种有形成分进行定量计数对尿标本的质量要求较高。需要保证使用洁净的容器、混合均匀的尿液、送检时间尽量快速等基本条件,还应该参考尿标本留取总体要求中的相关部分内容。

2)食物因素:长期进食蔬菜类、水果和含碱性物质较多的食品者,尿液易出现偏碱性改变,可间接影响尿中细胞的形态和造成适当破坏。

3)药物因素:警惕和注意某些药物,特别是磺胺类药物、解热镇痛类药物和某些新型化学药物可能出现的结晶。

4)器材和试剂因素:离心速度过快、时间过长都会给准确定量计数尿中有形成分的数量带来影响。

3.参考值　定量法尿液有形成分检查目前国内尚无统一的参考范围。各临床试验室可根据所用具体方法制订本室参考范围。

4.临床意义　与常规尿沉渣检查发现的各种细胞和管型有相同的临床诊断价值。由于可以进行定量报告,有助于结果的一致性和标准化。尿液中红细胞、白细胞和管型等有形成分的定量计数,与随机尿液沉淀后的定性检查法比较,能够更加准确的反应泌尿系统疾病情况,观察疾病的发生和发展变化情况,比较肾脏疾病病变的程度,评价治疗效果和对预后进行评价。

## 三、染色法尿液有形成分检查

尿液有形成分染色技术已经沿用许多年,染色方法众多。国内外许多学者提出,可将尿液有形成分染色技术作为特殊检查,与"常规"尿沉渣检查区分,或作为常规检查方法的补充。Sternheimer-Malbin染色法属于活体染色法,简称为SM染色法,是尿液有形成分染色技术中比较常用的染色方法之一。该染色液配制较为方便,通过染色技术更清楚的识别和鉴定尿液中的细胞、管型等成分,提高检出率和准确性。

1.检验方法学

(1)原理:SM染液中的甲紫和沙黄可分别对细胞核和胞质进行染色,对管形本身及管形内含物进行染色,使其形态和结构更加清晰,易于识别。红细胞可染成淡紫色;白细胞质染淡蓝~粉色,核染呈红~紫色;上皮细胞核染紫色,浆染呈淡紫~桃红色;透明管型染呈粉色或紫色,颗粒管型染为淡红色~蓝色,细胞管型染深紫色,脂肪管型不着色;酵母菌染紫色;滴虫染呈淡蓝色;死细菌染呈浓紫色,活细菌染呈桃红色或不着色。

(2)器材和试剂:器材:10mL刻度离心尿试管、载玻片、22mm×22mm盖玻片、一次性滴管、水平式离心机、显微镜。

试剂:SM染色应用液。配制方法如下。

A液:结晶紫3.0g,草酸铵0.8g,溶解于95%(V/V)乙醇20.0mL,加蒸馏水80.0mL。冷藏保存。

B液:沙黄O 0.25g溶于95%(V/V)乙醇10.0mL中,蒸馏水100mL。

SM应用液:AB两液以3:97比例混合,过滤后贮存于棕色瓶内,室温条件下可保存3个月。冷藏避光保存时间更长。

(3)操作:①取新鲜尿液10mL置于刻度离心试管中;②以400g的转速离心5分钟;③倾斜尿试管,用一次性吸管从液面上方轻轻吸掉上层的尿液,保留沉渣量0.2mL;④在保留有0.2mL尿沉渣的试管中加入SM应用液1滴,轻轻摇动混合均匀,静置3分钟;⑤轻轻混匀染色后的尿沉渣,用一次性滴管吸取沉渣1滴(约0.02mL),滴在载玻片上,加盖玻片,注意尽量避免出现气泡;⑥先用10倍物镜观察全片,注意发现细胞、管型、结晶等的分布情况及较大的物质,再换40倍物镜详细观察、辨认和计数镜下的有形成分。根据各种有形成分的染色特点进行鉴别,注意发现异常病理成分。报告方式可参考离心沉淀法;⑦也可将染色后的样本滴加在尿细胞计数板上进行定量计数,按照定量计数原则进行操作和报告。

2.方法学评价

(1)灵敏度和特异度:SM染色法属于活体染色技术,染色方便,速度快,染料价廉易得,且简便易行,已成为国内外介绍最多,实施广泛的尿沉渣染色方法,早在20世纪60年代的检验专著中就有对染料配制和染色方法的详细介绍。通过SM染色还可见到在某些白细胞胞质中有颗粒呈布朗分子样运动,此类细胞定名为闪光细胞。据报道如在白细胞中,闪光细胞数量>10%,对确定肾盂肾炎有助。SM染色法有助于识别各种异常形态的红细胞,对鉴别肾小球性和非小球性血尿有明显帮助;对白细胞中的中性粒细胞,可根据其深染和浅染的不同,区分活细胞和死细胞。还有助于对管型的鉴别,特别是有助于发现透明管型,有助于发现多核巨细胞,包涵体细胞等。

(2)干扰因素:标本因素:不同比密条件的尿液,染色效果可能出现不同变化,故要求患者检验前尽量少饮水。胆红素尿时可因为尿液本身的颜色,使得标本中细胞被染呈黄色,掩盖了其真实的颜色。因此在对尿中有形成分进行识别时,考虑上述因素,综合分析。器材和试剂因素:本法试剂配制后易产生沉淀,因此最好使用新鲜配制的染液染色。

3.参考值　参考定性法或定量法尿液有形成分检查的参考范围。

4.临床意义

(1)防止漏检:如透明管型在强的光线下易漏检,即使采用调节聚光镜减弱光线,对缺乏经验的试验人员也极易漏检。

(2)防止误检:如将黏液丝或棉、毛等纤维误认为管型,将酵母菌、草酸钙误认为是红细胞、将肾小管上皮细胞误认为是白细胞等。

(3)防止因长期镜检造成的疲劳、工作效率下降。染色后,可在短期内清楚地观察有形成分的细微结构,有助于识别肿瘤细胞和肾移植排斥反应。

(4)如用 SM 染色法时观察到尿中出现闪光细胞,可高度怀疑患者患有肾盂肾炎。

(5)为长期保存尿中典型的病理成分,为提供教学、科研的图谱创造条件。

## 四、尿液有形成分检查临床意义

1.细胞

(1)白细胞数量增加:可能提示患有泌尿系统炎症如泌尿系感染、肾盂肾炎、膀胱炎、尿道炎等,此外许多其他疾病影响到肾脏功能时,也会使尿液中白细胞数量增加。女性患者常有阴道分泌物混入尿中并伴有大量扁平上皮细胞,故女性患者在许多无任何症状的情况下,尿中可能会出现较多的白细胞,此时应要求再做一次清洁中段尿常规检查,以排除干扰。

(2)红细胞数量增加:过多的红细胞出现可称为镜下血尿,此时表示患者可能患有急、慢性肾小球肾炎、肾结核、肾结石、肾肿瘤、肾盂肾炎、急性膀胱炎等,女性患者应避开月经期查尿,特别是在月经来前或过后的几天中,都可能出现较多的红细胞,此为生理性,应注意排除。

(3)上皮细胞:正常尿液中无肾小管上皮细胞出现,当尿液中出现较多时可能与急性肾小管坏死、肾移植排异反应和间质性肾炎有关。尿中如有过多的上皮细胞黏附细菌时,对泌尿系感染的诊断很有帮助。尿中出现大量鳞状上皮细胞或移行上皮细胞,也与相关部位炎症或病理改变有关。

2.管型 管型是一种在肾小管内由蛋白质沉积后并包裹不同的细胞或而其他物质而形成的管状物,管型内可包裹红细胞、白细胞、血红蛋白、粗细颗粒、脂肪、上皮细胞等不同的成分。下列各类管型的出现与肾脏疾病有密切关系。

(1)透明管型:正常人可偶见,但出现较多时在有蛋白尿的肾脏病患者中常见。

(2)颗粒管型:见于急性及慢性肾小球肾炎、肾盂肾炎、肾移植术后排异反应期等。

(3)红细胞管型:表示血尿来源于肾实质,常见于急性肾小球肾炎、急进性肾小球性肾炎等。

(4)白细胞管型:常提示有肾实质细菌感染,如急性肾盂肾炎等。

(5)肾小管上皮细胞管型:见于急性肾小管坏死、肾淀粉样变、重金属中毒或化学药物中毒,也见于肾小球肾炎。

(6)蜡样管型:肾小管长期阻塞或无尿所致,见于肾功能不全晚期或肾淀粉变。

(7)脂肪管型:比透明管型和颗粒管型更为重要的价值,多见于肾病变、类脂质性肾病。

(8)宽大管型:肾功能极度衰竭、尿量极少时出现。

3.结晶 尿液中经常会有各种结晶体出现,例如磷酸盐、碳酸盐、尿酸盐等。当其排出量较多,或在特定情况下时,容易形成结晶体。一些结晶的出现属于生理性改变,或与饮食习惯有关,而一些化学物质或药物形成的结晶则具有诊断和治疗价值。如有病理价值的结晶有:胱氨酸结晶、亮氨酸结晶、酪氨酸结晶、胆红素结晶、胆固醇结晶和磺胺类药物结晶等。某些结晶的出现还有助于对尿路结石的诊断和分析。

4.其他 尿中出现大量细菌、真菌、寄生虫等病原体,与相应的病原体感染有关。

# 第四章 粪便检验技术

## 第一节 粪便理学检验

粪便理学检验技术,是以物理测量或感官判断检查粪便量、外观(性状和颜色)、寄生虫、结石和气味等。粪便排出后,应及时检查,久置则颜色等发生变化,以及引起发酵、腐败。检查的方法主要是:用称重法(如脂肪定量)测定粪便量;用视觉观察粪便外观、寄生虫等;用嗅觉判断气味。值得注意的是:虽然有视觉和嗅觉正常者,均能胜任理学检查,但对令感官上不愉快的粪便标本,易使人对感官检查标本草草了事,因而,可能漏缺有助于临床诊断的病理信息。

1.粪便量 粪便量多少和排便次数随食物种类、食量及消化器官、功能状态而异。异常粪便每日的次数和每次的量有不同程度增多。

2.性状 主要判断粪便是否成形(黏稠度)及所含液体(水分等)多少和物质成分特征。粪便常见的异常形状有黏液便、脓血便、鲜血便、稀糊/汁便、米泔样便、干硬便、乳凝块蛋花样便。

3.颜色 粪便颜色常受食物、药物和病变等因素的影响。粪便常见的异常颜色有红色、白陶土色、黑色/柏油色、果酱色、绿色/黄绿色、淡黄色等。

4.寄生虫虫体 粪便中虫体较大的肠道寄生虫。如蛔虫、蛲虫、绦虫节片等,肉眼即可分辨;较小虫体如钩虫须将粪便筛洗后才可见。服驱虫剂后排便时应检查有无虫体(形态特征见"寄生虫学检验技术")。

5.结石 粪便较大的结石,肉眼即可分辨;结石较小时,需将粪便筛洗后仔细查找才能发现。如胆石呈片状或细粒状,可漂浮于水面;肠砂为黏液颗粒。

6.气味 粪便气味程度与进食种类、肠内细菌分解作用强弱、疾病性质有关。

## 第二节 粪便化学检验

粪便化学检验包括隐血试验、酸碱度反应、粪胆素测定和脂肪测定等。其中,最常用且具重要临床意义的是粪便隐血试验(fecal occult blood test,FOBT)。

### 一、粪便隐血试验

消化道少量出血(<5mL),粪便无可见血液,显微镜检查也未查见红细胞,而用免疫法、化学法等其他检查方法能证实粪便有隐血的试验,称为粪便隐血试验。目前,FOBT方法主要有两类:免疫(化学)法和化学法。

#### (一)检验原理

1.免疫法 粪便免疫化学隐血试验(fecalimmunochemical test,FIT)或粪便免疫法隐血试验(immunological fecal occult blood test,iFOBT)均以抗人完整血红蛋白和球蛋白抗体为原理检测隐血。

曾有许多免疫法 FOBT,如免疫单向扩散法、对流免疫电泳、酶联免疫吸附试验、免疫斑点法、放射免疫扩散法、反向间接血凝法等。此外,还有半自动、全自动的仪器检测 FOBT。

单克隆抗体免疫胶体金法检测原理:胶体金是由氯化金和枸橼酸合成的胶体物质,呈紫红色。胶体金与羊抗人血红蛋白单克隆抗体(羊抗人 Hb 单抗)吸附在特制的乙酸纤维膜上,形成一种有标记抗体的胶体金物质,再在试带的上端涂上包被抗体(羊抗人 Hb 多抗)和羊抗鼠 IgG 抗体。检测时,将试带浸入粪悬液中,悬液通过层析作用,沿着试带上行。如粪便中含有血红蛋白(Hb),则在上行过程中与胶体金标记羊抗人 Hb 单抗结合,待行至羊抗人 Hb 多抗体线时,形成金标记抗 Hb 单抗-粪 Hb 羊抗人 Hb 多抗复合物,在试带上显现一条紫红色线;试带上无关的金标记鼠 IgG 随粪悬液上行至羊抗鼠 IgG 处时,与之结合形成另一条紫红色线,为阴性对照线(质控线)。

2.化学法 常用 FOI 可有邻甲联苯胺法、愈创木酯法、四甲基联苯胺等,基本检测原理相似,传统手工操作烦琐的 FOBT 化学法已被目前简便快速的化学试带法所替代。

化学法检测原理:血红蛋白中的亚铁血红素有类似过氧化物酶的活性,能催化过氧化氢作为电子受体,使无色的受体氧化为有色的复合物(如邻甲联苯胺法:邻甲偶氮苯显蓝色)。

**(二)检验方法学**

1.免疫法 以单克隆抗体免疫胶体金法为例,操作如下。

(1)器材和试剂:配套免疫法 FOBT 试剂盒。

(2)操作:主要步骤如下。

1)取粪便标本:用采便容器上的采便棒从 6 个不同部位的粪便标本处取样,达到所取粪便全部覆盖采便棒远端螺旋状槽沟。

2)制备粪便混悬液:将盖拧紧,动采便容器,使粪便与溶液成均匀悬液状。

3)取出试条:撕开铝箔袋,取出试带。

4)加试剂:折断采便器尖端,在样品孔中滴 3 滴(或取 1mL 滴到盛有蒸馏水的小试管内),将试带箭头所指端插入试管内,1~5 分钟判断结果。

5)判断结果:①阳性:在阅读窗口,可见控制线(C)、反应线(T)区均出现紫红色带;②阴性:在阅读窗口,紫红色带只出现于控制线区(C),而未出现于反应线区(T);③无效:控制线(C)和反应线(T)均无未出现紫红色带,提示试带可能失效,应找出原因重新测试。

2.化学法

(1)以手工邻联甲苯胺法为例

1)器材和试剂:①10g/L 邻联甲苯胺(注意:不是用于血糖测定的邻甲苯胺)溶液:取邻甲联苯胺 1g,溶于冰醋酸及无水乙醇各 50mL 混合液,置棕色瓶中,于 4℃冰箱保存(可达 12周);②3%过氧化氢液;③竹签、消毒棉签(或滤纸,或白瓷板)。

2)取粪便标本:用竹签取少量粪便,涂于消毒棉签上或白瓷板上。

3)加试剂:加邻甲苯胺冰醋酸溶液 2 滴于粪便上,再加过氧化氢液 2 滴。

4)判断结果:①阴性:加试剂 2 分钟后仍不显色;②阳性:加试剂 2 分钟内显色;1⁺,加试剂 10 秒后,由浅蓝色渐变蓝;2⁺,加试剂后,初显浅蓝褐色,渐呈明显蓝褐色;3⁺,加试剂后,即呈蓝褐色;4⁺,加试剂后,即呈蓝黑褐色。

（2）以手工愈创木酯法（guaiac fecaloccult blood test，gFOBT）为例

1）器材和试剂：①愈创木酯饱和溶液：取愈创木酶粉末 2g，溶于 95% 乙醇 100mL 内；②冰醋酸；③3% 过氧化氢。

2）操作主要步骤如下：取将少量粪便涂于白瓷板或玻片上，滴加愈创木酯饱和溶液、冰醋酸及过氧化氢各 1 滴。

3）结果判断：①阳性：30 秒内，显蓝色或蓝绿色为；②阴性：30 秒后，显色或显其他颜色。

### （三）方法学评价

1.免疫法

（1）灵敏度和特异度：灵敏度高，为 0.2mg Hb/g 粪便，对大肠出血灵敏度好。免疫法隐血试验只对人血红蛋白敏感。不受饮食、动物（如鸡、牛、马、猪、羊、兔等）血红蛋白（500μg/mL）、辣根过氧化物酶（200μg/mL）和药物的干扰。目前认为，免疫法特异性等于或好于愈创木酯法，且无须禁食。免疫法最适用筛检下消化道大肠癌（隐血），而对上消化道出血不敏感。

（2）干扰因素

1）生理因素：生理性胃肠道排出血液 0.5~1.5mL/d，马拉松长跑运动员可达 4mL/d，故试验可阳性。

2）药物因素：如阿司匹林（2.5g）可使消化道出血达 2~5mL/d，故试验可阳性。其他试验阳性的药物，如皮质类固醇、非类固醇抗炎药如吲哚美辛、布洛芬、舒林酸，引起肠炎药物如甲基多巴和多种抗生素。

3）标本因素：造成试验假阴性的因素，可见于患者消化道大量出血（粪便血红蛋白浓度过高，即抗原过剩）时，虽粪便外观已明显呈柏油样，而免疫法隐血试验结果呈阴性或弱阳性，出现后带现象。假阴性还见于上消化道出血血红蛋白经肠道消化酶降解变性、丧失免疫原性，或单克隆抗体与血红蛋白抗原不匹配所致。此外，不推荐采集直肠指检或便池标本作 FOBT。

4）器材和试剂因素：多见于 FOBT 试剂盒失效而使试验呈假阴性。

5）操作因素：直接用低温（<15℃）保存的标本做试验，结果可呈假阴性。

2.化学法

（1）检测灵敏度和特异度：各种化学法 FOBT 的检测灵敏度、特异度和临床应用特点不一。化学法适用于诊断上消化道出血。结果更可靠。

（2）干扰因素

1）标本因素：假阴性，因粪便标本中 Hb 破坏；假阳性，粪便中非消化道出血如齿龈、鼻、月经出血等。

2）食物因素：假阳性，来自含血红蛋白的动物血、鱼、肉、肝，含过氧化物酶的新鲜蔬菜（萝卜、西红柿、菠菜、韭菜、芹菜、油菜、木耳、花菜、黄瓜、辣根、苹果、柑橘、香蕉、白菜等）。

3）药物因素：假阳性，因使用铁剂、铋剂，药物如阿司匹林、皮质类固醇、非类固醇抗炎药、甲基多巴、华法林、多种抗生素、秋水仙素、萝芙木碱、中药；假阴性，因服用大量维生素 C 或其他具有还原作用的药物，以及食用柑橘类（250mg/d）食物。

4）器材和试剂因素：假阳性，因器材（试管、玻片、滴管等）污染铜离子、铁离子、消毒剂（氯、碘）、溴、硼酸、过氧化物酶；假阴性，因过氧化氢浓度低或过氧化氢陈旧失效、试剂保存

温度和湿度不当,如冷冻、受光、受热和受潮。

5)操作过程因素:假阴性,因试验反应时间不足、显色判断不准。

3.其他方法　①血红蛋白卟啉荧光定量试验法:优点是无化学法受外源过氧化物酶、免疫法受血红蛋白降解影响检测结果的缺点,检测可自动化;但仍受外源性肉类血红素、卟啉类物质和服用阿司匹林的干扰,且试验方法复杂、需在实验室进行分析而应用有限;②核素铬($^{51}Cr$)法:灵敏度和特异度高于化学法,但费时、价高、有放射性,不适宜对人群筛检;与其他检查技术共用,可定位出血来源。灵敏度>5mL/d;③转铁蛋白(transferrin,Tf)法:灵敏度2mg/L,稳定性比隐血试验 Hb 测定高,如联合检测 Tf 和 Hb,则假阴性减低。

FOBT 是临床上减低结直肠癌病死率、普遍可行的非侵入性筛检方法,但灵敏度和特异度有限。目前,已用灵敏度和特异度较高的分子生物学方法筛检粪便 DNA,来反映结直肠癌的基因突变(主要与 APc、p53、K-ras 等基因有关)。

### (四)参考范围

化学法或免疫法:阴性。

### (五)临床意义

1.FOBT 阳性常见疾病　消化道恶性肿瘤(特别是结直肠癌);消化性溃疡、胃炎(特别与乙醇、阿司匹林或吲哚美辛相关)、胆道出血、肠结核、憩室病、消化道息肉、缺血性肠病、马-韦食管黏膜撕裂症、肠道炎症性损害如溃疡性结肠炎、克罗恩病、志贺菌病、阿米巴病、伤寒、肠套叠、食管裂孔疝、回归热、钩虫病;创伤、急性白血病、血友病、遗传性毛细血管扩张症、维生素 C 缺乏症、弹性假黄瘤、结节性多动脉炎、过敏性紫癜、淀粉样病、特纳综合征、尿毒症、放射疗法、神经纤维瘤、多发性特发性出血性肉瘤、静脉曲张出血。粪便表面如见少量鲜血,常因痔疮、肛裂、肛瘘、直肠炎、直肠息肉所致,此标本 FOBT 显然呈阳性。

2.结直肠癌的早期筛检　FOBT 是较好的提示早期结直肠癌恶性肿瘤的简便筛检方法。有试验表明,筛检结肠癌($n=24$):诊断灵敏度,FIT 法 87.5%,gFOBT 法 54.2%;筛检腺瘤($n=61$),诊断灵敏度,FIT 法 42.6%,gFOBT 法 23.0%;阳性预测值,FIT 法 41.9%,gFOBT 法 40.4%。目前,临床医学和检验医学界以循证检验医学的原则,对 FOBT 的临床意义进行了评价。主要内容有:筛检对象:年龄为 50~75 岁;筛检方法:推荐首选筛检结直肠癌的方法是用高灵敏度的免疫法(FIT)或高灵敏度的愈创木酯法(gFOBT)隐血试验;筛检时间:每年 1 次。

3.消化性溃疡与肿瘤出血的鉴别　通常消化道溃疡阳性率可达 50%~77%,多呈间歇性阳性;消化道溃疡治疗后,粪便颜色趋正常,但隐血试验可持续阳性 5~7 天,故临床判断出血是否完全停止,以 FOBT 结果为最可靠指标。消化道癌肿(胃癌、结肠癌等)阳性率可达 87%~95%,出血量虽少常呈持续性阳性。

4.寻找贫血原因　FOBT 也用于临床探查贫血原因。有贫血症状、血红蛋白和血细胞比容减低者,可做 FOBT 有助于发现消化道溃疡出血所致的贫血原因。

## 第三节　粪便有形成分检验

粪便有形成分检验是临床检验的常规项目。新鲜粪便标本悬液直接涂片法检查细胞、食物残渣、结晶、病原体(具体检验技术见微生物和寄生虫检验技术),操作简便,可提供有用的诊断信息。如同时加相应试剂,还可做粪便脂肪或粪便淀粉的定性检查。

## 一、检验方法学

### (一)直接涂片

显微镜检查粪便直接涂片显微镜检查,是粪便检查中最重要、最常用的检查法。其目的主要是观察虫卵、原虫等;各种消化产物如结缔组织与弹力纤维、淀粉颗粒、肌肉纤维等;各种体细胞如上皮细胞、白细胞、红细胞等。

1.原理 将粪便标本悬液制成涂片,在普通光学显微镜下观察判断是否有过多的细胞、食物残渣、结晶及病原体等。

2.器材和试剂 普通载玻片、玻璃盖片、竹签,普通光学显微镜;0.9%氯化钠溶液。

3.操作程序

(1)制备涂片:在干净载玻片上,加0.9%氯化钠溶液1~2滴,用竹签取外观带病理成分(含黏液、脓、血部分的粪便)或从成形便表面、深处及多处取粪便适量。混匀。涂成面积占载玻片2/3、厚度以能透视辨认出涂片下字迹为佳的涂片标本。

(2)加盖玻片:加合适的盖玻片1张。

(3)镜下观察:在镜下按"从上至下、从左至右"的有序视野(一个视野挨着一个视野,既不重复、也不遗漏)观察标本中各种细胞等有形成分,共10个视野。先低倍镜观察寄生虫卵、原虫和食物残渣;再高倍镜观察细胞、确认寄生虫卵、结晶等。

1)虫卵、原虫检查:如发现疑似包囊,则在涂片的盖玻片边缘处加1滴碘液。在高倍下仔细识别,如仍不能确定,再另取标本作标本浓缩法检查。虫卵报告方式:未找到时报告"未找到虫卵",找到时,报告所见虫卵名称并注明数量,以低倍或高倍视野计算,现建议逐步实施定量化报告。

2)细胞检查:注意红细胞、白细胞、上皮细胞、巨噬细胞等。而嗜酸性粒细胞须直接涂片干后瑞氏染色可见。粪便镜检细胞成分报告方式见表4-1。

表4-1 粪便镜检细胞成分报告方式

| 10个高倍镜视野所见 | 报告方式(细胞数/HPF) |
| --- | --- |
| 只见1个 | 偶见 |
| 有的视野不见细胞,但有的视野最多可见3个 | 0~3 |
| 细胞每视野最少见到5个、最多见到10个 | 5~10(+) |
| 细胞每视野所见细胞均在20以上 | 20~40(++) |
| 每视野所见细胞满视野,难以计数 | 满视野(+++~++++) |

3)植物细胞检查:须与寄生虫、人体细胞相鉴别,并应注意有无肌纤维、结缔组织、弹力纤维、淀粉颗粒、脂肪小滴球(后者须染色检查)等。

4)结晶检查:须特别注意有无夏科-雷登结晶。

5)细菌检查:正常菌群消失或比例失调可因大量应用抗生素所致,除涂片染色找细菌外,应用细菌培养和鉴定法检查。

### (二)脂肪染色

定性检查粪便脂肪由结合脂肪酸、游离脂肪酸和中性脂肪组成。常用粪便脂肪定性检查如下。

1.原理　苏丹Ⅲ饱和溶液能将中性脂肪染上红色。

2.器材和试剂　基本同粪便"直接涂片显微镜检查"。苏丹Ⅲ饱和染液(将苏丹Ⅲ1~2g,溶于100mL的70%乙醇溶液中)。

3.操作　取少量粪便涂于载玻片上,滴苏丹Ⅲ饱和溶液1~2滴,混匀,加盖玻片镜检。结果判断:中性脂肪呈橘红色或红色球状脂肪小滴,脂肪酸结晶与结合脂肪酸不着色(表4-2)。

表4-2　粪便脂肪形态鉴别

| 检查项目 | 中性脂肪(脂肪小滴) | 游离脂肪酸 | 结合脂肪酸 |
| --- | --- | --- | --- |
| 普通镜检 | 呈大小不一、圆形、折光性强、淡黄色小球状 | 无色片状、针束状结晶。细长针状结晶或块状 | 黄色、不规则块状或片状、针束状 |
| 苏丹Ⅲ染色镜检 | 用苏丹Ⅲ染色后呈朱红色或橘红色、红色 | 片状者染为橘黄色,块状红色、针状结晶不着色 | 是脂肪酸与钙、镁等结合形成的不溶性物质,不着色 |

4.鉴别粪便脂肪　可用2张玻片定性鉴别粪便脂肪。

(1)第1张玻片检查中性脂肪:在玻片粪便悬液中加95%乙醇数滴。加染液后。观察脂肪滴。用苏丹Ⅲ染色,粪便悬液的中性脂肪(三酰甘油)呈橘红~红色而易于识别。

(2)第2张玻片检查总脂肪量:粪便悬液用乙酸酸化(使皂盐水解呈脂肪酸)并加热(加热使脂肪酸吸收染料),估计总脂肪成分(中性脂肪、脂肪酸和脂酸盐,即皂盐)。

(3)鉴别:正常粪便中性脂肪滴少于60个/HP。总脂肪成分包括中性脂肪、脂肪酸和脂酸盐(皂盐),因正常粪便也存在脂肪酸及其盐类,故与第1张玻片相比,在第2张玻片上可见染成橘红色的脂肪滴。出现脂肪滴的数量和直径很重要,正常粪便脂肪滴直径<4μm(约1/2红细胞直径);脂肪滴数量增多或直径增大(40~80μm)常见于脂肪泻。如第1张玻片中性脂肪量正常,第2张玻片总脂肪量增加,则表明肠吸收不良,即增加的脂肪就是不被小肠吸收的脂肪酸和皂盐;如第1张玻片中性脂肪增加,就表明吸收不良。

## 二、方法学评价

1.灵敏度和特异度　脂肪定性与定量相关性良好,但仍应作化学法定量确证脂肪泻。

2.干扰因素　涂片时应注意标本的选择。成形粪便,应分别从粪便的深部和表面多部位取材,若粪便含有黏液、血液等病理成分时,则应取异常部分涂片检查。用竹签挑取粪便少许,混悬于载玻片上的0.9%氯化钠溶液内,根据检查目的的不同,更可加入碘液等染料。涂片须厚度适宜,覆以盖玻片后,将全片有系统的镜检。通常先用低倍镜观察。必要时再以高倍镜详细检查。

在测定粪便脂肪前,患者应正常饮食,注意避免使用轻泻药、矿物油、铋剂、镁剂及尿液污染的粪便标本,否则会干扰检查。

## 三、参考范围

见表4-3。

## 四、临床意义

见表4-3。

表 4-3 粪便镜检有形成分形态特征、参考范围和临床意义

| 检查内容 | 形态特征 | 参考范围和临床意义 |
|---|---|---|
| 细胞 | | |
| 上皮细胞 | 正常粪便中因上皮细胞形态退化而不易见到<br>鳞状上皮细胞:大而扁平、方形或长方形,细胞薄而透明,核小而明显,圆形或卵圆形<br>柱状上皮细胞:常变形为锥形,核较大呈椭圆形,位于细胞底部<br>杯状细胞:顶端常膨大,含黏液颗粒,核多为圆形、偏居底部 | 正常粪便:柱状上皮细胞甚少见<br>柱状上皮细胞增多,见于结肠炎症、假膜性肠炎 |
| 红细胞 | 草绿色、略有折光性的圆盘状,有时可因粪便pH影响。而呈皱缩状 | 正常粪便:无<br>上消化道出血时,红细胞被消化破坏而不能识别。下消化道炎症或出血时,如痢疾、溃疡性结肠炎、结肠癌、直肠息肉、痔疮、急性血吸虫病等 |
| 白细胞 | 红细胞多于白细胞,多粘连成堆存在并有残碎现象<br>红细胞少于白细胞,多分散存在且形态正常<br>完整白细胞:大小为 10~20μm,多呈圆形或不规则外形。核、胞质清晰<br>变性白细胞(脓细胞、中性粒细胞变形):灰白色、胞体肿胀、坏死、破碎、结构不完整、胞质内充满细小的颗粒、核不清楚的中性粒细胞,可含有空泡,常成堆出现中性粒细胞可与嗜酸性粒细胞、浆细胞同时存在 | 可见于下消化道阿米巴痢疾<br>可见于下消化道细菌性痢疾<br>正常粪便:无或偶见<br>出现少量白细胞(1~3/HP):表明肠道有炎症。<br>用瑞氏或亚甲基蓝染色,可增强对粪白细胞的鉴别。肠炎:白细胞分散存在,一般较少;细菌性痢疾、溃疡性结肠炎:大量白细胞或成堆脓细胞及吞异物小吞噬细胞;肠易激综合征、肠道寄生虫病(尤其是钩虫病及阿米巴痢疾);粪便经涂片、染色,可见较多嗜酸性粒细胞(可伴有夏科-雷登结晶) |

（续表）

| 检查内容 | 形态特征 | 参考范围和临床意义 |
|---|---|---|
| 大吞噬细胞（巨噬细胞） | 胞体大，直径 $20\mu m$ 以上，呈圆形、卵圆形、不规则形或有伪足伸出，折光性强，胞质常有空泡；偶见有被吞噬的白细胞及红细胞；核明显且偏于细胞一侧，1~2 个，大小不等，内外胞质界限不清；常含有吞噬的颗粒、细胞碎屑或较大的异物，如有时可见含有红细胞、白细胞、细菌等；可散在分布或成群出现，细胞多有不同程度的退化变性现象<br>其形态有时与溶组织内阿米巴滋养体相似。应特别注意识别。根据其核性状可与痢疾阿米巴区别 | 正常粪便：无<br>如吞噬细胞与大量脓细胞同时出现，见于急性细菌性疾病<br>如出现多核巨细胞，见于急性出血性肠炎，偶见于溃疡性肠炎 |
| | **食物残渣** | |
| 肌肉纤维 | 为淡黄色条状、片状、两端圆形、有纤细横纹，如加入伊红可染成红色。正常，横纹已不清楚<br>纵横纹均易见，两端成直角形并有明显横纹的肌肉纤维加 1 滴 30% 醋酸混匀后，更清楚地辨认肌肉纤维内的细胞核<br>脂肪定性时包括估计肌肉纤维数最。玻片上粪便悬液用 10% 乙醇伊红溶液染色 | 正常粪便：偶见于健康肉食者<br>增多见于胰蛋白酶缺乏、肠蠕动亢进、腹泻或蛋白质消化不良。粪便肌肉纤维数量增多（肉质下泻）与消化功能损害、肠道快速运动有关 |
| 脂肪颗粒 | 粪便肉眼观察：含有大量脂肪时，灰白色软膏状，可具特有的光泽和酸臭味<br>滴加苏丹Ⅲ染液后镜检：脂肪滴染成红色 | 正常粪便：<60 个/HP<br>如镜下脂肪滴>60 个/HP，为脂肪泻的特点。胰腺外分泌功能异常，致使消化功能障碍；胆汁淤积性黄疸等，因肠道中胆汁缺乏，有脂肪吸收障碍。见于急、慢性胰腺炎、胰头癌、吸收不良综合征、儿童腹泻及蓝氏贾第鞭毛虫感染 |
| | **细胞** | |
| 淀粉颗粒 | 直接镜检：大小不等、圆形、卵圆形、椭圆形或多角形颗粒，无色有光泽、特有同心圆或辐射状结构<br>滴卢戈尔碘液后镜检：淀粉颗粒染成蓝色，若部分水解为红糊精者则呈棕红色 | 正常粪便：偶见<br>增多则表明有糖类消化障碍，或因肠蠕动亢进及腹泻所致。见于腹泻、慢性胰腺炎、胰腺功能不全。在糖类消化不良时，可引起发酵，粪便中可见大量的小气泡 |

（续表）

| 检查内容 | 形态特征 | 参考范围和临床意义 |
|---|---|---|
| 结缔组织与弹力纤维 | 结缔组织为无色或微黄色束状边缘不清晰、呈纤维线条状。加入30%醋酸后,结缔组织膨胀,弹力纤维形态更清晰 | 正常粪便:少量<br>结缔组织增多见于胃蛋白酶缺乏、腹泻等 |
| 植物细胞及植物纤维 | 植物细胞:如螺旋式小管或蜂窝状植物组织,形态繁多,有圆形、长圆形、多角形,甚至可见双层细胞壁,细胞内有叶绿素小体。有的还有细长植物毛,有强折光性、一端呈尖形的管状物,中心有贯通两端的管腔 | 正常粪便:少量<br>增多见于胃蛋白酶缺乏症、肠蠕动亢进、腹泻等 |
| 结晶 | | |
| 磷酸盐、草酸钙、碳酸钙、胆固醇结晶 | | 正常粪便:少量,临床意义小 |
| 夏科-雷登结晶 | 无色、透明、菱形。两端尖长,大小不等,折光性强或棕黄色斜方形结晶 | 正常粪便:无<br>见于阿米巴痢疾、钩虫病及过敏性肠炎,并可同时见到嗜酸性粒细胞 |
| 血晶 | 黄色或棕色,针状、菱形 | 消化道出血,血色蛋白质分解产物。此结晶不溶于氢氧化钾溶液,遇硝酸呈蓝色 |
| 微生物和寄生虫 | | |
| 人芽囊原虫 | 圆形或卵圆形,直径5~20μm。内含有1个大空泡,受压缩胞质形成颗粒状,环绕空泡。未染色时,折光性强。菌体包以脆弱膜,有的菌体似白细胞大小。若以蒸馏水作粪便涂片,人芽囊原虫破裂消失。但白细胞及原虫包囊并不破坏,可予以鉴别。用碘溶液染色时,胞质呈淡黄色,而空泡不着色 | 正常粪便:无<br>人芽囊原虫,曾称为人体酵母样菌,为人类肠道的致病性或机会致病性寄生原虫,如查见应报告且注明镜下数量。可见于腹泻患者、带虫者或保虫宿主 |
| 酵母菌 | 卵圆形、常发芽。直径5~8μm,含3~6个小粒状物。用碘液染色后呈褐红色 | 正常粪便:常可见<br>更多见于发酵的粪便 |

（续表）

| 检查内容 | 形态特征 | 参考范围和临床意义 |
| --- | --- | --- |
| 细菌 | 正常粪便:可见正常菌群<br>粪便细菌检查,参照微生物检查<br>正常粪便革兰染色阳性球菌和阴性杆菌比例为 1:10;若菌群比例失调,临床上称为肠道菌群失调症,见于长期使用广谱抗生素、免疫抑制剂及慢性消耗性疾病的患者。真菌如假丝酵母菌,正常粪便中极少见,见到此菌时应首先排除是否容器污染,病理情况下以白色假丝酵母菌最为多见,常见于长期使用广谱抗生素、激素、免疫抑制剂和放、化疗及各种慢性消耗性疾病患者粪便中 | |
| 寄生虫<br>虫卵 | 正常粪便:无<br>粪便寄生虫检查,参照寄生虫检查<br>粪便标本直接涂片检查是诊断肠道寄生虫感染最直接可靠的方法。病理时可见的虫卵主要有:蛔虫卵、钩虫卵、带绦虫卵、蛲虫卵、血吸虫卵、华枝睾吸虫卵、鞭虫卵和姜片虫卵;阿米巴原虫及滋养体、包囊体;隐孢子虫及包囊体;鞭毛虫、纤毛虫及包囊体等<br>检查方法和评价:直接涂片镜检法简捷,适用于检查蠕虫卵、原虫包囊和滋养体,但阳性率不高,如连续数天采样检查,可提高检出率,但结果阴性也不能排除寄生虫感染;集卵法检出率较高,适用于检出各种虫卵;饱和盐水漂浮法尤其适合检出钩虫卵;离心沉淀法、自然沉淀集卵法,通过去除粪渣、洗涤沉淀后涂片镜检,可提高阳性率。除华支睾吸虫需用高倍镜辨认外,其他均可经低倍镜检出。在识别寄生虫卵时应注意虫卵大小、色泽、形状,卵壳的厚薄、卵细胞等内部结构等特点予以鉴别。最少要观察 10 个低倍视野,以所见虫卵的最低数至最高数报告。对可疑虫卵或罕见虫卵应请上级检验师复核,或送参考检验室确认 | |

# 第二篇　临床生物化学检验

# 第五章　光谱分析技术

光谱分析技术是利用各种化学物质对光的特征性吸收、发射或散射光谱来确定其性质、结构或含量的技术。光谱分析法可分为原子光谱分析法和分子光谱分析法。根据辐射能量的传递方式,可分为吸收光谱分析、发射光谱(包括荧光光谱)分析、散射光谱分析等。

## 第一节　紫外-可见分光光度分析法

可见-紫外分光光度法根据物质分子或离子团对可见光(400~780nm)及紫外光(200~400nm)的特征吸收而建立的定性、定量及结构分析方法。按所吸收的波长区域不同,分为紫外分光光度法和可见分光光度法。

紫外-可见分光光度法有下列特点:①相对于其他光谱分析方法,设备和操作简单,费用低,分析速度快;②灵敏度较高,如在紫外区直接检测抗坏血酸时,其最低检出限可达$10^{-6}$g/mL;③有较高特异度,选择合适测量条件,一般可在多组分体系中,对某一物质进行测定;④精密度和准确性较高,其相对误差只有1%~2%;⑤可进行定性分析和结构分析,官能团鉴定和相对分子质量测定等。

### 一、朗伯-比尔定律

1.透射比和吸光度　当一束平行光通过均匀的液体介质时,光的一部分被吸收,一部分透过溶液,还有一部分被散射。设入射光强度为$I_0$,吸收光强度为$I_a$,透射光强度为$I_t$,反射光强度为$I_r$,则$I_0=I_a+I_t+I_r$。吸收光谱分析中,通常将被测溶液和参比溶液分别置于同样材料和厚度的吸收池中,让强度为$I_0$的单色光分别通过两个吸收池。所以,反射光强度基本相同,其影响可抵消,前式可简化为:$I_0=I_a+I_t$。$I_t$与$I_0$之比称为透射比(transmittance,T),T=$I_t/I_0$,T越大,表示它对光的吸收越小。常采用吸光度(absorbance,A)表示物质对光的吸收程度,其定义为A=log(1/T),A值越大,表明物质对光的吸收越大。T和A都是表示物质对光的吸收程度,两者可以相互换算。

2.朗伯-比尔定律　当入射光波长一定时,溶液的A值只与溶液浓度和液层的厚度有关。朗伯定律表述为:当用适当波长单色光穿过一固定浓度溶液时,其吸光度与光穿过的液层厚度呈正比,朗伯定律适用于所有均匀吸收介质。比尔定律表述为:当用适当波长单色光照射一溶液时,若液层厚度一定,则吸光度与溶液浓度呈正比。与朗伯定律不同的是,比尔定律并不是对所有的吸光溶液都适用。如果溶液的浓度(C)和液层厚度(l)都是不固定的,就必须同时考虑C和l对光的影响,将朗伯定律、比尔定律合并,得朗伯-比尔定律的数学表达式。

$$A=k \cdot C \cdot l \qquad (式5-1)$$

式中的比例常数k与吸光物质的性质、入射光波长及温度等因素有关。朗伯-比尔定律是均匀、非散射介质对光吸收的基本定律,是分光光度法进行定量分析的基础。朗伯-比尔定律也可推导为总吸光度等于吸收介质内各吸光物质吸光度之和,即吸光度具有加和性,这是进行多组分光度分析的理论基础。当吸收介质内只有一种吸光物质时,上式简化为朗伯比尔定律的另一种表达形式。

$$A = \varepsilon \cdot C \cdot l \qquad (式5-2)$$

3.吸光系数　式5-1中,当l以cm,C以g/L为单位时,k称为吸光系数,以a表示。

式5-1变为:

$$A = a \cdot C \cdot l \qquad (式5-3)$$

a的单位为$L/(g \cdot cm)$。当l以cm,C以mol/L为单位时,k称为摩尔吸光系数(molar absorbtivity,$\varepsilon$)。$\varepsilon$单位为$L/(mol \cdot cm)$,$\varepsilon$一般是由浓度较小的溶液的吸光度计算求得,也可由作图法求得。由于$\varepsilon$值与入射光波长有关,故在表示某物质溶液的$\varepsilon$时,常用下角标注明入射光波长。

$\varepsilon$反映了吸光物质对光的吸收能力,也反映了分光光度法的灵敏度。$\varepsilon$值越大,灵敏度越高。如当$\varepsilon$为$10^4$时,测定该物质的灵敏度可达到$10^{-6} \sim 10^{-5}$mol/L;当$\varepsilon < 10^3$时,其灵敏度则在$10^{-4} \sim 10^{-3}$mol/L以下。

在化合物组成成分和相对分子质量不确定时,在医药学中常采用比吸光系数,其指浓度为1g/dL,l为1cm时的吸光度值,用$E_{1cm}^{1\%}$表示。$E_{1cm}^{1\%}$与$\varepsilon$的关系式为:$\varepsilon = 0.1$mol/L,$E_{1cm}^{1\%}$,$M_r$为吸光物质的摩尔质量。

4.偏离朗伯-比尔定律的因素　根据朗伯-比尔定律,当吸收池厚度不变,以吸光度对浓度作图,应得到一条通过原点的直线。但实际工作中,常发生比尔定律偏离,一般以负偏离居多。

非单色光是导致比尔定律偏离重要的因素。严格意义上,朗伯-比尔定律仅适用于单色光,但用于测量的光并非绝对单色光,而是该波长范围的复合光,在该波长范围内,吸光物质的吸收能力变化越大,偏离就越显著。通常选择吸光物质的最大吸收波长作为分析用波长,这样不仅保证测定有较高的灵敏度,而且此处吸光度曲线较为平坦,吸光系数变化小,对比尔定律的偏离程度就比较小。

朗伯-比尔定律要求被测物质在吸光过程中以某一特定形式存在,吸光物质的离解、缔合、光化反应及异构互变等,都会使朗伯-比尔定律产生偏离。

朗伯-比尔定律通常只适用于稀溶液。因为在高浓度时,吸光粒子间的平均距离减小,粒子的电荷分布可发生改变,使e发生变化,导致偏离。

光的散射也会造成朗伯-比尔定律偏移。当试样为胶体、乳状液或存在悬浮物质时,入射光会因散射而损失,使A增大,导致朗伯-比尔定律正偏离。此外,光的折射、溶液中物质产生荧光、非平行光等都可以造成偏离。但这些因素造成的偏离对测定的影响很小,一般可以忽略不计。

## 二、紫外-可见分光光度法的基本原理

1.物质对光的选择性吸收　光与物质作用时,物质对光有不同程度的吸收,可测定测量物质对特定波长光的吸收来了解物质特性,此即吸收光谱法基础。物质结构决定了它只能吸收特定波长的光,即物质对光吸收具有选择性。分子中的电子发生跃迁需要的能量在$1.6 \times 10^{-19} \sim 3.2 \times 10^{-18}$J,其对应的光波范围大部分在紫外和可见光区域。

用不同波长光透过该物质一定浓度的溶液,记录该物质对一定波长范围的光吸收程度

(吸光度),以波长对吸光度作图,便可得该物质光吸收曲线。光吸收曲线体现了物质对不同波长光的吸收能力。如抗坏血酸在241nm处有一最大吸收,称为最大吸收波长($\lambda_{max}$)。浓度不同时,各波长处的吸光度值不一样,但光吸收曲线相似,$\lambda_{max}$不变。不同浓度溶液的吸光度在$\lambda_{max}$处的差值最大,所以通常选取$\lambda_{max}$进行物质含量的测定。

2.有机化合物的紫外-可见吸收光谱

(1)有机化合物的电子跃迁:有机化合物的紫外吸收光谱取决于分子外层电子的性质。与紫外-可见吸收光谱有关的电子有三种,即形成单键的$\sigma$电子、形成双键的$\pi$及未参与成键的n电子(孤对电子)。当处于基态的分子吸收一定波长的光子后,分子中的成键电子和非成键电子可被激发至$\sigma^*$和$\pi^*$反键轨道,其跃迁类型有$\sigma \rightarrow \sigma^*$、$n \rightarrow \sigma^*$、$\pi \rightarrow \pi^*$和$n \rightarrow \pi^*$四种,其能量大小次序为:$\sigma \rightarrow \sigma^* > n \rightarrow \sigma^* > \pi \rightarrow \pi^* > n \rightarrow \pi^*$。有机物分析中,最有用的是$n \rightarrow \pi^*$和$\pi \rightarrow \pi^*$跃迁产生的吸收光谱,这两类跃迁所需要的辐射能量大多处于波长大于200nm的区域。它们要求分子中含有不饱和键,这种不饱和键的基团被称为生色团。

当一个分子中含有两个或两个以上的生色团时,按相互间的位置关系可分为共轭和非共轭两种情况。非共轭时,各个生色团独立吸收,吸收带由各生色团的吸收带叠加而成;共轭时,生色团原有的吸收峰会发生改变(红移),产生新的吸收峰。由于共轭后的$\pi$电子的运动范围增大,跃迁所需的能量变小,所以由共轭作用产生的吸收峰波长值较大,同时吸收强度增大。共轭的不饱和键越多,红移现象就越显著。

另一些基团,本身不产生吸收峰,但与生色团共存时,可引起吸收峰位移和吸收强度改变,称为助色团。苯环的一个氢原子被一些基团取代后,苯环在254nm处吸收带的最大吸收位置和强度就会发生改变,如卤原子、甲氧基、羟基等都是其助色团。它们都含有未成键的n电子,n电子能使生色团的$\pi \rightarrow \pi^*$跃迁能量降低,使生色团吸收峰产生红移,同时增大吸收强度。

(2)有机化合物的吸收带:在分子发生电子能级跃迁($E_e$)的同时,总伴随着振动能级($E_v$)和转动能级($E_r$)的跃迁。故在分子的电子光谱中,包含有不同E跃迁和$E_r$跃迁产生的若干吸收谱线。由于$\triangle E_e > \triangle E_v > \triangle E_r$,不能分辨出$E_v$和$E_r$跃迁产生的谱线结构,只能观察到谱线合并在一起形成的较宽的吸收带,所以通常又将分子的电子光谱称为带状光谱。在紫外-可见吸收光谱中,吸收峰在光谱中的波带位置,称为吸收带。根据电子及分子轨道的种类,可将吸收带分为4种类型:①R吸收带:由生色团的$n \rightarrow \pi^*$跃迁所产生;②K吸收带:由$\pi \rightarrow \pi^*$跃迁产生,含有共轭生色团的化合物的紫外吸收光谱上都出现这类吸收带;③B吸收带:是芳香族化合物的特征吸收带。苯在230~270nm处($\lambda_{max}=254nm,\varepsilon=300$)有一系列较弱的吸收峰称为B吸收带或者精细结构吸收带,是$\pi \rightarrow \pi^*$跃迁和苯环的骨架振动重叠所致。在极性溶剂中由于溶剂化的影响,B吸收带的精细结构可消失;④E吸收带,也是芳香族化合物的特征吸收带,其$\varepsilon$值为2000~14000。苯的2个E吸收带分别在180nm($E_1$带)和200nm($E_2$带)处,是由苯环中3个乙烯键的共轭体系跃迁产生的。另外,取代基的取代位置及取代性质也会影响吸收带的位置。

3.无机化合物的紫外-可见吸收光谱

(1)f电子跃迁吸收光谱:镧系和锕系元素的离子对紫外和可见光的吸收是基于内层f电子跃迁而产生的,其吸收光谱是由一些狭窄的特征吸收峰组成。这些吸收峰几乎不受金属离子所处配位环境的影响。

(2) d 电子跃迁吸收光谱:过渡金属离子的 d 轨道在受到配位体场作用时产生分裂,d 电子在能级不同的 d 轨道间跃迁,吸收紫外或可见光,又称配位体场吸收光谱。这种光谱的吸收带较宽,吸收强度不大,吸收峰显著受配位环境影响。d 电子跃迁吸收光谱较少用于定量分析,多用于配合物的研究。

(3) 电荷迁移光谱:某些分子同时具有电子给体的部分特征和电子受体的部分特征。当电子从给体外层轨道向受体跃迁时就会产生较强的吸收,如此产生的光谱称为电荷迁移吸收光谱。这种谱带吸收强度很大,用这类光谱定量分析可获得较高的测定灵敏度。某些有机化合物也可产生电荷迁移吸收光谱,如氢醌与醌产生的分子配合物也可以产生电荷迁移吸收光谱。

### 三、紫外-可见分光光度法的测定方法

1. 单组分定量方法　单组分是指样品溶液中仅含一种组分,或者是在溶液中待测组分的吸收峰与其他共存物质的吸收峰无重叠。其定量方法包括校准曲线法、标准对比法和比吸收系数法,其中校准曲线法是实际工作中使用最多的一种方法。

(1) 校准曲线法:又称标准曲线法。根据朗伯-比尔定律,在吸收池厚度不变,其他条件相同情况下,吸光度与浓度具有线性关系。其方法是:配制系列浓度的标准溶液,以不含被测组分的空白溶液作为参比,在相同条件下测定标准溶液的吸光度,绘制吸光度—浓度曲线,即为标准曲线。同样在相同条件下测定未知试样的吸光度,从标准曲线上即可找到与之对应的浓度。

建立该类分析方法时,首先需确定符合朗伯-比尔定律的浓度范围(线性范围),保证定量测定在线性范围进行。校准曲线应经常重复检查,工作条件变动时,例如更换标准溶液、仪器维修等,都应重新绘制校准曲线。

(2) 标准对比法:在相同条件下测定待测溶液和已知浓度标准溶液的吸光度 $A_X$ 和 $A_S$,根据 $A_S = kC_S$ 和 $A_X = kC_X$,可推导得 $C_X = C_S \cdot A_X/A_S$,由标准溶液的浓度 $C_S$ 可计算出试样中被测物浓度 $C_X$。此即标准对比法。该法只有在测定的浓度区间完全遵守朗伯-比尔定律,且 $C_S$ 和 $C_X$ 很接近时才适用,否则误差较大。

(3) 比吸光系数法:比吸光系数法是利用标准值进行定量测定。将标准物质分别在已校准的不同型号的分光光度计上进行测定,计算出比吸光系数 $E_{1cm}^{1\%}$,也可以从手册上查得,再与样品的 $E_{1cm}^{1\%}$ 值比较,计算出样品含量(体积分数或质量分数)。药典中规定某些药物的测定一般采用此法。

2. 多组分定量方法　对于含有多种吸光组分的溶液,在测定波长下,其总吸光度为各组分吸光度之和,即各组分的吸光度具有加和性。所以,当溶液中各组分的吸收光谱相互重叠时,只要各组分吸光性能符合朗伯-比尔定律,就可根据吸光度的加和性原则,建立联立方程组,由方程组解出各组分浓度。联立方程组法也可用于两种以上组分的同时测定。但是,组分增多,分析结果的误差也会增大。

3. 双波长法　当吸收光谱相互重叠的两种组分共存时,利用双波长法可对单个组分进行测定或同时对两个组分进行测定。即利用干扰物质的吸收曲线,选取两个波长作为参比波长和测定波长,在此两个波长处,干扰物质的吸光度相等。该法也称为双波长等吸收测定法。

4.示差分光光度法　当在吸光度很高或者很低的范围内进行定量分析时,相对误差都比较大。示差分光光度法是用比被测溶液浓度($C_X$)稍大或者稍小的标准溶液($C_S$)作为参比溶液,所测得的 A 值实际上是被测溶液的吸光度($A_X$)和参比溶液吸光度($A_S$)的差值,此时,$A = |A_S - A_X| = \varepsilon \cdot l / |C_S - C_X|$。当保持 $C_S$ 不变时,A 就只与被测试样的浓度($C_X$)有关。示差法有三种测定方式:高浓度测定法、低浓度测定法和高精度测定法。在医药学中通常采用高浓度法对一些常量组分进行测定,误差较小。还有导数光谱法(微分光谱法),是用于解决干扰物质与被测物质的吸收光谱相互重叠,消除胶体和悬浮物的散射影响和背景吸收,提高光谱分辨率的一种技术。

## 四、紫外-可见分光光度

法测定条件的选择

1.仪器测量条件的选择

(1)适宜的吸光度范围:选择适宜的吸光度范围,可使测量误差最小。根据朗伯-比尔定律,可推导得 $\log T = -0.4343$,即当吸光度 A = 0.4343 时,测量误差最小。一般将 A 值控制在 0.2~0.8,并据此确定最佳测量浓度范围。

(2)入射光波长的选择:通常根据被测组分的吸收光谱,选择最强吸收带的最大吸收波长($\lambda_{max}$)为入射光波长,即可获得最大测量灵敏度,这被称为最大吸收原则。当最强吸收峰较尖锐时,往往选用吸收稍低、但峰形稍平坦的次强峰或肩峰波长进行测定。

(3)狭缝宽度的选择:狭缝宽度直接影响测定灵敏度和校准曲线线性范围。狭缝宽度增大,入射光单色性降低,在一定程度上使灵敏度下降或使校准曲线偏离朗伯-比尔定律。但也并非狭缝宽度越小越好,应以减小到试样的 A 不再增加的狭缝宽度为宜。一般来说,狭缝宽度大约是试样吸收峰半宽度的 1/10。

2.显色反应条件的选择　测定多种物质常常利用显色反应,将被测组分转变为在一定波长范围内有吸收或吸收较大的物质。显色反应一般应满足:①生成物必须在紫外-可见光区有较强的吸光能力,即 ε 较大;②反应有较高的选择性,被测组分经反应生成的化合物的吸收光谱与其他共存组分的吸收光谱有明显差别;③生成物有足够的稳定性,以保证测量过程中其吸光度不改变;④生成物的组分恒定。除达到上述要求,还需注意控制显色反应的条件,并且必须注意 pH、显色剂的用量、反应的温度和时间,必要时需进行预实验加以确定。

3.参比溶液的选择　测量试样溶液的吸光度时,先要用参比溶液(空白)调节透射比为100%,以消除溶液中其他成分、吸收池和溶剂对光的反射和吸收所带来的误差。

(1)溶剂参比:当样本组分较简单,共存的其他组分很少且对测定波长的光几乎无吸收时,可采用溶剂作为参比。它可消除溶剂、吸收池等因素的影响。

(2)试样参比:如果试样基体溶液在测定波长有吸收,而显色剂不与试样基体显色,可按与显色反应相同的条件处理试样,但不加入显色剂。这种参比溶液适用于试样中有较多共存组分,加入的显色剂量不大,且显色剂在测定波长无吸收的情况。

(3)试剂参比:如果显色剂或其他试剂在测定波长有吸收,按与显色反应相同的条件,不加入试样,同样加入试剂和溶剂作为参比溶液。这种参比溶液可消除试剂中的组分产生的影响。

(4)平行操作参比:用不含被测组分的试样,在相同条件下与测试样品同样处理,由此得到平行操作参比溶液。如进行某种药物浓度监测时,取未用药人员的血样与待测血样进行平行操作处理,前者即可作为平行操作参比溶液。

### 五、紫外-可见分光光度法测定中的干扰因素及其消除

物质的吸收光谱与测定条件有密切关系,测定条件(溶剂极性、pH 等)不同,吸收光谱的形状、吸收峰的位置、吸收强度等都可能发生变化。

紫外-可见光谱的测定大多是在溶液中进行的,所以在测定物质的吸收光谱时,一定要注明所用溶剂。通常在测定有机分子的紫外-可见吸收光谱时尽可能使用极性小的溶剂。必须采用与标准品相同的溶剂。另外,溶剂本身有一定的吸收带,故应避免选择与溶质的吸收带有重叠的溶剂。

pH 可影响很多化合物的解离,导致物质吸收光谱的形状、$X_{max}$ 和 A 值都发生改变。所以,在测定这些化合物吸收光谱时,必须注意溶液的 pH 范围。

当溶液浓度过高或过低时,由于分子的解离、缔合、互变异构等作用,待测物的存在形式会变化,从而使吸收光谱发生改变。此外,仪器的狭缝宽度也影响吸收光谱形状。狭缝宽度越大,光的单色性越差,吸收光谱细微结构可能消失。

## 第二节　原子吸收分光光度法

原子吸收分光光度法(atomic absorption spectrophotometry,AAS)是基于气态的基态原子在某特定波长的光辐射下,原子外层电子对光产生特定吸收这一现象建立起来的一种光谱分析方法。

AAS 分析一般需将试剂进行预处理,然后进入原子化器,试样中被测元素在高温下发生解离而转变为气态原子状态并吸收由广域辐射出来的特征谱线,最后通过分光系统由检测器对获得的谱线强度进行检测,从而得到被测元素的含量。AAS 可根据其原子化方式的不同,分为火焰法、石墨炉原子吸收法、氢化法和冷原子吸收法。

AAS 具有如下特点:①灵敏度高,一般可达 $10^{-5} \sim 10^{-13}$ g/L;②选择性好,谱线及基体干扰少,且易消除;③精密度高,在一般低含量测定中,精密度仍可达 1%~3%;如果采用高精度测量方法,精密度<1%;④应用范围广,目前用 AAS 可测定的元素达 70 多种。AAS 的局限性主要是:①校准曲线的线性范围窄,一般为 1 个数量级范围;②多数非金属元素不能直接测定。

### 一、原子吸收分光光度法的理论基础

1.共振线和吸收线　原子处于正常状态时,各个电子按一定规律处于离核较近的轨道上,这时原子的能量最低,称为基态;当原子受外界能量(例如电能、热能、光能等)作用时,最外层电子吸收一定能量而被激发并跃迁到能量较高的轨道上,因此原子处于能量较高的状态,即激发态。处于基态的原子接收了频率为 $\nu$ 的入射光量子,从而吸收能量由基态跃迁到激发态,产生原子吸收光谱,而入射光的频率必须严格符合基态和激发态之间的能极差,即 $h\nu = E_i - E_0$。在吸收跃迁中,从基态到任一允许的激发态的跃迁都能产生吸收光谱,其中从基态到第一激发态的跃迁最容易发生,这时产生的吸收线称为第一共振吸收线,简称共振线。由于不同元素具有不同的原子结构和外层电子排布,因此不同元素的原子最外层电子

从基态跃迁至第一激发态所吸收的能量也不相同,故不同元素具有不同的共振线。共振线是元素的特征谱线,一般情况下,它也是每个元素所有谱线中最灵敏的谱线,这是 AAS 干扰较少的原因之一。

2.基态原子与被测元素含量的关系　原子吸收光谱一般发生在基态原子。基态原子的产生一般是将试样在 2000～3000K 温度条件下进行原子化。在原子化过程中,大多数化合物均发生解离并使元素转变成原子状态,其中包括被测元素的基态原子和激发态原子。理论研究和实验观察表明:在热平衡状态下,处于基态($N_0$)和激发态($N_i$)的原子数目取决于该能态的能量(E)和体系的温度(T),遵循玻尔兹曼分布定律,并可从理论上计算一定温度下的 $N_i/N_0$。从玻尔兹曼分布定律可得出:温度越高,$N_i/N_0$ 值越大,即激发态原子数随温度升高而增加;在相同温度下,电子跃迁能级差($E_i-E_0$)越小,$N_i/N_0$ 值也越大。由于 AAS 中的原子化温度一般均小于 3000K,因此 $N_i/N_0$ 值一般在 $10^{-3}$ 以下,即激发态和基态原子数之比小于 0.1%。因此,在原子化时,激发态原子数相对于基态原子数可以忽略不计,即基态原子数 $N_0$ 可以代表吸收辐射的原子总数。如果被测元素在原子化过程中转变成原子的效率保持不变,则在一定的浓度范围内基态原子数 $N_0$ 与试样中被测元素的含量 c 呈正比。

3.原子吸收的测量　当一束强度为 $I_0$ 的入射光通过原子蒸气时,其透射光强度($I_t$)与原子蒸气长度(L)的关系同紫外可见吸收一样,亦符合朗伯-比尔定律。

$$I_t = I_0 e^{-k_\nu L}$$

原子吸收线轮廓是同种基态原子在吸收其共振辐射时被变宽了的吸收带,原子吸收线轮廓上的任意点都与相同的能级跃迁相联系。因此,基态原子浓度 $N_0$ 与吸收系数轮廓所包围的面积(称为积分吸收系数)呈正比,即积分吸收与吸收介质中的基态原子浓度呈正比,而与蒸气的温度无关。因此,只要测得积分吸收值,就可以确定蒸气中的原子浓度,使 AAS 成为一种绝对测量方法。

但由于原子吸收线很窄,宽度只有约 0.002nm,目前不能对如此小的轮廓进行准确积分,因此,对吸收值的测量都是以峰值吸收法来代替积分吸收测量。

峰值吸收法即直接测量吸收线轮廓的中心频率或中心波长所对应的峰值吸收系数(k)来确定蒸气中的原子浓度。当有一光束通过基态原子蒸气吸收层时,在一定条件下,发射线轮廓近乎处于吸收线轮廓的中心频率(或中心波长)部分。由于原子吸收法中原子蒸气长度(L)在一定仪器中是固定的,所以:A=kC,即在一定条件下,由峰值处测得的吸收值与被测元素的含量呈线性关系,此即 AAS 的分析基础。据此,为实现峰值吸收测量,则发射线必须比吸收线要窄得多,同时发射线的中心频率要与吸收线的中心频率相一致,而且要有足够的强度。因此,就必须用一个能发射与被测元素吸收线相应的特征谱线灯作为锐线光源,这也是 AAS 与其他分光光度法的一个重要区别。

## 二、原子吸收分光光度计

原子吸收分光光度计与普通的紫外-可见分光光度计基本相同,只是用锐线光源代替连续光源,用原子化器代替比色池。原子吸收分光光度计由光源、原子化器、分光系统,检测、记录系统等几大部分组成。原子吸收分光光度计具有以下特点:①光源为锐线光源,如空心阴极灯等;②原子化器为试样吸收光辐射的部分;③分光系统被安置在检测系统和原子化器之间,这是因为光源是锐线光源,因此单色仪的主要作用是把分析线同光源的其他谱线分开,同时也是为了避免原子化器在原子化过程中发出的强光直接照射光电检测器而导致其疲劳。

### 三、干扰及其抑制

1.光谱干扰　光谱干扰指原子光谱对分析线的干扰,常见有以下两种:①非吸收线未能被单色器分离。可以用减小狭缝的方法抑制这种干扰;②吸收线重叠。其他共存元素的吸收线与被测元素的吸收线很近甚至重叠,以致同时吸收光源发射的谱线,使吸光度增加,导致结果偏高。可另选被测元素的其他吸收线或用化学方法分离干扰元素。

2.背景吸收干扰　背景吸收是一种非原子性吸收,它包括分子吸收、光的散射及折射和火焰气体的吸收等。

(1)背景吸收的种类:背景吸收包括以下三类。①分子吸收:是指原子化过程中氧化物和盐类等分子对辐射的吸收。如 $NaCl$、$KCl$、$NaNO_3$ 等在紫外区有很强的分子吸收带;在波长小于 250nm 时,硫酸和磷酸等分子对辐射有很强的吸收,而硝酸和盐酸较小,这是 AAS 常用硝酸和盐酸及其混合液作为试样预处理主要试剂的原因;②光的散射和折射:主要是在原子化过程中产生的固体微粒碰撞光子,从而导致散射和折射,使部分光不能进入单色器而形成假吸收。波长越短,基体物质浓度越大,影响就越大;③火焰气体的吸收:火焰气体中含有许多未燃烧完全的分子或分子片段,特别是在富燃火焰中,这些粒子在紫外区也有很强的吸收,改变火焰的种类和燃/助比可使之减小,也可用调零法加以消除。

(2)背景吸收校正的方法:主要有邻近线法、氘灯背景校正法和赛曼效应背景校正法。近年来,运用自吸收效应来校正背景吸收的仪器已逐渐成熟。

1)邻近线法:邻近线背景矫正法是采用一条波长与分析线相近的非吸收线测定,此时被测元素基态原子对它无吸收,而背景吸收的范围较宽,对它仍然有吸收,其吸光度用 $A_B$ 表示。然后用分析线测定,此时背景和被测元素对分析线都产生吸收,因此获得的吸光度为 $A_T+A_B$,两者之差即为被测元素的净吸光度:$\triangle A = (A_T+A_B) = A_B = A_T = kC$。这种方法在背景对两条线的吸收能力一致或相近时才能成立。邻近线可以是被测元素的谱线,也可以是其他元素的谱线,但与分析线相差不应超过 10nm。

2)氘灯背景校正法:该法用连续光源(氘灯)与锐线光源的谱线交替通过原子化器并进入检测器。当氘灯发出的连续光谱通过时,因原子吸收而减弱的光强度相对于总入射光强度来说可忽略不计,可认为是背景吸收($A_B$);而锐线光源通过原子器时产生的吸收为背景吸收和被测元素吸收之和($A_T+A_B$)。两者的差值 $\triangle A = (A_T+A_B) - A_B = A_T = kC$,即被测元素的净吸光度值。

原子吸收分光光度计上一般都配有氘灯的自动扣除背景装置。工作时,检测器交替接受 $I_{1阴}$ 和 $I_{1氘}$ 发射的光谱线,并以其比值的对数作为测量信号。由于氘灯的光谱区域在 180~370nm,因而它仅适用于紫外光区的背景校正。对可见光区的背景可采用卤钨灯作为校正光源。

3)塞曼效应背景校正法:塞曼效应是指在磁场作用下谱线发生分裂现象。塞曼效应背景吸收校正法时磁场将吸收线分裂为具有不同偏振方向的组分,利用这些分裂的偏振成分来区别被测元素和背景吸收。塞曼效应校正背景法分为光源调制法和吸收线调制法。光源调制法是将强磁场加在光源上,吸收线调制法是将磁场加在原子化器上。后者应用较广,有两种方式,即恒定磁场调制方式和可变磁场调制方式。该法校正背景波长范围宽,可在190~900nm 范围进行,准确性较高,可校正吸光度高达 3.0 的背景,但灵敏度有所降低。

4)自吸收效应背景校正法:这种校正法是利用空心阴极灯在大电流时产生自吸收的效应。灯的供电方式分为两种:①大电流的背景电流(十几毫安),这时测得的吸光度值为背景吸收值;②小电流的信号电流(几毫安),测得的吸光度值为背景和被测元素吸收之和。若调节两种电流的入射光强相等,则在两种电流下测得吸光度之差即与被测元素的含量呈线性关系。该法特点是校正范围大(紫外区和可见光区),校正能力强(能扣除背景吸收值达 3.0 以上),仪器结构简单,但这种方法将影响空心阴极灯的寿命。

3.电离干扰　电离干扰是由于被测元素在原子化过程中发生电离,使参与吸收的基态原子数量减少造成吸光度下降的现象。原子发生电离的可能性主要取决于其电离能。电离能低,电离干扰就严重。但原子化温度较高时,即使电离能较高,也可能发生不同程度的电离。

消除电离干扰的最有效的办法是在试样溶液中均加入过量的易电离元素,由其提供大量的自由电子,使原子蒸气中电子密度增加,从而使电离平衡($M \leftrightarrow M^+ + e$)向中性原子方向移动,以抑制或消除被测元素的电离。例如,原子吸收光谱法中常在钠、钾的溶液中加入 4mmol/L 的铯溶液,因为铯的电离能更低,能抑制钠、钾的电离。

4.化学干扰　化学干扰是指被测元素在溶液或原子化过程中,和其他组分之间发生化学反应形成热力学更稳定的化合物,而影响被测元素化合物的离解和原子化,如磷酸根对钙测定的干扰。此外,被测元素在火焰中形成稳定的氧化物、碳化物或氮化物也是引起化学干扰的重要原因,如 Al、Si 等在空气–乙炔火焰中形成原子化效率低的稳定的氧化物,使测定灵敏度降低。

消除化学干扰的常用方法是加入释放剂、保护剂和缓冲剂。释放剂与干扰组分形成更稳定或更难挥发的化合物,从而释放出被测元素。例如钙测定中有磷酸盐干扰时,可加入镧或锶,镧和锶同磷酸根结合而将钙释放出来。保护剂能与被测元素形成化合物,既阻止了被测定元素和干扰元素之间的结合,在原子化条件下又易于分解和原子化。例如加入 EDTA,它对被测元素钙、镁形成络合物,从而抑制磷酸根对镁、钙的干扰。加入缓冲剂消除干扰的方法是将过量的干扰元素分别加入试样和标准溶液中,从而使干扰影响恒定,即基体一致化。例如在用氧化亚氮–乙炔火焰测钛时,200mg/L 以下的铝对测定有干扰;但大于 200mg/L 时,铝的干扰作用趋于稳定。这种方法的缺点是同时降低了测定灵敏度。

除上述方法外,还可采用提高原子化温度、化学分离和标准加入法等方法,以消除或减小其干扰。

5.基体干扰　基体干扰曾称物理干扰,指试样在转移、蒸发和原子化过程中由于试样物理特性变化而引起吸光度下降的效应。在火焰原子化法中,试液黏度的改变影响进样速度;表面张力影响形成的雾珠大小;溶剂的蒸气压影响蒸发的速度和凝聚面损失;雾化气体压力、取样管的直径和长度影响取样量的多少等。在石墨炉原子化法中,进样量的大小,保护气的流速可影响基态原子在吸收区的平均停留时间。所有这些因素均可改变吸光度。

基体干扰为非选择性干扰,对试样中各元素的影响基本是相似的。配制与被测试样相似组成的标准试样,是消除基体干扰最常用的方法。此外,可采用标准加入法和加入基体改进剂来消除基体干扰。

## 四、定量分析方法

1.校准曲线　根据 AAS 中被测元素浓度与吸光度之间的定量关系,建立在一定条件下一定范围的吸光度(A)和浓度(C)的校准曲线。然后在相同条件下,进入试样溶液,测其吸光度,从校准曲线求得被测元素的含量。

为保证测定结果的准确性和重现性,要求标准试样组成尽可能接近实际试样的组成,必要时加入干扰抑制剂;每次测定试样前应使用标准试样验证校准曲线;试样溶液吸光度应在 0.15~0.6,并处于校准曲线的线性范围内。

校准曲线法的主要缺点是基体影响大,常使校准曲线在较高浓度时发生弯曲,从而减小了线性范围。只适用于组成比较简单的试样。

2.标准加入法　当试样基体影响较大,又难于配制与试样组成相似的标准溶液时,用标准加入法可获得较好的结果。具体操作如下:试样分为等体积的 4 份(或 4 份以上),从第 2 份开始加入不同量的被测元素标准溶液,然后稀释至一定体积。设 4 份溶液浓度分别为 $C_x$、$C_x+C_0$、$C_x+2C_0$、$C_x+4C_0$,在相同条件下测定其吸光度,分别是 $A_x$、$A_1$、$A_2$、$A_4$,将这些吸光度值对应加入的标准溶液的浓度(0、$C_0$、$2C_0$、$4C_0$)作图,然后把直线反向延长与浓度轴相交,其对应的浓度就是第一瓶(原试样)中的被测元素浓度($C_x$)。此外,也可用计算方法求得试液中待测元素的浓度。

标准加入法能消除分析中的基体干扰,但只有在干扰因素对不同含量被测元素的影响一致时才适用。该法不能扣除分析中的背景吸收。此外,所加入的标准溶液元素浓度($C_0$)应尽量与试样浓度($C_x$)接近,并使吸光度值尽可能在线性范围和适宜读数范围内。

3.内标法　内标法是在标准溶液和试样溶液中分别加入一定量试样中不存在的内标元素,测定分析线与内标线的强度比,并以吸光度的比值对被测元素的含量绘制校准曲线。内标元素应与被测元素在原子化过程中具有相似的特征,内标法可消除原子化过程中由于实验条件变化而引起的误差。但应用内标法需要使用价格更昂贵的双道型原子吸收分光光度计。

## 五、测量条件的选择

1.分析线　每种元素都有若干条吸收谱线,应根据试样性质、组成和所要求的分析下限来确定分析线。通常选择共振吸收线,因为它也是最灵敏的吸收线。但 Hg、As、Se 等例外,因其共振线位于紫外线区,火焰组分对来自光源的光有明显吸收。当被测定元素的共振线受到其他谱线干扰时,也不能选用共振吸收线作分析线。

2.狭缝宽度　狭缝宽度影响光谱通带宽与检测器接收的能量。由于吸收线的数目比发射线的数目少得多,谱线重叠的概率就大为减少,因此,在 AAS 测定时,允许使用较宽的狭缝以增加光强,从而使用小的增益以降低检测器的噪声,提高信噪比和改善检出限。合适的狭缝宽度可由实验方法确定,不引起吸光度减小的最大狭缝宽度,即为应选取的狭缝宽度。

3.灯电流　灯电流的选择应符合在所选电流下,光源能够提供足够强的稳定入射谱线,以提高信噪比和测定精确度;并要有较高的测定灵敏度。空心阴极灯的发射特性依赖于工作电流。电流过低,放电不稳定,光谱输出稳定性差,光谱输出强度下降;灯电流过大,放电也不稳定,而且会引起谱线变宽而导致灵敏度下降,甚至校准曲线弯曲,灯寿命也缩短。一般情况下,在保证放电稳定和适宜光强输出的条件下,尽量用低电流。每只空心阴极灯上标有允许使用的最大电流和建议使用的适宜工作电流。

4.原子化条件的选择　在火焰原子化法中,火焰选择和调节很重要。因为火焰类型与燃气混合物流量是影响原子化效率的主要因素。对于分析线在 200nm 以下的短波区元素如 Se、P 等,由于烃类火焰有明显吸收,不宜使用乙炔火焰,宜用氢火焰。对于易电离元素如碱金属和碱土金属,不宜采用高温火焰。而对于易形成难解离氧化物的元素如 B、Be、Al、Zr、稀土等,则应采用高温火焰,最好使用富燃火焰。火焰的氧化还原特性明显影响原子化效率和基态原子在火焰中的空间分布。因此,调节燃气与助燃气的流量及燃烧器的高度,使来自光源的光通过基态原子浓度最大的火焰区,从而获得最高的测定灵敏度。

在石墨炉原子化法中,合理选择干燥、灰化和原子化温度十分重要。干燥是一个低温除去溶剂的过程,应在稍低于溶剂沸点的温度下进行。热解、灰化的目的是为了破坏和蒸发除去试样基体,在保证被测元素没有明显损失的前提下,应将试样加热到尽可能的高温。原子化阶段,应选择能达到最大吸收信号的最低温度作为原子化温度。各阶段的加热时间,依不同试样而异,需由实验来确定。而常用保护气体 Ar 的流速应在 1~5L/min 范围。

5.样品处理　取样要注意代表性并防止污染。主要污染源有水、容器、试剂和大气。要避免被测元素的损失,一般贮备液配制浓度应较大(例如 $10^{-3}$mg/mL 以上),不小于 1μg/mL。无机溶剂宜放在聚乙烯容器内并维持一定 pH。有机溶液贮存过程中,应避免与塑料、胶木盖等直接接触。

溶液中含盐量对喷雾过程和蒸发过程有重要影响。当试样中总含盐量大于 0.1% 时,在标准试液中也应加入等量同一盐类。配制标准溶液的试剂纯度要注意要求,用量大的试剂(如溶解试样的酸碱、光谱缓冲剂、电离抑制剂、释放剂、萃取溶剂、配制标准溶液的基体等)必须是高纯度的,尤其不能含被测元素。

溶液试样有时需做预处理。浓度过高,可用水稀释。有机液体试样可用甲基异丁酮或石油溶剂稀释,使其接近水的黏度。无机固体试样要用合适的溶剂和方法溶解,以完全将被测元素转入溶液,并控制溶液中总含盐量在核实的范围内。有机固体试样,则需先用干法或湿法消化,再将消化后的残留物溶解在适宜的溶剂中。被测元素如果是易挥发性元素如 Hg、As、Pd 等,则不宜采用干法灰化。如果使用石墨炉原子化器,则可直接分析固体试样,采用程序升温,分别控制干燥、灰化和原子化过程,使易挥发的或易热解的基体在原子化阶段前除去。

6.试样量　在火焰原子化法中,在一定范围内,喷雾试样量增加,原子吸光度随之增加,但当试样喷雾量超过一定值后,不能被有效地原子化;而且试液对火焰有冷却效应,吸光度反而下降。因此,应该在保持燃气和助燃气一定比例与一定的总气体流量的条件下,测定吸光度随喷雾试样量的变化,达到最大吸光度的试样喷雾量,就是应当选取的试样喷雾量。

## 六、原子吸收分光光度法在医学检验中的应用

AAS 可以分析临床各试样,如血液、脑脊液、组织、毛发、指甲等,还可以一次同时分析多种元素(最高达 16 种元素)的含量,故 AAS 能满足医学检验中某些复杂的分析要求。

AAS 分析生物试样时,对含量较高的 K、Na、Ca、Mg、Fe、Cu、Zn 等元素,可通过稀释直接用火焰法测定;在试样量较少,而元素的分析灵敏度较高时,如婴儿血清中 Cu、Zn 的测定,可用火焰脉冲雾化技术进行分析;对试样量少,含量又低的元素,如 Ni、Ca、Cd 等可用无火焰原

子化法分析;对 Se、As、Ge 等可用氢化物发生—原子吸收分析技术进行分析。

# 第三节　发射光谱分析技术

发射光谱法是利用化合物、分子或原子受电、热、光激发后,变为相应的激发态,当从激发态返回基态时将发射特征性的光谱,从而建立的一类分析检测技术。它具有如下特点:①灵敏度高。检测限比吸收光谱法低 1~3 个数量级,通常达到 μg/L 量级;②发光参数多,所提供的信息量大;③分析线性范围比吸收光谱宽;④选择性比吸收光谱好;⑤应用范围不及吸收光谱法,但采用探针技术可拓宽其应用范围。根据发射光谱区和激发方式不同,发射光谱法有多种分析方法,本节将主要介绍医学检验中常用的荧光分析法和化学发光分析法,并简介原子发射光谱分析技术。

## 一、荧光分析技术

1.荧光的发生　分子选择性吸收光能后,从基态转变为激发态,激发态分子具有多余能量,要通过各种途径释放能量返回基态。能量释放过程有三种形式:非辐射失活,辐射失活和分子间能量转移。前两者是分子内能量的失活过程,后者属于分子间失活过程。非辐射失活过程有四种形式:振动松弛、内转换、外转换及系间窜跃。激发态分子从第一激发单线态经辐射回到基态伴随的光辐射称为荧光。

2.发光参数　固定某一发射波长,测定该波长下的荧光发射强度随激发波长变化所得的光谱,称为荧光激发光谱。固定某一激发波长,测得荧光发射强度随发射波长变化所得的光谱,称为荧光发射光谱,简称荧光光谱。荧光光谱具有下列特点:①与激发光谱相比,荧光光谱的波长更长;②荧光发射光谱与激发光谱无关;③吸收光谱与发射光谱呈镜像对称关系。任何荧光物质都具有这两个特征光谱,它们是荧光分析中定性、定量的基础。

3.荧光强度与溶液浓度的关系　当一束强度为 $I_0$ 的紫外光照射于盛有浓度为 c、厚度为 l 的溶液时,可在液槽的各个方向观察到荧光,其强度 IF 可通过下式计算。式中 $I_t$ 为透射光强度,$I_a$ 为吸收光强度,Φ 为发光量子产率,定义为发光物质发射的光子数与吸收的光子数之比,当其为 0.1~1 时才有分析价值。因激发光的一部分能透过溶液,故一般在与激发光源垂直的方向上测量荧光强度($I_F$)。

$$I_F = \Phi_F I_a$$

根据比尔定律,对于浓度很稀的溶液,荧光效率($\Phi_F$)、入射光强度($I_0$)、检测物的摩尔吸光系数($\varepsilon$)、液层厚度(l)固定不变时,荧光强度($I_F$)与溶液的浓度(c)呈正比,即 $I_F = Kc$。但该式只适用于 $\varepsilon lc \leqslant 0.05$ 的稀溶液;对于 $\varepsilon lc > 0.05$ 的溶液,荧光强度与溶液浓度的线性关系将向浓度轴偏离。

4.定量分析方法　荧光分析多采用校准曲线法。即以标准物质按试样相同方法处理后,配成不同浓度的标准溶液系列、仪器调零后以浓度最大的标准溶液作基准,调节荧光强度读数为 100(或某一较高值);然后测出其他标准溶液和空白溶液的相对荧光强度;扣除空白值后,以荧光强度为纵坐标、标准溶液浓度为横坐标,绘制标准曲线;然后将处理后的试样在同一条件下测定其相对荧光强度,扣除空白值后,从校准曲线上求出其含量。

由于影响荧光分析灵敏度的因素较多,为了使一个实验在不同时间所测得的数据前后一致,在每次测绘校准曲线或每次测定试样前,应当用一稳定的荧光物质(其荧光峰与待测物的荧光峰相近)标准溶液为基准进行校正。如荧光物质的校准曲线通过零点,在其线性范围内,就可选择用标准对照法测定。

多组分混合物的荧光分析可以像紫外-可见分光光度法一样,从混合物中不经分离测定多个组分的含量。如果混合物中各组分荧光峰相距较远,且相互间无显著干扰,则可分别在不同波长测量各组分的荧光强度,从而直接求出各组分的含量;如不同组分的荧光光谱相互重叠,则可利用荧光强度的加和性质,在适宜波长处测量混合物的荧光强度,再根据被测物质各自在适宜波长的最大荧光强度,列出联立方程式,计算出各组分含量。

5.测定条件的选择　影响荧光测定的因素很多:温度升高,荧光强度通常会下降;溶剂极性增加,荧光强度增加;当荧光剂是弱酸、弱碱时,溶液 pH 对荧光强度有较大影响。另外,还有淬灭剂的浓度等。在荧光的测定中还要注意以下两个问题。

(1)激发光和荧光波长的选择:如无散射光的干扰,一般选择最大激发波长为激发光,最大荧光波长为测定波长,测定的灵敏度最高。同时注意某些物质稀溶液在激发光照射下,容易分解而使荧光强度不断降低,因此,要迅速完成测定后立即停止激发光照射。

(2)散射光的干扰及消除:当光子与溶剂、溶质、胶体等分子发生碰撞引起散射,若他们与光子有能量交换时,可释放出较激发光波长稍长或短的光线,称拉曼散射光。比入射光波长更长的拉曼光波长可能接近荧光光谱,并可在空白溶剂中出现,导致待测物荧光光谱与其重叠或部分重叠,干扰较大,必须予以消除。

荧光法在医学检验、药物分析和生物化学上的应用日益广泛,随着仪器研究的逐步深入,通过利用更灵敏的检测手段和利用更多的物理参数,以及电子计算机、荧光分析技术得到巨大的发展。并建立了多种分析方法,如导数荧光法、偏振荧光法、同步荧光法、激光荧光法等。

## 二、化学发光分析技术

化学发光是化学反应中产生电子激发态产物,当其返回基态时发出光的现象,基于这一现象建立的分析方法称为化学发光法。化学发光要求化学反应必须提供足够的激发能,故能产生化学发光的物质很有限,往往含有-CO-NH-NHR 的基团。最常见的化学发光物质是鲁米诺,在催化剂存在下,它可以与 $H_2O_2$ 反应生成 3-氨基苯甲酸,并发出蓝光。

化学发光的光强度随反应物的消耗而变化,因此与荧光法不同。荧光法的光强与时间无关,而化学发光的光强随时间而变化,逐渐减少。为此,要测定反应物总量,必须对荧光强度进行积分,发光强度的积分值与反应物浓度呈正比,因此,可根据已知时间内发光的总量来实现对反应物的定量。

近年来,化学发光测定在免疫技术中的应用发展很快,发光免疫是一种化学发光和免疫反应结合的分析方法。测定原理是在一定 pH 条件下,发光物质、催化剂及氧化剂三者浓度处在最佳比例时,可产生最强光辐射。利用三种成分之一(或者通过某种反应,能产生三种成分之一的物质)标记抗原或者抗体,反应中激发的发射光强度与标志物的含量有一定比例关系,因此能达到定量分析目的。它具有发光反应快速的特点,又有免疫反应的特异性。另外,生物发光分析也具有灵敏度高、选择性好的优点,尤其是萤火虫虫荧光素酶—三磷酸腺苷体系的应用最为广泛。总之,生物发光分析为生化分析提供了一条新途径,使生化分析趋于痕量、特异、灵敏和快速。

### 三、原子发射光谱分析技术

原子发射光谱分析是依据组成物质的气态原子或离子受激发后返回基态时发射的特征性光谱而建立的分析方法。因为每种元素其特征谱线互异，故可根据特征谱线有无进行定性分析，通过特征谱线强度进行定量分析。原子发射光谱分析现已成为现代仪器分析的重要方法之一。其具有以下特点：①选择性好：一定实验条件下，待测元素被激发后，均可产生不受其他元素干扰的一组特征谱线，可准确地确定该元素是否存在，并可同时测定多种元素，这是其他许多分析方法所不具备的；②灵敏度高：对多数金属元素及部分非金属元素（C、B、P、As），含量低至 0.001% 时亦可检出。绝对灵敏度一般可达到 $10^{-8} \sim 10^{-9}$g，相对灵敏度可达到 $10^{-7} \sim 10^{-5}$；③准确性较高：其准确性随光源和试样中被测组分含量不同而变化。被测组分含量在 0.1% ~ 1% 时，准确性接近化学分析法；若被测组分含量低于 0.1% 时，采用一些新的光源，其准确性接近原子吸收分光光度法。因此，其适用于微量元素或痕量元素分析；④取样量少，分析快速：应用数微升的试样，即可对多种元素同时进行分析。

原子发射光谱分析也有它的局限性：对高含量元素分析准确性较差，主要应用于金属元素分析。原子发射光谱分析是一种相对分析法，需要一套标准试样作为对照。此外，原子发射光谱仪的价格仍较昂贵。

## 第四节　散射光谱分析

用单色光照射透明试样时，大部分按原来方向透射，而小部分则按不同角度散射开来，该现象称为光的散射。带有小颗粒的悬浮液和胶体溶液都具有向各方散射入射光的性质，散射光谱分析法就是利用悬浮颗粒的散射光强度或导致入射光减弱的原理进行定量分析的方法。由于测定方法不同，散射光谱分析法分为散射比浊法和透射比浊法两类。

### 一、散射比浊法

散射比浊法是指一定波长的光沿水平轴照射，通过溶液时遇到悬浮颗粒（如抗原—抗体复合物），光线被粒子颗粒折射，发生偏转，光线偏离的角度与发射光的波长、颗粒的大小和多少密切相关，散射光的强度与颗粒的含量呈正比。

1.散射颗粒与散射光的关系　悬浮在反应溶液中的分子，无论是固体或胶体粒子都可以是散射中心。当入射光通过时，如果颗粒直径（d）比入射光波长（λ）小很多，则散射光比较均匀地分布于颗粒四周，称为 Rayleigh 散射（图 5-1A）；如果颗粒直径远远大于入射光波长（d>λd≤λ），则散射光的分布呈明显不均匀，称 Mile 散射（图 5-1B）。

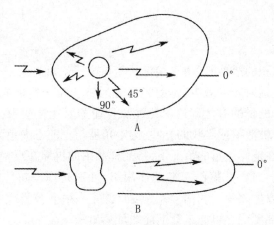

**图 5-1 散射颗粒与散射光的关系**

A.Rayleigh 散射(颗粒直径<入射光波长);B.Mile 散射(颗粒直径>入射光波长)

如果一相同波长的入射光通过溶液时,以散射角度测定不同粒径大小复合物发射的散射光,此时的光线因折射而发生偏转,偏移角度可以从 0°～90°。由于是以散射角度测量颗粒分子产生的散射光,其测定角度与正前方的散射夹角不是零度,因而设置测量散射的角度,对检测的灵敏度来说显得十分重要。

在散射比浊分析中,多采用 Rayleigh 原理,即散射光的强度与复合物的量呈正比,同时也和散射夹角呈正比,与波长成反比。因此,在散射比浊法中,适当增加抗原-抗体复合物颗粒的大小、减少入射光波长、扩大散射夹角等,都可使检测的敏感度增加。体液中的蛋白质颗粒大小不等,与抗体形成不溶性复合物后的颗粒大小也不均等,但大多数蛋白质分子的直径比光的波长要小得多,将产生 Rayleigh 散射。因此,测定由 Rayleigh 散射产生的散射光,就可以准确地检测由小的蛋白质颗粒产生的散射光,排除其他大颗粒的干扰。

2.反应物含量与散射浊度 抗原-抗体结合反应中,遵守典型的 Heidelberger 曲线:当抗体量恒定时,抗原与抗体结合形成免疫复合物的反应与散射信号响应值的上升呈正比;当上升至一极限值时,再增加抗原量,已形成的抗原-抗体复合物会发生解离而使散射响应值迅速下降。因此,在采用抗原-抗体结合反应测散射浊度时,一定要保持抗体过量,以维持抗原-抗体复合物的相对不解离性,同时测定的散射信号值应是在散射信号响应值曲线的上升臂部位。

自动化特种蛋白分析仪多采用散射比浊分析技术,散射光检测角度从 70°～90°不同。检测方法有速率法、终点法和固定时间法。

在免疫散射光谱分析过程中,由于抗原与抗体结合有 3 个阶段,从而容易导致吸光度与浓度之间不呈线性关系,一般是三次方程曲线关系。如果要将抗原与抗体两个变量之间的变动恰当地特征反映出来,需经过 3 次方程拟合成近似直线化的曲线方程,再进行运算。方法可采用终点法或速率法,用 5 个不同浓度的标准品进行定标,经过 3 次曲线方程拟合求出一条能反映真实情况的浓度与吸光度的关系曲线方程,作为定量的工作曲线。

免疫散射光谱法临床主要用于检测血浆、体液中某些蛋白,如免疫球蛋白 IgG、IgA、IgM;免疫球蛋白,κ、λ 轻链;补体 $C_3$、$C_4$;前白蛋白、$\alpha_1$-抗胰蛋白酶、转铁蛋白、C-反应蛋白、载脂蛋白、尿微量蛋白和一些药物浓度等,而特定蛋白检测仪即是应用的免疫散射光谱法技术进行上述蛋白质的测定。

## 二、透射比浊法

当光线通过一定体积的溶液时,由于溶液中存在粒子(如抗原-抗体复合物)对光线的反射、散射和吸收,引起透射光的减少,透射光的光通量和粒子的量成反比。通过测定透射光的光通量来反映粒子的量的方法即透射比浊法。在透射比浊法中,测量的是透过不溶性复合物到达探测器而未被散射或吸收的光线,测定角度与正前方夹角为 0°。

该法实验设计时,在抗体过量的情况下,待测样品中的抗原在反应介质中与相应的抗体形成可溶性抗原抗体复合物,在聚乙二醇的作用下,加速抗原—抗体复合物的形成和稳定性,使反应介质的浊度发生改变。利用分光光度计测定入射光被吸收的量,利用标准品做出标准曲线,待测样本的浊度变化可通过标准曲线计算出来。

# 第六章　酶学检验技术

"酶"一词早期是指"in yeast",即在酵母中的意思。它是由活细胞产生,能特异和高效催化生物体内化学反应的一类生物催化剂。酶能在机体温和的条件下,高效率、专一性地催化各种生化反应,参与机体内的物质代谢、能量传递、神经传导、免疫调节、发育和生殖等各种生命活动。因此,酶是活细胞赖以生存的重要物质基础。近年来,随着酶学理论和分析技术的不断发展,酶学新标志物不断被发现,酶学分析技术更加成熟,推动了临床酶学理论研究的深入和应用领域的拓宽,许多酶学指标已经成为临床疾病诊断、鉴别诊断、疗效评价和预后判断的重要实验依据。

## 第一节　酶活性浓度分析技术

酶的测定方法分为绝对定量法和相对定量法两大类。绝对定量法是通过特异试剂与酶作用直接测定酶蛋白量或酶分子浓度的方法。相对定量法是根据酶的催化活性或酶促反应速率来间接测定酶浓度的方法。正常人大部分血清酶质量浓度在 pg 到 ng 水平,要直接测定这种微量酶蛋白比较困难。临床常用的酶学测定方法则利用酶具有加速化学反应(催化)的特性,通过测定被加速化学反应的反应速率,根据酶促反应中底物的减少量或产物的生成量来计算酶活性浓度的高低。测定酶的催化活性浓度相对较简便,具有快速、灵敏、成本低廉等特点,是目前临床酶学分析最常用的方法。

### 一、酶活性浓度测定原理

酶活性浓度的测定是检测当酶促反应的初速率(v)达到最大速率 $V_{max}$,即在过量底物存在下的零级反应期的速率,此时酶促反应速率与酶浓度[E]之间有线性关系。

1.酶催化活性与酶促反应速率的关系　酶催化活性可通过测定酶促反应过程中单位时间内底物的减少量($-d[S]/min$)或产物的生成量($d[P]/min$),即测定酶促反应的速率来获得。用这种方法获得的酶浓度的确切名称是"酶的催化活性浓度"或简称为"酶活性浓度"。当酶促反应 $S+E \underset{K_2}{\overset{K_1}{\rightleftharpoons}} ES \xrightarrow{K_P} E+P$ 处于"稳态"时,可推导出单底物的酶促反应方程,即米-曼氏方程。若$[S] \gg K_m$,$K_m$值由于相对很小,可忽略不计;因$[S]$很大,足以使酶饱和而使 ES 已达极限,故此时反应速率为最大反应 $V_{max}$。米-曼氏方程式可简化为:$V=K_P[E]$(式中 $K_P$ 为 ES 的解离常数)。从公式可看出,此时酶促反应的最大速率只与酶催化活性或酶量$[E]$呈正比关系,为建立准确、可靠的测定方法奠定了基础。

2.酶促反应过程的分期及特点　一个典型的酶促反应过程一般包括延滞期、线性期和非线性期三个阶段。如果将酶反应过程中测得的$[P]$或$[S]$变化量对时间作图,可得酶促反应时间进程曲线(图6-1)。图中$[P]$或$[S]$变化曲线的斜率就代表酶促反应的速率。

图 6-1　酶促反应时间进程曲线

从酶促反应进程曲线可看出,酶促反应的各期具有以下特点。

（1）延滞期:对单一酶促反应而言,是指酶促反应开始至到达最大反应速率所需要的时间。酶促反应的延滞期主要由酶催化位点的暴露、底物解离后与酶结合位点的结合、酶与辅酶的结合、酶的激活等因素造成。对于酶偶联反应而言,延滞期还包括中间产物堆积到一定程度后,导致指示反应速率增加,直到与待测酶酶促反应速率达到平衡所需的时间。一般来说,此期从几秒至几分钟,通常为 1~3 分钟。若是双底物或需辅酶越多,延滞期越长。

（2）线性期:是指酶促反应速率保持恒定的时期,不受底物浓度的影响。此期底物虽被不断消耗但还不足以明显改变酶促反应的速率,即以初速率进行。由于底物消耗量或产物生成量与时间呈线性关系,而单位时间内的变化速率恒定不变,故又称线性反应期。此期酶活性与反应速率呈正比,是酶活性测定的最佳时期,一般为 1~5 分钟。不过线性反应期也仅仅是一个相对的概念,在实际工作中往往需要人为地设定非线性度。

（3）非线性期:随着反应的进行,底物消耗越来越明显,酶促反应速率明显下降而进入非线性期。此时,反应速率与底物[S]呈正比,故称为一级反应期(first order phase)。如果反应速率受两种或两种以上物质浓度的影响,则反应可为一级、一二级或多级反应。因产物[P]与时间 t 不成线性关系,又称为非线性反应期。此期,酶促反应速率不再与酶活力呈正比。酶浓度越高在选定条件下线性期就越短,其他造成进入非线性期的原因有可逆反应增强、产物抑制增加、酶变性失活增加、酶聚合或解离增加等。

要准确测定酶活性,必须了解不同酶反应速率和时间的关系,找出酶促反应速率恒定的时间,避开延滞期、非线性反应期。传统的手工分析法无法在零级反应期测定,故检测结果不够准确。

## 二、酶活性浓度测定方法

以反应时间为依据,酶活性浓度测定方法可分为固定时间法和连续监测法两大类。

1.定时法　这是早期测定酶活性浓度的方法。通常是酶促反应进行一段固定的时间后,先用强酸、强碱、蛋白沉淀剂等终止酶促反应,再加入其他试剂进行化学反应呈色,通过测定该时间段底物的减少量或产物的生成量,计算酶促反应的平均速率。由于比色法灵敏度较低,或由于手工操作不易控制,时间常定在 30 分钟左右。历史上这类方法曾被命名为"终点法""二点法""固定时间法"和"取样法"。该方法的优点是比较简单,因测定时酶促反应已被终止,故比色计或分光光度计无须保温设备,显色剂的选择也可不考虑对酶活性的影响。缺点是无法知道在整个酶促反应进程中是否都是零级反应。

**图 6-2 定时法的测定时间与产物的关系**

图 6-2 显示,定时法中的酶促反应可能有三种过程。虽然三种反应从 t1 到 t2 所生成的产物量相同,但实际反应过程有很大差别。曲线 1 说明酶促反应速率已经减慢并接近终点,此时位于酶促反应非线性期;曲线 2 说明酶促反应速率正在加快,位于延滞期;只有曲线 3 位于酶促反应的线性期,用定时法才可能准确测定代表酶活性浓度的反应速率。因此,用定时法测定酶活性浓度,必须了解不同酶促反应速率和时间的关系,应先做预试验找出酶促反应速率恒定的时期,确定线性时间,然后在这段时间进行测定,避开延滞期和一级反应。

2.连续监测法 连续监测法是指每隔一定时间(2~60s),连续多次测定酶促反应过程中某一反应产物或底物量随时间变化的多个数据,求出酶反应初速率,间接计算酶活性浓度的方法。与定时法不同,这类方法无须停止酶促反应,不需添加其他呈色试剂,就可测定反应物的变化,很容易观察到反应的整个过程。这类方法曾称为"动力学法"或"速率法"。这类测定方法的优点是简单、准确。如将多点测定结果连接成线,很容易找到直线的区段,选择线性反应期来计算酶活性,不需终止反应(图 6-3)。

**图 6-3 连续监测法的测定时间**

通常截取反应开始后较短的时间,就能近似地建立这种反应量与反应时间的线性关系,不过这种时间范围因酶种类和反应条件而异,必须用实验方法进行确定。自动生化分析仪能自动获取规定时间内的酶促反应信号,自动判断非线性度,所以连续监测法更适合于自动化仪器。目前已取代固定时间法而成为临床实验室测定酶活性浓度最常用的方法。

3.平衡法 另有一类通过测定酶促反应开始至反应达到平衡时产物或底物浓度的总变化量来求出酶活性浓度的方法,文献上曾称"终点法"或"平衡法"。该法目前通常用于酶法测定代谢物,在酶活性浓度测定中已很少使用。

### 三、底物或产物浓度的检测

在酶活性浓度测定方法中,无论是定时法还是连续监测法,酶促反应速率都需要通过测定底物或产物来实现。依据酶促反应中底物或产物的理化性质及检测方法,酶活性浓度测定的方法可分为直接法和间接法。常用的生物化学分析技术包括光谱分析技术(如比色计、浊度仪、分光光度计、荧光分光光度计等)、电化学分析技术(如电位滴定仪)、免疫分析技术、生物传感器技术等,其中以分光光度法最常用。

1.直接法 直接法是利用待测酶酶促反应的底物或产物特征性的理化性质,如吸光度、荧光、旋光性、pH、电导率等,然后通过特殊的仪器直接检测。常用的原理如下。

(1)基于 NADH 或 NADPH 的反应原理:NADH 或 NADPH 在 340nm 处有特异吸收峰,而 NAD+ 或 NADP+ 只在 260nm 处有明显的吸收峰,监测 340nm 处吸光度的变化可以反映 NADH 或 NADPH 的变化。利用该原理可以测定以 NAD(P)+ 或 NAD(P)H 为辅酶的氧化还原酶。例如 LD、葡萄糖-6-磷酸脱氢酶(G-6-PD)、α-羟丁酸脱氢酶(α-HBD)、醇脱氢酶(AD)、山梨醇脱氢酶(SD)、谷氨酸脱氢酶(GLDH)等。

(2)基于人工合成色素原底物反应原理:一些水解酶类或转移酶类经过酶促反应将化合物中的某一基团水解或移去,使无颜色的底物转变为有颜色的产物。人们把这类底物称为色素原底物。根据这一原理,人们有目的地合成一系列底物用来测定酶活性,即人工合成色素原底物,利用这类底物测定的酶见表 6-1。

表 6-1 人工合成色素原底物与待测酶

| 人工合成色素原底物 | 待测酶 | 产物的毫摩尔吸光系数 |
| --- | --- | --- |
| 4-硝基磷酸酚钠盐(PNPP-Na₂) | ALP | 4-硝基酚 PNP(405nm)18.5 |
| 3-羧基-γ-L-谷氨酰对硝基苯胺 | GGT | 5-氨基-2-硝基苯甲酸(405nm,pH 8.10)9.87 |
| 2-氯-硝基苯-α-半乳糖-麦芽糖苷 | AMY | 2-氯酚 2-CP(405nm,pH 6.0)6.1 |
| 2-氯-硝基苯-α-岩藻糖苷 | α-岩藻糖苷酶(AFU) | 2-CP(405nm,pH 6.5)6.2 |
| 甘氨酰脯氨酰-对硝基苯胺-对甲苯磺酸 | 甘氨酰脯氨酸二肽氨基肽酶(GPDA) | 对硝基苯胺 4NA(405nm)9.88 |

(3)基于氧的消耗:氧化酶在催化反应时会不断消耗氧气,可以设计氧电极来连续监测氧的消耗速度。

(4)其他:胆碱酯酶催化乙酰胆碱产生乙酸,造成 pH 下降,可以用 pH 差示法测定胆碱酯酶。脱羧酶在反应过程中产生 $CO_2$,可以用量积法测定。

2.间接法　直接法虽然简单,但只有在底物与产物之间存在特征性理化性质的显著差异时,才能使用直接法,实际能用直接法测定的酶并不多,很多情况下都只能使用间接法。间接法是指酶促反应底物和产物之间没有特征性的理化性质,需通过另一个化学反应或生化反应,将底物或产物转化为具有明显特征理化性质的另一个化合物,然后进行测定。

目前常用的方法有两类:一类方法称为化学法,是在原来反应体系中另外加入一些试剂,这些试剂只与酶促反应的底物或产物迅速作用,并产生可被仪器检验出的物质变化或特征性化合物,如转化为有色化合物,但同时又不与酶作用也不影响酶活性。例如:血清 ChE 的丁酰硫代胆碱测定法。胆碱酯酶催化酰基硫代胆碱类底物后,生成的硫代胆碱(SCh)与5,5-二硫代-双(2-硝基苯甲酸)(DTNB)反应,生成黄色阴离子 5-巯基-2-硝基苯甲酸(5-TNBA),后者即可通过分光光度法检测。另一类方法称为酶偶联法:是目前在酶活性浓度测定中应用最多、最为广泛的方法。即在原反应体系基础上,另外设计一个或多个酶促反应和被测酶的酶促反应偶联起来。一般最后一级酶促反应能产生具有特征理化性质的产物,检测其浓度变化来反映被测酶的活性浓度。

### 四、酶偶联反应

1.酶偶联反应原理　在酶活性测定时,如果底物或产物不能直接测定或难于准确测定,可采用酶偶联法测定,即在反应体系中加入一个或几个工具酶,将待测酶生成的某一产物转化为新的可直接测定的产物,当加入酶的反应速率与待测酶反应速率达到平衡时,可以用指示酶的反应速率来代表待测酶的活性。例如:

$$A \xrightarrow{Ex} B \xrightarrow{Ea} C \xrightarrow{Ei} p$$

式中:A 为底物;B、C 为中间产物;p 为可直接测定的产物;Ex 为待测酶;Ex 催化的反应称为始发反应;Ea 和 Ei 都为工具酶,依据工具酶作用的不同又分别称为辅助酶和指示酶;Ea 催化的反应称为辅助反应,辅助酶在酶偶联反应中可以一个或多个,也可以不需要;指示酶是指能监测反应速率的酶,Ei 催化的反应称为指示反应。这一连串酶促反应构成的体系称为酶偶联体系。

临床酶学分析中,以 NAD(P)H/NAD(P)+为辅酶的脱氢酶和以 $H_2O_2$ 为底物的过氧化物酶(POD)是常用的指示酶。表 6-2 列举了需要指示酶的酶偶联方法来测定酶活性。

表 6-2　常用酶偶联方法来测定的酶

| 待测酶 | 测定方法 | 辅助酶 | 指示酶 |
|---|---|---|---|
| ALT | IFCC 推荐法 | 无 | LD |
| AST | IFCC 推荐法 | LD * | MD |
| CK | IFCC 推荐法 | HK | G-6-PD |
| 5′-NT | 5′-AMP 为底物 ADA-GLDH 法 | 腺苷脱氨酶 ADA | GLD |
| AMY | IFCC 推荐法 | 无 | 多功能 α-葡萄糖苷酶 |
| LPS | GK-GPO-POD 法 | GK、GPO、共脂肪酶 | POD |

（续表）

| 待测酶 | 测定方法 | 辅助酶 | 指示酶 |
|---|---|---|---|
| 5′-NT | 5′-IMP 做底物 | 核苷磷酸化酶（NP） | POD |
|  | NP-XOD-POD 法 | 黄嘌呤氧化酶（XOD） |  |

注：*LD 并不是真正意义上的辅助酶。

2.酶偶联反应进程　用酶偶联法测定酶活性浓度时,酶促反应进程包括四个时相(图6-4)。

图 6-4　酶偶联法的吸光度变化示意图

（1）预孵育期或预温期:在实际测定时,酶偶联刚开始时,反应体系中只存在底物 A,并不存在指示酶的反应。此时需先将指示酶 Ei 加入到标本中保温,使存在于样品中的内源性干扰物质(如底物、中间产物等)充分进行反应,并将其消耗殆尽。

（2）延滞期:加入底物启动反应,在反应启动后的一段短时间内,产物 B 开始出现并逐渐增加,处于较低水平,指示酶反应速率也较低,不能代表待测酶的反应速率 Vx,这一时期称为延滞期。

（3）稳态期或恒态期:随着产物 B 增加到一定程度时,Ex 和 Ei 反应速率相同,达到了稳态期。

（4）非恒态期:由于底物已大部分消耗,反应速率减慢,产物生成减少。应用酶偶联法测定时,关键在于确定恒态期,因为只有恒态期才能代表酶活性。只有此阶段的吸光度才会有明显线性变化。

3.应用酶偶联反应法的注意事项　在酶偶联测定法中,选用适当量的指示酶是一个重要问题。为了保证准确测定酶活性,酶偶联反应的反应速率应超过或等于测定酶的反应速率,指示酶反应必须是一级反应,即指示酶的反应速率应与测定酶的产物浓度呈正比。因此,只有选择 Km 很小的酶作为指示酶,并使用大量的指示酶才能满足上述条件。酶偶联反应的恒态期可以通过测定指示酶的 Km 和 Vmax 等动力学因数加以计算确定。此外,设计或选择酶测定方法时,酶偶联法的延滞期越短越好,测定时间要避开此期。但必须注意,在实际工作中,并不是所有酶都适用于酶偶联法进行测定。

### 五、工具酶与共通反应途径

在酶学分析中,作为试剂用于测定化合物浓度或酶活性浓度的酶称为工具酶。工具酶在酶学分析中具有重要作用。酶偶联反应体系中的指示酶和辅助酶即为工具酶。常用的工具酶有氧化还原酶类、转移酶类和水解酶类,但以氧化还原酶类更多见,因为其产物最易被直接监测而成为指示酶。常见工具酶见表6-3。

表6-3　常见工具酶的名称及其缩写符号

| 缩写符号 | 名称 | 缩写符号 | 名称 |
| --- | --- | --- | --- |
| LD | 乳酸脱氢酶 | HK | 己糖激酶 |
| MDH | 苹果酸脱氢酶 | CK | 肌酸激酶 |
| G-6-PD | 6-磷酸葡萄糖脱氢酶 | PK | 丙酮酸激酶 |
| GLDH | 谷氨酸脱氢酶 | GK | 甘油激酶 |
| GOD | 葡萄糖氧化酶 | LPL | 脂蛋白脂肪酶 |
| COD | 胆固醇氧化酶 | CE | 胆固醇酯酶 |
| GPD | 磷酸甘油氧化酶 | UR | 脲酶 |
| POD | 过氧化物酶 | CRTase | 肌酐酶 |

在临床生化检验中,许多项目的测定方法往往使用工具酶参与的类似反应原理,即所谓共通(或通用)反应途径。在分光光度法中,最常用的两类通用反应途径如下。

1.NAD(P)⁺或NAD(P)H偶联的脱氢酶及其指示反应　许多氧化还原反应,尤其是重要工具酶的脱氢酶(如LD、GLD、G-6-PD等)参与时,常将底物的氢原子去除并传递给NAD(P)⁺而形成NAD(P)H。如LD主要以$NAD^+/NADH$为辅酶,而GLD则不论来自肝或细菌,均可以将NAD+/NADP+还原为辅酶。NAD(P)H不仅在340nm有特征性光吸收,可用分光光度法进行检测,而且用365nm波长的紫外光激发,可使其在460nm发射强烈荧光并进行测定。脱氢酶催化的指示反应广泛应用于酶偶联测定法,目前应用的测定项目有:葡萄糖、尿素、β-羟丁酸、三酰甘油、甲醇、血氨、ALT、AST、LD、GLD、CK、ALD、G-6-PD和ICD等。

2.偶联$H_2O_2$的工具酶及其指示反应　临床生化测定中,葡萄糖、尿酸、胆固醇、甘油、丙酮酸的测定,可分别利用葡萄糖氧化酶、尿酸氧化酶、胆固醇氧化酶、甘油氧化酶、丙酮酸氧化酶等工具酶,将其氧化产生$H_2O_2$;$H_2O_2$再通过以氢(或电子)为受体的指示酶和以NAD(P)H为辅酶参与的两类指示反应进行检测。前者主要有两类工具酶参与反应:过氧化氢酶或称触酶及过氧化物酶,两者均为含三价铁的指示酶。以指示酶POD最为常用。在POD的直接催化下,$H_2O_2$氧化芳香族胺色素原生成有色的色素,如POD催化$H_2O_2$与4-氨基安替比林(4-AAP)和酚反应生成醌亚胺(红色),最大吸收峰在500nm。这一反应由Trinder在1969年提出,故称为Trinder反应。

### 六、酶活性浓度单位及参考值的应用

1.酶活性浓度单位　酶活性浓度以单位体积所含的酶活性单位数表示。近年来,我国及世界各国的临床实验室几乎都习惯用U/L来表示体液中酶活性浓度。在酶活性浓度单位计算时,可根据测定酶活性所用方法的不同,利用标准管法、标准曲线法或吸光系数法进行计算求取酶活性浓度单位。前两种方法目前已较少使用。

用连续监测法进行酶活性测定时,不需作标准管或标准曲线,根据摩尔消光系数($\varepsilon$)很容易进行酶活性浓度的计算。摩尔消光系数的定义为:在特定条件下,一定波长的光,光径为 1.00cm 时,通过所含吸光物质浓度为 1.00mol/L 时的吸光度。如在线性范围内,用连续监测法测定每分钟吸光度的变化($\Delta A/min$),以 U/L 表示酶活性浓度时,则可按下式进行计算。

$$U/L = \frac{\Delta A}{min} \times \frac{V \times 10^6}{\varepsilon \times v \times L}$$

式中:V 为反应体系体积(mL);$\varepsilon$ 为摩尔消光系数($cm^2 \cdot mol^{-1}$);v 为样品量(mL);L 为比色杯光径(cm);$\Delta A$ 为吸光度变化;$10^6$为将 mol 换算成 $\mu mol$。

2.参考值的应用　由于临床酶学测定时所选仪器、试剂和方法不同,加之生物学变异等对酶活性的影响,常常导致各临床实验室之间所得参考值差别较大。对仪器技术资料、试剂盒说明书等给出的参考数值,都应经过实际验证和统计学处理,方能决定是否采用,最好是建立实验室自己的参考值。表 6-4 列举了几种临床常用酶的参考值。

表 6-4　临床常用血清酶的测定方法与参考值(37℃)

| 酶 | 方法 | 参考值 |
|---|---|---|
| ALT | 连续监测法底物中含磷酸吡多醛<br>底物中不含磷酸吡多醛 | 男:≤45U/L;女:≤34U/L*<br>5~40U/L |
| AST | 连续监测法底物中含磷酸吡多醛<br>底物中不含 γ 磷酸吡多醛 | 男:≤35U/L;女:≤33U/L*<br>8~40U/L |
| ALP | 连续监测法(磷酸对硝基苯酚法) | 1~12 岁<500U/L<br>男:12~15 岁<750U/L,>25 岁 40~150U/L<br>女:>15 岁 40~150U/L |
| ACP | 定时法(磷酸百里酚酞法) | 0.5~1.9U/L |
| LD | 连续监测法 L-P,即 LD-L 法<br>P-L,即 LD-P 法 | ≤252U/L*<br>200~380U/L |
| CK | 连续监测法(酶偶联法) | 男:≤169U/L;女:≤143U/L* |
| γ-GT | 连续监测法(L-γ-谷氨酰-3-羧基-对硝基苯胺法)<br>连续监测法(L-γ-谷氨酰-对硝基苯胺法) | 男:≤55U/L;女:≤38U/L*<br>男:≤50U/L;女:≤30U/L* |
| AMY | 连续监测法[对-硝基苯麦芽庚糖苷($4NP-G_7$)法] | ≤220U/L |
| LPS | 定时法(乳化液比浊法) | ≤110U/L |
| ChE# | 连续监测法(丁酰硫代胆碱法) | 5000~12000U/L |
| α-HBD | 连续监测法 | 72~182U/L |

注:* IFCC 参考方法;#实际为拟胆碱酯酶(PChE)

3.正常上限倍数的应用　酶催化活性或活性浓度是一个相对的概念,与测定方法及测定条件有关。不同的测定方法,酶活性的检测结果可以相差数倍,以至各实验室之间的测定结果难以比较,参考值也难以统一。为了更直观地反映酶含量的变化,很多实验室不局限传统的报告方式(U/L),开始使用正常上限升高倍数(upper limits of normal,ULN)作为酶活性浓度的表示法。

所谓 ULN 是指把酶测定值转换为正常上限值的倍数。简单地说,就是用测定的酶活性结果除以参考范围的上限值。在酶学测定中,一般以酶活性升高更具临床意义,故不取正常下限值作为倍数指数。如将 ULN 进一步适当分级,还可制订出轻度、中度及极度增加的范围。这样做的好处是显而易见的,临床医师不会因记参考区间而烦恼,但是对于临界升高的病情判断将带来新问题。在目前缺乏统一的校正品或标准,测定方法也不完全统一的前提下,使用 ULN 有一定的好处,但对其临床意义有待进一步进行评价。

## 第二节　酶蛋白浓度分析技术

酶浓度严格来说是指酶蛋白分子的质量浓度,常以酶蛋白浓度来表示。人体体液中的酶有成百上千种,除脂肪酶(LPL)、卵磷脂胆固醇酰基转移酶(LCAT)、胆碱酯酶(ChE),铜氧化酶(CER)外,大多数酶的含量在 μg/L 水平甚至更低。因此,酶浓度的测定多以测定酶活性浓度为主。20 世纪 70 年代以后,随着免疫学技术的发展,酶的定量分析技术中出现了许多利用酶蛋白的抗原性,通过抗原抗体反应直接测定酶蛋白质量的免疫学方法。国内外曾使用电泳法、柱层析法、免疫化学法等测定酶蛋白浓度,其中以免疫化学法应用较广。

### 一、酶蛋白浓度的测定方法

免疫化学法是利用酶蛋白的抗原性,制备特异性抗体后用免疫学方法测定酶蛋白浓度。用于酶蛋白浓度测定的免疫化学方法有:免疫抑制法、免疫沉淀法、放射免疫测定(RIA)、化学发光免疫测定(CLIA)、酶免疫测定(EIA)、荧光酶免疫测定(FEIA)等。其中,前两种方法可用于酶活性浓度测定,其他方法则用于酶蛋白浓度测定。例如,免疫抑制法测定 CK-MB 的活性、免疫沉淀法(单向扩散法)测定超氧化物歧化酶(SOD)的活性;RIA 测定胰蛋白酶和弹性蛋白酶的浓度、CLIA 测定 CK-MB 的浓度、ELISA 测定神经元特异性烯醇化酶(NSE)浓度等。

由于酶浓度测定方法的不同,报告方式也有差异;一类是用酶活性浓度单位,如免疫抑制法测定 CK-MB 酶活性,结果常以 U/L 报告;另一类是用质量浓度单位,如用免疫学方法测定 CK-MB 酶质量,结果直接用 ng/mL 或 μg/L 报告。因此,临床医师应注意报告方式不同所带来的差异和不同的临床意义。

血清酶活性变化分为酶蛋白质量和酶催化活性同步变化及酶蛋白质量未变而酶催化活性变化两种情况。酶在某些病理条件下或受操作条件等影响而失活,一些激活剂或抑制剂对酶催化活性也有影响,因而酶活性浓度常不能正确反映酶的真实变化情况,有时会出现酶活性浓度与酶蛋白绝对量不一致,甚至完全相反的情况。目前,6-磷酸葡萄糖脱氢酶、神经元特异性烯醇化酶、前列腺酸性磷酸酶、CK-MB 等都有了测定酶蛋白质量浓度的商品化试剂盒。

### 二、免疫化学法测定酶蛋白浓度的优缺点

与传统的酶活性浓度测定法相比,免疫化学测定法的优点主要有:①灵敏度高,能测定样品中用其他方法不易测出的少量或痕量酶,灵敏度达到 ng/L 至 μg/L 的水平;②特异度

高,影响因素比酶活性浓度测定少,几乎不受体液中其他物质,如酶抑制剂、激活剂等的影响,不受药物的干扰;③能测定一些不表现催化活性的酶蛋白,如不表达酶活性的各种酶原或去辅基酶蛋白,或因遗传变异而导致合成无活性的酶蛋白及失活的酶蛋白等;④在某些情况下,与酶活性浓度测定相结合,计算免疫比活性,能提供更多具有临床应用和研究价值的新信息;⑤特别适用于同工酶的测定。在同工酶测定中,与电泳法和层析法相比,免疫学方法测定简单、快速、灵敏度高、标本量少、重复性好;与化学抑制法相比特异性好。

酶的免疫化学测定也有其局限性。主要表现在:①要制备足够量的提纯酶作为抗原及制备其抗血清常常是很困难的,而且工作量很大;②测定步骤多,操作烦琐;③测定成本高。

# 第三节　同工酶分析技术

## 一、同工酶产生的机制

1952年,Nielands在区带电泳中将LD分成了两条活性带,从而动摇了历来认为一种酶只有一种结构的概念。1959年,Markert等提出用"isozyme"来描述催化功能相同而结构不同的一类酶,意指"相同的酶"。1964年IFCC建议用"同工酶"一词,现已为各国学者所接受。

同一种属由不同基因或等位基因所编码的多肽链单体、纯聚体或杂化体,具有相同的催化作用,但其分子构成、空间构象、理化性质、生物学性质及器官分布或细胞内定位不同的一组酶称为同工酶。凡酶蛋白结构不同的同工酶称为原级同工酶,而将经加工或修饰后的同工酶称为次级同工酶或酶的多种形式。不管是原级同工酶还是酶的多种形式,由于它们在组织分布、细胞内定位、发生发育等方面都有可能存在明显差异,与总酶活性相比它具有更高的诊断特异性和诊断敏感度,所以没有必要进行严格分类。但在遗传学领域中以研究原级同工酶为主。

某些酶或同工酶从组织进入体液后,可进一步变化为数个不同类型即所谓"亚型",也称为"同工型"。即指基因在编码过程中由于翻译后修饰的差异所形成的多种形式的一类酶。如CK-MB可分为$MB_1$和$MB_2$两个亚型。亚型往往在基因编码产物从细胞内释入血浆时因肽酶作用降解而形成,有报道提示亚型比同工酶更有价值。表6-5是人体一些较重要的同工酶。

表6-5　人体中几种重要的同工酶

| 酶 | 同工酶种类 | 相关疾病 |
|---|---|---|
| CK | CK-BB,CK-MB,CK-MM(CK1,CK2,CK3) | 心肌梗死、肌病、颅脑损伤、肿瘤 |
| LD | LD1,LD2,LD3,LD4,LD5 | 心肌梗死、肌病、肺梗死、肝病、肿瘤 |
| ALP | 肝型,小肠型,骨型,胎盘型,肾型 | 肝胆疾病、骨病、妊娠、结肠炎、肿瘤 |
| ACP | 红细胞型,前列腺型,溶酶体型 | 前列腺癌、血液病、骨肿瘤 |
| γ-GT | γ-GT1,γ-GT2,γ-GT3,γ-GT4 | 肝癌、梗阻性黄疸 |
| AMY | P-AMY(P1,P2,P3),S-AMY(S1,S2,S3,S4) | 急、慢性胰腺炎、腮腺炎 |
| ALT | ALTs,ALTm | 心肌梗死、肝病 |
| AST | ASTs,ASTm | 心肌梗死、肝病 |

(续表)

| 酶 | 同工酶种类 | 相关疾病 |
|---|---|---|
| GP | GP-BB,GP-LL,GP-MM(GP1,GP2,GP3) | 心肌梗死、脑损伤、肾病、肌病 |
| GST | GST1 和 GST2(GST-α),GST3(GST-μ),GST4 和 GSTs(GST-π) | 肺癌、肝炎 |
| ALD | ALD-A,ALD-B,ALD-C | 肝癌、肝炎、神经细胞癌 |
| NAG | NAG-A,NAG-B,NAG-I | 肝病、肾病 |

## 二、同工酶及其亚型分析技术

由于同工酶(亚型、同工型)一级结构的不同,导致其在理化性质、催化活性、生物学等方面具有明显差异,这些差异为同工酶的分析和鉴定提供了理论基础(表6-6)。同工酶的测定方法可以分为直接法和间接法两大类。直接法是指利用同工酶之间酶催化动力学性质或免疫原性的不同,不需对同工酶各组分预先分离,直接测定其中某一种同工酶的方法。多采用化学抑制、免疫抑制、热变性等原理。

间接法是依据同工酶之间理化性质(带电性、分子大小、糖链等)的不同先用电泳技术、凝胶层析技术、亲和层析技术将各种同工酶组分分开,再利用酶催化性质对同工酶进行定量的方法。两者区别是:直接法只能测定同工酶的某一组分,由于操作方便,适合于自动生化分析仪。而间接法操作复杂,需要特殊装置,不适合自动生化分析仪,但能同时分析同工酶的各个组分。下面简单介绍同工酶分析的常用原理。

表6-6 常用同工酶及其亚型的分析方法

| 方法 | 同工酶(或亚型)的性质差异 | 同工酶、亚型 |
|---|---|---|
| 电泳法 | | |
| 区带电泳、等电聚焦 | 电荷不同 | 所有同工酶、亚型 |
| 色谱法 | | |
| 离子交换色谱 | 电荷不同 | CK,LD |
| 免疫分析法 | | |
| 免疫抑制法 | 特异性抗体反应性不同 | CK、LD、ACP |
| 免疫化学测定法 | 特异性抗体反应性不同 | CK、LD、ACP、ALP、AMY |
| RIA、EIA、FIA、CLIA | | |
| 动力学分析法 | | |
| 底物特异性分析法 | 底物 Km、亲和力不同 | ACP、CK、LD(α-羟丁酸) |
| 抑制剂分析法 | 对小分子量的抑制剂的特异性抑制不同 | LD(草酸)、ACP(L-酒石酸)、ALP(L-苯丙氨酸)、ChE(氟和可卡因) |
| pH 分析法 | 最适 pH 不同 | LD、AST |
| 热失活分析法 | 热稳定性不同 | LD、ALP |
| 蛋白酶水解法 | 对蛋白水解酶敏感度不同 | LD、AST |

1.电泳法 在研究同工酶的所有方法中,电泳法的使用最为广泛。目前所采用的电泳

方法大致可分为显微电泳、自由界面电泳和区带电泳三大类。临床上以区带电泳最为常用,测定步骤主要分为区带分离、活性显色和检测结果等三个步骤。

(1)区带分离:用电泳法进行区带分离的原理与其他蛋白电泳相似。可用的支持物较多,但目前实验室多用醋酸纤维素薄膜(简称醋纤膜)、琼脂糖凝胶、聚丙烯酰胺凝胶作为电泳支持介质。国内外的一些自动化电泳分析系统则多采用分辨率更高的琼脂糖凝胶作为支持介质,采用高压或常压电泳进行各种同工酶及其亚型的分离与鉴定。

(2)活性显色:经电泳分离后的同工酶区带需用酶反应染色法进行显色。不能直接显色者可加入工具酶经偶联反应显色。如果产物(或经偶联反应后)能显荧光者亦可用荧光法检测。电泳法同工酶的显色与一般蛋白质不同,需依赖其催化活性,因此,不能经过固定步骤,呈色产物要求非水溶性。常用的显色系统如下。

1)重氮试剂染料:人工合成的萘酚或萘胺衍生物在酶促反应后产生的萘酚或萘胺与偶氮染料如固蓝 B 等生成难溶于水的有色重氮化合物。如 ALP、γ-GT 同工酶的测定。

2)电子传递染料:脱氢酶反应产生 NAD(P)H,其中 $H^+$ 经 PMS 传递 $H^+$,使四氮唑盐生成不溶性有色的甲䐶化合物。如 LD 同工酶的测定。

3)脱氢酶偶联的指示反应:如 AST、CK 等。

(3)检测结果:显色后的区带一般用光密度计或荧光计扫描定量分析。图 6-5 为琼脂糖凝胶电泳分离的血清 LD 同工酶谱。

各图谱中从左至右分别为LD1~LD5

正常　　　　　　慢性肝炎　　　　　急性心肌梗死　　　　溶血性贫血

**图 6-5　正常和病理状况时血清 LD 同工酶的琼脂糖凝胶电泳分离图谱**

(4)注意事项:用电泳法进行同工酶分析时,如显示的区带数与同工酶数不一致时,要特别注意巨分子酶(巨酶)的存在,以免造成对酶测定结果错误的判断和临床误诊。

电泳法的优点是分离效果良好,一般不会破坏酶的天然状态,选择合适的电泳条件可以获得同工酶谱的全貌,但其显色系统不可能是所有同工酶的最适条件,而且定量也比较困难,只是一种半定量的方法。电泳法的缺点在于酶与体内的白蛋白、免疫球蛋白等形成"矫作物"、酶的聚合形式等都使结果判定复杂化。此外,电泳法操作烦琐、重复性较差。近年来临床实验室使用自动化电泳系统,有配套的商品试剂盒,有效改善了操作烦琐、重复性较差等缺点。

2.色谱法　色谱法又称层析法、色层法或层离法,是一种以物理化学原理为主的分离分析方法。常用于分离同工酶的色谱法是柱色谱,但方法费时烦琐,通常不适合临床同工酶常规检测。目前国外已有供临床同工酶分析用的商品化微型色谱柱。

3.免疫分析法　从根本上说,同工酶的差异与酶蛋白结构有关,这些结构差异又可引起酶蛋白抗原性的变化。针对同工酶不同的蛋白一级结构制备特异的抗体,此抗体只能与该同工酶产生特异性免疫反应。目前利用免疫学原理来测定同工酶的方法有了很大发展,并用之于临床。可应用于同工酶检测的免疫分析法包括:免疫抑制法、免疫沉淀法、免疫电泳法、放射免疫法和酶联免疫吸附法等,其中应用较多的是免疫抑制法、免疫沉淀法和免疫电泳法等。

(1)免疫抑制法:利用聚体同工酶的一种亚基与相应的抗体结合后,该亚基的酶活性受到抑制,测定加与不加抗体前后样品中酶活性的变化,可以计算出该亚型同工酶的活性。临床曾常规采用此法测定血清中 CK-MB 同工酶。足量的抗 CK-MM 的血清可将 CK-MM 完全抑制,CK-MB 因有 50% 为 M 型亚基,也被抑制 50%,而 CK-BB(血清中无 CK-BB 或仅有痕量时)则不受影响。

本法无须分离抗原抗体复合物,测定快速,操作简单,适合于急诊及大批样品的自动化测定。但该方法准确性欠佳,如样品中含有较多的 CK-BB 时,本法不能适用。巨型 CK-MM 也不能被抑制。

(2)免疫沉淀法:利用分离提纯的同工酶作抗原制备相应的抗体;将该抗体与含该型同工酶的待测样品混合,在一定条件下可形成抗原抗体免疫复合物沉淀,离心后便可测定上清液中其他型别的酶活性。将加入抗体前测得的总活性减去上清液酶活性,即可求出被沉淀的同工酶的活性。与免疫抑制法不同的是,该法抗原抗体免疫复合物沉淀形成的过程一般很缓慢,37℃常需 1 小时,低温时则需过夜甚至数日才能完全沉淀。这类方法多用于检测前列腺 ACP(PAP)和胎盘 ALP。

(3)其他免疫学方法测定酶蛋白:酶是蛋白类抗原,但由于含量极微,常使用免疫电泳、RIA、EIA 和 CLIA 等灵敏度较高的方法。这类方法的最大特点是与酶活性无关,已用于检测 CK-MB、LD$_1$、PAP、骨-ALP、P-AMY 等。

4.动力学分析法  测定动力学参数是同工酶研究的重要内容,有些动力学分析方法因其简便易行而应用于临床同工酶的检测,如底物特异性分析法、抑制剂分析法、热失活分析法等。虽然同工酶的动力学分析法简单,但困难的是不易找到只作用于同型同工酶的抑制剂、激活剂或其他条件。

(1)底物特异性分析法:不同的同工酶对底物的 Km 及亲和力有差别。如人的 LD1 对 α-羟丁酸的亲和力较大,Km 值为 0.84mmol/L,而 LDs 对它的亲和力较小,Km 值为 10mmol/L。

(2)抑制剂分析法:同一抑制剂对不同同工酶有不同的抑制作用。

(3)热失活分析法:利用不同同工酶的耐热性差异进行分析与鉴定。如 ALP 同工酶对热反应差异较大,胎盘 ALP 能耐 70℃ 高温,而骨 ALP 在 55℃ 条件下,10 分钟后活性丧失过半。

5.蛋白酶水解法  利用蛋白酶特异地水解某型同工酶肽链上的特殊键,使其立体构象或全部发生变化而失活,从丧失的活性可推测该型同工酶的活性。根据不同同工酶对蛋白水解酶的敏感度不同,选择合适的蛋白酶浓度和反应时间,可将某些同工酶水解而失去活性,而有些同工酶不受影响。如 LD 同工酶、AST 同工酶等。此法快速、简便、准确、易于自动化分析。

# 第七章 糖代谢紊乱

## 第一节 糖代谢紊乱

糖代谢紊乱的表现形式有多种,如高血糖症、低血糖症及先天性异常等。空腹血糖浓度超过7.0mmol/L时称为高血糖症,高血糖症有生理性和病理性之分,病理性高血糖症主要表现为空腹血糖受损、糖耐量减低或糖尿病。其中,空腹血糖受损和糖耐量减低是正常糖代谢与糖尿病之间的中间状态,是发展为糖尿病及心血管病变的危险因子和标志。

血糖浓度低于空腹血糖参考水平下限时称为低血糖症。目前对于低血糖症的划分没有统一的界定值,多数人建议空腹血糖参考下限为2.78mmol/L(50mg/dL),也有学者建议为3.33mmol/L(60mg/dL)。

除此以外,由于糖代谢相关的酶类发生先天性异常或缺陷,导致某些单糖或糖原在体内贮积,并从尿中排出。这类糖代谢的先天性异常多为常染色体隐性遗传,患者症状轻重不等,可伴有血浆葡萄糖水平降低。

### 一、糖代谢紊乱的病因与发病机制

糖代谢紊乱的表现形式多样,其中最多见、最主要的是糖尿病,本处简要讨论糖尿病的病因与发病机制。先天性糖代谢紊乱症的发病机制在第三节简述。

糖尿病的发病机制有两种:①机体对胰岛素的作用产生抵抗,最后引起胰腺功能受损;②胰腺β细胞的自身免疫性损伤。多种因素共同作用、共同参与,引起胰岛素分泌的绝对和(或)相对不足,导致糖尿病的发生,这些因素如下。

1.遗传易感性

(1)1型糖尿病:是一种多基因遗传性疾病,已确认的相关易感基因约有十多个,目前认为与6号染色体上的人类白细胞抗原(human leukocyte antigen,HLA)有很强的关联性,绝大多数1型糖尿病患者可表达HLA-DR3和HLA-DR4相容性抗原,而HLA-DQB1能显著降低发病的风险。另外,9号染色体上至少11个位点与本病相关。不同民族、不同地区报道的与1型糖尿病易感性相关联的HLA单体型不尽相同。这些易感基因可能作用于同一或相关的生物学途径。同时,1型糖尿病又存在着遗传异质性,遗传背景不同的亚型在病因和临床表现上也不尽相同。

(2)2型糖尿病:具有明显的遗传倾向和家族聚集性。研究表明,本病与一些特异性遗传标志物有关,如印第安人、瑙鲁人的2型糖尿病与HLA型相关,墨西哥裔美国人2型糖尿病与Rh血型相关,但由于98%以上的2型糖尿病具有极大的异质性,并且其遗传因素和环境因素差别极大,虽然对本病的候选基因进行了大量的研究,但其遗传基因仍不明确。

2.环境因素　遗传易感性必须与特殊的环境因素相互作用才能发挥作用。环境因素在糖尿病的发病中也起着重要作用,包括病毒感染、化学毒性物质和饮食因素等。

(1)1型糖尿病:风疹病毒、腮腺炎病毒、柯萨奇病毒、脑心肌炎病毒和巨细胞病毒、肝炎病毒等都与 1 型糖尿病有关。病毒感染导致胰岛 β 细胞损伤的机制包括：①直接损伤,可表现为 β 细胞大量、迅速地被破坏,导致患者死亡,也可表现为慢性过程,病毒长期停留在 β 细胞中,使 β 细胞发生细微变化,最终导致细胞数量减少;②启动了胰岛 β 细胞的自身免疫反应,进一步损伤胰岛 β 细胞;③诱导胰岛 β 细胞表达多种抗原及细胞因子,激活 B 淋巴细胞或 T 淋巴细胞。胰岛 β 细胞的损伤最终导致 1 型糖尿病的发生。

动物实验证实,链佐星、四氧嘧啶、锌螯合物及灭鼠剂 N-3-吡啶甲基 N′-P-硝基苯脲可造成胰岛 β 细胞自身(或非自身)免疫性破坏,但在人类,这类物质诱发糖尿病的重要性可能不是十分明显。流行病学研究发现,儿童食用亚硝基盐(亚硝基化合物)会导致 1 型糖尿病发病率增高。

不同的 1 型糖尿病患者的发病机制中,遗传因素和环境因素所起作用的重要性差异很大。

(2)2 型糖尿病:环境因素是 2 型糖尿病的另一类致病因子,可促使和(或)加速疾病的显现,主要包括年龄、营养因素、肥胖、缺乏体力活动、宫内发育不良、不良生活习惯(如吸烟和饮酒)和精神压力等。

1)年龄:随年龄的增加,周围组织对胰岛素的灵敏度减弱,胰岛 β 细胞的功能缺陷亦加重,故 40 岁以上 2 型糖尿病的发病率显著上升。

2)食物热量和结构:会影响血浆脂肪酸水平,其水平升高会加重胰岛素抵抗和 β 细胞功能损害。

3)肥胖:常是 2 型糖尿病的伴随和前导因素。目前认为,肥胖患者是否发生 2 型糖尿病取决于胰岛素抵抗的程度和 β 细胞的功能。多采用身体质量指数(BMI)、腰/臀围比值(WHR)、内脏脂肪容积、腹内脂肪层多少等指标预测发病的危险性。

4)伴有其他危险因子(如高血压、高 BMI、糖尿病家族史)的人,其体力活动不足会促进 2 型糖尿病的发展。

目前认为,胰岛素抵抗(insulin resistance,IR)是 2 型糖尿病和肥胖等多种疾病发生的主要诱因之一,也是 2 型糖尿病病理生理的基本组成部分,其特征性表现是降低胰岛素刺激肌肉和脂肪组织对葡萄糖进行摄取的能力,同时也抑制肝脏合成糖原的能力。发生机制为:体内一定数量的生物化学组成成分(如 α-2-HS-糖蛋白、PC-1、RAD、TNF-α 等)能降低胰岛素在靶细胞上刺激胰岛素受体的生化功能,细胞内糖原、脂肪、蛋白质合成降低,导致葡萄糖转运子(GLUT)向细胞表面的转运不足。简单而言,胰岛素抵抗是指单位浓度的胰岛素细胞效应减弱,即机体对正常浓度胰岛素的生物反应性降低的现象。在胰岛素抵抗状态下,为维持血糖稳定,迫使胰岛 β 细胞分泌更多的胰岛素进行代偿,导致高胰岛素血症,引发一系列代谢紊乱。胰岛素抵抗是 2 型糖尿病早期的缺陷,约 90% 的患者存在胰岛素抵抗,患者对胰岛素生物反应性降低了大约 40%。

3.自身免疫因素　1 型糖尿病是一种自身免疫性疾病,涉及体液免疫与细胞免疫的异常。60%~80% 新确诊的 1 型糖尿病患者体内会发现多种自身抗体(后文中有详述)。

## 二、糖尿病

糖尿病(diabetes mellitus,DM)是一组复杂的代谢紊乱疾病,主要是由于葡萄糖的利用减少导致血糖水平升高所致。在 20 世纪 80 年代我国的发病率为 6.74‰~9.29‰,到 90 年代中期已增加到 30‰~50‰,并呈逐年上升趋势。糖尿病的患病率随年龄而增长,45 岁后明显上升,60 岁达高峰。在糖尿病中,绝大部分为 2 型糖尿病,占 90%～95%,1 型糖尿病为 5%～10%,其他型糖尿病仅占较小比例。

1.糖尿病的定义　糖尿病是一组由于胰岛素分泌不足和(或)胰岛素作用低下而引起的代谢性疾病,其特征是高血糖症。

长期的高血糖症将导致多种器官的损害、功能紊乱和衰竭,尤其是眼、肾、神经、心血管系统。糖尿病的典型症状为多食、多饮、多尿和体重减轻,有时伴随有视力下降,并容易继发感染,青少年患者可出现生长发育迟缓现象。糖尿病可并发危及生命的糖尿病酮症酸中毒昏迷和非酮症高渗性昏迷。

2.糖尿病的分型　根据病因,糖尿病可分为 4 大类型,即 1 型糖尿病、2 型糖尿病、其他特殊类型糖尿病和妊娠期糖尿病(gestational diabetes mellitus,GDM)(表 7-1)。

表 7-1　糖尿病的分型及其病因

| 类型 | 病因 |
|---|---|
| 1 型糖尿病<br>免疫介导性糖尿病<br>特发性糖尿病 | 胰岛 β 细胞破坏,导致胰岛素绝对不足 |
| 2 型糖尿病 | 病因不明确,包括胰岛素抵抗伴胰岛素相对不足、胰岛素分泌不足伴胰岛素抵抗等 |
| 其他特殊类型糖尿病 | |
| β 细胞功能缺陷性糖尿病 | ①成人型糖尿病:12 号染色体 HNF-1α(MODY3)基因突变、7 号染色体葡萄糖激酶(MODY2)基因突变、20 号染色体 HNF-4α(MODY1)基因突变等;②线粒体糖尿病:由线粒体基因突变引起 |
| 胰岛素作用遗传性缺陷糖尿病 | 矮妖精貌综合征、脂肪萎缩性糖尿病、Rabson-Mendenhall 综合征、假性肢端肥大等 |
| 胰腺外分泌性疾病所致糖尿病 | 胰腺炎、外伤及胰腺切除、肿瘤、囊性纤维化病、血色病、纤维钙化性胰腺病变等 |
| 内分泌疾病所致糖尿病 | 肢端肥大症、库欣综合征、胰高血糖素瘤、嗜铬细胞瘤、甲状腺功能亢进、生长抑素瘤、醛固酮瘤等 |
| 药物和化学品所致糖尿病 | 吡甲硝苯脲、喷他脒、烟酸、糖皮质激素、甲状腺素、二氮嗪、β 受体激动剂、噻嗪类利尿药、苯妥英钠、α-干扰素等 |
| 感染所致糖尿病 | 风疹病毒、巨细胞病毒、柯萨奇病毒感染等 |
| 少见的免疫介导性糖尿病 | 抗胰岛素受体抗体、Stiffman 综合征等 |
| 其他可能伴有糖尿病的遗传综合征 | 唐氏综合征、Turner 综合征、Klinefelter 综合征、Wolfram 综合征、Friedreich 共济失调症、亨廷顿舞蹈病、Laurence-Biedel 综合征、强直性肌营养不良、Prader-Willi 综合征、卟啉病等 |
| 妊娠期糖尿病 | |

空腹血糖受损(impaired fasting glucose,IFG)和糖耐量减低(impaired glucose tolerance,IGT)作为正常糖代谢与糖尿病之间的中间状态,是发展为糖尿病及心血管病变的危险因子和标志。它们作为糖尿病的前期阶段,统称为糖调节受损(impaired glucose regulation,IGR),可单独或合并存在。

3.糖尿病几种类型的主要特点

(1)1型糖尿病:指因胰岛β细胞破坏导致胰岛素绝对缺乏所引起的糖尿病,按病因与发病机制分为免疫介导性糖尿病和特发性糖尿病。

1)免疫介导性糖尿病:主要是由于胰岛β细胞的自身免疫性损害,导致胰岛素分泌绝对不足引起,大多数损害是由T细胞介导的,多数患者体内存在自身抗体,在高血糖症出现的数年前,患者血清中存在的自身抗体就可检出。

特点:①任何年龄均可发病,典型病例常见于青少年;②起病较急;③血浆胰岛素及C-肽含量低,糖耐量曲线呈低平状态;④β细胞的自身免疫性损伤是重要的发病机制,多数患者可检出自身抗体;⑤治疗依赖胰岛素为主;⑥易发生酮症酸中毒;⑦遗传因素在发病中起重要作用,与HLA某些基因型有很强的关联。

2)特发性糖尿病:显著特点是具有1型糖尿病的表现,如易发生酮症酸中毒、依赖胰岛素生存等,但没有明显的自身免疫反应的证据,也没有HLA基因型的相关特点,这一类患者极少,主要见于非裔及亚裔人群。

(2)2型糖尿病:是一组以空腹及餐后高血糖为主要特征的代谢异常综合征,主要表现为胰岛素抵抗(IR)和胰岛β细胞功能减退。胰岛素抵抗干扰了胰岛β细胞的分泌,导致胰岛β细胞的功能减退,不能产生足量的胰岛素,表现为早期胰岛素相对不足和后期胰岛素绝对不足。

特点:①典型病例常见于40岁以上肥胖的中老年成人,偶见于幼儿;②起病较慢;③血浆中胰岛素含量绝对值并不降低,但在糖刺激后呈延迟释放;④胰岛细胞胞质抗体(ICA)等自身抗体呈阴性;⑤初发患者单用口服降糖药一般可以控制血糖;⑥发生酮症酸中毒的比例不如1型糖尿病;⑦有遗传倾向,但与HLA基因型无关。

(3)特殊类型糖尿病:往往继发于其他疾病,病因众多,但患者较少,本处仅介绍几种。

1)β细胞功能缺陷性糖尿病:包括成人型糖尿病和线粒体糖尿病。①成人型糖尿病:高血糖症出现较早,常在25岁之前发病,称为青年人成年发病型糖尿病(maturity-onset diabetes of the young,MODY),表现为胰岛素分泌的轻度受损和胰岛素作用缺陷。为常染色体显性遗传,目前已发现多个基因位点突变,已明确第一型(MODY3)主要是12号染色体上肝细胞核转录因子(HNF-1α)基因发生点突变,第二型(MODY2)主要是7号染色体葡萄糖激酶基因发生变异,第三型(MODY1)变异发生在20号染色体的转录因子HNF-4α上。其他几型虽然具有相同的临床表现,但尚不清楚特定的缺陷基因;②线粒体糖尿病:美国糖尿病协会(ADA)将线粒体糖尿病列为特殊类型糖尿病。本病属于母系遗传,也可散发,人群中发病率为0.5%~1.5%,发病年龄多在30~40岁。临床上可表现为从正常糖耐量到胰岛素依赖型糖尿病的各种类型,最常见的是非胰岛素依赖型糖尿病,常伴有轻度至中度的神经性耳聋,患者无肥胖,无酮症倾向。目前已发现20余种线粒体的基因突变与发病有关,如线粒体tRNA3243A→G突变、ND1基因3316G→A突变等,这些基因的突变导致胰岛β细胞能量产生不足,引起胰岛素分泌障碍而致糖尿病的发生。

2)胰岛素作用遗传性缺陷糖尿病:主要因胰岛素受体变异所致,较少见,一些患者可伴有黑棘皮病,女性患者可有男性化表现和卵巢囊肿。若为儿童患者,胰岛素受体基因的变异可致严重的胰岛素抵抗,称为矮妖精貌综合征。

3)胰腺外分泌性疾病所致糖尿病:包括胰腺的炎症、肿瘤、感染、纤维钙化性病变、损伤和胰切除、囊性纤维化病、血色病等,均可引起继发性糖尿病。

4)内分泌疾病所致糖尿病:当拮抗胰岛素作用的激素(如生长激素、皮质醇、胰高血糖素和肾上腺素)在体内过量产生时可引发糖尿病,如肢端肥大症、库欣综合征、胰高血糖素瘤、嗜铬细胞瘤、甲状腺功能亢进症、生长抑素瘤、醛固酮瘤等。去除导致激素过度分泌的因素后,血糖可恢复正常。

(4)妊娠期糖尿病(GDM):指在妊娠期间发现的糖尿病,包括任何程度的糖耐量减低或糖尿病发作,不排除妊娠前存在糖耐量异常而未被确认者,无论是否使用胰岛素或饮食治疗,也无论分娩后这一情况是否持续,但已知糖尿病伴妊娠者不属此型。在分娩6周后,按复查的血糖水平和糖尿病的诊断标准重新确定为:①糖尿病;②空腹血糖受损(IFG);③糖耐量减低(IGT);④正常血糖。妊娠期糖尿病的发生与很多因素有关,多数妊娠期糖尿病妇女在分娩后血糖将恢复正常水平。

4.糖尿病的主要代谢紊乱　正常情况下,人体细胞内能量代谢主要由血糖供给,多余的血糖可转化为糖原、脂肪和蛋白质储存起来。患糖尿病后,由于胰岛素的绝对和(或)相对不足,机体组织不能有效摄取和利用血糖,不仅造成血糖浓度增高,而且组织细胞内三大营养物质的消耗增加,以满足机体的供能需要。

(1)糖尿病时体内的主要代谢紊乱

1)在糖代谢上:肝、肌肉和脂肪组织对葡萄糖的利用减少,糖原合成减少,而肝糖原分解和糖异生增多,导致血糖升高。

2)在脂肪代谢上:脂肪组织摄取葡萄糖及从血浆清除三酰甘油(TG)减少,脂肪合成减少;脂蛋白脂肪酶(LPL)活性增加,脂肪分解加速,血浆游离脂肪酸和三酰甘油浓度升高;当胰岛素极度不足时,脂肪组织大量动员分解产生大量酮体,当超过机体对酮体的氧化利用能力时,酮体堆积形成酮症,进一步发展为酮症酸中毒。

3)在蛋白质代谢上:蛋白质合成减弱,分解代谢加速,可导致机体出现负氮平衡、体重减轻、生长发育迟缓等现象。

(2)糖尿病并发症时体内的主要代谢紊乱:长期的高血糖可导致多种并发症的发生,尤其是病程长、病情控制较差的糖尿病患者。按并发症的起病快慢,可分为急性并发症和慢性并发症两大类。急性并发症除常见的感染外,还有糖尿病酮症酸中毒昏迷、糖尿病非酮症高渗性昏迷、糖尿病乳酸性酸中毒昏迷等;慢性病变主要是微血管病变(如肾脏病变、眼底病变、神经病变)、大血管病变(如动脉粥样硬化),以及心、脑、肾等的病变和高血压等。

1)糖尿病酮症酸中毒昏迷:是糖尿病的严重急性并发症。常见于1型糖尿病患者伴应激时。诱发因素为感染、手术、外伤和各种拮抗胰岛素的激素分泌增加。当机体代谢紊乱发展到脂肪分解加速、酮体生成增多、血浆中酮体积累超过2.0mmol/L时称为酮血症。酮体进一步积聚,发生代谢性酸中毒时称为酮症酸中毒,表现为严重失水、代谢性酸中毒、电解质紊乱和广泛的功能紊乱。除尿酮呈强阳性外,血酮体常>5mmol/L、$HCO_3^-$降低、血pH<7.35,病情严重时可致昏迷,称为糖尿病酮症酸中毒昏迷。

糖尿病酮症酸中毒发病的机制主要是由于胰岛素的绝对或相对不足,拮抗胰岛素的激素(如胰高血糖素、皮质醇、儿茶酚胺及生长激素)分泌增多,肝糖原分解加速,糖异生加强,导致血糖增加,但机体不能很好地利用血糖,各组织细胞反而处于血糖饥饿状态,于是脂肪分解加速,血浆中游离脂肪酸增加,导致酮体生成增加而利用减慢,血酮体累积引起酮症。

2)糖尿病非酮症高渗性昏迷:多见于 60 岁以上 2 型糖尿病病情较轻者及少数 1 型糖尿病患者。常见的发病诱因有:口服噻嗪类利尿药、糖皮质激素、苯妥英钠,腹膜透析或血液透析,甲状腺功能亢进,颅内压增高使用脱水剂治疗、降温疗法,急性胰腺炎,严重呕吐、腹泻、烧伤、尿崩症、高浓度葡萄糖治疗等,以及各种原因引起的失水、脱水等。

发病机制复杂,未完全阐明。血浆渗透压升高程度远比糖尿病酮症酸中毒明显,加上本症患者有一定量的内源性胰岛素,故在血糖极高的情况下,一般不易发生酮症酸中毒。而且脂肪分解和胰岛素拮抗激素增高不及酮症酸中毒突出。

3)糖尿病乳酸性酸中毒昏迷:乳酸是糖代谢的中间产物,由丙酮酸还原而成,正常人乳酸/丙酮酸比值为 10∶1,处于平衡状态。患糖尿病后,由于胰岛素的绝对和相对不足,机体组织不能有效利用血糖,丙酮酸大量还原为乳酸,使体内乳酸堆积增多。

4)糖尿病慢性并发症:长期的高血糖会使蛋白质发生非酶促糖基化反应,糖基化蛋白质分子与未被糖基化的分子互相结合交联,使分子不断加大,进一步形成大分子的糖化产物。这种反应多发生在那些半衰期较长的蛋白质分子上,如胶原蛋白、晶状体蛋白、髓鞘蛋白和弹性硬蛋白等,引起血管基膜增厚、晶状体混浊变性和神经病变等病理变化。由此引起的大血管、微血管和神经病变,是导致眼、肾、神经、心脏和血管等多器官损害的基础。

5.糖尿病的诊断

(1)糖尿病的诊断标准:目前糖尿病和妊娠期糖尿病的诊断主要取决于生物化学检验结果,其诊断标准见表 7-2 和表 7-3。另外,空腹血糖受损和糖耐量减低作为糖尿病进程中的两种病理状态,也有相应的诊断标准(表 7-4)。

**表 7-2　糖尿病的诊断标准**

1.HbA1c≥6.5% *

2.空腹血浆葡萄糖浓度(FPG)≥7.0mmol/L(126mg/dL)

3.口服葡萄糖耐量试验(OGTT)中 2 小时血浆葡萄糖浓度(2h-PG)≥11.1mmol/L(200mg/dL)

4.糖尿病的典型症状(如多尿、多饮和无原因体重减轻等),同时随机血糖浓度 ≥11.1mmol/L(200mg/dL)

注:*2010 年美国糖尿病学会正式批准 HbA1c 作为糖尿病的诊断指标之一;在无明确高血糖病史时,应通过重复监测证实标准 1~3

**表 7-3　妊娠期糖尿病的诊断标准**

筛选:

1.对所有孕 24~28 周的具中高危妊娠期糖尿病倾向的妊娠期妇女进行筛查

2.空腹条件下,口服 50g 葡萄糖

3.测定 1 小时血浆葡萄糖浓度

4.若血糖≥7.8mmol/L(140mg/dL)，则需进行葡萄糖耐量试验

诊断：

1.早晨空腹测定

2.测定空腹血浆葡萄糖浓度

3.口服 100g 或 75g 葡萄糖

4.测定 3 小时或 2 小时内的血浆葡萄糖浓度

5.至少有 2 项检测结果与下述结果相符或超过，即可诊断：

| 时间 | 100g 葡萄糖负荷试验 * 血浆葡萄糖浓度 | 75g 葡萄糖负荷试验 * 血浆葡萄糖浓度 |
|---|---|---|
| 空腹 | 5.3mmol/L(95mg/dL) | 5.3mmol/L(95mg/dL) |
| 1 小时 | 10.0mmol/L(180mg/dL) | 10.0mmol/L(180mg/dL) |
| 2 小时 | 8.6mmol/L(155mg/dL) | 8.6mmol/L(155mg/dL) |
| 3 小时 | 7.8mmol/L(140mg/dL) | |

6.如果结果正常，而临床疑似妊娠期糖尿病，则需在妊娠第 3 个 3 月期重复上述测定

注：* 100g 和 75g 葡萄糖负荷试验均可，目前尚无统一标准，多数采用 100g 葡萄糖进行负荷试验

**表 7-4　空腹血糖受损和糖耐量减低的诊断标准**

空腹血糖受损(IFG)

空腹血浆葡萄糖浓度在 6.1 * ~7.0mmol/L(110 * ~126mg/dL)时，即可诊断

糖耐量减低(IGT)

1.空腹血浆葡萄糖浓度<7.0mmol/L(126mg/dL)

2.口服葡萄糖耐量试验(OGTT)，2 小时血浆葡萄糖(2h-PG)在 7.8~11.1mmol/L(140~200mg/dL)。

检测结果同时满足以上两项时，即可诊断

注：* 2003 年美国糖尿病协会(ADA)推荐降低空腹血糖受损诊断标准的下限为 5.6mmol/L (100mg/dL)

（2）空腹血糖(fasting plasma glucose，FPG)：是指至少 8 小时内不摄入含热量食物后测定的血浆葡萄糖。如空腹血糖浓度不止一次高于 7.0mmol/L(126mg/dL)，可诊断为糖尿病。空腹血糖为糖尿病最常用的检测项目。但应注意在 2 型糖尿病中，高血糖是相对较晚才产生的，因此仅用空腹血糖这个诊断标准将延误诊断，并对糖尿病的流行估计过低。在临床已诊断的 2 型糖尿病患者中，有 30%已有糖尿病并发症(如视网膜病变、蛋白尿和神经肌肉疾病)，说明 2 型糖尿病可能至少在临床诊断前 10 年就发生了。因此推荐对有关人群进行糖尿病的筛查(表 7-5)。

**表 7-5　建议进行空腹血糖或口服葡萄糖耐量试验筛查的人群**

1.所有年满 45 周岁的人群,每 3 年进行一次筛查

2.对于较年轻的人群,如有以下情况,应进行筛查:

　(1)肥胖个体,体重≥120%标准体重或者 BMI ＊ ≥27kg/m²

　(2)存在与糖尿病发病高度相关的因素

　(3)糖尿病发病的高危种族(如非裔、亚裔、土著美国人、西班牙裔和太平洋岛屿居民)

　(4)已确诊妊娠期糖尿病或者生育过>9kg 体重的婴儿

　(5)高血压患者

　(6)高密度脂蛋白胆固醇≤0.90mmol/L(35mg/dL)或三酰甘油≥2.82mmol/L(250mg/dL)

　(7)曾经有糖耐量受损或者空腹血糖减低的个体

注: ＊ BMI 为身体质量指数(body mass index),BMI＝体重(kg)/身高(m)的平方

(3)口服葡萄糖耐量试验:由 WHO 推荐的口服葡萄糖耐量试验(oral glucose tolerance test,OGTT),是在口服一定量葡萄糖后 2 小时内进行系列血浆葡萄糖浓度测定,以评价不同个体对血糖的调节能力的一种标准方法,并且对确定健康和疾病个体也有价值(图 7-1)。

图 7-1　OGTT 曲线

虽然 OGTT 比空腹血糖更灵敏,但是有很多因素影响 OGTT 而导致重复性很差。除非第一次 OGTT 结果明显异常,否则就应该在不同的时间进行 2 次 OGTT 测定以判断是否异常。

OGTT 结合 FPG 可协助诊断糖尿病相关状态:①FPG 正常(<6.1mmol/L),并且 2h-PG<7.8mmol/L,为正常糖耐量;②FPG 介于 6.1~7.0mmol/L,2h-PG<7.8mmol/L,为空腹血糖受损(IFG);③FPG<7.0mmol/L 和 2h-PG 介于 7.8~11.1mol/L,为糖耐量减低(IGT);④FPG≥7.0mmol/L,2h-PG≥11.1mmol/L,为糖尿病性糖耐量。

注: ＊ ,2003 年美国糖尿病协会推荐诊断空腹血糖受损的下限为 5.6mmol/L(100mg/dL)。

OGTT 在糖尿病的诊断上并非必需,因此不推荐临床常规应用。大多数糖尿病患者会出现空腹血糖水平增加,空腹血糖<5.6mmol/L 或随机血糖<7.8mmol/L 足可排除糖尿病的诊断,所以临床上首先推荐空腹血糖测定。

OGTT 主要用于下列情况：①诊断妊娠期糖尿病；②诊断糖耐量减低；③有无法解释的肾病、神经系统病变或视网膜病变，其随机血糖<7.8mmol/L，可用 OGTT 评价。在此时如有异常 OGTT 结果，不代表有肯定的因果关系，还应该排除其他疾病；④人群筛查，以获取流行病学数据。

6.静脉葡萄糖耐量试验(intravenous glucose tolerance test,IGTT)　适应证与 OGTT 相同。对某些不宜进行 OGTT 的患者,如不能承受大剂量口服葡萄糖,或为胃切除后及其他可致口服葡萄糖吸收不良的患者,为排除影响葡萄糖吸收的因素,应按 WHO 的方法进行 IGTT。

# 第二节　糖代谢的先天性异常

由于糖代谢相关酶类发生先天性异常或缺陷,导致某些单糖或糖原在体内贮积,并从尿中排出。此类疾病多为常染色体隐性遗传。患者症状轻重不等,可伴有血浆葡萄糖水平降低。

## 一、半乳糖代谢异常

半乳糖来源于饮食中的乳制品,其结构与葡萄糖相似,但羟基在 C-4 上。半乳糖可由多种酶催化转变为葡萄糖。半乳糖代谢异常是指任意一种参与半乳糖代谢的酶缺陷所导致的半乳糖血症。

1.半乳糖-1-磷酸尿苷酰转移酶缺乏　由于乳类中的糖 50% 为半乳糖,半乳糖-1-磷酸尿苷酰转移酶缺乏使半乳糖不能转化为葡萄糖,所以患儿用奶喂养数天后,会出现呕吐和腹泻,随后有生长停滞、肝脏疾病、白内障和精神迟钝等半乳糖血症表现。早期发现和治疗(去除饮食中的半乳糖)可以防止不可逆的病变发生。测定血中的半乳糖和 1-磷酸半乳糖水平可提示该疾病,直接测定红细胞中该酶活性可确诊。

2.尿苷二磷酸半乳糖-4-异构酶缺乏　尿苷二磷酸半乳糖-4-异构酶缺乏非常少见,其临床症状与半乳糖-1-磷酸尿苷酰转移酶缺乏相似。

3.半乳糖激酶缺乏　症状较轻,主要表现为晶状体内半乳糖沉积而导致白内障。若检测到红细胞内半乳糖-1-磷酸尿苷酰转移酶活性正常而无半乳糖激酶活性,即可诊断。

## 二、果糖代谢异常

果糖是食物中糖的一部分,在进食水果、蜂蜜和果汁后,尿中可出现果糖。果糖代谢异常为常染色体隐性遗传,由于果糖代谢相关的酶缺乏而导致果糖尿症。

1.原发性果糖尿症　原发性果糖尿症是由于果糖激酶先天缺乏所致,本型比较罕见而且无害。

2.遗传性果糖不耐受　遗传性果糖不耐受为罕见的常染色体隐性遗传性疾病,由 1-磷酸果糖醛缩酶缺乏引起。果糖饮食抑制了糖原分解和糖异生,导致患者出现低血糖和肝衰竭。本病的早期诊断很重要,应及早避免摄入蔗糖和果糖。

3.遗传性 1,6-二磷酸果糖酶缺乏　遗传性 1,6-二磷酸果糖酶缺乏为常染色体隐性遗传性疾病,由于存在严重的糖异生障碍,患者可出现呼吸暂停、换气过度和低血糖、酮血症、乳酸血症。经肝活检标本确定该酶缺失即可诊断。

### 三、糖原贮积症

糖原生成和分解的酶系统的先天性缺陷可导致一系列的糖原贮积症,已发现至少 10 种罕见的遗传性组织糖原贮积异常病。肝脏和骨骼肌是糖代谢的主要部位,也是糖原贮积症的主要受累器官。肝脏型( I 型、Ⅲ型、Ⅳ型和Ⅵ型)以肝大(肝糖原贮积增多所致)和低血糖(肝糖原不能转化为葡萄糖)为特征。相比之下肌肉型( Ⅱ 型、Ⅲa 型、Ⅴ 型和Ⅶ型)症状较轻,常发生于青年时期,由于不能提供肌肉收缩的能量而使运动受限(表7-6)。

表 7-6　糖原贮积症的分型、病因与主要临床表现

| 分型 | 酶的缺陷 | 受累器官 | 主要临床表现 |
| --- | --- | --- | --- |
| I 型 ( von - Gierke 病) | 葡萄糖-6-磷酸酶 | 肝、肾 | 病情最重,最常见;肝大,发育受阻,空腹低血糖,血乳酸浓度增加,高尿酸血症,高三酰甘油血症 |
| Ⅱ 型 ( Pompe 病) | $\alpha-1,4$ 葡萄糖苷酶 | 肌肉、心 | 肌肉衰弱和心脏肿大 |
| Ⅲ型(Cori 病) | 淀粉-1,6-葡萄糖苷酶 | 肌肉、肝 | 肝大,肌无力;临床生化特征与 I 型相似,但不明显 |
| Ⅳ 型 ( Andersen 病) | 分枝酶 | 肝、脾 | 肝硬化腹腔积液,生长迟缓 |
| Ⅴ 型 ( McArdle 病) | 肌肉磷酸化酶 | 肌肉 | 运动后肌肉抽搐,血浆肌酸激酶活性、氨浓度、肌球蛋白浓度增加 |
| Ⅵ型(Hers 病) | 肝磷酸化酶、磷酸化激酶 | 肝 | 少见;不能承受剧烈运动,对葡萄糖无反应性,可发生溶血;高胆红素血症,色素沉着,网织红细胞增多 |
| Ⅶ型 | 肌肉磷酸果糖激酶 | 肌肉 | 类似Ⅴ型,运动后肌肉酸痛、痉挛伴肌球蛋白尿,网织红细胞增多 |

## 第三节　糖代谢紊乱相关疾病检测指标及其评价

糖代谢紊乱相关疾病检测指标是实验室诊断的重要技术措施,评价血糖水平和临床症状相结合能对糖尿病进行诊断。临床实验室检测血糖和血糖调节物,以及并发症相关的其他代谢产物、糖化蛋白等,有利于糖尿病及其并发症的早期诊断、鉴别诊断、指导治疗和评估预后。

### 一、糖尿病

1.体液葡萄糖的测定　多种体液、多种分析方法都可用于葡萄糖水平的测定,但诊断糖尿病应使用血浆或血清标本,同时随着检验技术的进步,目前采用酶法为推荐使用的方法。葡萄糖计和各种微创、无创(如尿糖测定)的方法检测葡萄糖浓度,主要用于患者对血糖自我监控( self-monitoring of blood glucose,SMBG),以控制饮食和调整用药。

(1)标本的收集和储存:多种体液都可作为葡萄糖测定的标本,不同标本的处理方法也有差异。

1)血浆标本:临床实验室推荐以血浆葡萄糖浓度为诊断糖尿病的指标。室温下,血细胞中存在的糖酵解会以每小时 5%~7%(0.4mmol/L)的速度使血中葡萄糖减少,当有白细胞增多或细菌污染时,葡萄糖的损失会增加,因此标本采集后,必须分离血浆尽快测定。若不能及时测定,应对标本加以适当处理:标本中加入碘乙酸钠或氟化钠可抑制糖酵解作用,使血葡萄糖在室温下稳定 3 天。氟化钠通过抑制烯醇化酶而防止糖酵解。氟化物也是一种弱的抗凝剂,但在几小时后可有血液凝集出现。因此建议使用氟化物—草酸盐混合物,如每毫升血液加 2mg 草酸钾和 2mg 氟化钠以阻止后期凝血现象。高浓度氟离子会抑制脲酶和某些酶活性,因而标本不宜用脲酶法测定尿素,也不适合于某些酶的直接测定。草酸钾会使细胞水分外渗、血浆稀释,这种标本不能用于测定其他物质。

2)其他标本:床旁检查用的是便携式血糖计,采用毛细血管全血标本测定,由于受到血细胞比容及其他非糖还原物质的影响,空腹全血葡萄糖浓度比血浆葡萄糖浓度低 12%~15%。在有葡萄糖负荷时,毛细血管的葡萄糖浓度却比静脉血高 2~4mmol/L,因此使用不同的标本应采用不同的参考值。

脑脊液中可能含细菌或其他细胞,因此应立即进行测定。如果测定不得不推迟,标本离心后应冷藏于 4℃。

收集 24 小时尿标本前,容器中应加 5mL 冰醋酸。另外,也可以加入 5g 苯甲酸钾,或加入双氯苯双胍乙烷+0.1%叠氮钠+0.01%氯化苯甲乙氧胺。在室温下 24 小时后,尿葡萄糖会丢失 40%,故标本应 4℃储存。

(2)葡萄糖的测定方法及评价:目前多采用酶法测定血浆葡萄糖,主要用的是己糖激酶和葡萄糖氧化酶,也可用葡萄糖脱氢酶;尿液葡萄糖测定多采用定量或半定量的方法,本书不再详述。

1)己糖激酶(HK)法:准确性和精密度高,特异度高于葡萄糖氧化酶法,适用于自动化分析,为葡萄糖测定的参考方法。轻度溶血、脂血、黄疸、氟化钠、肝素、依地酸(EDTA)和草酸盐等不干扰本法测定。

2)葡萄糖氧化酶—过氧化物酶(GOD-POD)法:葡萄糖氧化酶(GOD)高特异度催化 β-D-葡萄糖。葡萄糖 α 和 β 构型各占 36%和 64%。要使葡萄糖完全反应,必须使 α-葡萄糖变旋为 β-构型。某些商品试剂中含有变旋酶,可加速变旋过程,也可延长孵育时间,通过自发性变旋来转化。过氧化物酶(POD)的特异性远低于 GOD。尿酸、维生素 C、胆红素、血红蛋白、四环素和谷胱甘肽等可抑制呈色反应(通过与 $H_2O_2$ 竞争色素原受体),用离子交换树脂过滤可以除去大部分干扰物质。本法线性范围可达 19mmol/L,回收率为 94%~105%,批内变异系数(CV)为 0.7%~2.0%,批间 CV 为 2%左右,日间 CV 为 2%~3%。准确性和精密度都能达到临床要求,操作简便,适用于常规检验。本法也适于测定脑脊液葡萄糖浓度。尿中含较高浓度可干扰过氧化反应的物质(如尿酸),使测定值出现负偏差,因而本法不能直接用于尿标本测定,可使用离子交换树脂除去尿中干扰物再测定。

(3)采用氧电极直接测定葡萄糖氧化酶法:以第一步反应消耗的氧来进行定量,摒弃特异性不高的第二步反应。结合过氧化氢酶的使用,能有效防止 $H_2O_2$ 转变为 $O_2$ 而影响测定结果。该法可用于血浆、血清、脑脊液及尿标本的测定,但由于血细胞会消耗氧气,故不能用于全血标本。

(4)葡萄糖脱氢酶(GD)法:高度特异,不受各种抗凝剂和血浆中其他物质的干扰,商品试剂中含有变旋酶,以加速 β-D-葡萄糖的变旋过程。制成固相酶,可用于连续流动分析,也可用于离心沉着物的分析。

2.糖化蛋白的检测　血液中的己糖(主要是葡萄糖)可以将糖基连接到蛋白质的氨基酸基团上,生成糖化蛋白。这个反应是一个缓慢的、不可逆的、非酶促反应,与血糖的浓度和高血糖存在的时间相关,持续高血糖,可增高血液和组织蛋白的糖化比率。血红蛋白、白蛋白(白蛋白)、晶状体蛋白、胶原蛋白和基膜蛋白等多种蛋白都可发生糖基化反应。蛋白质与葡萄糖结合后可发生变性,引起机体多种器官的功能障碍,这是引起糖尿病慢性并发症的一个原因。因此,糖化蛋白是十分重要的检查项目,可为较长时间段的血糖浓度提供回顾性评估,而不受短期血糖浓度波动的影响。糖化蛋白浓度主要用于评估血糖控制效果,并不用于糖尿病的诊断。

(1)糖化血红蛋白的测定:成人血红蛋白(Hb)通常由 HbA(97%)、HbA2(2.5%)和 HbF(0.5%)组成。HbA 由 4 条肽链组成,包括 2 条 α 链和 2 条 β 链。对 HbA 进行色谱分析发现了几种次要血红蛋白,即 HbA1c、HbA1b 和 HbA1c,统称为 HbA1,或快速血红蛋白(因它在电泳时迁移比 HbA 快得多)或糖化血红蛋白(glycated hemoglobin,GHb),它们的糖基化位点是 β 链 N 末端的缬氨酸残基。糖基化也可以发生在 β 链的其他位点,如赖氨酸残基或 α 链上,所生成的糖化血红蛋白称为 HbA0,不能根据电荷不同的方法将其与普通血红蛋白分离。

GHb 的形成是不可逆的,其浓度与红细胞寿命(平均 120 天)和该时期内血糖的平均浓度有关,不受每天葡萄糖波动的影响,也不受运动或食物的影响,所以 GHb 反映的是过去 6~8 周的平均血糖浓度,这可为评估血糖的控制情况提供可靠的实验室指标。血浆葡萄糖转变为 GHb 与时间有关。血糖浓度急剧变化后,在起初 2 个月 HbA1c 的变化速度很快,在 3 个月之后则进入一个动态的稳定状态。HbA1c 的半衰期为 35 天。

由于 GHb 的形成与红细胞的寿命有关,在有溶血性疾病或其他原因引起红细胞寿命缩短时,GHb 明显减少。同样,如果近期有大量失血,新生红细胞大量产生,会使 GHb 结果偏低,然而仍可用于监测上述患者,但其测定值必须与自身以前测定值进行比较而不是与参考值比较。高浓度 GHb 也可见于缺铁性贫血患者,这可能与较多的衰老红细胞有关。HbF、HbS 和 HbC 等异常血红蛋白则因血红蛋白病和测定方法的不同,可引起 GHb 的假性升高或降低。

HbA1c 是由葡萄糖与 HbA 的 B 链氨基末端缬氨酸残基缩合而成,先形成一种不稳定希夫碱(前 HbA1c),希夫碱解离或经 Amadori 分子重排而形成 HbA1c。HbA1c 由 HbA1a1 和 HbA1a2 组成,两者分别是由血红蛋白 β 链与 1,6-二磷酸果糖和 6-磷酸葡萄糖缩合而成。HbA1b 是由丙酮酸与 β 链氨基末端缬氨酸结合而成。HbA1 的主要成分是 HbA1c,约占 80%。

2010 年美国糖尿病学会(ADA)在最新修订的《糖尿病治疗指南》中首次将 HbA1c 作为新的糖尿病诊断指标,诊断标准定为 6.5%(但这个标准还未被广泛接受)。

GHb 的测定方法有多种:①根据电荷差异,可采用离子交换层析、高效液相色谱分析(HPLC)、常规电泳和等电聚焦电泳等方法;②根据结构差异,可采用亲和层析和免疫测定法;③化学分析技术:可采用比色法、分光光度法。不管什么方法,结果都表示为糖化血红蛋白占总血红蛋白的百分比。化学分析技术已经很少使用。如果操作正确,大多数方法都有很好的精密度,但不同方法在测定组分上存在差异。为简便实用,临床上常以 HbA,代表总的糖化血红蛋白水平。

GHb 测定标本采用静脉血,用 EDTA、草酸盐和氟化物抗凝,患者无须空腹。

全血标本可于 4℃储存 1 周以上。高于 4℃,HbA1a 和 HbA1b 会随时间和温度上升,而 HbA1c 仅轻微变化,-70℃则可保存 18 周以上,一般不推荐-20℃保存。肝素抗凝标本需在 2 天内完成测定,且不适用于某些方法,故不推荐使用。

GHb 参考范围(表 7-7)的个体差异很小,且不受急性疾病的影响,年龄的影响目前尚无定论。对于控制不良的糖尿病患者,测定值可达参考范围上限的 2 倍或更多,但很少再超过 15%,若超过,应考虑是否存在 HbF 的干扰。

表 7-7　糖化血红蛋白参考范围

| 糖化血红蛋白种类 | 平均值(%) | 参考范围(%) |
| --- | --- | --- |
| HbA1(a+b+c) | 6.5 | 5.0~8.0 |
| 仅 HbA1c | 4.5 | 3.6~6.0 |
| 总糖化血红蛋白(A1+A0) | 5.5 | 4.5~7.0 |

根据 2010 年 ADA 修订的《糖尿病治疗指南》,HbA1c 水平在 5%左右表示未患糖尿病,HbA1c 水平 5.7%~6.4%预示进展至糖尿病前期阶段,HbA1c≥6.5%则表明已患糖尿病。但对于患有糖尿病的孕妇或有贫血等血红蛋白异常的患者,不主张做糖化血红蛋白检查,因为异常的血红蛋白可干扰糖化血红蛋白的测定。为达到理想的糖尿病控制,ADA 推荐大多糖尿病患者的目标为 HbA1c 水平≤7%,希望这一目标可以有效预防糖尿病相关严重并发症,如肾病、神经病变、视网膜病变和牙龈病变。

糖尿病的治疗目标是将 HbA1c 降至非糖尿病水平(<7%,一些组织建议降为<6.5%)。对经治疗后血糖控制稳定的糖尿病患者,应将糖化血红蛋白作为常规检测指标,至少每 6 个月 1 次。在某些临床状态下(如糖尿病妊娠、未接受治疗或调整治疗时),应增加检测的次数(每 3 个月 1 次),以及时提供有价值的信息。

(2)果糖胺与糖化白蛋白:除了血红蛋白,葡萄糖也可通过非酶促糖基化反应与其他蛋白(如白蛋白、膜蛋白、晶状体)结合形成酮胺。

果糖胺是血浆蛋白酮胺的普通命名。与 GHb 类似,果糖胺测定可反映 2~3 周血糖的平均浓度。虽然果糖胺测定可自动化,有很高的精密度,并且比测定糖化血红蛋白更便宜,但是对于其临床应用仍存在争议。

由于测定果糖胺监测的是短期血糖的改变,因此果糖胺应与 GHb 结合应用而不是替代。当患者有血红蛋白异变体(如 HbS 或 HbC)存在时,会使红细胞寿命下降,此时测定糖化血红蛋白的意义不大,测定果糖胺则有价值。

果糖胺的测定方法有多种,如分光光度法、亲和层析法、HPLC 法及单克隆抗体法等,但均不适于常规检测而难以推广。目前应用最广的方法是利用碱性条件下果糖胺的 Amadori 重排产物具有还原性而设计的,该法快速、经济,已用于自动化仪器分析,线性可达 1000μmol/L,CV 为 5.4%左右。红细胞寿命和血红蛋白变异体不影响果糖胺测定结果,但它受血浆总蛋白浓度的影响,血清白蛋白<30g/L 或尿中蛋白质浓度>1g/L 时,果糖胺的结果不可靠。中度溶血、胆红素和维生素 C 会干扰测定。

由于所有糖化血白蛋白都是果糖胺,而白蛋白是血白蛋白质中含量最多的组分,虽然测定果糖胺主要是测定糖化白蛋白,但果糖胺反映的是血清中总的糖化白蛋白,在白蛋白浓度和半衰期发生明显改变时,会对糖化白蛋白产生很大影响,故对于肾病综合征(nephrotic syndrome,NS)、肝硬化、异常蛋白血症或急性时相反应之后的患者,果糖胺结果不可靠。此外,果糖胺还容易受到血液中胆红素、乳糜和低分子物质等的影响,而检测糖化白蛋白可以减少血清白蛋白水平的影响,相对于果糖胺而言更准确。目前可采用 ELISA 法、HPLC 法、酮胺氧化酶(KAOD)法等多种方法测定糖化白蛋白,临床多用 KAOD 法,可结合血清白蛋白含量计算出糖化白蛋白占血清白蛋白的比例,本法可用于自动化生化分析仪,精密度高、准确性好,胆红素对其干扰较小。

由于白蛋白的产生比血红蛋白快(白蛋白半衰期约为 20 天),所以糖化白蛋白的浓度反映的是近 2~3 周的血糖情况,在反映血糖控制效果上比糖化血红蛋白更敏感、更及时。非糖尿病患者群果糖胺的参考范围为 205~285μmol/L,其中糖化白蛋白为 191~265μmol/L。

(3)晚期糖基化终末产物:非酶促作用使葡萄糖与长寿命的蛋白质(如胶原)相连,产生稳定的 Amadori 早期糖化产物。产物经一系列分子重排、脱氢和断裂反应后,生成不可逆的晚期糖基化终末产物(advanced glycation end products,AGE)。当高血糖得到纠正时,AGE 也不会转变为正常物质,而是持续地积累,因此糖尿病患者 AGE 水平高于健康人群。高血糖产生有害效应的分子机制还不清楚,但有证据显示组织蛋白糖基化起了重要作用:AGE 通过对蛋白质和细胞外基质功能的影响,促进糖尿病的微血管病变和大血管并发症的发生。使用 AGE 抑制剂氨基胍,可防止实验动物糖尿病的几种并发症,并在临床试验中得到初步应用。

AGE 的测定方法有多种,早期采用的是相对荧光法,该法受非 AGE 蛋白的干扰;放射受体法是利用巨噬细胞样肿瘤细胞株表面的 AGE 受体进行循环血液和组织蛋白中的 AGE 定量;竞争性 ELISA 法使用 AGE 多克隆抗体,用于测量 Hb-AGE,并且发现 HbA1c 和 Hb-AGE 间存在线性关系。健康人 Hb-AGE 占循环中血红蛋白的 0.4%,而糖尿病患者 Hb-AGE 水平明显增高。血糖改变后,Hb-AGE 水平也改变,但其变化速率比 HbA1c 低 23%。因此,Hb-AGE 提供了一种比糖化血红蛋白更长期的糖尿病控制指标。

3.血糖调节物的检测 血糖的稳定有赖于各种调节激素的正常作用,因此胰岛素及其抗体、胰岛素原、C-肽和胰高血糖素的检测对糖尿病及其并发症的诊断有意义,但需注意的是,糖尿病的诊断标准中并不包括激素的检测。

(1)胰岛素与胰岛素抗体的检测:胰岛素是降低血糖的主要激素,而胰岛素抗体通过与胰岛素结合而拮抗其降血糖效应。

1)胰岛素检测:目前胰岛素测定还没有高度精确、准确和可靠的方法。放射免疫分析(radioimmunoassay,RIA)、酶联免疫吸附测定(enzyme-linked immunosorbent assay,ELISA)、化学发光(chemiluminescence,CL)等都被采用。测定胰岛素的生物学活性更有生理学意义,但费时费力,难以推广。用外源性胰岛素治疗的患者会产生抗胰岛素抗体,可与免疫法使用的抗体竞争。内源性抗体和它结合的胰岛素可被聚乙二醇(PEG)沉淀,再测定游离胰岛素。用盐酸洗脱抗体结合的胰岛素,PEG 沉淀抗体,可测定总胰岛素。

胰岛素的参考范围因方法而异,非肥胖健康者空腹胰岛素浓度为 2~25μU/mL(12~150pmol/L)。在葡萄糖耐量试验时胰岛素浓度可达 200μU/mL。

胰岛素测定最主要的临床用途是：①对空腹低血糖患者进行评估；②确认需进行胰岛素治疗的糖尿病患者，并将他们与靠饮食控制的糖尿病患者分开。如在口服葡萄糖75g后血浆胰岛素水平超过60μU/mL时不可能发生微血管并发症，这时能够靠饮食控制；但如果胰岛素峰值<40μU/mL，则需要胰岛素治疗而且很可能发生微血管病变；③预测2型糖尿病的发展并评估患者的状况，预测糖尿病易感性；④通过测定血胰岛素浓度和胰岛素抗体来评估胰岛素抵抗机制。

葡萄糖刺激胰岛素分泌的动态试验有利于糖尿病类型的鉴别(图7-2)。

图7-2　葡萄糖刺激胰岛素分泌的动态试验

随着胰岛β细胞功能进行性损害，它对葡萄糖刺激反应的第一时相将丧失，而其他的刺激物(如氨基酸或胰高血糖素)仍能刺激其释放，所以大多数2型糖尿病仍保留第二时相的反应。1型糖尿病患者则基本没有任何反应。

2)胰岛素抗体检测：几乎所有使用异源性胰岛素治疗的糖尿病患者都产生胰岛素抗体，一般情况下这些抗体的滴度较低，不会产生抵抗作用。在少数情况下(多是2型糖尿病患者)抗体的滴度较高，可导致胰岛素抵抗。改善动物来源胰岛素的纯度和使用重组人胰岛素可减少抗体的产生，但并不能完全消除。未接受异源性胰岛素治疗的患者很少产生这种抗体。检测胰岛素抗体可帮助指导胰岛素治疗。另外，已有人提出存在抗胰岛素受体的抗体，通过与胰岛素受体的结合影响血糖的水平。

胰岛素抗体检测方法均为免疫学方法，如RIA法、免疫亲和层析法等。

(2)胰岛素原的检测：作为胰岛素的前体和主要储存形式，胰岛素原的检测仍较困难，其原因是：①血浆中胰岛素原浓度低，难获得纯品，故抗体制备困难；②不易获得胰岛素原参考品；③多数抗血清与胰岛素和C-肽有交叉反应(两者浓度都较高)，同时胰岛素原转化中间体也会干扰检测结果。目前已开始生产基因重组的胰岛素原，并由此制备单克隆抗体，将提供可靠的胰岛素原标准品和检测方法。

正常人空腹胰岛素原参考范围是1.11~6.9pmol/L(也有报道为2.1~12.6pmol/L)，各实验室需建立自己的参考值。

胰岛素原浓度增加见于：①胰腺β细胞肿瘤，大多数β细胞瘤患者都有胰岛素、C-肽和胰岛素原浓度的增加。因肿瘤使胰岛素原不能转变为胰岛素，部分患者只有胰岛素原升高。尽管胰岛素原生物学活性很低，高浓度胰岛素原仍可能导致低血糖；②罕见的家族性高胰岛素原血症,其原因是胰岛素原转化为胰岛素的能力减弱;③存在可能与抗体起交叉反应的胰岛素原样物质;④在 2 型糖尿病患者,胰岛素原比例和胰岛素原转化中间体都会增加,并且与心血管危险因子关联;⑤妊娠期糖尿病(GDM)有明显高浓度水平的胰岛素原及其裂解产物−32、33 位氨基酸断裂的胰岛素原。最近报道,胰岛素原在胰岛素样物质中所占的比率增加可作为妊娠期糖尿病筛查的预测指标,比年龄、肥胖和高血糖更好。在慢性肾衰竭、肝硬化和甲状腺功能亢进的患者也可见胰岛素原浓度增加。

(3)C−肽的检测:测定 C−肽比测定胰岛素有更多优点:①由于肝脏的代谢可以忽略,所以与外周血胰岛素浓度相比,C−肽浓度可更好地反映 β 细胞的功能;②C−肽不受外源性胰岛素干扰且不与胰岛素抗体反应。

C−肽的测定均采用免疫法,但不同测定方法间的变异很大。其原因包括不同抗体存在特异性差异,与胰岛素原交叉反应的可变性和作为标准品的 C−肽类型不同。因此各实验室有必要建立自己的参考值范围。

健康人空腹血清 C−肽的参考范围为 0.25~0.6nmol/L(0.78~1.89ng/mL),葡萄糖或胰高血糖素刺激后可达 0.9~1.87nmol/L(2.73~5.64ng/mL)。尿 C−肽的参考范围为(25±8.8)μmol/L[(74±26)μg/L]。

C−肽测定的主要用途:①主要用于评估空腹低血糖:某些 β 细胞瘤患者,尤其是存在间歇性胰岛素分泌过多时,胰岛素检测可正常,但 C−肽浓度都升高。当注射胰岛素导致低血糖发生时,胰岛素水平会很高而 C−肽降低,这是因为药用胰岛素中没有 C−肽存在,且外源性胰岛素会抑制 β 细胞的分泌功能;②评估胰岛素的分泌:基础或刺激性(通过胰高血糖素或葡萄糖)尿和空腹血清 C−肽水平可用以评价患者的胰岛素分泌能力和分泌速度,并以此来鉴别糖尿病类型。例如糖尿病患者在用胰高血糖素刺激后 C−肽>1.8ng/mL,可能是 2 型糖尿病,若<0.5ng/mL 可能是 1 型糖尿病。但 C−肽测定对糖尿病患者的常规监测作用不大;③监测胰腺手术效果:在全胰腺切除术后检测不到血清 C−肽,而在胰腺或胰岛细胞移植成功后其浓度应该增加。当需要连续评估 β 细胞功能或不能频繁采血时,可测定尿 C−肽。24 小时尿 C−肽(非肾衰竭者,因肾衰竭可使 C−肽浓度上升)与空腹血清 C−肽浓度相关性很好,并与葡萄糖负载后连续取血标本的 C−肽浓度相关性也很好。C−肽主要通过肾脏排泄,肾病时,血中 C−肽浓度会升高,同时尿 C−肽浓度的个体差异大,限制了其作为评价胰岛素分泌能力的价值。

(4)胰高血糖素的检测:胰腺 α 细胞瘤或胰高血糖素瘤患者血中胰高血糖素水平显著升高,并多伴有体重减轻、高血糖症等。胰高血糖素浓度降低常与慢性胰腺炎和长期使用磺酰脲类药物治疗有关。

胰高血糖素的检测多采用免疫法,即用标记的胰高血糖素与患者样本中胰高血糖素竞争性结合胰高血糖素多克隆抗体,用聚乙二醇(PEG)沉淀结合的胰高血糖素或使用第二抗体将结合型和游离型胰高血糖素分开,测定结合型胰高血糖素的标记信号而定量。

空腹血浆胰高血糖素的参考范围是 20~52pmol/L(70~180ng/L)。若超过参考值上限500 倍,可能是自主性分泌的 α 细胞瘤。

4.胰岛素抵抗的检测　目前认为,胰岛素抵抗是糖尿病等多种代谢紊乱症的病因之一,因此其检测也是当前生命科学领域的研究热点。葡萄糖胰岛素钳夹技术(glucose insulin clamp technique,CLAMP)是公认的评价胰岛素抵抗的“金标准”,即输注胰岛素,使之达到一种特殊的循环浓度,此时利用外源葡萄糖来补充和维持正常血糖浓度(4.48mmol/L)。在血浆胰岛素浓度接近 100μU/mL 时,若维持正常血糖所需的外源葡萄糖少于 150mg/(m² · min),即为胰岛素抵抗。CLAMP 技术避免了内源性胰岛素缺乏和低血糖对胰岛素灵敏度的影响,适用于正常糖耐量、糖尿量减低及糖尿病等各种人群的检测。但本技术需要特殊仪器设备,昂贵费时,方法复杂,限制了它的临床应用。

微小模型技术(minimal modeltechnique,MMT)比 CLAMP 简便,在静脉葡萄糖耐量试验(IGTT)的同时测定血中胰岛素的反应,根据血糖和胰岛素的动态改变计算出胰岛素的灵敏度。本法需要有足够的内源性胰岛素刺激反应才能正确评价胰岛素的灵敏度,因此在胰岛素分泌减弱的情况下,结果不准确。本法经改良后与 CLAMP 法结果相关性良好,但由于取血次数太多,难以被普遍接受。

国内常用的方法是在进行口服葡萄糖耐量试验(OGTT)的同时测定胰岛素,根据胰岛素反应水平或胰岛素曲线下面积判断胰岛素抵抗和胰岛素敏感指数(insulin sensitivity index,ISI),但该方法用于糖耐量减低和糖尿病患者时存在局限性。除此以外,还有胰岛素抑制试验、胰岛素耐量试验、胰高血糖素试验、持续输注葡萄糖模型分析法等多种评价胰岛素抵抗的方法。

也有一些简单的方法来计算胰岛素抵抗指数(insulin resistance index,IRI),如采用一定胰岛素浓度(logMI)下的葡萄糖代谢清除率(metabolic clearance rate,MCR)来计算的胰岛素敏感指数(ISI=MCRgMI),是一种简便、粗略评估胰岛素抵抗的方法;采用稳态模型以空腹血糖(FPG)和空腹胰岛素(FINS)为基础建立的胰岛素抵抗评价公式 $ISI=FINS/22.5e^{-lnFPG}$,即 ISI=(FPG×FINS)/22.5,其结果与 CLAMP 结果相关性良好。目前有 20 多种指数,这些指数是利用血胰岛素测定、血胰岛素与葡萄糖关系(包括葡萄糖、胰岛素比值或乘积)推定胰岛素灵敏度,而无论单纯的胰岛素浓度,还是胰岛素与葡萄糖的关系,都受到胰岛素灵敏度及胰岛素是否缺乏的双重影响,因此这些指数只适用于大样本群体的胰岛素抵抗流行病学调查。

5.糖尿病的其他相关疾病检测指标及其评价

(1)乳酸和丙酮酸的检测:乳酸是糖代谢的中间产物,主要来源于骨骼肌、脑、皮肤、肾髓质和红细胞。血液中乳酸浓度和这些组织产生乳酸的速率及肝脏对乳酸的代谢速度有关,约65%的乳酸由肝脏利用。乳酸循环是指葡萄糖在外周组织转化为乳酸,而乳酸在肝脏中又转化为葡萄糖。肝外乳酸通过骨骼肌和肾皮质的氧化作用清除。乳酸产物增加会促进肝对乳酸的清除,但当乳酸浓度超过 2mmol/L 时,肝脏对其的摄取就会达到饱和。剧烈运动时,乳酸浓度可在短时间内明显增加。乳酸性酸中毒没有可接受的浓度标准,但一般认为乳酸浓度超过 5mmol/L 及 pH<7.25 时提示有明显的乳酸性酸中毒。

乳酸性酸中毒在下列两类临床情况下发生:①A 型(缺氧型):常见,与组织氧合作用降低有关,如休克、低血容量和左心室衰竭;②B 型:与某些疾病(如糖尿病、肿瘤、肝病)、药物或毒物(如乙醇、甲醇、水杨酸)或先天代谢紊乱(如甲基丙二酸血症、丙酮酸血症和脂肪酸氧化缺陷)有关。机制还不清楚,但推测是线粒体功能缺陷,使氧的利用削弱。乳酸性酸中毒比较常见,住院患者发生率约为 1%。病死率超过 60%,而如果同时存在低血压,则病死率接近 100%。

乳酸性酸中毒另一个不常见且难以诊断的病因是 D-乳酸性酸中毒。D-乳酸不由人代谢产生,而是由肠道吸收后在体内积累。D-乳酸可以导致全身性酸中毒,常见于空回肠分流术后,表现为乳酸性脑病(意识模糊、共济失调、嗜睡),并有血浆 D-乳酸浓度升高。实际上所有测定乳酸的方法都使用 L-乳酸脱氢酶,而不能测定 D-乳酸。D-乳酸可用气液色谱法或用 D-乳酸脱氢酶测定。

脑脊液(CSF)中乳酸浓度通常与血中乳酸相同。但是当 CSF 发生生物化学改变时,其乳酸浓度的变化与血中浓度无关。CSF 中乳酸浓度上升可见于脑血管意外、颅内出血、细菌性脑膜炎、癫痫和其他一些中枢神经系统疾病。在病毒性脑膜炎,CSF 乳酸浓度常不增加。因此,CSF 乳酸浓度可用于鉴别病毒性和细菌性脑膜炎。

测量丙酮酸浓度可用于评价有先天代谢紊乱而使血清乳酸浓度增加的患者。与乳酸/丙酮酸比例增加有关的先天代谢紊乱包括丙酮酸羧化酶缺陷和氧化磷酸化酶缺陷。乳酸/丙酮酸比率升高可作为敏感的指标,用于发现齐多夫定治疗所致的线粒体性肌肉毒性。乳酸/丙酮酸比率<25 提示糖异生缺陷,而比率增加(≥35)时则提示细胞内缺氧。

丙酮酸很不稳定,在采血后 2 分钟内就可出现明显的下降,应利用高氯酸等制备无蛋白滤液测定丙酮酸。在偏磷酸滤液中,丙酮酸室温下可稳定 6 天,4℃可稳定 8 天。丙酮酸标准物也需新鲜制备。

(2)酮体检测:酮体由乙酰乙酸、β-羟丁酸和丙酮组成,主要来源于游离脂肪酸在肝脏的氧化代谢产物。正常情况下,长链脂肪酸被肝脏摄取,重新酯化为三酰甘油储存在肝脏内,或转变为极低密度脂蛋白再进入血浆。在未控制的糖尿病中,由于胰岛素缺乏,导致重新酯化作用减弱而脂解作用增强,使血浆中游离脂肪酸增加;同时胰高血糖素/胰岛素比率增加,使得脂肪酸在肝脏中的氧化作用增强,肝脏酮体生成增加而在外周组织中的代谢减少,导致血液中乙酰乙酸堆积。其中小部分乙酰乙酸可自发性脱羧生成丙酮,而大部分则转变为 β-羟丁酸。

酮体的 3 种成分相对比例与细胞的氧化还原状态有关。在健康人,β-羟丁酸与乙酰乙酸以等摩尔的浓度存在,两者基本构成血清中所有酮体,丙酮是次要成分。在严重糖尿病,β-羟丁酸/丙酮的比率可增至 6∶1,这是因为此时机体有大量还原型烟酰胺腺嘌呤二核苷酸(NADH)存在,促进了 β-羟丁酸的生成。目前大多数试验仅检测乙酰乙酸,这将导致实验检测结果与病情不相符的情况,即当患者最初有酮症酸中毒时,测定酮体可能仅有弱阳性;当治疗后,β-羟丁酸转变为乙酰乙酸时,临床却表现为酮症加重。

酮体形成过多会导致其在血中浓度增加(酮血症)和在尿中排泄增加(酮尿)。这个过程可发生于糖的来源减少(饥饿或频繁呕吐)或糖的利用下降(如糖尿病、糖原贮积症等)。对于糖尿病酮症酸中毒,血中酮体的半定量比检测尿中酮体更为准确。虽然尿酮体排泄并不总是与血中酮体浓度成比例,但由于尿酮体检测的方便性,已广泛用于 1 型糖尿病的病情监测。

(3)尿白蛋白排泄率(urinary albumin excretion,UAE)试验:糖尿病患者有很高的肾脏损害风险。大约 1/3 的 1 型糖尿病患者最终发展为慢性肾衰竭。2 型糖尿病发展为糖尿病肾病的概率不及 1 型糖尿病,但由于其患者众多,占整个糖尿病肾病患者的 60%。

糖尿病肾病的早期检测依赖于尿白蛋白排泄率(urinary albumin excretion,UAE)试验。UAE 增加提示白蛋白经肾小球滤过增加,是微血管病变的标志。一旦糖尿病肾病发生,肾功能会迅速恶化。此时进行治疗可延缓疾病进程,但不能停止和逆转肾的损害。

对 1 型和 2 型糖尿病患者,UAE 持续>20μg/min 说明发展为明显肾脏疾病的危险将增加 20 倍;持续性尿蛋白定性阳性(相当于尿白蛋白排泄率≥200μg/min),提示已有明显的糖尿病肾病。UAE 增加对预测 1 型糖尿病患者发生糖尿病肾病、终末期肾病和增生性眼病都有价值;在 2 型糖尿病患者,UAE 增加可预测渐进性肾脏疾病、动脉粥样硬化和心血管病病死率。2 型糖尿病被诊断时,常有 UAE 增加,提示糖尿病已经存在一段时间。

(4)糖尿病的分子诊断:糖尿病是在多基因遗传基础上,由于各种因素作用,引起胰岛素分泌不足和(或)胰岛素作用低下而引起的代谢性疾病,因此,其遗传表型的分子诊断在糖尿病诊断中也具有一定意义。

1 型糖尿病的遗传易感性与人 HLA 复合体的某些等位基因密切相关。目前已知绝大多数 1 型糖尿病患者可表达 HLA-DR3 和 HLA-DR4 相容性抗原,其表达的频率显著高于正常人群,而 HLA-DQB1 能显著降低发病的风险。

2 型糖尿病具有明显的遗传倾向,其与遗传因素的联系较 1 型糖尿病更紧密。2 型糖尿病中发生突变的基因包括胰岛素基因、胰岛素受体基因、葡萄糖激酶基因等。另外,糖原合成酶基因 416 位点 Val 等位基因的多态性也与本型有关,可采用聚合酶链反应-单链构象多态性法(PCR-SSCP)等多种分子生物学技术检测基因的突变,辅助诊断糖尿病。

20 余种线粒体基因的突变与本病相关,其中突变率最高的是线粒体 tRNAlew(uuR)基因(线粒体转运核糖核酸亮氨酸基因)3243A→G 突变,其余如线粒体 NADH 脱氢酶亚单位 1 基因(ND1)3316G→A 突变、ND4 基因 12026A→G 突变等相对少见。可采用聚合酶链反应-限制性片段长度多态性(PCR-RFLP)、PCR-SSCP、DNA 印迹等方法检测。

(5)新指标:目前有关糖尿病及其并发症的新的检测项目很多,但基本上处于实验室研究阶段,用以探讨发病机制或作为早期筛查项目。

1)脂联素:是一个新的脂肪细胞因子家族成员,其正常血浆浓度为 5~30mg/L。脂联素水平降低与 2 型糖尿病有关,并且低脂联素水平与胰岛素抵抗密切相关。

2)抵抗素:是由脂肪细胞特异分泌的一种肽类激素,目前它与糖尿病的关系存在争议。有学者认为 2 型糖尿病患者空腹血清抵抗素水平明显升高,与 BMI 呈正相关,还与空腹血糖水平和胰岛素抵抗的程度密切相关。但也有学者的研究结果显示它与肥胖和胰岛素抵抗无显著相关性。

3)瘦素:是由肥胖基因编码的一种蛋白质,主要分布于脂肪组织,通过瘦素受体发挥调节代谢、调节胰岛素分泌及免疫调节的作用。瘦素水平升高可显著降低胰岛素的分泌,而瘦素缺乏能导致胰岛素抵抗。目前,瘦素的测定仅仅有助于瘦素缺乏的以幼年性肥胖为特征的疑似病例。

另外,内脏素[前 B 细胞克隆增强因子(PBEF)]、可溶性瘦素受体、胰淀粉样肽、内源性生长激素促分泌素受体(GHS-Rs)配体及血脂等都与糖尿病相关,检测它们的水平可以在相应方面了解糖尿病及其并发症的情况。

## 二、继发性糖代谢紊乱症

对于 1 型糖尿病的诊断而言,除了上述易感基因及自身抗体的检测外,自身免疫性 1 型糖尿病可伴有器官特异性自身免疫性疾病,如格雷夫斯病、桥本甲状腺炎、艾迪生病和恶性贫血等。因此,临床发现体内存在这些疾病或其相关抗体,可以作为自身免疫性 1 型糖尿病的佐证。

　　胰腺外分泌疾病达到一定的严重程度,可影响胰腺的内分泌,造成胰腺 β 细胞分泌功能减退或丧失,导致糖尿病的发生。患者有明确的胰腺疾病史,胰腺形态异常,有特征性病理学改变,如水肿、出血、硬化、囊肿及纤维化等。

　　内分泌疾病(如嗜铬细胞瘤、甲状腺功能亢进、皮质醇增多症等)会引起体内升血糖激素水平增高,引起继发性糖尿病,除血糖增高外,还具有其原发疾病的特征改变,随原发疾病的治愈或缓解,糖代谢紊乱会随之改善。

# 第八章 血脂和脂代谢紊乱

脂类是脂肪和类脂的总称。是人体组织的重要组成成分。脂肪是脂肪酸及甘油的化合物,又称为三酰甘油或三酰甘油(triglycerid,TG)。类脂主要有磷脂、糖脂、胆固醇及其酯等。

## 第一节 高脂血症与动脉粥样硬化

血脂高于正常人上限则认为高脂血症。因为血脂在血中以脂蛋白的形式运输,所以高脂血症也可以认为是高脂蛋白血症。

### 一、高脂血症的分型

目前应用较多的仍是世界卫生组织的分型方法,将高脂血症分为 6 型。如表 8-1 所示。

表 8-1 高脂血症分类

| 类型 | 脂蛋白变化 | 血脂变化 |
|------|------------|----------|
| Ⅰ 型 | CM 增高 | TG 增加 TC 增加 |
| Ⅱa 型 | LDL 增高 | TC 增加 |
| Ⅱb 型 | LDL 及 VLDL 同时增加 | TG、TC 均增加 |
| Ⅲ 型 | IDL 增加 | TG、TC 均增加 |
| Ⅳ 型 | VLDL 增加 | TG 增加 |
| Ⅴ 型 | VLDL 及 CM 同时增加 | TG、TC 均增加 |

### 二、高脂血症的分类

按发病原因可分为原发性高脂血症和继发性高脂血症两大类。继发性是指一些全身性疾病引起的血脂异常,如糖尿病、甲状腺功能减退症、肾病及药物影响等。在排除继发性原因后即可诊断为原发性。

1.原发性高脂血症 原发性高脂血症大多是由遗传缺陷造成的,与脂蛋白代谢相关酶类缺乏密切相关。如 LPL 缺陷症是遗传型 LPL 缺陷造成的,主要表现为高三酰甘油症。其他的还有 LCAT 缺陷症,家族性 ApoB100 缺陷症,家族性 ApoCⅡ缺陷症,ApoE 异常症等。

2.继发性高脂血症 常见的继发性高脂血症有如下。

(1)糖尿病:高脂血症见于 40% 的糖尿病患者,而其中 80% 为高三酰甘油症,主要表现为 TG、VLDL 升高,餐后更为显著。

(2)甲状腺功能减退症:患者血 TC 升高,同时可有 TG 的升高。

(3)肝病:因为肝是血脂代谢的主要器官,所以肝的任何病变都可以影响血脂。

(4)肾病:在肾病综合征患者高脂血症是由脂蛋白降解障碍和合成过多双重机制引起。TC、TG 都升高,这种高脂血症属于不可逆。

(5)其他的还有肥胖,嗜酒及某些药物引起。

### 三、高脂血症与动脉粥样硬化

动脉粥样硬化(atherosclerosis,AS)病变是随年龄增加而发生率增高的一种病理改变。由于动脉粥样硬化病变的进展,临床上可出现心、脑等重要器官的器质性疾病,如冠状动脉粥样硬化(冠心病)、心肌梗死、脑梗死、肢体坏疽和动脉瘤等。动脉粥样硬化可由多种危险因素引起,包括动脉分叉部位的血液涡流、高血压、高脂血症、糖尿病、吸烟、血液中血管活性肽、自由基、免疫复合物和感染等。在众多的致病因素中,以脂质浸润较为重要及肯定。随着生物学技术,细胞分子水平研究的进展,对血液脂质的理化状态有了更细致的分类,并对脂质各部分致动脉粥样硬化的作用强度进行了分析。

1.动脉粥样硬化的病理改变及发病机制　脉粥样硬化病变始于血管内皮细胞的损伤,内膜通透性增加,脂质浸润。胆固醇及胆固醇酯在血管壁内的聚集,是构成粥样斑块的主要成分,血浆中增高的脂质,尤其以低密度脂蛋白(LDL)形式经受体或非受体途径入侵动脉壁,特别是氧化修饰的 LDL 作用于血管内皮细胞,抑制了内皮舒张因子(已确定为一氧化氮)及前列环素的释放,使之失去对血管壁的保护作用,引发血管内皮功能失调。受损的内皮下纤维结合蛋白对血液中单核细胞有趋化作用、周围出现单核细胞。而单核细胞、T 淋巴细胞、成纤维细胞激活时均可产生各种细胞源生长因子,促使中膜平滑肌细胞增生并深入内膜,同时有蛋白聚糖增多。由单核细胞及平滑肌细胞衍生而来的巨噬细胞在内皮下吞噬脂质形成泡沫细胞,并引起血管平滑肌细胞增生。LDL 还与动脉壁成分黏多糖结合产生不溶性沉淀,后者与 LDL 分解释放的胆固醇、胆固醇酯、三酰甘油和其他脂质成分一起,均能刺激纤维组织增生,共同形成粥样斑块。这些均在动脉粥样硬化过程中起着重要的作用。随着病变发展,可出现斑块破裂、出血、血栓形成或钙化等,甚至造成动脉管腔发生严重狭窄或完全闭塞。

2.血脂各成分与动脉粥样硬化的关系

(1)总胆固醇(TC)与动脉粥样硬化:高胆固醇血症是研究最多的一种致动脉粥样硬化的危险因素。1913 年,Bacmeister 与 Henes 首先报道在动脉粥样硬化病变的发展阶段,患者的血浆胆固醇水平上升,最早从发病学上将动脉粥样硬化的发生与血浆胆固醇水平联系起来。20 世纪早期,Antischkow 等在当时的苏联首先用高胆固醇饲料喂养家兔,成功的诱发动脉粥样硬化形成,并首先证实粥样斑块主要是由胆固醇组成。近年来开展的世界性大规模流行病学研究资料表明,血浆胆固醇与冠心病危险性之间有明显相关性,高胆固醇血症是冠心病单个原发的独立危险因素之一,在老年组它更是冠心病最主要的危险因素。

(2)低密度脂蛋白(LDL)与动脉粥样硬化:流行病学资料也证实,血浆中 LDL 水平升高是冠心病的主要危险因素。有关血浆脂蛋白致动脉粥样硬化的学说中,以脂蛋白氧化学说最具说服力。天然的低密度脂蛋白并不具有很强的致动脉粥样硬化的作用,氧化修饰型低密度脂蛋白(Ox-LDL)才极易被巨噬细胞吞噬继而形成泡沫细胞,因而与动脉粥样硬化的发生和发展有着密切的关系。Ox-LDL 对内皮细胞有细胞毒作用,内皮损伤是动脉粥样硬化最早的变化;Ox-LDL 抑制内皮细胞对血管平滑肌张力的调控,并刺激血管壁细胞表达 PDGF、白介素-1 等,这些细胞因子促进平滑肌细胞增生并迁移至内皮下,是动脉粥样斑块形成的关键之一。基础研究证实 LDL,致动脉粥样硬化危险性并不仅仅取决于其血浆水平,更重要的是由 LDL,颗粒密度和大小决定的。小而密的 LDL 比大而轻的 LDL 有更强的致动脉粥样硬化作用。LDL 可按其不同密度和大小分为 3 个亚型,其中 LDL3 最小而密,具有高度致动脉粥样硬化作用。

(3)高密度脂蛋白与动脉粥样硬化:大量的流行病学调查及临床研究表明,高密度脂蛋白(HDL)在人体内具有抗动脉粥样硬化作用,有学者认为,70 岁以上的老年人群中,低 HDL 血症可预测冠心病死亡率和新的冠心病事件发生率。

1)HDL 逆向胆固醇转运作用。HDL 从周围细胞组织移去剩余的胆固醇,通过以下途径将胆固醇清除或输送到肝进行代谢:一部分由肝合成分泌的 HDL 颗粒主要含有 ApoE 可被肝 ApoE 受体识别;未含 ApoE 的 HDL 由肝细胞吞噬;由肝细胞肝三酰甘油酯酶(HTGL)介导的胆固醇摄取;胆固醇转运蛋白(CETP)催化 HDL 的胆固醇酯转移至 VLDL、IDL 和 LDL,后三者经肝 LDL 受体作用而被分解。

2)HDL 抗动脉粥样硬化作用及临床意义。大量的临床研究表明,HDL 浓度与冠状动脉粥样硬化发生的危险性呈负相关,其作用机制尚不十分明了。

实验证实,HDL 能消退主动脉脂质沉着及脂肪条纹,并显示 HDL 具有阻止 LDL 聚集而免受巨噬细胞吞噬的作用。HDL 还具有加强前列环素的作用,认为前列环素的稳定因子可能为载脂蛋白 AⅠ(ApoAⅠ),后者为 HDL 的主要蛋白成分。此外,HDL 可能具有促进纤维蛋白溶解作用,因而有利于微小血栓的溶解。有报道,HDL 能显著的抑制表皮因子诱导的血管平滑肌细胞增生,是其抗动脉粥样硬化的机制之一,血浆 HDL 水平低下与过早发生的冠心病之间有明显的相关性。

3)HDL 的亚群及意义。血浆高密度脂蛋白(HDL)可分为两个大的亚群,即 HDL$_2$ 与 HDL$_3$。近年来,已有较多研究认为,HDL$_3$ 和 HDL$_2$ 对冠心病具有同样的保护作用,甚至有人认为 HDL$_3$ 的保护作用>HDL$_2$。血浆 HDL$_3$、水平下降是外周动脉粥样硬化的独立危险因素。

4)影响 HDL 低下的因素。影响 HDL 低下的因素有遗传、高三酰甘油血症、肥胖、高脂饮食、运动过少、吸烟及某些药物,如雄性激素、β 肾上腺素能受体阻滞药、甲基多巴、孕激素等。

(4)三酰甘油(TG)与动脉粥样硬化:血浆中 TG 主要存在于乳糜微粒(CM)和极低密度脂蛋白(VLDL)中,血浆 TG 浓度增高反映了血浆 CM 和(或)VLDL 水平增高。

近几年来,人们日益重视高 TG 血症的致动脉粥样硬化作用。Stockolm 前瞻性研究证实,血 TG 增高是男、女患者发生心肌梗死的独立危险因素。有学者指出,在血浆 HDL 水平偏低的人群中,血浆 TG 水平有预测冠心病危险性的意义。对脂蛋白的深入研究表明,富含 TG 的脂蛋白是参与形成动脉粥样硬化的成分之一。与冠状动脉狭窄程度呈正相关。

(5)载脂蛋白(Apo)与动脉粥样硬化:载脂蛋白是一类与血浆脂质(胆固醇、三酰甘油和磷脂)结合的蛋白,为构成血浆脂蛋白的主要成分。在体内载脂蛋白具有许多重要的生理功能,如能与脂蛋白受体结合,影响脂质的转运,激活脂蛋白脂肪酶(LPL)和卵磷脂胆固醇酰基转移酶(LCAT)等。载脂蛋白不仅对血浆脂蛋白的代谢起着决定性作用,而且对动脉粥样硬化的发生和发展亦有很大的影响。迄今报道的载脂蛋白有 20 余种,主要有 ApoA、B、C、D、E 及 Apo(a)等。而 ApoA 又分为 ApoAⅠ、AⅡ;ApoB 分为 ApoB48 和 B100;ApoC 分为 CⅠ、CⅡ、CⅢ;ApoE 分为 ApoE2、E3、E4 等亚类。不同的脂蛋白所含载脂蛋白不同。目前,对各种载脂蛋白的性能尚未完全了解,研究较多的有如下几种。

1)载脂蛋白 AⅠ(ApoAⅠ):a.ApoAⅠ主要分布于 CM、HDL2、HDL3 中;b.ApoAⅠ是保护

性 HDL 的载体蛋白,参与激活卵磷脂胆固醇酰基转移酶(LCAT)使游离胆固醇脂化,参与胆固醇的逆转运过程;c.据报道 ApoA I 降低有增加冠心病的危险性;d.ApoA I 的基因缺陷可引起血浆中 ApoA I 缺乏或减少,常伴有严重的低 HDL 血症,可导致动脉粥样硬化。

2)载脂蛋白 B(ApoB):a.ApoB100 主要分布于 VLDL、IDL 和 LDL 中,占 LDL 的蛋白质成分的 95%;而 ApoB48 则分布于 CM 中。b.ApoB100 是 VLDL、IDL 和 LDL 的结构蛋白,参与脂质转运;参与 VLDL 的合成和分泌;ApoB100 能识别 LDL 或 ApoB、E 受体,并与之结合。ApoB48 为 CM 合成和分泌所必须,参与外源性脂质的消化和运输。c.ApoB 是动脉粥样硬化重要的预测指标。环境、遗传、饮食等因素可影响 ApoB 水平,有报道认为 ApoB 比 LDL 对冠心病更有预测价值。

3)载脂蛋白 C Ⅲ(ApoC Ⅲ)。主要分布于血浆 HDL(占 2%)、VLDL(占 40%)和 CM(占 36%)中,ApoC Ⅲ可调节脂蛋白的代谢,继而影响动脉粥样硬化的发生。一般认为血浆中 VLDL 中 ApoC Ⅲ含量升高可使富含 TG 脂蛋白分解及消除减慢,因而引起部分患者发生高 TG 血症。

4)载脂蛋白 E(ApoE)。ApoE 是一种多态性蛋白,有 3 个常见的异构体,即 E2、E3、E4。a.主要分布于 CM、VLDL、LDL 和部分 HDL 中,ApoE 的浓度与血浆中 TG 含量呈正相关。b.ApoE除具有与 LDL 受体结合的功能外,还可以与 ApoE 受体结合,具有某种免疫调节作用:参与神经细胞的修复;能明显影响正常人群的血浆胆固醇水平,ApoE2 的降胆固醇作用是 ApoE4 升胆固醇作用的 2~3 倍但 ApoE2 可使血浆 TG 水平升高。

5)载脂蛋白(a)[Apo(a)]。Apo(a)是构成 Lp(a)的重要蛋白质。有研究提出 Apo(a)的多态性和血浆中 Lp(a)浓度均由遗传基因所控制。认为 Apo(a)的结构基因似乎就是控制血浆中 Lp(a)浓度的主要因素。据报道,Apo(a)多态性与冠心病的相关程度因种族差异而不同。其生理功能尚不十分清楚。有人认为 Apo(a)的作用主要是和纤溶酶原受体,阻止纤溶酶形成而致血栓形成并促进动脉粥样硬化。

(6)脂蛋白(a)[Lp(a)]与动脉粥样硬化:迄今,有关 Lp(a)的生理功能尚未完全明了,是一类独立的脂蛋白。

许多研究提示血浆 Lp(a)水平升高与冠状动脉粥样硬化密切相关,另有报道经某种形式(如丙二醛、氧化物等)修饰后的 Lp(a)致动脉粥样硬化作用和致血栓性均明显增强。还有文献报道,Lp(a)可刺激血管平滑肌细胞生长。由于 Lp(a)与纤溶酶结构高度同源。Lp(a)作为一种竞争性抑制剂,以剂量依赖性的方式与纤溶酶原竞争结合位点,继而抑制纤维蛋白溶解。

有研究结果显示,颈动脉内膜粥样硬化斑块者,其血浆 Lp(a)水平明显高于对照组,颈动脉狭窄程度与 Lp(a)浓度呈正相关。进一步研究发现,血浆 Lp(a)浓度与动脉粥样硬化血栓性的大脑皮质动脉阻塞性脑梗死有关,亦与大脑穿支动脉纤维样坏死所致的腔隙性脑梗死有关。近年研究显示,血浆 Lp(a)水平升高与心肌梗死及脑梗死有一定关联。

# 第二节　高脂血症与冠心病

## 一、高三酰甘油血症与冠心病

三酰甘油(TG)浓度与冠心病(coronaryheart disease,CHD)危险的关系已经讨论了几十年,问题十分复杂的,因为个体的 TG 水平波动大,易受环境因素(如饮食)的影响,TG 增加也往往伴有其他脂蛋白异常,如低 HDL-C 等。因此,在临床病例分析中常可见到 CHD 组的 TG 统计值高于对照组,但在包括 HDL-C 的多变量分析中,TG 与 CHD 的联系减弱,甚至失去统计学上差异的显著性。另外,在 TG 与 CHD 危险的关系中,一个重要的混杂因素是富含 TG 的脂蛋白的不均一性;较大的富含 TG 的颗粒与 CHD 无明显关联,小而密的颗粒有致动脉粥样硬化及 CHD 的作用。

1.流行病学研究  绝大多数流行病学研究发现,高 TG 血症与 CHD 有密切的联系。但是,由于血浆 TG 水平在个体内、个体间的变化及 TG 与其他脂质代谢的相关性,在多变量分析中往往会过低的估计它们之间的关系。因此,早期的研究基本上否认了高 TG 血症是 CHD 的独立危险因素。但近年来,国外一些新的流行病学研究证实:血浆中 TG 和 CHD 之间存在着独立相关性,TG 是心血管病独立的危险因素。

2.临床研究  高胆固醇,尤其高 LDL-C 是冠心病的一个重要危险因素。大量临床试验证实降低 LDL-C 可减少 25%~35%冠心病心血管事件。但降脂治疗后仍有相当多的冠心病患者发生心血管事件或冠状动脉造影中发现 AS 在进展。临床研究表明,对冠心病患者来说,单一降低 LDL-C 而未能纠正其他异常脂质,是造成冠心病高危因素的原因,支持高 TG 为 CHD 危险因素的观点。

## 二、餐后高脂血症与冠心病

餐后阶段可能是动脉粥样硬化的关键时期,随着对脂代谢的深入研究,餐后高三酰甘油血症作为冠心病的危险因素正在被逐渐认识。

餐后高三酰甘油症动物模型的血管壁能吸收大量富含三酰甘油的脂蛋白颗粒,这种不仅含 TG,而且富含 CE 的颗粒是斑块的主要成分之一。CM 残粒被巨噬细胞表面受体识别而摄取,形成泡沫细胞。Weintraub 的实验发现正常胆固醇的冠心病者与对照组相比,CM 残粒浓度显著升高,表明 CM 残粒浓度升高可能成为部分冠心病者的致病因子。

## 三、小而密的低密度脂蛋白胆固醇与冠心病

许多研究认为:健康人群以 A 型 LDL 为主,B 型 LDL 为主的人群易患 CHD;冠心病患者 LDL 颗粒有直径小、分子量低、载脂蛋白 B 和三酰甘油比例高、胆固醇及其酯含量低等特点。小而密的低密度脂蛋白(sdLDL)与冠心病和心肌梗死呈高度相关,sdLDL 为冠心病独立危险因子。

## 四、高密度脂蛋白胆固醇与冠心病

大量流行病学调查表明,HDL-C 水平与 AS 或 CHD 的发生风险呈显著负相关。动物实验表明,HDL-C 能够消退大鼠食源性所引起的主动脉脂质沉着及脂肪纹。在对 60 岁以下 CHD 患者的研究中发现有 40%患者 HDL-C 水平低下,当血浆 HDL-C 低于 0.9mmol/L(35mg/dL)时,CHD 危险性显著增加。调查表明,老年组最主要的 CHD 易患因素是 HDLC 降低,当 HDL-C<0.9mmol/L 时,其 CHD 的发病率比 HDL-C>1.7mmol/L 者高 8 倍。还发现冠心病相对危险性在 LDL-C 水平固定的情况下,随着 HDL-C 水平下降 CHD 危险性增加,HDL-C 水平增加,CHD 危险下降。现已肯定,HDL-C 水平升高,有抗 AS 作用,而当 HDL 水平低时则有早发 AS 倾向。

## 第三节　脂代谢异常与代谢综合征

代谢综合征到底包括哪些特征性临床表现仍有很多争论。近10年来,随着有关研究的大量开展,与胰岛素抵抗和(或)代偿性高胰岛素血症相关联的异常数量逐渐增多。总结起来,大体上可以归纳为5大主要特征,即体重和脂肪分布、糖类代谢、脂代谢、血流动力学和血凝系统功能异常。当然,并不是每个代谢综合征的患者都会同时具有所有的临床表现。

胰岛素抵抗在代谢综合征中处于关键地位,也是诊断代谢综合征的关键要素。机体为了克服胰岛素抵抗会增加内源性胰岛素分泌予以代偿。胰岛素抵抗和内源性胰岛素分泌增加可以引起血脂代谢的紊乱,主要表现为高三酰甘油血症、低 HDL 胆固醇和小颗粒致密的低密度脂蛋白增加等,这些又被称为致粥样硬化性脂蛋白表型(atherogenic lipoprotein phenotype,ALP)。

代谢综合征患者脂代谢异常可表现为:血浆 VLDL 升高和高 TG 血症、低 HDL-C 血症、sdLDL 增加,ApoAⅠ/ApoB100 比值降低及餐后脂血症。

## 第四节　糖尿病的脂代谢异常

糖尿病严重威胁着人类的健康,动脉粥样硬化心血管病是糖尿病患者最常见的并发症和死亡原因。流行病学资料显示,与年龄匹配的非糖尿病人群比较,糖尿病患者冠心病和卒中的危险性升高了2~4倍,周围血管病变的危险性升高了8倍。脂代谢异常是糖尿病人群大血管病变的主要危险因素之一。糖尿病患者常出现的所谓脂质三联征,即高三酰甘油血症、低高密度脂蛋白-胆固醇血症和小而密的低密度脂蛋白增多,是很强的致动脉粥样硬化性血脂谱;另一方面,脂蛋白代谢异常造成的游离脂肪酸持续升高,与胰岛素抵抗加重和胰岛 B 细胞功能逐步丧失有关,是糖尿病发生发展的主要环节。

### 一、1 型糖尿病脂代谢异常的特征

脂蛋白脂酶(lipoprotein lipase,LPL)是乳糜微粒和极低密度脂蛋白中 TG 水解的限速酶,其活性有赖于胰岛素的作用。在血糖受控的 1 型糖尿病患者中,由于 LPL 活性明显下降,导致 CM 和 VLDL 等富含 TG 的脂蛋白清除降低;另一方面,胰岛素缺乏导致葡萄糖利用降低,脂肪动员增加,大量的 FFA 进入肝,造成肝合成 VLDL 增加;两方面的因素均促使血浆中富含 TG 的脂蛋白水平增高。胰岛素缺乏还影响 LDL 的清除而使未经治疗的 1 型糖尿病患者 LDL 水平升高。当胰岛素极度缺乏、出现酮症时,VLDL 分泌并不增加,可能由于此时脂肪酸更倾向于氧化和产生酮体,肝合成 TG 并不增加。但由于 LPL 活性严重受损,使 TG 水解下降,血中 TG 仍可升高。

经胰岛素治疗血糖得到满意控制的 1 型糖尿病患者,其中 LPL 活性接近正常,CM 和 VLDL 等富含 TG 的脂蛋白代谢趋于正常、HDL 浓度正常。因此,其血脂谱与年龄和体重匹配的正常对照人群接近。

### 二、2 型糖尿病脂代谢异常的特征

2 型糖尿病的脂代谢异常,与胰岛素抵抗和腹型肥胖等代谢综合征因素相关。由于胰岛

素抵抗和胰岛 B 细胞功能衰竭,无论血浆胰岛素水平增高、正常或降低,体内针对糖、脂代谢的胰岛素作用均不足。2 型糖尿病特征性的血脂谱包括:血浆富含 TG 的脂蛋白增加,尤其是 VLDL 增加;HDL-C 降低;多数情况下 LDL 浓度变化不大,但性质发生了重要变化,即小而密的 LDL 增多。长期以来 2 型糖尿病的脂代谢异常被认为是继发性改变,而新近的研究表示,脂代谢异常可以是 2 型糖尿病发病机制的始发环节,可在临床发现糖尿病前已经存在。研究者提出了 2 型糖尿病就是糖脂病的新概念。2 型糖尿病的血脂谱的另一特征是餐后持续脂血和过多的残体脂蛋白堆积,表现为富含 TG 的脂蛋白增加,HDL 降低、小而密 LDL 增加,与动脉粥样硬化的发生密切相关,2 型糖尿病的血脂谱。

# 第五节  血脂异常与肾病综合征

肾病综合征是一组由多种原因引起的肾小球基膜通透性增加,导致血浆内大量蛋白质从尿中丢失的临床综合征。临床有以下 4 大特点:大量蛋白尿、低白蛋白血症、高脂血症和明显水肿。前 2 项为必备条件。

原发性肾病综合征约占儿童时期肾病综合征总数的 90%。原发性肾损害使肾小球通透性增加导致蛋白尿,而低蛋白血症、水肿和高胆固醇血症是继发性病理生理改变。

## 一、肾病综合征患者血脂变化

患者血清总胆固醇、三酰甘油和低密度、极低密度脂蛋白增高,其主要机制是低蛋白血症促进肝合成脂蛋白增加,其中的大分子脂蛋白难以从肾排除而蓄积于体内,导致了高脂血症。血中胆固醇和低密度脂蛋白,尤其 a 脂蛋白持续升高,而高密度脂蛋白却正常或降低,促进了动脉粥样硬化的形成;持续高脂血症,脂质从肾小球滤出,可导致肾小球硬化和肾间质纤维化。

## 二、实验室检查

血清白蛋白浓度为 30g/L(或更少)可诊断为肾病综合征的低白蛋白血症。由于肝合成增加,$\alpha_2$,β 球蛋白浓度增高,IgG 降低,IgM,IgE 可增加。胆固醇>5.7mmol/L 和三酰甘油升高,LDL 和 VLDL 增高,HDL 多正常。BUN,Cr 在肾炎性肾病综合征可升高,晚期可有肾小管功能损害。

# 第三篇　临床分子生物检验

# 第九章 核酸与核酸分离纯化技术

## 第一节 核酸的结构和功能

核酸是生物体内以核苷酸为基本单位的生物大分子化合物,为生命的最基本物质之一。根据化学组成的不同,核酸可分为脱氧核糖核酸(deoxyribo nucleic acid,DNA)和核糖核酸(ribo nucleic acid,RNA)。DNA 是储存、复制和传递遗传信息的主要物质基础,RNA 在蛋白质合成过程中起着重要作用,也是某些病毒的遗传物质。核酸在医学实践中有着重要的应用,在人类疾病诊断中发挥重要作用。

### 一、DNA 的结构与功能

1.DNA 的组成　　DNA 是一种高分子化合物,其基本单位是脱氧核苷酸,每个核苷酸由磷酸、脱氧核糖和含氮碱基 3 部分组成。组成 DNA 分子的碱基有 4 种:腺嘌呤(A),鸟嘌呤(G),胸腺嘧啶(T),胞嘧啶(C)。DNA 的碱基组成有以下特点:①各种生物的 DNA 分子中腺嘌呤与胸腺嘧啶的摩尔数相等,即 A＝T;鸟嘌呤与胞嘧啶的摩尔数相等,即 G＝C。因此,嘌呤碱的总数等于嘧啶碱的总数,即 A+G=C+T;②DNA 的碱基组成具有种属特异性,即不同生物种属的 DNA 具有各自特异的碱基组成,如人、牛和大肠埃希菌的 DNA 碱基组成比例是不一样的;③DNA 的碱基组成没有组织器官特异性,即同一生物体的各种不同器官或组织 DNA 的碱基组成相似;④生物体内的碱基组成一般不受年龄、生长状况、营养状况和环境等条件的影响。这就是说,每种生物的 DNA 具有各自特异的碱基组成,与生物的遗传特征有关,因此,可以通过对特定 DNA 序列的分析,对物种做出鉴定。

此外,DNA 分子中还发现了一些修饰碱基,最常见的是 5-甲基胞嘧啶,这种修饰可以对基因的功能产生影响,为表观修饰的一种形式。此外,最近还发现了 5-羟甲基胞嘧啶、5-甲酰胞嘧啶和 5-羧基胞嘧啶等修饰碱基。

2.DNA 的结构与功能　　多个脱氧核苷酸经 3′-5′磷酸二酯键聚合而成为 DNA 链,DNA 一级结构就是指各核苷酸单体沿多核苷酸链排列的顺序,表明了该 DNA 分子的化学构成。在分子生物学检验中,主要内容就是对 DNA 一级结构的分析,即 DNA 序列的分析。DNA 的一级结构是形成二级结构和三级结构的基础。DNA 的二级结构是双螺旋结构,主要特征是:①主干链反向平行:DNA 分子是一个由两条平行的脱氧多核苷酸链围绕同一个中心轴盘曲形成的右手螺旋结构,两条链行走方向相反,一条链为 5′→3′走向,另一条链为 3′→5′走向。磷酸基和脱氧核糖基构成链的骨架,位于双螺旋的外侧;碱基位于双螺旋的内侧。碱基平面与中轴垂直;②侧链碱基互补配对:两条脱氧多核苷酸链通过碱基之间的氢键连接在一起。碱基之间有严格的配对规律:A 与 T 配对,其间形成两个氢键;G 与 C 配对,其间形成三个氢键。这种配对规律,称为碱基互补配对原则。每一碱基对的两个碱基称为互补碱基,同一 DNA 分子的两条脱氧多核苷酸链称为互补链。DNA 双螺旋的直径为 2nm,一圈螺旋含 10 个碱基对,每一碱基平面间的轴向距离为 0.34nm,故每一螺旋的螺距为 3.4nm,每个碱基的旋转角度为 36°。维持 DNA 结构稳定的力量主要是碱基对之间的堆积力,碱基对之间的氢键也起着重要作用。在分子生物学检验中最基本的变性/复性,就是指在一定理化因素作用下,DNA 双螺旋结构破坏/重新形成的过程,是分子生物学技术最基本的原理。DNA 双螺旋进一步盘曲形成更加复杂的结构,称为 DNA 的三级结构。绝大部分原核生物的 DNA 都是共价封闭的环状双螺旋分子,这种双螺旋分子还需再次螺旋化形成超螺旋结构。超螺旋是DNA 三级结构的最常见的形式。超螺旋方向与双螺旋方向相反,使螺旋变松者,叫作负超螺旋;超螺旋方向与双螺旋方向相同,使螺旋变紧者,叫作正超螺旋。

在真核生物的染色质中,DNA 的三级结构与蛋白质的结合有关。构成染色质的基本单位是核小体。核小体由核小体核心和连接区组成。核小体核心由组蛋白八聚体(由 H2A、H2B、H3、H4 各两分子组成)和盘绕其上的一段约含 146 碱基对的 DNA 双链组成,连接区含有组蛋白 H1 和一小段 DNA 双链。核小体彼此相连成串珠状染色质细丝,染色质细丝螺旋化形成染色质纤维,后者进一步卷曲、折叠形成染色单体。这样,DNA 的长度被压缩近万倍而存储在细胞核中(图 9-1)。

**图 9-1 DNA 高级结构的形成**

3.DNA 双螺旋结构的变异　Watson 和 Crick 提出的 DNA 双螺旋结构模型为 B 型,存在于生理条件下,在一定条件下双链 DNA 可以从 B 型转变成其他的构象。目前已辨识出来的构象还包括:A-DNA、C-DNA、D-DNA、E-DNA、H-DNA、L-DNA、P-DNA 与 Z-DNA。但是,自然界中可见的只有 A-DNA、B-DNA 与 Z-DNA。引起 DNA 构象改变的因素包括:DNA 序列、超螺旋的程度与方向、碱基上的化学修饰、相对湿度及溶液状态如金属离子浓度等。

4.DNA 的功能与分析技术　DNA 是遗传物质,它具有相对的稳定性,能够精确的自我复制,使亲代与子代间保持遗传的连续性;能够指导蛋白质合成,控制新陈代谢过程和性状发育;在特定条件下产生可遗传的变异。在分子生物学检验中,可以通过对某种生物体的特异DNA 组成进行分析对其做出鉴定和识别,如个体识别、菌种鉴定等,也可以对其变异进行分析,对遗传病做出诊断和易感性预测,以及病毒分型和耐药菌株监测。DNA 分析技术主要包括传统的 DNA 提取、分离和纯化,PCR 扩增、限制性内切酶酶切和杂交分析,以及发展迅速的基因芯片和 DNA 测序技术,这些技术将在后面的章节中详细论述。

## 二、RNA 的结构与功能

核糖核酸也是一种重要的生物大分子,存在于细胞的细胞质和细胞核中,对一部分病毒而言,RNA 是其唯一的遗传物质。与 DNA 相似,每个 RNA 分子都是由核苷酸为基本单位组成的长链,每个核苷酸含有一个含氮碱基、一个核糖和一个磷酸基。RNA 种类丰富,与蛋白质生物合成有密切的关系,在基因的表达调控中也起着重要的作用。

1.RNA 的组成与分类　组成 RNA 的碱基主要有四种,即腺嘌呤(A)、鸟嘌呤(G)、胞嘧啶(C)和尿嘧啶(U),与 DNA 不同的是尿嘧啶取代了胸腺嘧啶而成为 RNA 的特征碱基。另外,还有多种稀有碱基存在于特定类型的 RNA,如 tRNA 中往往含有较多的稀有碱基,有的tRNA 含有的稀有碱基达到 10%,如二氢尿嘧啶、核糖胸腺嘧啶(rT)和假尿苷(Ψ)及不少碱基被甲基化。在细胞中,根据结构功能的不同,RNA 主要分三类,即 tRNA、rRNA 及 mRNA,与蛋白质合成有关。除此之外,在细胞中还有许多种类和功能不一的小型 RNA,在细胞功能中发挥重要作用,如细胞核内小分子 RNA 是细胞核内核蛋白颗粒的组成成分,参与 mRNA前体的剪接及成熟的 mRNA 由核内向胞质中转运的过程;核仁小分子 RNA 参与 rRNA 前体的加工及核糖体亚基的装配;反义 RNA 可以与特异的 mRNA 序列互补配对,阻断 mRNA 翻译,能调节基因表达;微小 RNA 可以与靶 mRNA 结合,产生转录后基因沉默作用,在基因表达调控和控制个体发育中起重要作用。而其他如 Ⅰ 型内含子、Ⅱ 型内含子、RNase P、HDV、核糖体 RNA 等都有催化的活性,这类 RNA 被称为核酶。

2.RNA 的结构与功能

(1)tRNA:约占总 RNA 的 15%,tRNA 主要功能是在蛋白质生物合成中转运氨基酸和识别密码子,细胞内每种氨基酸都有其相应的一种或几种 tRNA,因此 tRNA 的种类很多,在细菌中有 30~40 种 tRNA,在动植物中有 50~100 种 tRNA。tRNA 是单链分子,含 73~93 个核苷酸,其 3'端为 CCA-OH,5'端多为 pG,分子中大约 30% 的碱基是不变的或半不变的,碱基类型保守。tRNA 二级结构为三叶草型。配对碱基形成局部双螺旋而构成臂,不配对的单链部分则形成环(图 9-2)。tRNA 的三级结构为倒 L 形。

图 9-2　tRNA 三叶草型二级结构及稀有碱基

（2）mRNA：原核生物的 mRNA 结构简单，为多顺反子。在原核生物 mRNA 中编码序列之间有间隔序列，可能与核糖体的识别和结合有关。在 5′端与 3′端有与翻译起始和终止有关的非编码序列，原核生物 mRNA 中没有修饰碱基，5′端没有帽子结构，3′端没有多聚腺苷酸（poly adenylate tail，polyA）尾巴。真核生物 mRNA 为单顺反子结构（图 9-3），在真核生物成熟的 mRNA 中 5′端有 m7GpppN 的帽子结构，帽子结构可保护 mRNA 不被核酸外切酶水解，并且能与帽结合蛋白结合识别核糖体并与之结合，与翻译起始有关。3′端有 polyA 尾巴，其功能可能与 mRNA 的稳定性有关，少数成熟 mRNA 没有 polyA 尾巴，如组蛋白 mRNA，它们的半衰期通常较短。

（3）rRNA：占细胞总 RNA 的 80% 左右，rRNA 分子为单链，局部有双螺旋区域，具有复杂的空间结构，原核生物主要的 rRNA 有三种，即 SS、16S 和 23S rRNA，真核生物则有 4 种，即 5S、5.8S、18S 和 28S rRNA。rRNA 分子作为骨架与多种核糖体蛋白装配成核糖体。16S rRNA 普遍存在于原核生物中，而且在生物进化的漫长历程中保持不变，可作为生物演变的时间钟。16S rRNA 相对分子量大小适中，约 1540nt，既含有高度保守的序列区域，又有中度保守和高度变化的序列区域，因而它适用于进化距离不同的各类生物亲缘关系的研究。可变区序列因细菌不同而异，恒定区序列基本保守，所以可利用恒定区序列设计引物，将 16S rDNA 片段扩增出来，利用可变区序列的差异来对不同菌属、菌种的细菌进行分类鉴定。最常用的通用引物 27F 和 1492R。

**图 9-3　人类成熟 mRNA 的结构示意图**

（4）miRNA：是一类内源性的具有调控功能的非编码 RNA，其大小长 20～25 个核苷酸，在细胞内主要发挥基因转录后水平调控作用。作为重要的调节分子，miRNA 参与生命过程中一系列的重要进程，包括胚胎发育、细胞增生、细胞凋亡、病毒防御、脂肪代谢、肿瘤发生等。从第一个 miRNA 的发现至今，有关 miRNA 的研究日新月异。最近在血浆中也发现存在着循环 miRNA 分子，可以作为疾病的分子标志物。miRNA 的前体常形成分子内茎环结构，而且含有大量的 U/G 碱基对，经过核酸酶的加工形成成熟的 miRNA。成熟的 miRNA 长18～28nt，5′端有一个磷酸基团且多为尿嘧啶核苷酸，3′端为羟基，miRNAs 具有高度的保守性。

RNA 基因通常是在核内由 RNA 聚合酶Ⅱ（pol Ⅱ）转录的，最初产物为大的具有帽子结构（m7GpppG）和多聚腺苷酸尾巴（AAAAA）的原始 miRNA，原始 miRNA 在核酸酶和其辅助因子的作用下被处理成 70 个核苷酸组成的前 miRNA。RNA-GTP 和 Exportin-5 将前 miR-NA 输送到细胞质中。随后，另一个核酸酶 Dicer 将其剪切产生约为 22nt 长度的 miRNA/miRNA*双链。这种双链很快被引导进入沉默复合体中，其中一条成熟的单链 miRNA 保留在这一复合体中，成熟的 miRNA 结合到与其互补的 mRNA 的位点通过碱基配对调控基因表达。

3.RNA 分析技术　传统的 RNA 操作技术包括 RNA 的分离提取、纯化、定量与鉴定等，RNA 在体外容易降解，分离提取需十分注意。与 DNA 不同的是 RNA 种类较多，在分离纯化方面需要根据不同 RNA 的特征设计方案，如 mRNA 从总 RNA 的分离可采用 oligo（dT）-纤维素亲和层析法，而 miRNA 则采用聚丙烯酰胺凝胶电泳根据分子量大小分离。RNA 的表达检测一般先进行反转录成为 cDNA 后，再通过 Northern 杂交、荧光定量 PCR 或基因芯片检测。随着测序技术发展，数字基因表达谱成为新一代的全基因组表达谱研究技术，在分子标志物发现方面具有巨大的优势。

## 第二节　基因的结构与功能

基因的现代分子生物学概念是指能编码有功能的蛋白质多肽链或合成 RNA 所必需的全部核酸序列,是核酸分子的功能单位。一个基因通常包括编码蛋白质多肽链或 RNA 的编码序列,保证转录和加工所必需的调控序列和 5′端、3′端非编码序列。另外在真核生物基因中还有内含子等核酸序列。

### 一、基因的结构与功能

1.原核生物的基因结构　原核生物基因的编码区为起始密码子到终止密码子之间的一段连续的序列,在基因组中原核生物基因一般以操纵子形式存在。非编码区中包含了调控序列,包括启动子和转录终止信号,某些基因中可能有阻遏蛋白或激活蛋白识别和结合的顺式作用元件(图 9-4)。

图 9-4　原核生物的基因结构示意图

(1)启动子:启动子是一段位于结构基因 5′端的上游的 DNA 序列,能活化 RNA 聚合酶,使之与模板 DNA 准确地结合并具有转录起始的特异性。在原核生物中,启动子包含两个短序列,位于转录起始点上游的-10 及-35 位置。位于-10 的序列称为 Pribnow 区或-10 区,通常包含 6 个核苷 TATAAT。Pribnow 区对于转录开始是绝对必要的。位于-35 的序列通常包含 6 个核苷 TTGACA。它的出现可以提高转录效率。

(2)终止子:在结构基因的下游近 3′端的一段 DNA 序列中有 GC 富集区组成的具有回文特征的重复序列,转录后在 RNA 分子中形成特殊结构以终止 RNA 链的延伸。

(3)操纵元件:或称操纵序列,可以被阻遏蛋白识别与结合,是一些启动子邻近部位的一小段特定序列,可被具有抑制转录作用的阻遏蛋白识别并结合,通常与启动子区域有部分重叠。

2.真核生物基因　真核生物基因结构与原核生物基因不同,包括外显子与内含子,称为断裂基因。调控序列也较原核生物复杂,包括启动子、增强子、剪接信号、加尾信号和侧翼序列等。

(1)断裂基因:大多数真核生物的基因为断裂基因,就是基因的编码序列在 DNA 分子上是不连续的,被非编码顺序所隔开。编码的序列称为外显子,非编码序列称为内含子,又称插入序列。内含子在转录后被剪切掉。外显子和内含子接头区都有一段高度保守的一致序列,即内含了 5′末端大多数是 GT 开始,3′末端大多是 AG 结束,称为 GT-AG 法则,是普遍存在于真核生物基因中 RNA 剪接的识别信号。

(2)侧翼序列:侧翼序列在第一个外显子和最末一个外显子的外侧是一段不被翻译的非

编码区,称为侧翼序列,在 mRNA 中称为非翻译区(untranslated region,UTR)。侧翼序列含有基因调控顺序,对该基因的活性有重要影响。

(3)启动子:真核生物基因的启动子主要包括下列元件(Ⅱ类启动子为例):①TATA 盒:其核心序列为 TATA(AT)A(AT)。它在基因转录起始点上游−30∼−25bp 处,基本上由 A−T 碱基对组成,RNA 聚合酶与 TATA 框牢固结合之后才能开始转录;②CAAT 盒:其一致顺序为 GGCCAATCT,位于转录起始点上游−80∼−70bp 处,为一重要的顺式作用元件,对许多真核基因的转录有控制和调节作用;③GC 盒:由 GGCGGG 组成,位于−70∼−110,对基因转录起到调节作用。

(4)增强子:增强子可以位于基因的上游或下游,也可位于内含子中,它不能启动一个基因的转录,但有增强转录的作用。增强子可与特异因子结合而促进转录的进行。增强子通常有组织特异性,从而使基因表达出现时空表达的差异。

## 二、表观遗传与基因功能

表观遗传是指在 DNA 序列不发生改变的情况下,基因功能出现可逆的、可遗传的变化。表观遗传现象包括组蛋白修饰、DNA 甲基化、RNA 干扰等。本节主要介绍组蛋白修饰和DNA 甲基化。

1.组蛋白修饰　常见的组蛋白修饰包括乙酰化、甲基化、磷酸化、泛素化、糖基化等,这是组蛋白密码的基本元素,下面逐个介绍这些组蛋白修饰。

(1)甲基化:组蛋白甲基化是由组蛋白甲基化转移酶完成的。甲基化可发生在组蛋白的赖氨酸和精氨酸残基上,而且赖氨酸残基能够发生单、双、三甲基化,而精氨酸残基能够单、双甲基化,这些不同程度的甲基化极大地增加了组蛋白修饰和调节基因表达的复杂性。甲基化的作用位点在赖氨酸(Lys,K)、精氨酸(Arg,R)的侧链 N 原子上。组蛋白 H3 的第 4、9、27 和 79 位,H4 的第 20 位 Lys,H3 的第 2、17、26 位及 H4 的第 3 位 Arg 都是甲基化的常见位点。组蛋白精氨酸甲基化是一种相对动态的标记,而赖氨酸甲基化是基因表达调控中一种较为稳定的标记。

(2)乙酰化:组蛋白乙酰化主要发生在 H3、H4 的 N 端比较保守的赖氨酸位置上,是由组蛋白乙酰转移酶和组蛋白去乙酰化酶协调进行。组蛋白乙酰化呈多样性,核小体上有多个位点可提供乙酰化位点,但特定基因部位的组蛋白乙酰化/去乙酰化是以一种非随机的、位置特异的方式进行。乙酰化可能通过对组蛋白电荷及相互作用蛋白的影响,来调节基因转录,去乙酰化可以使染色质紧密,阻止基因的表达,而乙酰化则可以使染色质开放,激活基因表达。

(3)组蛋白的其他修饰方式:相对而言,组蛋白的甲基化修饰方式是最稳定的,所以最适合作为稳定的表观遗传信息。而乙酰化修饰具有较高的动态,另外还有其他不稳定的修饰方式,如磷酸化、泛素化、ADP 核糖基化等。这些修饰更为灵活的影响染色质的结构与功能,通过多种修饰方式的组合发挥其调控功能。

2.DNA 甲基化　DNA 甲基化是指生物体在 DNA 甲基转移酶的催化下,以 S−腺苷甲硫氨酸为甲基供体,将甲基转移到特定的碱基上的过程。DNA 甲基化可以发生在腺嘌呤的 N−6 位、胞嘧啶的 N−4 位、鸟嘌呤的 N−7 位或胞嘧啶的 C−5 位等。但在哺乳动物及人类基因组中,大约有 1% 的 DNA 碱基发生了甲基化。DNA 甲基化一般发生于 CpG 双核苷酸中的胞嘧啶上,生成 5-甲基胞嘧啶(5mC)。人类的 CpG 以两种形式存在,一种是分散于 DNA 中,另一种是 CpG 结构高度聚集的 CpG 岛。在正常组织里,70%~90% 的散在的 CpG 是被甲基修饰的,而 CpG 岛则是非甲基化的。DNA 甲基化的会产生基因突变并影响基因的表达。

DNA 甲基化在人的正常发育、X 染色体失活、衰老及许多人类疾病(如发育遗传、肿瘤、心血管疾病、糖尿病和神经系统疾病等)过程中发挥重要作用,已经成为表观遗传学的重要研究内容。DNA 甲基化的检测技术发展迅速,其基本原理是 DNA 经亚硫酸氢钠处理后,所有未甲基化的胞嘧啶发生脱氨基变为尿嘧啶,而甲基化的胞嘧啶无此改变,然后可以通过两种策略来进行 DNA 甲基化的分析。

(1)甲基化特异性 PCR 法:DNA 经亚硫酸氢钠处理后,设计两对分别针对甲基化与非甲基化等位基因的引物,结合 PCR 扩增就可以将经甲基化与非甲基化等位基因区分开。这种方法灵敏度高,对 DNA 的质和量要求低,是目前较为常用的甲基化检测方法。

(2)非甲基化特异性 PCR 法:亚硫酸氢钠处理后,分别在待检测甲基化区域两侧设计上下游引物扩增目的片段,然后采用测序等方法进行分析,该方法可以克服只能针对单个位点检测的缺点,可以对任何基因序列的甲基化状态进行检测。

### 三、基因突变

1.点突变　点突变也称为碱基置换,是指单个碱基的改变,在引起人类遗传性疾病的点突变中包括错义突变、无义突变、RNA 加工突变及发生在调控区的突变等。

(1)错义突变:是指点突变改变了三联体密码子,导致基因产物中某个氨基酸被另一个氨基酸所取代。在许多的遗传病中,发现的突变绝大多数是错义突变。

(2)无义突变:又称为链终止突变,是指 DNA 序列的改变使得编码某一氨基酸的密码子突变终止密码,则导致翻译过程提前终止。也有情况下是突变使得终止密码子破坏,导致翻译延续到下一终止密码子才能终止,使得肽链延长。

(3)RNA 加工突变:真核生物细胞中 RNA 转录后需要经过戴帽、加尾和剪接才能成为成熟的 RNA。与剪接有关的突变有两种情况:在外显子内含子结合点(5′给位)或内含子外显子结合点(3′受位)发生的突变,会影响正常 RNA 在该位点的剪接。另一种是内含子中的序列发生点突变,形成新的给位或受位,因此会导致成熟的 mRNA 中增加一段额外的"外显子",如发生在人类 β 珠蛋白基因第 2 内含子第 654 位的突变[IVS-Ⅱ-654(C_>T)]导致 β 珠蛋白基因转录后会增加一段 73bp 的额外外显子。

2.插入/缺失突变　插入/缺失突变分为小片段和大片段插入/缺失,小片段突变指的是在 1~60 个碱基范围的改变,而大片段的插入/缺失甚至可以在染色体水平上检测到。如果在编码序列中插入/缺失 1 个或几个(非 3 的整数倍)碱基,则改变了自突变位点到开放阅读框终止密码子间的全部序列,由此所导致的突变称为移码突变,移码突变通常会导致其蛋白产物完全丧失功能。如果插入/缺失 3 的整数倍,则在蛋白质产物相应的序列中插入/缺失编码的氨基酸。大片段的插入/缺失并不常见,尤其是大片段的插入突变更为罕见。然而对于某些遗传病来讲,大片段缺失是其主要的突变形式,如迪谢内肌营养不良症和 α 地中海贫血。

3.动态突变　某些单基因遗传病的发生,是由于 DNA 分子中某些短串联重复序列,尤其是基因编码序列或侧翼序列的三核苷酸重复次数增加所引起。因为这种三核苷酸的重复次数可随着世代交替的传递而呈现逐代递增的累加突变效应,故而被称之为动态突变。如亨廷顿舞蹈病,致病基因 HTT 位于 4p16.3,基因序列中包含一段以 CAG 为核心序列的三核苷酸重复(…CAGCAGCAG…),当重复次数<28 次时为正常,当在 28~35 次时,风险大大增加;当>35 次时则开始表现出症状,当>40 次时为表现出典型的症状。

## 第三节　基因组结构与特征

基因组是一个细胞或一种生物体的整套遗传物质,包括基因和非编码 DNA。更准确地讲,一个生物体的基因组是指一套染色体中的完整的 DNA 序列。如体细胞中的二倍体由两套染色体组成,其中一套 DNA 序列就是一个基因组。基因组也可以指整套核 DNA(核基因组),也可用于拥有自身遗传物质的细胞器基因组,如线粒体基因组。自然界中从简单的病毒到复杂的高等动植物,都具有自己独特的基因组。

### 一、原核生物基因组

1.原核生物基因组特征　原核生物基因组通常是由一条环状双链 DNA 分子组成,习惯上也称之为染色体,大多数原核生物只包含一条染色体,以类核结构形式存在于细胞中,原核生物基因组相对较小,结构基因往往以操纵子形式存在,不含内含子,具体特征如下。

(1)原核生物基因组较小:基因组大小一般在 $10^6 \sim 10^7$ 碱基对。例如,大肠埃希菌基因组由 $4.6 \times 10^6$ bp 组成,是人类基因组($3.0 \times 10^9$ bp)的 1‰;而且基因数目也较少,大约含 3500个基因。

(2)原核生物的类核结构:原核生物与真核生物的主要区别在细胞核,原核生物没有典型的细胞核结构,基因组 DNA 位于细胞中央的核区,没有核膜将其与细胞质隔开,但能在蛋白质的协助下,以一定的形式盘曲、折叠包装起来,形成类核。类核的中央部分由 RNA 和支架蛋白组成,外围是双链闭环的超螺旋 DNA。类核中 80% 为 DNA,其余为 RNA 和蛋白质。类核常常与细胞膜的许多部位相连。

(3)原核生物的操纵子结构:操纵子结构是原核生物基因组的功能单位。原核生物的结构基因大多数按功能相关性成簇地串联排列于染色体上。结构基因同其上游的调控区(包括调节基因、启动子和操纵基因)及下游的转录终止信号,共同组成了一个基因表达单位,即操纵子结构。如乳糖操纵子、阿拉伯糖操纵子及色氨酸操纵子等。

原核生物的 mRNA 是多顺反子 mRNA,即一个 mRNA 分子带有几种蛋白质的遗传信息,利用共同的启动子和终止信号,转录出的 mRNA 分子可以编码几种不同的但多为功能相关的蛋白质,原核生物 mRNA 的 5′端无帽结构,3′端一般也无多聚 A 尾巴,但 5′端和 3′端也有非编码区。非编码区内主要是一些调控序列,所占比例为 50% 左右。非编码区域中常常有反向重复序列存在,并能形成特殊的结构,具有一定的调控作用,如复制起始区 OriC、复制终止区 TerC、转录起始区和终止区等。

(4)原核生物的结构基因:原核生物的结构基因中无内含子成分,其 RNA 合成后不需要经过剪接加工过程。但基因与基因之间有重复序列存在,如肠杆菌基因间重复一致序列已在多个细菌中被检出,长约 126bp,可形成茎环结构,而且序列的同源性很高。原核生物的结构基因多数是单拷贝基因,只有编码 rRNA 和 tRNA 的基因有多个拷贝。原核生物结构基因的编码顺序一般不重叠。

（5）具有编码同工酶的基因：这类基因表达产物的功能相同，但基因结构不完全相同。例如，在大肠埃希菌基因组中含有两个编码乙酰乳酸合成酶同工酶的基因，两个编码分支酸变位酶同工酶的基因。

（6）含有可移动 DNA 序列：原核生物基因组中的可移动序列包括插入序列、转座子等。这些可移动的 DNA 序列通过不同的转移方式发生基因重组，改变生物体的遗传性状，使生物体更适应环境的变化。

2.质粒　质粒可编码细菌多种重要的生物学性状，根据其所携带基因功能的不同将质粒分为以下几类，其中 R 质粒与临床分子生物学检验关系最为密切。

（1）R 质粒：也称抗药性质粒或耐药性质粒。分子量在 $2.5×10^7$D 以上，主要特征是带有耐药性基因，耐药质粒可通过细菌之间的接合作用进行传递。R 质粒由两个相邻的 DNA 片段组成：一段称为抗性转移片段（resistance-transfer factors，RTF），它包括转移基因、DNA 复制基因、决定拷贝数基因及四环素抗性基因，其分子量为 $1.1×10^7$D；另一段称抗性决定片段（resistance-determinant factors，RDF）主要含有串联在一起的抗各种抗生素的抗性基因，如抗青霉素（Pen）、抗氨苄西林（Amp）、抗氯霉素（Chl）、抗链霉素（Str）、抗卡那霉素（Kan）和抗磺胺（Sul）等抗性基因，这些抗性基因常常串联在一起。RTF 和 RDF 有可能相互脱离成为两个独立的环，单独的 RDF 不能转移，但可在 RTF 的带动下转移，可通过转位作用插入到染色体基因组上，从而使宿主菌产生抗药性；也可通过转位作用再与 RTF 重新形成 R 质粒。耐药基因还可以通过转化、转导和转座等非接合方式在细菌间转移，并在细菌内与 R 质粒发生重组，进一步造成耐药性播散。

由于抗菌药物的广泛应用，细菌迅速适应了抗菌药物的环境，临床分离细菌中耐药菌株日益增多，多重耐药菌株乃至"超级细菌"出现，以致新药开发研究的速度跟不上细菌耐药性变异的变化。而且有些耐药质粒同时带有编码毒力的基因，使其致病性增强，这些变异的后果给疾病的治疗带来很大的困难。因此，检测细菌所携带的耐药性质粒及耐药基因，分析耐药性播散及其规律，及时发现新的耐药基因，研究细菌的耐药机制与调控，已显得越来越重要。

（2）F 质粒：也称性质粒，它可以决定细菌的性别，能将宿主染色体基因和它本身转移到另一宿主细胞中去。F 质粒也是一种游离基因，既可整合到细菌染色体中，又可再游离出来。F 质粒的整合作用属于 DNA 同源重组过程，整合到细菌染色体中的 F 质粒还可以再切割下来，但切割的部位往往不准确，一个切点可在 F 质粒一端的内部，另一个切点则在细菌染色体上，所以切下来的质粒是带有一部分细菌的染色体。这种带有宿主菌染色体 DNA 片段的质粒称 F′质粒。

（3）Col 质粒：也称大肠埃希菌素生长因子，而大肠埃希菌素又能阻止不含这种质粒的大肠埃希菌生长。Col 质粒能编码大肠埃希菌素，并结合在敏感细菌的胞壁上，干扰它们的某些生化过程，如复制、转录、翻译或能量代谢等，杀死这些细菌有利于自身的生存。Col 质粒分子量的波动范围很大，从几百万到 $6×10^7$D。

另外，还有毒力质粒或称 Vi 质粒，如编码产毒性大肠埃希菌产生外毒素的质粒；代谢质粒，编码可使宿主菌降解特殊的分子（如甲苯或水杨酸）的酶。

3.转座因子　转座因子又称转座元件，是一类在细菌染色体、质粒或噬菌体之间自行移动并具有转位特性的独立的 DNA 序列。转座可以引起多种类型的基因突变,在插入位点引入新的基因和基因重排等遗传效应,是基因重组的一种重要方式。在原核生物中,转座因子主要包括插入序列(insertion sequence, IS)、转座子(transposon, Tn)和 Mu 噬菌体,本章主要介绍前两者。

(1)插入序列:插入序列是最早发现的转座因子,也是一类最简单的转座因子。长度为 700~2000bp,由一个转座酶基因及两侧的反向重复序列(inverted repeat, IR)组成。反向重复序列的对称结构使 IS 可以双向插入(正向插入或反向插入)靶位点,并在插入后于两侧形成一定长度(3~11bp)的正向重复序列(direct repeat, DR)称为靶序列。

F 质粒、R 质粒中均含 IS。当含有抗药基因 R 质粒的转座因子转位到染色体中时,在该部位产生抗性基因,从而使抗药性在不同菌群中得以传播。IS 的转座频率为 $10^{-7}$/拷贝,即在 1 个世代的 $10^7$ 细菌中有 1 次插入。IS 常常对插入后的基因功能产生多种遗传效应。

(2)转座子:转座子是一类复杂的转座因子。Tn 比 IS 大,4.5~20kb,除了携带有关转座的必需基因外,还含有能决定宿主菌遗传性状的基因,主要是抗生素和某些药物的抗性基因,如热稳定的大肠埃希菌毒素 I 基因或抗药性基因等。转座子中的转位酶称为转座酶,其功能是介导转座子从一个位点到另一个位点,或从一个复制子转座到另一个复制子,其转座过程与 IS 相似。

## 二、病毒基因组

1.病毒基因组特征　　与原核生物和真核生物基因组相比,病毒基因组在基因组大小、碱基组成、核酸类型、基因组结构等组织形式上都有所不同。病毒基因组结构简单,核酸类型多样,具有重叠基因现象,无重复序列,非编码序列少,某些病毒基因具有内含子结构。具体特征如下。

(1)基因组的碱基组成:病毒基因组结构相对简单,基因数少,所含信息量也少,但不同的病毒其基因组大小存在较大的差异,变化范围一般在 $1.5 \times 10^3 \sim 3.6 \times 10^6$ bp。如乙型肝炎病毒基因组为 3.2kb,仅编码 6 种蛋白质;而痘病毒基因组 DNA 为 300kb,可编码几百种蛋白质。不同病毒核酸的碱基组成相差也很大,如某些疱疹病毒属,G+C 碱基含量高达 75%,而某些痘病毒属 G+C 碱基含量低至 26%。G+C 碱基含量越高,核酸双链结构越稳定。

(2)基因组的核酸类型:原核生物和真核生物的染色体及染色体外基因组多数为双链 DNA,而病毒基因组的核酸类型较多,有双链、单链和双链部分区域为单链;有环状分子,也有线状分子。无论是哪种核酸类型,一种病毒颗粒中核酸成分只能是一种,或为 DNA,或为 RNA,而其他生物体类型中往往 DNA 和 RNA 是共存的。多数 RNA 病毒的基因组是由连续的 RNA 组成,有些病毒的基因组 RNA 是节段性的,由不连续的几条链组成,如流感病毒。

根据巴尔的摩分类法(基于病毒 mRNA 合成方式)可将病毒基因组分为七类(表 9-1)。对于单链 DNA 或是 RNA 病毒而言,如果基因组序列与 mRNA 相同,称为正链 DNA(+DNA)或正链 RNA(+RNA)病毒;如果与 mRNA 互补,则称为负链 DNA(-DNA)或负链 RNA(-RNA)病毒。单链正链 RNA 病毒基因组的 RNA 与 mRNA 相同,可以直接作为 mRNA 行使模板功能,翻译出所编码的蛋白质,并复制出病毒核酸,自我组装成成熟的病毒颗粒,感染宿主细胞。如脊髓灰质炎病毒、SARS 相关冠状病毒、丙型肝炎病毒及鼻病毒等。而单链负链 RNA 病毒基因组的 RNA 序列与 mRNA 互补,不能直接作为 mRNA 指导蛋白质的合成,必须以基因组 RNA 为模板转录生成互补 RNA,再以这个互补 RNA 作为 mRNA 翻译出遗传密码所决定的蛋白质。所以,负链 RNA 病毒没有直接的感染性,需要转录成 mRNA 以后才具有感染性,如流感病毒、副流感病毒、滤泡性口腔炎病毒等。双链 RNA 病毒基因组中含有正、负两条 RNA 链。这两条链都有产生互补链的功能,但只有正链 mRNA 具有编码能力,如呼肠孤病毒、轮状病毒。此外还有特殊的单链正链 RNA 病毒,即反转录病毒,在这些病毒颗粒中带有 RNA 指导的 DNA 聚合酶,即反转录酶,它能使 RNA 反转录生成 DNA,如人类免疫缺陷病毒、白血病病毒、肉瘤病毒等。DNA 病毒基因组也有单、双链和正、负链之分,但由于单链 DNA 在转录之前都要合成互补 DNA,所以正、负链的区别没有真正显示出来。

表 9-1　巴尔的摩病毒分类及举例

| 核酸类型 | 基因组组成 | | 病毒举例 |
|---|---|---|---|
| DNA | Ⅰ:双链 DNA 病毒(dsDNA) | | 单纯疱疹病毒、EB 病毒、天花病毒、人乳头瘤病毒 |
| | Ⅱ:单链 DNA 病毒(ssDNA) | | 猫细小病毒 |
| RNA | Ⅲ:双链 RNA 病毒(dsRNA) | | 轮状病毒 |
| | Ⅳ:单股正链 RNA 病毒(+ssRNA) | | 脊髓灰质炎病毒、甲肝病毒、柯萨奇病毒、冠状病毒、风疹病毒、丙型肝炎病毒 |
| | Ⅴ:单股负链 RNA 病毒(-ssRNA) | | 流感病毒、麻疹病毒、埃博拉病毒、狂犬病毒 |
| DNA/RNA | Ⅵ:单股正链 RNA 病毒(反转录)(ssRNA-RT) | | 人类免疫缺陷病毒 |
| | Ⅶ:双链 DNA 病毒(反转录)(dsDNA-RT) | | 乙型肝炎病毒 |

(3)基因组中有基因重叠现象:因病毒基因组一般比较小,而编码的蛋白质又较多,故有些病毒基因间可以相互重叠,即同一段核酸序列能够编码 2~3 种蛋白质。重叠基因(也称基因重叠)虽共享同一段核酸序列,但随读码框架起始点的改变,同一段病毒核酸可翻译出几种多肽,这种现象在其他生物细胞中仅见于线粒体 DNA 和质粒 DNA。这种结构的意义在于较小的基因组能够携带较多的遗传信息,使病毒利用有限的基因,编码更多的蛋白质。基因重叠的程度有所不同,有的完全重叠,如图 9-5 中 B 基因完全在 A 基因内,E 基因完全在 D 基因内。B 和 A、D 和 E 虽然有共同的顺序,但阅读框架不同;A 和 A * 基因的起始点不同,但在同一处终止。有的基因部分重叠,如 K 基因与 B、C 部分重叠。还有的基因是两个基因间只有 1 个碱基重叠,如基因 D 的最后一个碱基是 J 基因的第一个碱基。

**图 9-5　噬菌体 φX174 基因组的重叠结构**

(4)基因组中具有操纵子结构:例如噬菌体 φX174 是单链 DNA 病毒,此病毒含 A、A'、B、C、D、E、F、G、H、J 及 K 共 11 个蛋白质基因,但这些基因却只能转录成 3 个 mRNA,其中一个从 A 基因开始,一个从 B 基因开始,另一个从 D 基因开始。

(5)病毒基因可连续也可间断:感染细菌的病毒(噬菌体)基因组中无内含子,基因是连续的;而感染真核细胞的病毒基因组与真核细胞的基因结构相似,含有内含子,基因是间断的,转录后需经拼接加工才能成为成熟的 mRNA。

(6)基因组中重复序列少:病毒基因组不像真核生物基因组存在大量的重复序列,基因组中没有或仅有少量重复序列。

(7)基因组中非编码区少:病毒基因组有编码区和非编码区,但病毒基因的编码序列>90%,大部分用来编码蛋白质,只有很小一部分不编码蛋白质。非编码区通常是基因表达的调控区。

(8)基因组是单倍体:除反转录病毒基因组有两个拷贝外,至今发现的病毒基因组都是单倍体,每个基因在病毒颗粒中只出现 1 次。

(9)相关基因丛集:病毒基因组核酸序列中功能相关的蛋白质基因往往丛集在基因组的1 个或几个特定部位,形成一个功能单位或转录单元。它们可被一起转录成多顺反子 mR-NA,然后加工成各种蛋白质的 mRNA 模板。如腺病毒晚期基因编码表达的 12 种外壳蛋白,在 1 个启动子作用下生成多顺反子 mRNA,然后加工成各种 mRNA,编码病毒的各种外壳蛋白,它们在功能上都是相关的。

(10)病毒基因组含有不规则结构基因:有些病毒基因的结构不规则,转录出的 mRNA 分子有几种情况:①几个基因的编码区是连续的、不间断的,即编码一条多肽链,翻译后切割成几个蛋白质;②有些病毒的 mRNA 没有 5′端的帽子结构,但能利用 5′端非编码区的 RNA 形成特殊的空间结构,作为翻译增强子,参与蛋白质的翻译过程;③有的病毒 mRNA 没有起始密码子,必须在转录后进行加工、剪接,与其他基因的密码子连接,成为有翻译功能的完整 mRNA。

2.DNA 病毒　DNA 病毒基因组的一般特点:①以双链 DNA 为多数,少数是单链 DNA;可以是线性分子,也可以是环状分子。线性 DNA 均以含有反向重复序列为基本特征,反向重复序列一般存在于末端(腺病毒),也可存在于内部(如疱疹病毒);②在 DNA 病毒的基因组中,不同基因可以不同的链作为转录模板,很难严格定义为正链或负链。因此,有的病毒DNA有正链和负链之分,有的则没有;③几乎所有的真核DNA病毒都是在活宿主细胞核内复制,且能利用宿主细胞的复制转录和翻译系统,这意味着病毒和宿主细胞的启动子序列常有相当大的相似性;④有的DNA病毒不能直接复制,首先必须转录出一个RNA中间体即前基因组,然后通过反转录过程才能完成基因组复制,如乙型肝炎病毒(HBV);⑤DNA病毒一般都比RNA病毒大,生活周期也较复杂。

3.RNA病毒　RNA病毒基因组的一般特点:①RNA病毒基因组可以是单链也可以是双链,但以单链RNA为多见,其中少数单链RNA病毒末端有反向重复序列;②RNA病毒基因组所携带的遗传信息一般都在同一条链上。因此病毒RNA链有正负之分。正链RNA既可起模板作用复制出子代RNA,又可起转录本的作用翻译出病毒蛋白质。而负链RNA必须由依赖RNA的RNA聚合酶合成mRNA才能翻译出病毒蛋白质;③许多哺乳类反转录病毒属于单正链双体RNA,即含有两个相同的(+)RNA,属于双倍体。反转录病毒有时会与宿主基因发生重组,干扰宿主基因的表达调控;④RNA病毒变异率很高,在每个循环中每103～104bp中即有1个突变。如果该病毒复制周期快,那么病毒的抗原性与毒性就会很快地发生较大的变化。所以RNA病毒能很快进化以适应改变的新环境;⑤RNA病毒的复制和转录常常独立于宿主细胞核,由于宿主细胞没有依赖于RNA的RNA聚合酶,所以只能靠病毒本身编码,这一点与真核DNA病毒不同,而且许多RNA病毒在细胞质中复制;⑥尽管不同的RNA病毒的复制方式不同,但均需经反转录才能完成其基因组的复制。反转录酶在复制过程中的错误率远远大于依赖于DNA的聚合酶。这在很大程度上影响了RNA病毒的进化,即限制了RNA病毒基因组的增大,相反RNA病毒正朝着增强承受能力的方向发展。

## 三、人类基因组

人类基因组包括细胞核内的核基因组和细胞质内的线粒体基因组。核基因组由$3.0×10^9$bp组成,线粒体基因组由16569bp组成。正常体细胞(二倍体)基因组包括两个核基因组和多个线粒体基因组,核基因组包含在22条常染色体和X、Y性染色体内。

1.人类基因组的特征　人类基因组中包含约2.5万个编码蛋白质的基因,其外显子序列仅占人类基因组的1.5%,除了蛋白质编码基因之外,人类的基因组还包含了数千个RNA基因,包括转运RNA、核糖体RNA、信使RNA与微小RNA等。其余非编码DNA包括调控序列、内含子、假基因,以及重复序列、转座因子和大量不属于已知分类序列等,这些区域估计占人类基因组序列的97%。上述DNA序列中,如编码蛋白质的基因在人类基因组中往往仅有一个或几个拷贝,称为单拷贝或单一序列,而某些DNA序列会在基因组中重复出现多次,称为重复序列。基因组中存在大量的非编码序列和重复序列是人类基因组区别于原核生物基因组的重要特征。

(1)单一序列:又称非重复序列,在基因组中仅有单一拷贝或少数几个拷贝,约占人类基因组的50%,绝大多数的蛋白质编码基因为单一序列,但是单一序列大部分不编码,长度一般在几个kb以下,分布在各种重复序列之间。

(2)重复序列:人类基因组中的重复序列可以根据其组织形式分为两种:串联重复序列和分散重复序列,前一种成簇的存在于染色体的特定区域,后一种分散存在于染色体的位点上。

1)串联重复序列:人类基因组中 10%～15% 是串联重复序列,以各自的核心序列(重复单元)首尾相连多次重复,长度可达 $10^5$～$10^6$ bp,为高度重复序列,又称为简单序列 DNA,或卫星 DNA,主要存在于染色体的着丝粒区域,通常不被转录。因其碱基组成中 GC 含量少,具有不同的浮力密度,在氯化铯密度梯度离心后单独形成一条较窄的带,位于主体 DNA 带的上面而得名,如 α-卫星 DNA 的重复单元为 171bp,位于每条染色体的着丝粒处。另外,还有两种串联重复序列称为小卫星 DNA 和微卫星 DNA,小卫星 DNA 由 10～100bp 组成的重复单位重复几十到几百甚至几千次,形成的 1～5kb 的短 DNA,又叫作可变数目串联重复。微卫星 DNA 核心序列为 1～6bp,可以重复上百次,又称为短串联重复(short tandem repeat,STR)和简单序列重复(simple sequence repeats,SSR),如 $(CA)_n$/$(TG)_n$、$(CT)_n$、$(AG)_n$、CAG 等。

2)散在重复序列:散在重复序列为中度重复序列,可分为三种类型:第一种为长散在核元件(long interspersed nuclear element,LINE)和短散在核元件(short interspersed nuclear element,SINE),也称为非 LTR 或 polyA 反转录转座子;第二种为 LTR 反转录转座子,也称为反转录病毒样元件;另外一种为 DNA 转座子。

LINE 在真核生物基因组中广泛存在,主要为 LINE1(L1),其可以利用位于 LINE 中的 RNA 聚合酶 II 启动子转录出 RNA,编码反转录酶,对 LINE RNA 高度专一,在 5′UTR 含有启动子序列,在 3′UTR 包含多聚腺苷酸信号(AATAAA)和 polyA 尾巴。人类基因组中的 LINE 最长可以达到 6kb,近 85 万拷贝,约占整个基因组的 20%。SINE 是指长度小于 500bp 的序列,不编码反转录酶,在整个基因组中约占 11%,SINE 最具代表性的是 Alu 家族,不包含任何编码序列,在 Alu 序列内含有一个限制性内切酶 Alu I 的特异性识别位点 AGCT,因此这一序列称为 Alu 序列。Alu 序列是人类基因组含量最丰富的中度重复顺序,长达 300bp,基因组中总共有 100 万种 Alu 序列,约占基因组总 DNA 含量的 10%。Alu 序列和 LINE 的突变均可导致疾病,不同 LINE 和 Alu 序列的异常重组也可能导致疾病的发生。

(3)多基因家族和假基因:真核基因组的另一特点就是存在多基因家族。多基因家族是指由某一祖先基因经过重复和变异所产生的一组基因。多基因家族大致可分为两类:一类是成簇的分布在某一条染色体上,它们可同时发挥作用,合成某些蛋白质,如组蛋白基因家族就成簇地集中在第 7 号染色体长臂 3 区 2 带到 3 区 6 带区域内;另一类是一个基因家族的成员散在的分布于不同染色体上,这些不同成员编码一组功能上紧密相关的蛋白质,如珠蛋白基因家族。在多基因家族中,某些成员并不产生有功能的基因产物,这些基因称为假基因,如珠蛋白基因簇中的 Ψζ 和 Ψβ。假基因与有功能的基因同源,原来可能也是有功能的基因,但由于缺失、倒位或点突变等,使这一基因失去活性,成为无功能基因。

2.人类基因组多态性　人类基因组中的 DNA 多态性有多种形式,主要包括限制性片段长度多态性、微卫星和小卫星多态性、单核苷酸多态性及拷贝数多态性等。

(1)限制性片段长度多态性:是第一代 DNA 分子标记。限制性内切酶可以识别特异的 DNA 序列,在识别位点切开 DNA 分子,产生特定长度的片段。对于不同的个体而言,其 DNA 序列存在差别,如果这种碱基替换恰好发生在限制性内切酶的切割位点,就会造成酶切位点的减少或增加,结果产生酶切片段的减少或增加。这样就形成了用同一种限制性内切酶切割不同个体的 DNA 序列时,产生不同长度大小、不同数量的限制性酶切片段,后通过 Southern 杂交等即可分析其多态性结果。这种造成限制性片段长度多态性的位点变异实际上是单核苷酸多态性的一部分,因此,这一类限制性片段长度多态性分析现在已经可以被单核苷酸多态性分析技术所取代。限制性片段长度多态性也可以由于DNA序列发生长度的改变所致:第一种是由于DNA序列上发生插入、缺失所致;第二种是由不同个体基因组中某个区域串联重复的拷贝数不同,从而使两侧限制性内切酶识别位点之间的片段长度发生了变化。

(2)小卫星和微卫星多态性:是属于第二代的DNA分子标记,其基本概念在前面已经提到。1980年A.RWyman和R.White首次发现人类基因组中的小卫星序列,并具有高度多态性,后来被广泛用于DNA指纹分析和遗传连锁分析。小卫星主要分为两种,一种是高变小卫星主要位于着丝粒区,核心单元为9~24个碱基,另一种为端粒小卫星,核心单元为6个碱基,人类90%的位于染色体的亚着丝粒区域,其实端粒序列本身就是小卫星重复序列:TTAGGG TTAGGGTTAGGG…。20世纪80年代后期,又发现了一种比小卫星DNA具有更短重复单元(1~6bp)的卫星DNA,被称为微卫星DNA,微卫星由于重复单元的重复次数在个体间呈高度变异性并且数量丰富,其多态性比限制性片段长度多态性显著增高,因此微卫星标记的应用非常广泛。微卫星分为3类:单纯SSR、复合SSR和间隔SSR。所谓单纯SSR是指由单一的重复单元所组成的序列,如$(AT)_n$;复合SSR则是由2个或多个重复单元组成的序列,如$(GT)_n(AT)_m$;间隔SSR在重复序列中有其他核苷酸夹杂其中,如$(GT)nGG(GT)_m$。每个微卫星DNA都由核心序列和侧翼序列组成,其核心序列呈串联重复排列。侧翼DNA序列位于核心序列的两端,为保守的特异单拷贝序列,能使微卫星特异地定位于染色体常染色质区的特定部位。微卫星位点通常通过PCR扩增,扩增产物通过电泳分析检测。微卫星可以用于个体识别,某些微卫星位点重复次数的变化与人类疾病特别是神经系统疾病和癌症有着密切的关系。

(3)单核苷酸多态性(single nucleotide polymorphisms,SNPs):主要是指在基因组水平上由单个核苷酸的变异所引起的DNA序列多态性。它是人类可遗传的变异中最简单、最常见的一种,其中90%都可归因于SNPs。SNPs在人类基因组中广泛存在,已经确定和分类的全世界人群的SNPs总数有数百万个,预计总数可达1000万以上。约10%常见的SNPs作为建立单体型图谱的遗传标记。根据SNP在基因中的位置,可分为基因编码区SNPs、基因周边SNPs及基因间SNPs三类。一般来讲,SNPs并不直接致病,而是对疾病的易感性产生影响。目前,分析SNPs的方法多种多样,包括从点杂交、PCR-RFLP、荧光定量PCR、变性高效液相色谱,以及基因测序、基因芯片分析等,特别是通过全基因组关联分析,已经发现了许多疾病的致病位点。从NCBI的SNPs数据库中可以检索到现在已经发现的SNP的详细情况。

(4)拷贝数多态性:是最近发现的一种基因组多态性。拷贝数变异指的是基因组中较大的DNA片段(200bp~2Mb)发生了拷贝数的变化,可以涉及一个基因,也可以是连续的几个基因,相当于染色体的某个区域发生了复制或缺失的改变。例如,染色体某区域DNA片段的正常排列顺序为A-B-C-D,发生变异后可成为A-B-C-C-C-D(复制)或者A-C-D(缺失),这种变异大约占人类基因组的12%,可以遗传也可以由新发突变造成。拷贝数变异可以通过细胞遗传学技术如荧光原位杂交、芯片比较基因组杂交和SNPs芯片检测分析,目前也已可以通过第二代测序技术进行拷贝数变异分析。与其他基因变异类似,CNV与疾病的易感性有着密切的关系。在癌细胞中,EGFR基因的拷贝数与正常细胞相比较显著增加;CCL3L1基因拷贝数的增加可以降低HIV感染的风险。

# 第四节　DNA 的分离纯化技术

## 一、真核细胞基因组 DNA 的制备

在十二烷基磺酸钠(sodium dodecyl sulfate,SDS)和乙二胺四乙酸存在下,蛋白酶 K 仍具有很高活力,因而可在抑制 DNA 降解酶活力的条件下用蛋白酶 K 消化去除蛋白质,为制备高纯度、高分子质量的 DNA 制品创造了条件。

### (一)样本制备

1.细胞的破碎

(1)使用捣碎机捣碎组织:将材料制成稀糊状,放置于筒内(不能超过 1/3 体积),盖紧筒盖,将调速器先拨至最慢处,开动开关后,逐步加速至所需速度。此法适用于动物内脏组织、植物肉质种子等。

(2)玻璃匀浆器匀浆:将剪碎的组织置于管中,套入研杵,上下移动研磨,即可研碎细胞。此法适用于细胞的破碎,也适用于量少的动物脏器组织的破碎。

(3)超声波处理:用一定功率超声波处理细胞悬浮液,使细胞急剧振荡破裂。多用于微生物,如用大肠埃希菌制备各种酶,常选用浓度在 50～100mg/mL 菌体,14～100kHz 频率处理 10～15 分钟。此法缺点是在处理过程中产生热量,因此应采取降温措施。对超声波敏感的酶和核酸应慎用。

(4)反复冻融法:将细胞在 -20℃ 下冷冻,室温解冻,反复几次。由于细胞内冰粒形成和剩余细胞液盐浓度的提高而引起溶胀,使细胞结构破碎。

(5)化学处理法:有些动物细胞,如肿瘤细胞,可采用十二烷基硫酸钠、去氧胆酸钠等使细胞膜破坏。细菌细胞壁较厚,采用溶菌酶处理效果更好。

无论用哪一种方法破碎组织细胞,都会使细胞内蛋白质或核酸水解酶释放到溶液中。加入二异丙基氟磷酸可抑制或减慢自溶作用,加入碘乙酸可抑制活性中心含有巯基的蛋白水解酶的活性,加入苯甲基磺酰氟能消除部分蛋白水解酶活力。

2.去除与 DNA 结合的蛋白质　用蛋白质变性剂,常用酚、氯仿提取法。用酚-氯仿-异戊醇(体积比 25∶24∶1)提取可得到 10～20kb 的 DNA,交替使用酚和氯仿这两种不同的蛋白质变性剂,以增加去除蛋白质的效果。其中酚是很强的蛋白质变性剂,氯仿能加速有机相与水相分离,且可以去除蔗糖等。在氯仿中加少量异戊醇可减少蛋白质变性过程中产生的大量气泡。

3.分离核酸与其他杂质(沉淀核酸)　最常用两倍体积的乙醇及醋酸钠(NaAc)。因核酸为水溶性,在有机溶剂及高盐存在下,核酸在水相中的稳定性被破坏,呈不溶状态而沉淀下来。

(1)有机溶剂:因无水乙醇对盐类共沉淀少,且易挥发,故经常使用。一般用二倍体积(原来体积 2.2 倍)。

(2)盐类:最常用 0.3mol/L NaAc(pH 5.2)。NaAc 与核酸形成盐复合物,在有机溶剂中不溶解,因而使核酸沉淀。但对于含 SDS 样品,最好用氯化钠(0.2mol/L)使 SDS 在乙醇中保持溶解,不与 DNA 共沉淀,避免 SDS 对酶促反应的影响,但氯化钠在低温时容易析出。而四

种脱氧核糖核苷酸在醋酸胺(2~2.5mol/L)中具有较高的溶解性,乙醇沉淀后可去除大部分dNTP,可用于 DNA 探针缺口翻译后去除$^{32}$P 标记的 dATP。另外,氯化锂、醋酸钾等也可用于沉淀 DNA,但各有优缺点。如果吸取上清液量大时,则可用等体积异丙醇沉淀。

4.去除残留的杂质

(1)去除残留的酚:用等体积的氯仿再抽提一次。

(2)去除残留的氯仿:用两倍体积的无水乙醇洗涤沉淀。

(3)去除残留的盐离子:用 75%乙醇溶液洗涤沉淀。

(4)去除 RNA 的干扰:用 RNA 酶消化处理。

### (二)哺乳动物组织中制备基因组 DNA 常用的技术方法

迅速冷冻组织并捣碎成可消化的碎片,置入蛋白酶 K 和 SDS 溶液中,孵育到大部分的细胞蛋白质降解。消化物通过连续的酚–氯仿–异戊醇抽提,去除蛋白质。通过乙醇沉淀获取核酸,干燥之并重新混悬在缓冲液中。

1.细胞的制备

(1)从整个组织开始

1)切下组织后,尽快地切碎组织并置液氮中速冻。如果是肝脏,要切除胆囊,胆囊中含有高浓度的降解酶。

2)取 0.2~1g 组织,用预冷的研钵研碎,或用榔头碾碎成细的粉末。

3)混悬组织粉末,比例是每 100mg 组织用 1.2mL 消化缓冲液,不应该有团块。

(2)从组织培养细胞开始

1)离心悬浮培养液去除上清培养液。以胰蛋白酶处理黏附的细胞,并收集培养瓶中的细胞,以 500g 离心 5 分钟,弃去上清液。

2)以 10mL 冰冷的 PBS 重新混悬细胞,500g 离心 5 分钟,弃去上清液。重复混悬和离心步骤。

3)以等体积的消化缓冲液重新混悬细胞。用 0.3mL 消化缓冲液混悬 $3×10^7$ 个细胞。对更多的细胞,则用 1mL 消化缓冲液悬 $10^8$ 个细胞。

4)样本放在紧密加盖的试管中,50℃振摇温育 12~18 小时。

2.核酸的抽提

(1)用等体积的酚–氯仿–异戊醇抽提样本。

(2)在悬空吊桶的转头中,以 1700g 的速度离心 10 分钟。

3.DNA 的纯化

(1)将上层液相转入一个新的试管中加入 1/2 体积的 7.5mol/L 醋酸铵和 2 倍体积的100%的乙醇。DNA 将即形成纤维样的沉淀。以 1700g 的速度离心 2 分钟,以收获 DNA。

(2)将离心物以 70%的乙醇洗涤。弃去乙醇,将离心物空气干燥。

(3)将 DNA 沉淀以 TE 缓冲液再混悬直至溶解,可以室温下或 65℃下温和振摇 DNA 若干小时。以使充分溶解。

(4)贮存在 4℃。1mg/mL DNA 是合适的工作浓度,从 1g 哺乳类动物细胞中,预期可以获得约 2mg 的 DNA。

4.注意事项 为了将内源性核酸酶的活性下降到最低限度,必须迅速地分离、碾碎和冷冻组织。组织培养细胞必须冷却并迅速洗涤。一旦组织冷冻,或向组织培养细胞中加入溶解缓冲液,可以保护整个过程中 DNA 不受核酸酶作用。重要的是组织要充分分散,不得有团块,以便迅速有效地与蛋白酶 K 的 SDS 充分接触。

极为关键的是产生相对分子质量非常高的 DNA 以构建噬菌体或黏粒基因库。为了使相对分子质量达到最大限度,必须注意两点:①在抽提时,应温和但彻底地混合,以把切割力下降到最低程度;②抽提之后,去除 DNA 中的有机溶剂和盐是通过透析,而不是用乙醇沉淀。最重要的是,在最终 DNA 溶液中,应不存在细胞蛋白质和蛋白酶 K,因为基因组 DNA 对限制性酶的作用敏感。因此,在去蛋白质时应该注意,为了完全去除蛋白质,要反复用蛋白酶 K 消化。一般而言,高纯度 DNA OD260 与 OD280 的比率应为 1.8,而 50%蛋白 50%DNA 的混合物的 OD260 与 OD280 比率约为 1.5。

## 二、细菌细胞 DNA 的提取

在许多细菌中,不但含有染色质 DNA,还含有质粒等一些染色质外的 DNA,被噬菌体转染的细菌细胞内也含有噬菌体 DNA。质粒和噬菌体 DNA 是重要的基因载体。在基因工程研究中具有重要的作用。

### (一)细菌基因组 DNA 的提取

1.操作步骤

(1)取对数生长期的细菌 1.5mL,室温 4000g 离心 10 分钟。

(2)弃去上清液,用等体积(1.5mL)的 TRS 溶液洗涤 1 次,离心弃上清。

(3)称量菌体的重量,按每克湿菌体约 1mL 的体积计算加入 5 倍体积预冷的蔗糖-TES 溶液,在冰浴中用玻璃棒充分悬浮。加入溶菌酶至终浓度为 1mg/mL。

(4)加入 0.25mol/L 乙二胺四乙酸至终浓度为 0.1mol/L,轻轻混匀后处理 10 分钟,充分混匀抑制 DNase 活性。

(5)再加入 SDS 溶液至终浓度为 1%(W/V),混匀后于室温裂解 30 分钟。

(6)加入等体积的饱和酚,轻轻上下倒置离心管约 5 分钟,以使蛋白质变性。

(7)12000g 离心 2 分钟。

(8)用吸管将上层水相移至另一新的 1.5mL 小离心管中,再加入等体积酚去除蛋白质,重复步骤(7)~(8)的操作,直至几乎看不到蛋白层为止。

(9)加入等体积的氯仿-异戊醇(24:1),混合后,于 12000g 离心 2 分钟,随后用吸管轻轻将上层水相移入另一支 1.5mL 小离心管中。

(10)加入 2 倍体积的冷无水乙醇沉淀 DNA。用玻璃棒轻轻缠绕挑出 DNA 细丝,再用 70%冷乙醇洗涤 1 次。干燥,并将 DNA 悬于 100μg TE 缓冲液中。

(11)加入终浓度为 50μg/mL 核糖核酸酶,置于 37℃保温 30 分钟。

(12)加入 2 倍体积冷无水乙醇,于-20℃放置 2 小时,沉淀 DNA。

(13)将沉淀 DNA 再用 70%乙醇溶液洗涤 1 次。离心,弃去上清液。使 DNase 失活。沉淀干燥,最后将 DNA 沉淀悬于 100μg TE 缓冲液中。

2.注意事项

(1)破碎细胞壁时,最好用溶菌酶处理,尽量避免使用超声波等机械方法。不同种属细菌对溶菌对溶菌酶的灵敏度不同,溶菌酶用量可以增加或减少。对溶菌酶不敏感的某些菌株或细菌孢子可加巯基试剂协同处理。溶菌酶处理要低温进行。

（2）在溶菌酶处理之前,先将细菌悬浮于高渗的蔗糖-TES 溶液中。因为在高渗溶液中质膜不易胀破,溶菌酶破碎细胞壁时,不会引起细胞的骤然裂解,保持细胞内部各亚细胞结构的完整,防止 DNA 被 DNase 降解。

（3）先用乙二胺四乙酸充分抑制 DNase 活性,再用 SDS 或 N-十二烷基肌氨酸钠等去污剂裂解细胞,可防止 DNase 降解,保证 DNA 分子的完整性。

**（二）质粒 DNA 的分离纯化**

通常用的质粒 DNA 分离方法有 3 种:碱裂解法、煮沸法和去污剂(如 Triton 或 SDS)裂解法。前两种方法比较剧烈,它们可破坏碱基配对,使宿主细胞的线性染色体 DNA 变性,而共价闭合环状 DNA 由于拓扑缠绕,两条链不会互相分离。当外界条件恢复正常时,质粒 DNA 的双链又迅速恢复原状,重新形成天然的超螺旋分子,而较大的线性染色体 DNA 则难以复性。这两种方法适合用于较小的质粒。第 3 种去污剂裂解法则比较温和,一般用来分离大质粒(>15kb)。上述 3 种方法既可用来分离少量的质粒,也可等比例扩大和来分离大量的质粒。以下主要介绍质粒 DNA 小量制备的几种常用方法。

1.碱裂解法　碱裂解法制备质粒 DNA 是最常用的实验方法,它对细菌的裂解、细菌染色体 DNA 和蛋白质变性充分,提取的质粒 DNA 产量高、纯度好。操作步骤如下。

（1）接种一个单菌落于 5mL LB 培养液中,37℃培养过夜。

（2）取 1.5mL 培养液,离心 20 秒,沉淀用 100μL GTE 溶液重悬,室温静置 5 分钟。

（3）加 200μL NaOH/SDS 溶液,混匀后冰置 5 分钟。

（4）加 2150μL 乙酸钾溶液,混匀后冰置 5 分钟。

（5）离心 3 分钟,吸 0.4mL 上清液移入另一离心管中,加 0.8mL 95%乙醇室温静置 2 分钟。

（6）离心 3 分钟,用 70%乙醇 1mL 清洗沉淀,然后真空干燥。

（7）沉淀用 30μL TE 溶液溶解,加 1μL 10mg/mL 不含 DNA 酶清洗沉淀,然后真空干燥。

（8）离心 3 分钟,用 1mL 70%乙醇清洗沉淀,然后真空干燥。

（9）沉淀用 30μL TE 溶液溶解,加 1μL 10mg/mL 不含 DNA 酶的 RNA 酶溶液,贮存于-20℃。

2.煮沸裂解法　操作步骤如下。

（1）接种一个单菌落于 5mL LB 培养液中,37℃培养液。

（2）取 1.5mL 培养液,离心 20 秒,加 300μL 含 200μI 溶菌酶的 STEL 溶液,振荡充分混匀,冰置 5 分钟。

（3）将离心管置沸水中 2 分钟后,离心 30 分钟,吸上清液移入另一离心管中,加 200μL 冰冷的异丙醇,置于-20℃15 分钟。

（4）离心 5 分钟,弃上清液,真空干燥。

（5）沉淀用 50μL TE 溶液溶解,加 1μL 10mg/mL 不含 DNA 酶的 RNA 酶溶液的依数性液,贮存于-20℃。

3.质粒 DNA 的纯化　初步制备质粒 DNA,经酚;氯仿抽提后可进行酶切分析,但对于一些 DNA 纯度要求较高的实验,还需要进一步提高质粒 DNA 的纯度。下面几种常用的方法可供选择。

(1)聚乙二醇沉淀法:此方法简单方便,纯化的质粒 DNA 可用于细菌转化、酶切分析,尤其是对碱裂解法提取的质粒 DNA 纯化效果更佳。操作步骤如下。

1)取 3mL 粗制质粒 DNA 溶液至离心管中,加 3mLLiCl 溶液,混匀,4℃,1000r/min,离心 10 分钟。

2)转移上清液至另一离心管中,对倍加入异丙醇后,室温放置 3 分钟后离心,1000r/min,10 分钟。

3)弃上清,用 70%乙醇清洗沉淀,去乙醇,真空干燥。

4)用 0.5mL TER 溶液溶解沉淀,室温放置 30 分钟后,加入 0.5mLNaCUPFG 溶剂,混匀,4℃离心,12000r/min,5 分钟。

5)去上清液,沉淀用酚-氯仿和氯仿各抽提一次。

6)移上清液入另一离心管中,加 0.1mL 醋酸铵溶剂,两倍容积 95%乙醇混匀,室温放置 10 分钟后,12000r/min,4℃离心 5 分钟,去上清液。

7)用 0.2mL 70%乙醇洗涤沉淀,快速离心,弃乙醇真空干燥,4℃贮存。

(2)氯化铯/溴化乙啶平衡离心法的操作步骤

1)取 4mL 粗制质粒 DNA 溶液至离心管中,加 4.4g CsCl 溶解后,加入 0.4mL 溴化乙啶。

2)加溶液至 5mL 的 quick-scale 的超速离心管中,加入适量的 CsCl/TE 溶液,封好离心管,20℃,35000g,离心 16 小时。

3)先用一支 20G 的针头插入管的顶端,然后用另一支带 20G 针头 3mL 注射器将质粒带吸出(针头插入质粒带下约 1cm)。

4)二次超速离心[步骤 2)、3)],除去 RNA 和染色体 DNA。

5)按 DNA/EB 液的 2 倍体积各装 Dowex AG50W-X8 柱子,用数倍体积的 TE/NaCl 清洗平衡柱子。

6)用注射器将混合有溴化乙啶的质粒 DNA 液直接加到树脂顶部,注射时不要摇动柱子。

7)收集流出液,然后用 2 倍上样体积的 TE/NaCl 洗脱柱子两次。

8)加入 2 倍体积 100%乙醇沉淀 DNA,4℃,10000g,离心 10 分钟。

9)用 70%乙醇清洗沉淀,真空干燥,溶于 TE 缓冲液 4℃保存。

(3)离子交换层析和分子筛层析:用层析方法纯化质粒 DNA 主要是利用质粒 DNA 与粗制裂解物中的其他分子的物理性质的差别。核酸带负电,因此可用离子交换层析的方法进行纯化,同样,大分子的质粒 DNA 也可以通过分子筛层析方法去除小分子杂质而得到纯化。

1)用 Qiagen-tip2500 柱和 Wizard Maxiprep 柱,去除溶菌酶,以获不完全裂解的细菌。

2)加 50μg/mL 的 RNA 酶 A,去除高分子量的 RNA。

3)用离心或氯仿抽提法,去除 DNA 沉淀时的漂浮物。

4)重复过柱可提高纯化效果。

### 三、噬菌体 DNA 的分离纯化

噬菌体为感染细菌后并使细菌裂解的一种病毒,多由正 12 面体头部及各种形状尾部所组成,也有纤维状形态的。噬菌体广泛应用基因复制、表达调控等领域,尤其作为基因文库的载体更具有其特殊价值。λ 噬菌体和 M13 噬菌体是常用的两种噬菌体。λ 噬菌体有许多改造型,是最早使用的克隆载体,多用于构建文库,基因组长 48 502bp,DNA 为双链线状分子,两端有长 12nt 互补单链。M13 噬体基因组为 5407nt 单链闭环 DNA,属于大肠埃希菌丝状噬菌体。以下简要介绍噬菌体 DNA 小量制备的常用方法。

1.将目的噬菌体克隆或克隆载体,经适当稀释后倒平板,以获得单噬菌斑。

2.加 $MgSO_4$ 至 10mL LB 培养基管中,至终浓度为 10mmol/L。

3.用移液器吸少许 LB 培养基,将平板上的单个噬斑移入培养管中,加入 50μL 受体细胞。

4.良好通气,剧烈振荡培养 8~12 小时,待培养基先浊后清,加入 100μL 氯仿,37℃振荡 2 分钟。

5.室温,3000g,离心 10 分钟。

6.将上清裂解液移入新离心管,加 100μL 灭菌的 $MgSO_4$,可贮存于 4℃或断续下列步骤。

7.加 10mL TM 缓冲液,320μL DNA 酶 I 液入 10mL 裂解液中,温和混匀,室温放置 15 分钟。

8.加 2mL 氯化钠溶液,2.2g 聚乙二醇-600,溶解,冰置 15 分钟。

9.4℃,12000g,离心 10 分钟,弃上清,用 300μL TM 缓冲剂重悬沉淀,并移入另一离心管中。

10.加入 300μL 氯仿,混匀,1200g,离心 5 分钟,移上层水相入另一离心管中,用氯仿抽提 1 次。

11.加入 15μL 乙二胺四乙酸液、30μL NaCl 液混匀后,加 350μL SS-酚,振荡混匀,12000g,离心 5 分钟,移上清入另一管中,用氯仿抽提 1 次。

12.加入 875μL 乙醇,冰冷 10 分钟,然后 4℃,12000g,离心 5 分钟,去上清,用 80%乙醇清洗沉淀,4℃,12000g,离心 2 分钟,弃乙醇,真空干燥后,加 50μL TE 溶解贮存。

# 第五节　RNA 的分离纯化技术

RNA 分离过程中的难点在于多数核糖核酸酶(RNA 酶)都非常稳定并且活性很高,不需要任何辅助因子就能进行酶解反应。因此,在所有 RNA 分离提取的操作方案中,第一步都是在能使 RNA 酶失活的化学环境中裂解细胞,然后才是从各种细胞分子中分离提取 RNA。

## 一、实验材料的准备

细胞破坏后,细胞内源 RNase 将 RNA 产生降解。因此,细胞或组织的变性、溶解等操作是 RNA 提取的关键步骤。

### (一)破碎培养细胞

1.从悬浮细胞制备匀浆物

(1)将细胞转移至 15mL 离心管中,4℃800g 离心 5 分钟,弃上清,加 10 倍细胞体积的预冷 1×PBS,轻轻吸打混匀。4℃800g 再离心 5 分钟。重复一次弃上清。

(2)立即加 5 倍细胞体积的变性剂(NP-40 法为裂解缓冲液)。若是含 GTP 的变性剂,基因组 DNA 则使溶液黏稠,因此,应使用 20~21 号针头吸打溶液十几次以分散基因组 DNA。

2.用黏附细胞制备匀浆物

(1)在培养皿中裂解细胞

1)弃培养皿中的培养基,然后将其置于冰上。从下一步开始,所有操作在冰上进行。

2)加 5~10mL 预冷 1×PBS 洗涤后,弃之。PBS 完全去净后立即加变性液。

3)用刮刀刮取细胞提取液,转移至离心管。

4)若使用 GTP 变性剂,用 20~21 号注射针分散基因组 DNA(参考悬浮细胞的操作方法)。

(2)细胞刮下后,在离心管内裂解细胞

1)弃培养皿中的培养基,转移至冰上,以下操作在冰上进行。

2)加 5~10mL 预冷 1×PBS,待 PBS 充满皿底后弃之。

3)加 1mL 预冷 1×PBS,用刮刀收集细胞。

4)细胞转移至 1.5mL Eppendorf 管中,4℃ 2000r/min,离心 3 分钟。

5)弃上清后立即加 1 倍细胞体积的变性液(NP-40 法为裂解缓冲液)。

6)若用 GTC 变性剂,用 20~21 号注射针分散基因组 DNA。

### (二)组织

1.使用特氟纶/玻璃匀浆器捣碎组织

(1)组织取出后用液氮速冻,保存于-70℃。

(2)取出所需组织置于在铝箔纸上,用锤子捣碎。

(3)锤子不能破碎的组织可用组织捣碎机破碎:在容器中灌满液氮后再放入组织材料,开机,使组织捣成数毫米厚的碎片(约 5 分钟)。注意不要让液氮挥发完。

(4)将碎小组织迅速转至灌满液氮的研钵中,研磨成粉末,称重。若用 NP-40 法提取 RNA,粉末悬浮于裂解缓冲液中,按后面介绍的 NP-40 法流程进行操作。

(5)待匀浆黏稠时,用 20~21 号注射针分散基因组(参考悬浮细胞的操作方法)。

2.使用聚乙烯匀浆器

(1)与前法相同,速冻组织,绞碎至适当大小。

(2)称量:2~3g 以下为宜。

(3)转移至 50mL 离心管,加 10 倍量变性剂立即高速匀浆 2 分钟。

(4)匀浆的同时也剪碎了基因组 DNA,因此匀浆物可直接用于 RNA 提取。

常用的酸性胍酚-氯仿法、NP-40 法和试剂盒 3 种方法中,试剂盒法最简单,提取的 RNA 纯度也最高,严格按说明书操作即可。以下具体介绍酸性胍酚-氯仿法和 NP-40 法。

## 二、用酸性胍酚-氯仿法提取 RNA

核酸在酸性水溶液中亲水性低,酸性酚抽提时 DNA 溶于酚相,而 RNA 溶于水相中,利用这个特性开发了酸性胍酚-氯仿法。由于该法不用超速离心机,因此广泛用于少量 RNA 的提取。根据该技术原理开发的试剂盒也较多。

1.按前述方法捣碎组织或破碎细胞,溶于 10 倍量的变性液中,用针头分散基因组织 DNA。

2.加 1/10 变性液体积的 2mol/L NaAc(pH 4.0),充分混匀。

3.加变性液等体积的水饱和酚,用漩涡混合器搅拌 30 秒。

4.加 0.2 倍变性液体积的 24:1 的氯仿 异丙醇,用漩涡混合器搅拌 30 秒。冰上静置 15 分钟,使分层。4℃、5000g(1.5mL 离心管为 15000r/min)离心 20 分钟。

5.离心后分 3 层 上层(含 RNA 的水相、透明),中间层(蛋白质、脂类、基因组 DNA),下层(酚相)。吸取水相至新离心管中。

6.加与变性液等体积的异丙醇,室温放置10分钟。4℃,5000g离心10分钟。弃上清。沉淀溶于300~500μL变性液中。

7.加等体积丙醇,-20℃静置30分钟。4℃,15000r/mm离心10分钟。

8.弃上清,沉淀用80%乙醇漂洗(此样品可长期保存)。4℃,15000r/min离心10分钟。

9.弃上清,倒置于干净吸水纸上,以去除净残留的乙醇。开盖,风干。

10.溶于适量RNA专用水中,取部分测浓度,其余可长期保存于-70℃冰箱中。

### 三、用NP-40法提取RNA

细胞置于低渗液中,胞质将从外界环境吸水膨胀,处于易裂解状态。利用表面活性剂乙基苯基乙二醇(Nonidet P-40,NP-40)提取细胞质RNA法即是根据这一原理开发的。该法的优点是:①核未破裂,RNA不受细胞核内RNase所降解;②核未破裂,提取的RNA不被基因组DNA所污染,可放心地应用于RT-PCR实验;③操作简单,节省时间,可同时进行多个样品的RNA提取。缺点是:①不能进行大量提取,特别是脏器等RNA的提取效率很低;②仅提取细胞质RNA,不能获得拼接前体RNA,因此提取的RNA不能用于拼接体有关实验,应用领域相对狭窄。

1.黏附细胞离心后收集沉淀于1.5mL离心管内。悬浮细胞离心后悬浮于1mL预冷的1×PBS中,再转移至1.5mL离心管内,离心后弃上清。组织研磨成粉末后转移至1.5mL离心管。

2.细胞(或组织粉末)中加400μL裂解缓冲液,用微量移液器缓慢吸打。冰上静置5分钟。

3.加20μL 10% NP-40,漩涡混合器搅拌30秒。4℃,15000r/min离心5分钟,加2×蛋白酶K缓冲液后分装成每管375μL。

4.离心,沉淀为不溶的VRC和细胞核,上清分装成每管375μL,再分别加375μL 2×蛋白酶K缓冲液。充分混匀后,37℃保温40分钟。

5.加700μL酚后,漩涡混合器充分搅拌3分钟以除去蛋白质和VRC。室温、15000r/min离心3分钟。

6.上清转移至新管。加700μL酚-氯仿-异戊醇提取液,漩涡混合器充分搅拌3分钟。室温,15000r/min离心3分钟。

7.按(6)步骤再进行一次酚-氯仿-异戊醇抽提。

8.酚-氯仿-异戊醇抽提完毕后,上清转移至新管。加70μL 3mol/L NaAc和700μL异丙醇,-70℃静置5分钟(此步可长期保存RNA样品)。

9.4℃,15000r/min离心10分钟。弃上清,沉淀用50μL 80%乙醇漂洗。4℃,15000r/min离心5分钟。弃上清。干燥沉淀RNA。

10.用20μL RNA专用水溶解沉淀,取少量测RNA浓度。

11.电泳检测RNA质量。

# 第十章　核酸分子杂交技术

## 第一节　核酸分子杂交的基本原理与分类

核酸分子杂交技术是分子生物学和基因诊断领域最为常用的基本技术之一。其基本原理是利用核酸变性和复性的特点,使具有一定同源性的两条核酸单链在一定条件下按照碱基互补配对原则形成异质双链。此杂交过程可以发生在同源或异源的 DNA 链和 DNA 链之间,也可发生在 RNA 链和 DNA 链之间。

DNA 分子是由两条方向相反的多核苷酸链,彼此通过碱基互补配对原则,靠氢键连接而形成的双链分子。因此 DNA 分子中的两条链之间是互补关系,在一定条件下,这两条链分开成为单链。不同来源的 DNA 或 RNA 单链,在一定条件下,只要两条链之间有一定程度的互补序列,它们就可以重新组成新的双链分子—杂交分子。为了检测目的核酸,在进行核酸杂交时,用一段做好标记(核素或非核素)的已知序列的核酸,去探测或追踪所要研究的目的核酸,这段带有标记的核酸分子称为探针。探针标记技术与核酸分子杂交技术是目前分子生物学研究中不可缺少的重要手段。

### 一、核酸分子杂交的基本原理

1.DNA 变性　DNA 变性是指双螺旋之间氢键断裂,双螺旋解开,形成无规则线团,因而发生性质改变(如黏度下降、紫外吸光度增加等)。加热、酸、碱、某些变性剂(如乙醇、尿素、甲酰胺及丙酰胺等)等理化因素的影响,均可使 DNA 变性。

通常,可利用 DNA 变性后在波长 260mn 处紫外吸光度的变化追踪变性过程,在核酸分子中,由于碱基中的共轭双键具有独特的紫外吸收光谱,在 260nm 处有最大吸收峰。DNA 变性后,双螺旋解开,位于螺旋内侧的碱基暴露,因而在 260nm 处紫外吸光度增加,这一现象称为增色效应。

当温度升高使 DNA 变性时,以温度对紫外吸光度作图,可得到一条曲线,称为熔解曲线(图 10-1)。由图 10-1 可见当温度升高到一定范围时 DNA 熔解,在 260nm 处的吸光度突然上升至最高值,随后即使温度继续升高,其吸光度也无明显变化。由此说明 DNA 变性是在一个很窄的温度范围内发生,增色效应是爆发式的,当达到一定温度时,DNA 双螺旋几乎是同时解开的。通常将吸光度上升到最大吸光度一半时的温度称为变性温度,由于这一现象和结晶的熔解相类似,故变性温度又称熔解温度,简称 $T_m$。

**图 10-1 DNA 的解链温度及 G≡C 碱基对含量对解链温度的影响**

$T_m$ 值不是一个固定的常数,受许多因素影响。①DNA 的均一性。均一 DNA 如病毒 DNA,解链发生在很窄的范围内,而不均一 DNA,如动物 DNA,其 $T_m$ 值的范围则较宽;②DNA 分子中(G+C)的含量。一定条件下 DNA 的 $T_m$ 值由(G+C)含量所决定,(G+C)含量较高的 DNA,$T_m$ 值也较高;③溶剂的性质。$T_m$ 值不仅与 DNA 本身性质有关,而且与溶液的条件有关,通常溶液的离子强度较低时,$T_m$ 值较低,熔点范围也较窄;离子强度增高时,$T_m$ 值升高,熔点范围也变宽。因此,DNA 制剂不应保存在离子强度过低的溶液中,一般应保存在 1mol/L 氯化钠溶液中。

2.DNA 复性 变性 DNA 只要消除变性因素,两条互补链还可以重新结合,恢复原来的双螺旋结构,这一过程称为复性。DNA 热变性后,缓慢冷却,并维持在比 $T_m$ 低 25~30℃时,变性后的单链 DNA 即可恢复双螺旋结构。因此,这一过程也称为退火。复性后的 DNA,理化性质都能得到恢复,倘若 DNA 热变性后快速冷却,则不能复性(图 10-2)。

**图 10-2 热变性过程和两种冷却过程示意图**

DNA 的复性速度受多种因素影响:①DNA 浓度:DNA 浓度越高,两条互补链相互碰撞的概率增加,复性速率越快;②DNA 片段的大小及复杂性:DNA 片段越小、序列越简单,复性速率越快。因为片段越大、复杂性越高,单链 DNA 分子相互碰撞的概率减少;③溶液的离子强度:通常盐浓度较高时,复性速率较快;④DNA 序列的复杂性:DNA 序列简单的分子复性快,序列较复杂的 DNA 分子复性则较慢。因此,通过复性速率的研究,可以了解 DNA 序列的复杂性。

3.核酸分子杂交　不同来源的核酸分子经变性后成为单链,当缓慢退火时,不同来源的核酸分子只要它们之间存在一定程度的互补序列,就可以重新结合成双链,这一过程称为核酸的杂交。杂交可以发生在 DNA 与 DNA 之间、DNA 与 RNA 之间及 RNA 与 RNA 之间。

核酸杂交分子的双方常常有一方是已知序列,把它作为探针去探测另一方(未知)是否存在,如果双方能形成杂交分子并被检测出来,说明未知的那一方具有与已知(探针)核酸同源的序列,这在研究疾病的发生、某些病原微生物的感染及分子生物学许多方面都有不可替代的作用。

## 二、核酸分子杂交的分类

核酸分子杂交按其反应介质的不同大致可分为固相杂交和液相杂交两大类。

1.固相杂交　固相杂交是将需要杂交的一条核酸链先固定在固体支持物上,另一条核酸链游离在液体中。由于固相杂交后,未杂交的游离片段可容易地漂洗除去,膜上留下的杂交物容易检测和能防止靶自我复性等优点,故该法最为常用。常用的固相杂交类型有:滤膜杂交、菌落原位杂交和组织原位杂交等(图 10-3)。

**图 10-3　核酸分子杂交的常见类型**

常用的同体支持物有硝酸纤维素滤膜、尼龙膜、乳胶颗粒、磁珠和微孔板等,它们各有优、缺点,可根据实验目的进行选择,但总的原则是这些支持物必须具备下列要求。①具有较强的结合核酸的能力,一般每平方厘米结合核酸的量不应低于 $10\mu g$;②与核酸的结合比较稳定,可耐受杂交时的温度变化及洗膜时缓冲溶液酸碱性的改变;③尽量少的非特异性吸附,在洗膜条件下能将非特异性吸附在其表面的探针分子洗掉。下面对常用的硝酸纤维素滤膜和尼龙膜分别进行介绍。

(1)硝酸纤维素滤膜:硝酸纤维素滤膜具有较强的吸附单链 DNA 和 RNA 的能力,特别是在高盐浓度下,其结合能力可达 $80\sim100\mu g/cm^2$。吸附的单链 DNA 或 RNA 经真空烘烤后,依靠疏水性相互作用结合在硝酸纤维素滤膜上。硝酸纤维素滤膜还具有杂交信号本底较低的优点,因此被广泛应用于 Southern、Northern、斑点印迹克隆筛选中。硝酸纤维素滤膜非特异性地吸附蛋白质的作用较弱,因此特别适合于那些涉及蛋白质作用(如抗体和酶等)的非核素标记探针的杂交体系。

硝酸纤维素滤膜虽是应用最广泛的一种固相支持物,但它并不十分理想。因为硝酸纤维素滤膜是依靠疏水性相互作用结合 DNA 的,这种结合并不十分牢固,随着杂交及洗膜的进程.DNA会慢慢脱离硝酸纤维素滤膜,特别是在高温情况下,从而使杂交效率下降,因此不太适宜于在同一膜上重复进行杂交。再者,硝酸纤维素滤膜质地较脆,特别是经烘烤后操作不方便,须特别小心。硝酸纤维素滤膜与核酸的结合有赖于高盐浓度( >10×SSC),在低盐浓度时结合DNA效果不佳,因此不适用于电转印迹法。另外,硝酸纤维素滤膜对于小分子DNA片段(特别是小于200bp的DNA片段)结合能力不强,因此现在更多的人倾向于使用尼龙膜。

(2)尼龙膜:尼龙膜是目前较理想的一种核酸固相支持物。它有多种类型,除网眼大小不一样外,有些经过了正电荷基团的修饰。这种修饰的尼龙膜结合核酸的能力更强。尼龙膜结合单链及双链DNA和RNA的能力较硝酸纤维素滤膜更强,可达 $350 \sim 500 \mu g/cm^2$。而且经烘烤或紫外线照射后,核酸分子可牢固地结合在尼龙膜上,特别是用短波紫外线照射后,核酸中的部分嘧啶碱基可与膜上的带正电荷的氨基相互交联,从而使结合更加牢固。碱处理也可使DNA牢固结合在尼龙膜上,因此使DNA的变性、吸印和固定可以一步完成。有报道微波处理也可使DNA结合在尼龙膜上,此方法特别适合于菌落原位吸印法,使细菌的裂解、DNA变性与固定可一步完成(注意,硝酸纤维素滤膜不能用微波处理,否则会引起燃烧)。另外,它的韧性较强,操作较方便;对于小分子的核酸片段亦有较强的结合能力,甚至短至10bp的核酸片段也能结合;在低离子强度条件下也可较好地结合DNA,因此比较适合于电转印迹法。再者,尼龙膜可重复用于杂交,一次杂交后探针分子可经碱变性而被洗脱下来,从而可用于与第二探针进行杂交。其缺点是杂交信号本底较高,可以用加大预杂交液中的非特异性封闭试剂的方法克服。

2.液相杂交　液相杂交时参加反应的两条核酸链都游离在液体中。液相杂交是一种研究最早且操作简便的杂交类型,但其应用远不如固相杂交那样普遍,其主要原因是杂交后过量的未杂交探针在溶液中除去较为困难且误差较高。常用的液相杂交方法有吸附杂交、发光液相杂交、液相夹心杂交和复性速率液相分子杂交等。

近几年杂交检测技术的不断改进,商业性基因探针诊断盒的实验室应用,推动了液相杂交技术的迅速发展。

### 三、影响分子杂交的因素

1.探针的选择　根据不同的杂交实验要求,应选择不同的核酸探针,在大多数情况下,可以选择克隆的DNA或cDNA双链探针,但是在有些情况下,必须选用其他类型的探针如寡核苷酸探针和RNA探针。探针选择的一般原则是:①在检测靶序列上的单个碱基改变时应选用寡核苷酸探针;②在检测单链靶序列时应选用与其互补的DNA单链探针(通过克隆人M13噬菌体DNA获得)、RNA探针或寡核苷酸探针;③检测复杂的靶核苷酸序列和病原体应选用特异性较强的长的双链DNA探针;④组织原位杂交应选用寡核苷酸探针和短的PCR标记探针(80~150bp),因为它们易透过细胞膜进入胞内或核内。

2.探针的标记方法　在选择探针类型的同时,还需要选择标记方法。探针的标记方法很多,选择什么标记方法主要视个人的习惯和可利用条件而定,但在选择标记方法时,还应考虑实验的要求,如灵敏度和显示方法等。一般认为核素探针比非核素探针的灵敏度高,核素探针的实际灵敏度还依赖于所采用的标记方法,如随机引物延伸法往往得到比缺口平移法更高的比活度。在检测单拷贝基因序列时,应选用标记效率高、显示灵敏的探针标记方法,在对灵敏度要求不高时,可采用保存时间长的生物素探针技术和比较稳定的碱性磷酸酶显示系统。

3.探针的浓度 总的来说,随探针浓度增加,杂交率也增加。另外,在较窄范围内随探针浓度增加,灵敏度增加。依上所述,要获得较满意的灵敏度,膜杂交中,$^{32}$P 标记探针与非核素标记探针的用量分别为 5~10ng/mL 和 25~1000ng/mL,而原位杂交中无论应用何种标记探针,其用量均为 0.5~5.0μg/mL,探针的任何内在物理特性均不影响其使用浓度,但受不同类型标志物、固相支持物非特异性结合的影响。

4.杂交率 传统杂交率分析主要用于 DNA 复性研究,在这种情况下,探针和靶链在溶液中的浓度相同。现代杂交实验无论是液相杂交还是固相杂交均在探针过剩的条件下进行,在此条件下,杂交率主要依赖于探针长度(复杂度)和探针浓度,下面列出的公式适用于过剩单链探针对靶序列杂交的情形。公式 $t_{1/2} = \dfrac{\ln 2}{kc}$ 可用于估计半数探针与固定靶序列杂交所需的时间。其中,t 为杂交时间(s);k 为形成杂交体的速率常数,其值取决于探针长度、探针复杂度、温度、离子强度、黏度和 pH 等;c 为溶液中的探针浓度(mol/L)。

5.杂交最适温度 杂交技术最重要的因素之一是选择最适的杂交反应温度,当反应温度增加到低于 $T_m$ 值 20~25℃时,即达到杂交温度的上限,此温度称为最适杂交温度,此时反应速率最大。然而对于那些反应时间需要延长,或对生物活性必须保护的复杂生物的核酸研究(如哺乳动物),核酸长时间处于此温度下很显然是不利的,这会引起核酸链的断裂,结合到膜上的 DNA 脱落也会增多,使用高浓度盐溶液(如 6.2mol/L NaCl)或某些有机溶剂能降低反应温度。常使用的有机溶剂有两类,甲酰胺和二甲亚砜(DMSO)。在杂交液中加入 30%二甲亚砜可使 $T_2$ 噬菌体 DNA 的 $T_m$ 值比原先降低 14℃,而使用甲酰胺甚至可使 DNA 在室温下变性和复性。

现在认为,适当选择甲酰胺和盐浓度及合适的反应温度,可使 DNA 复性和 DNA-RNA 杂交获得高特异度和更快反应速率。

6.杂交反应时间 在条件都得到满足的情况下,杂交的成败取决于保温时间。时间短了,杂交反应不完全,时间长了会引起非特异性结合增多,一般杂交反应要进行 20 小时左右。

7.杂交促进剂 惰性多聚体可用来促进 250bp 以上探针的杂交率,对单链探针可增加 3 倍,而对双链探针,随机剪切或随机引物标记的探针可增加高达 100 倍。而短探针不需用促进剂,因其复杂度低和相对分子质量小,短探针本身的杂交率就高。

硫酸葡聚糖是一种广泛用于较长双链探针杂交的促进剂,它是一种多聚胺,平均相对分子质量为 500000,使用终浓度为 5%~10%。使用该分子的缺点是因其相对分子质量大而引起溶液黏度大大增加。另一种常见的促进剂是聚乙二醇(PEG),PEG 相对分子质量小(6000~8000),黏度低,价格低廉,但它不能完全取代硫酸葡聚糖。在某些条件下 5%~10%硫酸葡聚糖效果较好,若用 5%~10%PEG 则可产生很高的本底值,因此,使用促进剂时有必要优化条件。

## 第二节　核酸探针

核酸探针指的是能与特定的靶分子(DNA 或 RNA)发生特异性互补结合,并可用特殊方法检测的已知序列核酸分子。作为探针的核酸分子必须在其分子中做上标记才能起到检测目的核酸的作用。

### 一、核酸探针的种类

核酸探针根据来源及性质的不同,可分为基因组 DNA 探针、cDNA 探针、RNA 探针及人工合成的寡核苷酸探针等几类,根据所要检测的目的不同,应仔细考虑选择哪一类最为合适,最基本的选择原则是核酸探针与要检测的目的核酸之间在核酸序列上具有高度的特异性。

1.基因组 DNA 探针　基因组 DNA 探针的制备是利用机械剪切或限制性内切酶消化染色体 DNA,制成一定大小的 DNA 片段,再将这些片段重组到适当的载体中,转化宿主细胞,构建成基因组 DNA 文库,从文库中筛选出含有目的基因的阳性克隆,经扩增、酶切及电泳分离,可得到足够量的基因片段,经适当的标记后,即可作为探针使用。由于真核生物基因组中存在着大量的非编码序列(如调控序列和内含子),因此,真核生物基因组 DNA 探针用于检测基因表达时的杂交效率明显低于 cDNA 探针。

2.cDNA 探针　cDNA 探针的制备是以 mRNA 为模板,在反转录酶的催化下合成一条与mRNA 互补的 DNA 链(cDNA),形成 RNA/DNA 杂交体,随后在反转录酶的 RNaseH 活性作用下,将 RNA 链水解去除,反转录酶又以第一条 cDNA 链为模板再合成第二条 DNA 链,形成双链 DNA,与适当的载体重组,转入细菌中扩增,再筛选出目的基因克隆。用这种技术获得的 DNA 探针不含有内含子序列,尤其适用于基因表达的检测。

3.RNA 探针　将目的基因插入载体启动子下游的多克隆位点,利用限制性内切酶对重组质粒进行切割,使之成为线性 DNA。特定的 RNA 聚合酶催化启动下游目的基因的转录,以含目的基因的 DNA 片段为模板合成 RNA 探针(图 10-4)。

图 10-4　RNA 探针制备示意图

RNA 探针是一类很有前途的核酸探针,由于 RNA 是单链分子,杂交时不存在第二条链的竞争,所以它与靶序列的杂交反应效率极高。同时由于 RNA/RNA 和 RNA/DNA 杂交体的稳定性较 DNA/DNA 杂交体的稳定性高,杂交反应可以在更为严格的条件下进行,因而

RNA 探针的特异度高。RNA 探针适合于 Northern 杂交、原位杂交等。其主要缺点是不稳定,易降解。

4.人工合成的寡核苷酸探针 随着 DNA 合成仪的推广使用,人工合成的寡核苷酸作为探针应用也越来越普及。寡核苷酸探针主要优点是:①短的探针比长探针杂交速度快;②可以在短时间内大量制备;③在合成中进行标记;④可合成单链探针,避免在杂交中自我复性,提高杂交效率;⑤寡核苷酸探针可以检测小 DNA 片段,在严格的杂交条件下,可用于检测在序列中单碱基对的错配。

在设计寡核苷酸探针时应注意以下几个问题:①探针的长度以 18~50bp 为宜,较长探针杂交时间较长、合成量低,较短探针特异性会差些;②(G+C)含量为 40%~60%,超出此范围则会增加非特异性杂交;③探针分子内不应存在互补区,否则会出现抑制探针杂交的"发夹"状结构;④避免单一碱基的重复出现(不能多于 4 个),如—CCCCC—;⑤一旦选定某一序列符合上述标准,最好将该序列与核酸库中的序列进行同源性比较,探针序列应与含靶序列的核酸杂交,而与非靶区域的同源性不应超过 70% 或有连续 8 个或更多的碱基同源,否则,该探针不能用。

## 二、核酸探针的标记

核酸分子杂交技术在分子生物学中的广泛应用,在很大程度上取决于高灵敏度检测的各种标志物。标志物根据本身的性质及检测特点,可分为核素标志物及非核素标志物。

1.核酸探针标志物

(1)放射性核素标志物:放射性核素具有以下特性。①放射性核素的灵敏度极高,一般可以检测到 $10^{-18} \sim 10^{-4}$ g 的物质,在最适条件下,可检测出样品中少于 1000 个分子的核酸含量;②放射性核素与核酸相应的元素具有完全相同的化学性质,因此对各种酶促反应无任何影响,也不会影响碱基配对的特异性与稳定性;③对于放射性核素的检测具有很高的特异性,假阳性的结果比较少;④它最大的缺点就是可造成放射性污染,这是个十分要紧的问题;⑤不同的放射性核素的半衰期不同,半衰期短的核素应用受到限制,必须随时用随时标记,标记后立即使用,不能长时间存放,因此给应用带来诸多的不便。

常用于标记核酸探针的放射性核素有 $^{32}P$、$^{3}H$ 和 $^{35}S$,另外 $^{14}C$、$^{125}I$ 和 $^{131}I$ 也有使用,各种放射性核素的适用范围是由其物理特性决定的。常用放射性核素的物理性质见表 10-1。

表 10-1 常用放射性核素的物理性质

| 核素 | 半衰期 | 100%纯度时的放射活性(3.7×1016Bq/mmol) | 射线粒子的最大能量 keV | |
| --- | --- | --- | --- | --- |
| | | | β | γ |
| $^{3}H$ | 12.1 年 | 29 | 18.5 | – |
| $^{14}C$ | 5100 年 | 62 | 156 | – |
| $^{32}P$ | 14.3 天 | 9120 | 1710 | – |
| $^{35}S$ | 87.1 天 | 1490 | 169 | – |
| $^{125}I$ | 60 天 | 2400 | 34.6 | 35.4 |
| $^{131}I$ | 8.6 天 | 16100 | 608 | 365 |

(2)非核素标志物:非核素标志物的最大优点就是无环境污染,另一个优点是无半衰期

的问题,标记好以后可以储存较长时间,给应用和操作带来极大的方便。目前常用的非核素标志物有生物素、地高辛、酶(碱性磷酸酶和辣根过氧化物酶)和荧光素(异硫氰酸荧光素、四乙基罗达明等)。

2.核酸探针的标记方法　根据反应方式的不同,将核酸探针的标记方法分为化学法和酶法两种。化学法指利用标志物分子和探针分子上活性基团间的化学反应,将标志物结合到探针分子上的标记方法。酶法则是预先将标志物标记在核苷酸分子上,经过酶促反应将标记好的核苷酸分子或标记基团掺入或交换到探针分子中的方法。酶法常用的有缺口平移法、随机引物法、末端标记法及寡核苷酸探针的标记等,可根据不同的实验需要加以选择。

(1)缺口平移法:其原理是利用 DNA 酶 1 在双链 DNA 分子中随机切开若干个缺口,利用大肠埃希菌 DNA 聚合酶 1 的 5′→3′核酸外切酶活性,此酶将缺口 5′核苷酸依次切除。同时,利用大肠埃希菌 DNA 聚合酶 1 的 5′→3′聚合酶活性,以 dNTP(其中一种被放射性核素标记)为原料,按碱基互补配对的原则将 dNTP 依次连接到 3′-羟基上,使缺口不断向 3 方向移动,在移动的过程中,DNA 链上的核苷酸不断被标记的核苷酸取代,故称为缺口平移。

(2)随机引物法:随机引物是人工合成的含有各种可能排列顺序(4096 种排列顺序)核苷酸片段的混合物。它们可以随机地互补到 DNA 探针的某一处,作为聚合酶反应的引物,在大肠埃希菌 DNA 聚合酶作用下,以 dATP(其中一种被放射性核素或非核素标志物标记)为原料,按碱基互补配对原则不断在 DNA 的 3′-OH 端连接核苷酸,合成 DNA 探针。

随机引物法标记的 DNA 探针或 cDNA 探针比活度显著高于缺口平移法,且结果较为稳定。这种方法尤其适用于真核 DNA 探针,因为随机引物来自真核 DNA,其与真核序列的退火率要高于原核序列。

(3)DNA 探针的末端标记法:末端标记法是将 DNA 探针的一端(5′端或 3′端)进行标记的方法,其特点是可得到全长 DNA 片段。但标记的探针活性低,标记不均匀,主要用于 DNA 的测序,很少用于核酸分子杂交探针的标记。

1)用 $T_4$ 多核苷酸激酶 5′末端标记法:该法利用 $T_4$ 多核苷酸激酶(polynucleotide kinase,PNK)能催化 ATP 的 γ-磷酸基团转移至 DNA 或 RNA 5′-OH 末端的特性。首先用碱性磷酸酶去除 DNA 双链的 5 端磷酸基团,以标记的[γ-$^{32}$P]ATP 为底物,在 $T_4$ 多核苷酸激酶的作用下,将[γ-$^{32}$P]ATP 分子中的磷酸基团转移至 DNA 的 5′末端,从而使 DNA 重新磷酸化,并对 DNA 片段 5′末端进行标记。由于非核素标志物是连接在碱基上,而不是连接在磷酸基团上,因此,该方法不能直接对 5′末端进行非核素标记。

2)Klenow 大片段的 3′末端标记法:大肠埃希菌 DNA 聚合酶 1 经枯草杆菌蛋白酶切割可得到两条多肽链,其中相对分子质量为 $76×10^3$ 的大片段称为 Klenow 片段,该片段具有完整的 5′→3′核酸聚合酶活性。利用 Klenow 片段可以填补由限制酶消化 DNA 所产生的凹陷 3′末端。因此,用这种方法可以标记双链 DNA 的凹陷 3′末端。例如,用 EcoR I 切割 DNA 所产生的末端可用[α-$^{32}$P]dATP 标记。标记反应可在一种限制酶消化 DNA 后立即进行,不需去除限制酶或使其失活,也不需更换缓冲溶液。

### 三、核酸探针的检测

1.放射性核素探针的检测　放射性核素探针杂交结果的检测有两种方式:一种是放射自显影;另一种是液体闪烁计数法。

（1）放射自显影：利用放射线在 X 线底片上的成像作用来检测杂交信号，称为放射自显影。该方法简便，只需将漂洗后的杂交膜与 X 线片贴紧放在暗盒中，根据放射性的强弱曝光数小时到数天，在暗室中将 X 线片显影、定影即可。对于杂交信号较弱的固相膜，用增感屏并延长曝光时间可显著增强曝光强度。此外，置于 $-70\,^{\circ}\mathrm{C}$ 低温冰箱中曝光可以减弱 $^{32}$P 的散射。

（2）液体闪烁计数法：液体闪烁计数法简称液闪。液体闪烁计数法是利用粒子射到某种闪烁体上时，闪烁体产生荧光，然后经光电倍增管转变为电子脉冲而被记录下来。将漂洗结束后的杂交膜剪成小块（每份样品一块），真空干燥后装入闪烁瓶。加入 $2\sim5\mathrm{mL}$ 闪烁液，以与样品模块大小相同的无样品模块作为对照，在液体闪烁计数器上自动计数。液体闪烁计数法主要用于斑点杂交等。

2.非核素标记探针的检测　非核素探针的标志物不同，其检测体系和方法也各异。一般分为直接检测法和间接检测法。在直接检测法中，由于可检测的标记分子与核酸探针直接结合，因此，杂交后可以直接观察结果。如酶直接标记的探针可通过直接显色检测，荧光素直接标记的核酸探针在杂交后，通过光照射发出荧光，与 X 线胶片在暗室曝光、显影检测。其他非核素标志物（生物素、地高辛等）需先与检测系统偶联（偶联反应），然后才能显色检测（显色反应），因此称为间接检测法。

（1）直接检测法

1）碱性磷酸酶（alkaline phosphatase，ALP）显色体系：ALP 可作用于 5-溴-4-氯-4-吲哚磷酸（5-bromo-4-chloro-indolyl phosphate，BCIP），使其脱磷酸并聚合，同时释放出 $H^+$ 使硝基蓝四氮唑（nitro-blue tetrazolium，NBT）还原，生成不溶性紫色化合物。

2）辣根过氧化物酶（horseradish peroxidase，HRP）显色体系：HRP 能利用过氧化氢作用于芳香胺类的显色底物，如 3,3′-二氨基联苯胺（3,3′-diaminobenzidine，DBA）和 3,3′,5,5′-四甲基联苯胺（3,3′,5,5′-tetramethylbenzidine，TMB）等。DBA 经 HRP 催化后，在杂交部位形成红棕色沉着物。TMB 的反应产物为蓝色，较红棕色的 DBA 产物更易于观察。DBA 足一种致癌物，而 TMB 没有致癌性。

3）荧光法：根据不同的荧光素吸收和发射荧光波长的不同，采用不同波长的光照射，以检测激发光。直接荧光检测法主要用于原位杂交。

（2）间接检测法

1）偶联反应：探针与检测体系发生偶联反应。大多数非核素标志物是半抗原，可通过抗原-抗体免疫系统与检测体系偶联。如生物素是链亲和素的配体，可利用生物素-链亲和素-显色体系偶联检测。

根据偶联反应的不同，检测方法可分为直接法、间接免疫法、间接亲和法、直接亲和法和间接免疫亲和法几类。

2）显色反应：通过连接在抗体或抗生物素蛋白（或链亲和素）上的显色物质（酶、荧光素）对杂交信号进行检测。①酶促显色法：常用的免疫酶学检测方法有两类：ALP 显色体系，显示结果为紫色；HRP 显色体系，根据底物不同，可以显示棕色或蓝色。作用原理同直接检测法；②荧光法：主要用于原位杂交，常用的荧光素有异硫氰酸荧光素（fluorescein isothiocyanate，FITC）、四乙基罗达明等。不同荧光素在激光照射下发出不同颜色的荧光，用荧光显微镜或荧光检测系统可以检测荧光信号。

3)化学发光法:化学发光法指在化学反应过程中伴随有发光现象,从而实现对结果的检测的方法。目前应用最广的是 HRP 催化鲁米诺伴随的发光反应。其原理是 HRP 在过氧化氢存在下催化鲁米诺氧化,产生高反应的内过氧化物,在分解至基态时发射 425nm 的光。

# 第三节　常用核酸分子杂交技术

常用的固相杂交类型很多,虽然各具特点,但操作流程基本一致,可概括如下:靶核酸分子的制备和探针分子的制备及标记→靶核酸分子固定于固相载体→预杂交和杂交→漂洗→检测杂交信号→分析杂交结果。下面对常用的核酸分子杂交技术进行简介。

## 一、Southern 印迹杂交

Southern 印迹技术是 1975 年由 Southern 创建的,故以其姓氏命名,被称为 Southern blotting。Southern 印迹技术是研究 DNA 图谱的基本技术,在遗传诊断 DNA 图谱分析及 PCR 产物分析等方面有重要价值。Southern 印迹杂交的基本方法,是将 DNA 标本用限制性内切酶消化后,经琼脂糖凝胶电泳分离各酶解片段,然后经碱变性,将 DNA 从凝胶中转印至硝酸纤维素滤膜上,烘干固定后即可用于杂交。凝胶中 DNA 片段的相对位置在 DNA 片段转移到滤膜的过程中继续保持着,随着在滤膜上的 DNA 与 $^{32}$P 标记的探针杂交,利用放射自显影技术确定与探针互补的每一条 DNA 带的位置,从而可以确定在众多消化产物中含某一特定序列的 DNA 片段的位置和大小。

## 二、Northern 印迹杂交

这是一种将 RNA 从琼脂糖凝胶中转印到硝酸纤维素滤膜上的方法。1977 年 Alwine 将 DNA 印迹技术应用于 RNA 的研究,被称为 Northern 印迹技术,1979 年 Stark 等则把该方法扩展应用到单向电泳后的蛋白质分子的分析,被称为 Western 印迹技术。1982 年 Reinhart 报道了双向电泳后蛋白质分子的印迹分析,称之为 Eastern 印迹技术。Northern 印迹杂交的 RNA 与 Southern 印迹杂交的 DNA 吸印方法类似,只是在进样前用甲基氢氧化银、乙二醛或甲醛使 RNA 变性,而不用 NaOH,因为它会降解 RNA。所有的操作均应避免 RNase 的污染。

## 三、原位杂交

原位杂交(in situ hybridization,ISH)是指将核酸探针与细胞或组织切片中核酸进行杂交,从而对细胞内 DNA 或 RNA 进行精确定位的过程。样本经适当处理后,使细胞通透性增加,让探针进入细胞内与 DNA 或 RNA 杂交。然后通过组织化学或免疫组织化学方法检测在细胞内形成的杂交信号,在显微镜或电子显微镜下对待测核酸进行细胞内定位。

原位杂交技术的基本步骤如下。①杂交前准备:包括固定、取材、玻片和组织的处理等,保持细胞形态结构,最大限度保存细胞内 DNA 或 RNA 的水平,增加细胞膜通透性和探针的穿透性,降低背景染色;②杂交:使探针与细胞中核酸的靶序列结合;③杂交后处理:一系列不同浓度、不同温度的盐溶液的漂洗,降低背景色;④显示:根据核酸探针标志物的种类选择相应的检测系统。

## 四、菌落原位杂交

菌落原位杂交是将细菌从一主平板转移到硝酸纤维素滤膜上,然后滤膜上的菌落裂解以释放出 DNA,将 DNA 烘干固定于膜上与$^{32}$P 标记的探针杂交,放射自显影检测菌落杂交信号,并与主平板上的菌落对位。这对于从众多的菌落中筛选出阳性克隆尤为适用。

菌落原位杂交技术的基本步骤如下。①将少数菌落转移到硝酸纤维素滤膜上。用无菌牙签挑取单菌落种于滤膜和琼脂平板上,排列成方格栅,膜和板上菌落位置相同;②菌落的裂解及 DNA 结合于硝酸纤维素滤膜。用 NaOH 裂解细菌释放 DNA,将 DNA 固定于膜上;③杂交。DNA 预杂交后与$^{32}$P 标记的探针杂交,用一系列不同浓度、不同温度的盐溶液漂洗;④放射自显影。将膜紧贴 X 线片并加上增感屏于$-70℃$曝光,底片显影后,通过对比胶片点与琼脂上的点来鉴定阳性菌落。

总之,核酸分子杂交技术是一种灵敏度高、特异度强、应用面广的科学研究和临床诊断的手段。它被广泛用于病原微生物感染、病毒基因和肿瘤发生关系、癌基因和肿瘤发病机制、人类遗传病的产前诊断等方面的研究。它作为一种典型的分子诊断学技术在临床医学中发挥着越来越重要的作用。

# 第十一章  核酸序列分析

核酸序列分析,亦称核酸测序技术,简称测序。核酸序列分析技术最初是进行 RNA 序列测定,1965 年 Holley 等历时 7 年时间完成了酵母丙氨酸转运 RNA 的 76 核苷酸的序列测定。同期 Sanger 等发明了 RNA 的小片段序列测定法,并完成了大肠埃希菌 SSrRNA 的 120 个核苷酸的序列测定。DNA 测序技术出现的较晚,1975 年 Sanger 和 Coulson 建立了测定 DNA 序列的"加减法",又于 1977 年在引入双脱氧核苷三磷酸(ddNTP)后,形成了双脱氧链终止法,使得 DNA 序列测定的效率和准确性大大提高。Maxam 和 Gilbert 也在 1977 年设计出了在特定碱基间对 DNA 进行选择性化学剪切的化学降解法。

最初的 DNA 序列分析,采用双脱氧链终止法和化学降解法之一来进行手工测序。20 世纪 80 年代末出现的基于双脱氧链终止法原理和荧光标记的荧光自动测序技术,将 DNA 测序带入自动化测序的时代。最近几年发展起来的新一代测序技术则使得 DNA 测序进入了高通量、大规模并行、低成本时代。目前,基于单分子读取技术的第三代测序技术已经出现,该技术测定 DNA 序列更快,并有望进一步降低测序成本,改变个人医疗的前景。

## 第一节  第一代 DNA 测序技术

自 Sanger 的双脱氧链终止法发明以来,DNA 测序方法一直都在改进,但该基本方法都是后来众多测序技术的基石,这些技术统称为第一代 DNA 测序技术,目前仍被广泛应用。

### 一、双脱氧链终止法测序原理

双脱氧链终止法是 Sanger 等在加减法测序的基础上发展而来的。其基本原理如下。

1.进行测序反应  利用 DNA 聚合酶,以单链 DNA 为模板,并以与模板事先结合的寡聚核苷酸为引物,根据碱基配对原则将脱氧核苷三磷酸(dNTP)底物的 5′磷酸基团与引物的 3′-OH 末端生成 3′,5′-磷酸二酯键,新的互补 DNA 单链得以从 5′→3′延伸。Sanger 引入了双脱氧核苷三磷酸(ddNTP)作为链终止物。ddNTP 比普通的 dNTP 在 3′位置缺少一个羟基(2′,3′-ddNTP),可以通过其 5′三磷酸基团掺入到正在增长的 DNA 链中,但由于缺少 3′-OH,不能同后续的 dNTP 形成 3′,5′-磷酸二酯键。因此,正在增长的 DNA 链不再延伸,使这条链的延伸终止于这个异常的核苷酸处。这样,在 4 组独立的酶反应体系中,在 4 种 dNTP 混合底物中分别加入 4 种 ddNTP 中的一种后,链的持续延伸将与随机发生却十分特异的链终止展开竞争,在掺入 ddNTP 的位置链延伸终止。结果产生 4 组分别终止于模板链的每一个 A、每一个 C、每个 G 和每一个 T 位置上的一系列长度的核苷酸链。

2.凝胶电泳和序列读取  测序反应产物通过高分辨率变性聚丙烯酰胺凝胶电泳,如果测序反应产物被放射性标记,那么通过放射自显影胶片上的带型,可直接读出 DNA 上的核苷酸顺序。高分辨率变性聚丙烯酰胺凝胶电泳是手工 DNA 序列测定技术的重要基础,可分离仅差一个核苷酸、长度达 300~500 个核苷酸的单链 DNA 分子。

如果反应物被一种合适的荧光染料标记,当他们通过电泳胶道时被激光照射而激发荧光时可被探测装置搜集,由此得到的信号生成与 DNA 序列相对应的带型或轨迹模式,从而实现 DNA 序列分析的自动化。如果进行自动化分析可以一次性读取 1000bp 序列,但以靠近引物 500bp 最为精准。

## 二、荧光染料

最初的 DNA 测序需要使用放射性标记,即采用 $\alpha-^{32}P-dNTP$ 作为放射性标志物,后来 $\alpha-^{35}S-dNTP$ 被广泛采用。然而放射性元素的使用伴随着诸多危险,如对人健康的危害、废弃物的处理及不适合于自动化等。从而使得非放射性标记的方法应运而生,主要有化学发光技术和荧光标记技术。由于荧光标记技术利用了简单、灵敏且易于实现自动化的直接检测法,因此,荧光染料及荧光标记技术在 DNA 自动化测序中被广泛应用。

目前,用于 DNA 自动化测序的商品化的荧光标记属于可见荧光染料(450~650nm 吸收及发射荧光范围)和近红外荧光染料(650~860nm 吸收及发射荧光范围)。第一个用于 DNA 自动化测序的商品化近红外荧光染料是 IRDye41 和 IRDye40,两者在 800nm 附近吸收和发射荧光。通过 DNA 自动合成仪,可用一种磷酸甲酯 IRDye41(即 IRDye800)直接标记到 DNA 引物。而 IRDye-acyclo-ATP 可以作为底物掺入到新生 DNA 链中,具有类似 ddTNP 作用终止 DNA 链的延伸(荧光终止物)。这类近红外荧光染料还包括 IRDye700、Cy5 和 Cy5.5 等。首次在 DNA 测序中应用的基于四色可见荧光染料,是两种荧光素衍生物(FOM 和 JEO)和两种罗丹明染料(TAMRA 和 ROX)。另两种罗丹明染料(RLL0 和 R6G)及 TAMRA、ROX 一起,用于基于四色可见荧光染料标记终止物的 DNA 测序。

目前,可使用以下一种或多种方法进行荧光标记方法和自动化 DNA 测序。

1.对于每一个 DNA 样品,采用四种不同染料标记的引物及非荧光终止物。

2.对于每一个 DNA 样品,采用一种染料标记的引物及非荧光终止物。

3.对于每一个 DNA 样品,采用非荧光引物及四种不同的荧光终止物。

## 三、测序反应体系

DNA 自动分析技术的测序反应体系主要包括:DNA 模板、测序引物、DNA 聚合酶和荧光标记等。

1.DNA 模板    在 Sanger 的双脱氧链终止法测序反应中,引物复性到单链 DNA 模板上。有两种类型的 DNA 模板可以作为 Sanger 法测序的模板,即纯化的单链 DNA,以及双链 DNA 经热变性或碱变性后的单链。

(1)单链 DNA 模板:在一般情况下,可将靶 DNA 片段克隆于 M13mp 载体,从重组克隆 M13mp 系列噬菌体颗粒中分离得到的单链 DNA 模板。由于纯化的 DNA 是单链,所以在复性时不会有互补链与测序引物竞争产生干扰。这种单链模板效果最佳,即使手工测序,只要细心掌握模板与引物的最佳比例,有经验的测序人员通过一次末端终止反应,能读取 500bp 个以上的核苷酸序列。另外,由于可以使用 M13mp 载体的通用引物测序,故 M13mp 载体仍然被广泛应用于高能量测序中。

(2)双链 DNA 模板:尽管采用双链 DNA 经热变性或碱变性后的单链作测序模板简单且方便,但实际上很难获得单链模板那样的满意结果。用小量制备的质粒 DNA 来测定未知序列的 DNA 克隆往往因为有污染而并不可取,高纯度的质粒最好采用氯化铯-溴乙啶梯度平衡超速离心法制备。实际上,目前已有商品化的适合测序的质粒提取和纯化试剂盒可用。应该注意的是,适合做双链模板的质粒,最好具有较高的拷贝数并有插入失活的选择标志,有配套的通用引物结合区。双链模板测序最大的优势是对已知序列DNA的亚克隆进行鉴定。

(3)PCR产物:PCR产物是双链DNA,亦可以直接作为测序的模板。但PCR反应混合物中包含大量的试剂,如引物、dNTP和酶,甚至非特异性扩增产物,必须彻底除去,否则会严重干扰测序反应。因此,PCR产物测序前,必须经琼脂糖凝胶电泳检测,以确定只有一条与预期分子量一致的条带。使用商业化的PCR产物纯化试剂盒或PEG沉淀法,可得到适合于测序的PCR产物。此外,也可以通过琼脂糖凝胶电泳对PCR产物进行纯化。

2.测序引物 酶法测序反应中都有一个与模板链特定序列互补的合成的寡核苷酸作为DNA合成的引物。不管是将靶DNA片段克隆于M13mp载体获取的单链DNA作模板,还是采用变性双链DNA(如变性质粒DNA)模板,都有可以与位于靶DNA侧翼的载体序列相退火的通用引物可用,而不必另行设计与未知DNA序列互补的引物。这些测序用的通用质粒及其通用引物可直接从许多厂商购买到。

3.DNA聚合酶 选用合适的DNA聚合酶进行测序反应也是保证测序质量的重要因素之一。常用于双脱氧末端终止法测序的有几种不同的酶。

(1)大肠埃希菌DNA聚合酶Ⅰ大片段(Klenow片段):此酶是最早用于建立Sanger测序的酶。

(2)测序酶:该酶是一种经过化学修饰的T7噬菌体DNA聚合酶,其原来很强的3′→5′外切酶活性,经化学修饰后大部分被消除。目前常用的测序酶大都是基因工程产品,完全缺失3′→5′外切酶活性,具有活性非常稳定可靠、持续合成能力强和聚合速度高等优点,是测定较长DNA的首选酶。

(3)耐热DNA聚合酶:PCR技术的应用正在不断扩大,耐热DNA聚合酶应用于以Sanger双脱氧链终止法为基础的DNA测序方案,已发展成被称为"循环测序"或"线性扩增测序"方法。在该类测序方法中,由于使用了耐热DNA聚合酶,与其他DNA聚合酶相比较具有两大优点。其一,由于采用热循环方法线性扩增模板DNA,获得清晰可辨的序列梯带所需要的模板DNA量少;其二,由于耐热DNA聚合酶可在95℃高温下保持稳定,测序反应可以在高温(70~80℃)下进行,能克服富含GC序列的模板形成自身二级结构对测序的影响。因此,循环法可以方便地对质粒DNA、λDNA和黏粒DNA、PCR产物等双链模板进行序列测定,特别有利于对高GC碱基含量的模板测序。也可以直接进行细菌菌落、噬菌体斑的基因组测序。循环测序反应与普通PCR反应有所不同,只需一条引物,通过单引物进行热循环,模板DNA以线性方式被扩增,而不是标准PCR的指数方式扩增。

4.荧光标记方案 标记DNA测序反应产物有三种方案:①染料标记引物测序,荧光染料与寡核苷酸引物的5′相连:②染料标记终止物测序,荧光基因与双脱氧核苷酸终止物相连,荧光标记位于DNA的3′末端;③内部标记测序,荧光染料标记的核苷酸掺入到新合成的DNA链中。这三种标记DNA测序反应产物方案各有优点和缺点。

## 四、自动DNA测序仪

随着计算机软件技术、仪器制造和分子生物学研究的迅速发展,20世纪80年代末期开始,自动化 DNA 测序技术取得了突破性进展。其简单(自动化)、安全(非放射性核素)、精确(计算机控制)和快速等优点,自动化 DNA 测序技术迅速取代人手工测序。自 1987 年美国 Applied Biosystems(ABi)公司推出第一台自动化测序仪 ABi370 以来,自动化 DNA 测序仪也不断发展、改进和更新换代。虽然各种 DNA 自动测序系统差别很大,但大都沿用 Sanger 的双脱氧核苷酸链终止法原理进行测序反应,主要的差别在于非放射性标记(荧光标记)和反应产物(标记核苷酸片段)分析系统。目前,应用最广泛的应用生物系统公司(ABI)3730 系列自动测序仪即是基于毛细管电泳和荧光标记技术的 DNA 测序仪。如 ABI3730XL 测序仪拥有 96 道毛细管,4 种双脱氧核苷酸的碱基分别用不同的荧光标记,在通过毛细管时不同长度的 DNA 片段上的 4 种荧光基团被激光激发,发出不同颜色的荧光,被电荷耦联检测器检测系统识别,并直接翻译成 DNA 序列。

1.自动 DNA 测序仪的主要构成　自动 DNA 测序仪一般包括四个主要的系统。

(1)测序反应系统:在加入 DNA 样品后,能根据设定自动进行测序反应和荧光标记。

(2)电泳系统:主要有平板凝胶电泳、毛细管凝胶电泳和微槽管道凝胶电泳,一般有多个通道,最可多达 384 道。

(3)荧光检测系统:其激发能源装置能发射激光以激发样品荧光,其荧光检测装置能探测和收集荧光信号。光电倍增管、电荷耦联检测器和光电二极管检测器这三种荧光检测装置被应用于自动 DNA 测序仪中。

(4)电脑分析系统:能将荧光检测系统收集到的数据,按设定的程序将颜色信息转变为碱基序列信息。

2.自动 DNA 测序仪的种类　DNA 自动测序仪使用荧光染料标记的 DNA 片段,根据所用的荧光染料的数目,商业化的自动测序仪可被分为两类。

第一类采用"单染料/四泳道"法。通过四种含有相同的荧光染料但不同的双脱氧核苷酸(荧光基因分别连接在四种 ddNTP 上),一个 DNA 样品进行四个独立反应,反应产物分别上样到不同的泳道上。然后,自动测序仪将来自四个泳道的原始数据准确地排列,以确定碱基的排列顺序。

第二类采用"四染料/单泳道"法。一个 DNA 样品进行一个反应,但采用四种不同荧光染料的终止物,反应产物能在一个胶道、一个毛细管或一个控流通道上进行分析。但在读取信息前,自动测序仪必须首先核定四组荧光标记的 DNA 片段迁移率的差别。

3.自动 DNA 测序仪的工作原理　现以一种自动化测序技术为例作简单介绍,其原理仍基于 Sanger 的双脱氧核苷酸链终止法及四色可见荧光染料标记终止物技术。

(1)一个 DNA 样品进行四组测序反应,但分别以带有不同荧光的 ddNTP 作为终止物,每个产物在光激发下会产生不同的荧光。

(2)四组测序反应产物混合后,进行一个凝胶泳道或同一个毛细管进行电泳。

(3)通过荧光 DNA 检测装置发射激光,激发泳道中的寡核苷酸片段产生荧光,然后经荧光检测器收集不同荧光信号。

(4)收集到的荧光信号,由电脑根据设定的程序将颜色信息转变为碱基序列信息。如果荧光信号是蓝色,意味着这个寡核苷酸片段是 ddCTP 终止的,同样,绿色代表 A,橙色代表 G,红色代表 T。电脑显示和打印出所检测的 DNA 碱基序列图谱,宜用蓝、绿、橙和红四种颜色表示。

目前,先进的测序仪,每个通道一次可读取 1000bp 左右的序列,但以靠近引物端的约 500bp 最为准确。一台 384 道的测序仪可在 3 小时产生 200000bp 的序列数据。一些大型的基因组计划,如人类基因组实验室,采用多台 96 道甚至 384 道的测序仪同时运行,以获得数百万甚至数亿碱基序列数据。

## 五、测序策略

尽管核酸序列测定方法越来越成熟、简便并且可以自动化,但事实上,对于一个片段较长、序列未知的待测核酸而言,仍然是一件耗时且烦琐的工作。

1.对于一个待测 DNA 分子,要制订一个能够简捷准确的测定方案,一般可以从以下几个方面考虑。

(1)DNA 片段大小。

(2)背景资料是否清楚 DNA 限制性酶切图谱,是否有一段已知序列,是否具有重复序列等。

(3)测序目的:①测定未知序列;②确定重组 DNA 的方向与结构;③对突变(如点突变)进行定位和鉴定;④比较性研究,如比较同种病毒不同株系之间的基因差异。后 3 种测序目的称为确证性测序。

(4)实验条件:如手工测序还是自动化测序,合成引物费用等。

由于单套测序反应所能准确测定的 DNA 序列最长一般<1kb。因此,在进行序列测定之前,必须首先考虑待测 DNA 分子的大小,其次是所要测定的序列范围及要求的序列精确程度等,再结合实验室的条件选择切实可行的克隆及测序方案。

2.确证性测序策略 对于多数实验室而言,测序是对已知序列的次级克隆或 PCR 产物进行鉴定和证实(即确证性测序),大小一般<1kb。如次级克隆 DNA 的插入方向、定点突变的检测、酶切产物的鉴定和待表达基因阅读框架的调整等。这类 DNA 片段通常较小,只需了解两端的部分序列即可。所以只需直接克隆到 M13mp 或者质粒载体中,进行单链或双链模板测序。对于一个稍大的 DNA 片段的确证性测序,可以利用通用引物分别从两端开始双向测序,再通过中间重叠部分拼出全序列。对于更大的 DNA 序列,可以在序列适当区段增加一个或数个测序引物,分别测序再拼出全序列。

3.未知 DNA 序列的测定策略 未知 DNA 序列的测定是指确定一个未知序列的准确长度及核苷酸排列顺序。未知 DNA 序列的测定,复杂而费时。测定未知 DNA 序列的方案被称为测序策略。目前已发展了一些可行的策略,即应该通过具有最小重叠、最少数量的测序反应,能拼接成目的 DNA 正确的序列。

(1)较小的目的 DNA 片段:对于较小的目的 DNA 片段(如<1kb),可以直接利用 M13mp 或质粒系统(如 pUC18 等)克隆、测序。随着质粒 DNA 序列测定技术的改进,目前其测序水平基本上已达到 M13mp 单链 DNA 测序水平,利用质粒载体系统具有显著的优势。因此,除非有特殊用途,如体外定点突变,都可以用 pUC 等质粒代替 M13mp 系统进行克隆测序。

(2)大片段未知序列 DNA:如果是数千个碱基的大片段未知序列 DNA,乃至数亿个碱基的生物基因组,且要求精确测定其整个序列,就必须将其切割成适当大小的各个片段(<1kb)分别进行次级克隆再进行测序,最后拼出全序列。可以考虑以下几种具体策略。

1)随机克隆法或称鸟枪法:这是一种传统的方法,即利用 DNase Ⅰ、超声波或限制性酶,将目的 DNA 大片段随机切割成小片段,并分别进行亚克隆,然后利用通用引物测定亚克隆的序列,通过电脑程序排列分析,可获得目的 DNA 的全序列。这一测序策略目前应用于各种大型测序计划中,可以快速得到95%所需的序列。但由于用于测序的克隆是随机挑选出来的,因此某些区段往往被重复测定(4~6次),有时需要很长时间才能确定缺口和不解读序列。

2)引物步移法:引物步移法是一种完全定向的测序策略,提供了一种获取新的序列信息的有效方法。通过使用载体的通用引物,从目的 DNA 的一端开始测序。再根据获得的较远端的测序信息重新设计引物(即步移引物),再测序以获得更远端的序列。理论上,这种步移测序能不断重复直到获得全序列,但引物的设计和合成耗时且较昂贵,故一般只适用于小型测序计划。其优点是无须亚克隆,且每一轮测序的方向和位置是已知的。

4.大规模基因组计划 对于大规模基因组计划而言,使用一个或多个测序策略,以完整的获得一个生物(如人类基因组等)的基因组序列。无论采用哪种测序策略,首先都得把基因组变成较小片段并克隆到合适的载体上,获得覆盖全基因组的部分重叠的克隆集合(克隆重叠群),大片段克隆尤其可贵。克隆用的载体有酵母人工染色体(yeast artificial chromosome,YAC)和细菌人工染色体(bacterial artificial chromosome,BAC)。YAC 载体可容纳百万个 bp,人类基因计划的大部分工作草图绘制工作是通过该载体完成的。BAC 载体的容量平均为150000bp,BAC 无论在体内还是体外都很稳定,克服了 YAC 不易分离操作、容易被剪切和不稳定等缺点,人类基因计划的大部分测序工作是利用该载体实现的。在得到大片段的克隆重叠群后,再采用不同的测序策略分别测序,最后,通过重叠区连接成完整的全基因组序列。虽然,2003 年人类基因组计划国际联盟宣布测序工作已经完成,并于 2004 年发表了工作结果,但仍然有 341 个缺口(主要位于异染色区)无法填充,推测是无法克隆的 DNA 区。

## 第二节  第二代测序技术

基于 Sanger 测序法的自动化测序技术,以其可靠、准确、读长高等优点而得以迅速发展,并被广泛应用于科研和临床工作。但 Sanger 测序法的局限性在于对电泳分离技术的依赖及无法再进一步地扩大并行和微量化,造成该技术对不同生物基因组进行序列测定的规模限制和代价高昂,绘制第一张人类基因组图谱前后共耗费 4 亿多美元和 13 年时间,这显然不是临床所能接受的。近年来,DNA 测序技术也得到了不断地创新与改良,在保证测序精度的前提下,操作程序已经逐步优化,测定通量急速增加,甚至达到传统 Sanger 法的几百到几千倍,逐步发展成为新一代的测序技术。新一代测序技术也称为第二代测序技术,使用接头进行高通量的并行 PCR 和并行测序反应,并结合微流体技术,利用高性能的计算机对大规模的测序数据进行拼接和分析。目前,商品化的测序平台主要有罗氏/454 公司的 GS FLX 测序平台、Illumina/Solexa 公司的 Genome Analyzer 测序平台和 ABI 公司的 SOLiD 测序平台。

### 一、基本原理和工作流程

第二代测序技术的基本原理:先进行文库制备,即将片段化的基因组 DNA 两侧连上通用接头;随后运用 PCR 扩增技术来产生几百万个空间固定的 DNA 簇,这种 DNA 簇由单个文库片段的多个拷贝组成,称 PCR 克隆阵列或称聚合酶克隆,最后进行测序,即测定每个克隆的核苷酸序列。这些反应能大规模地同时进行,然后对每一步反应所产生的信号进行同时的检测,以此来获取测序的数据,经过计算机分析获得完整的 DNA 序列信息,能实现一次对几十万到几百万条 DNA 分子进行序列测定。工作流程如下。

1.文库制备　文库制备方法主要有 3 种。

(1)将基因组 DNA 打成几百个碱基(或更短)的小片段,在片段的两个末端加上通用接头制成片段文库。该文库还适用于转录组测序、RNA 定量、miRNA 研究、重测序、RACE、甲基化分析及 Clup 测序等。

(2)将基因组 DNA 打碎成 300~800bp 长的片段,将 A 和 B 接头(3′端和 5′端具有特异性)连接到 DNA 片段上。该文库也适用于转录组测序、RNA 定量、miRNA 研究、重测序、RACE、甲基化分析及 Chip 测序等。

(3)将基因组 DNA 打断后,与中间接头连接、环化,然后用 EcoP15 酶切,使中间接头两端各有 27bp 的碱基,最后加上两端的接头,形成配对末端文库。

2.DNA 簇的产生　一般是通过 PCR 扩增产生 DNA 簇形成所谓的 PCR 克隆阵列,主要有两种方法。

(1)在芯片表面进行:芯片表面连接有一层与通用接头匹配的单链引物,单链化 DNA 片段一端(5′或 3′)通过与芯片表面的引物互补被"固定"在芯片上,另外一端随机和附近的另外一个引物互补结合,也被"固定"住,形成"桥"。利用固定引物进行 PCR 反应,经 30 轮左右扩增后每个单分子得到了 1000 倍以上的扩增,成为单克隆 DNA 簇。DNA 簇产生制备线性化,用于测序。

(2)在磁珠进行带有接头的单链 DNA 文库被固定在特别设计的 DNA 捕获磁珠上,每一个磁珠携带一个单链 DNA 片段。随后将磁珠乳化,形成油包水的乳浊液结构,每个小乳滴都是只包含一个磁珠及 PCR 试剂的微反应器,即一个 DNA 片段对应于一个磁珠。进而,利用通用引物扩增 DNA 簇,每个独特的 DNA 片段在自己的微反应器里进行独立的扩增(称乳液 PCR),从而排除了其他序列的竞争。整个 DNA 片段文库的扩增平行进行,对于每一个 DNA 片段而言,扩增产生几百万个相同的拷贝(即成为单克隆 DNA 簇),乳液 PCR 终止后,扩增的片段仍然结合在磁珠上。

上述携带单克隆 DNA 簇的磁珠可以通过两种方式进行测序反应:①携带单克隆 DNA 簇的磁珠(20μm)被放入 PTP 板中,PTP 孔的直径(29μm)只能容纳一个磁珠(20μm),测序反应在每个微孔中进行;②携带单克隆 DNA 簇的磁珠(1μm)沉积在一块玻片上,磁珠共价结合在玻片表面,测序反应在玻片表面进行,这个系统最大的优点就是每张玻片能容纳更高密度的微珠,在同一系统中轻松实现更高的通量。

3.测序　是测定每个克隆的核苷酸序列,测序技术主要有 3 种。

(1)边合成边测序技术:测序反应使用经过改造的 DNA 聚合酶和带有 4 种不同荧光标记的 dNTP。这些 dNTP 是"可逆终止子",其 3′羟基末端带有可化学切割的部分,阻止下一个 dNTP 与之相连,因此每个循环只容许掺入单个碱基。用激光扫描反应板表面,读取每条模板序列第一轮反应所聚合上去的核苷酸种类。之后,将这些基团化学切割,恢复 3′端黏性,继续聚合第二个核苷酸。如此继续下去,统计每轮收集到的荧光信号结果,就可以得知每个模板 DNA 片段的序列。Illumina/Solexa 公司的 Genome Analyzer 测序平台使用了边合成边测序技术,最新的 Genome Analyzerllx 系统,能够获得 100bp 以上的配对末端读长,并在每次运行中产生超过 30GB 的高质量数据。

(2)焦磷酸测序技术:是由 Nyren 等人于 1987 年发展起来的一种新型的酶联级联测序技术,焦磷酸测序法适于对已知的短序列的测序分析,其可重复性和精确性能与 Sanger DNA 测序法相媲美,而速度却大大地提高,读长已超过 400bp。焦磷酸测序技术具备同时对大量样品进行测序分析的能力,适合于大通量、低成本第二代测序技术。

1)焦磷酸测序技术的反应体系:由反应底物、待测单链、测序引物和 4 种酶构成。反应底物有脱氧核苷酸三磷酸(dNTP)、5′腺苷–磷酰硫酸、荧光素。4 种酶:DNA 聚合酶、ATP 硫酸化酶、荧光素酶和三磷腺苷双磷酸酶。

2)焦磷酸测序技术的反应过程:在每一轮测序反应中,反应体系中只加入一种脱氧核苷酸三磷酸(dNTP)。如果刚好能和 DNA 模板上的碱基配对,在 DNA 聚合酶的作用下,添加到测序引物的 3′末端发生聚合反应,同时释放出一个分子的焦磷酸(PPi)。在 ATP 硫酸化酶的作用下,生成的 PPi 可以和 5′腺苷–磷酰硫酸结合形成 ATP;在荧光素酶的催化下,生成的 ATP 又可以和荧光素结合形成氧化荧光素,同时产生可见光。通过微弱光检测装置及处理软件可获得一个特异的检测峰,峰值的高低则和相匹配的碱基数呈正比。如果加入的 dNTP 不能和 DNA 模板上的碱基配对,则不会发生聚合反应,无检测峰。反应体系中剩余的 dNTP 和残留的少量 ATP 在三磷腺苷双磷酸酶的作用下发生降解。待上一轮反应完成后,加入另一种 dNTP,使上述反应重复进行,根据获得的峰值图即可读取准确的 DNA 序列信息。值得一提的是,在焦磷酸测序过程中,dATP 能被荧光素酶分解,对后面的荧光强度测定影响很大,而 dATPaS(S 原子取代了 dATP 分子 αP 上 O 原子)对荧光素酶分析的影响比 dATP 低 500 倍,因此在焦磷酸测序中用 dATPaS 代替 DNA 合成的天然底物的 dATP。

焦磷酸测序法突出优势是较长的读长,如应用该技术的 454/罗氏公司的 GS FLX 测序系统,最新的序列读长已超过 400bp。虽然测序成本比其他第二代测序平台要高,但对于那些需要长读长的应用,如从头测序,它仍是最理想的选择。

(3)连接测序:测序反应在玻片表面进行,它的独特之处在于没有采用惯常的聚合酶,而采用了 DNA 连接酶进行连接反应。连接反应的关键底物是 8 碱基单链荧光探针混合物,3′NNnmZZZ–☆5′,探针的 5′末端分别标记了 CY5、Texas Red、CY3、6–FAM4 种颜色的荧光染料(☆)。而 3′端 3~5 位的"nnn"表示随机碱基,6~8 位的"ZZZ"指的是可以和任何碱基配对的特殊碱基。探针 3′端第 1、2 位(NN)的碱基对是表示探针染料类型的编码区,是 ATCG 4 种碱基中的任何两种组成的双碱基,共 16 种 8 碱基单链荧光探针。每种颜色对应着 4 种探针 3′端双碱基(NN),即所谓"双碱基编码矩阵"。"双碱基编码矩阵"规定了该编码区 16 种碱基对和 4 种探针颜色的对应关系。连接反应中,这些探针按照碱基互补规则与单链 DNA 模板链配对。

单向测序一般包括五轮测序反应,每轮测序反应含有多次连接反应(一般为 7 次)。每轮测序反应的第一次连接反应由与引物区域互补的通用连接引物介导。这五种连接引物长度相同,但在引物区域的位置相差一个碱基,它们都含有 5′端磷酸,所以可以介导连接反应的进行。第一轮测序的第一次连接反应,由通用连接引物(n 个碱基)介导,由于每个磁珠只含有均质单链 DNA 模板,通过通用连接引物与单链 DNA 模板。当加入 16 种 8 碱基荧光探针时,仅只有一种荧光探针能与模板互补且其 3′–OH 与通用连接引物 5′–Pi 相邻(即双碱基与模板互补匹配),通过连接酶连接。这次连接反应掺入一种 8 碱基荧光探针,测序仪记录下探针第 1、2 位编码区颜色信息。随后的化学处理断裂探针 3′端第 5、6 位碱基间的化学键,并除去 6~8 位碱基及 5′末端荧光基团,暴露探针第 5 位碱基 5′-Pi,为下一次连接反应做准备。因为第一次连接反应使合成链多了 5 个碱基,所以第二次连接反应得到模板上第 6、7 位双碱基序列的颜色信息,直到第七次连接反应得到的是第 31、32 位双碱基序列的颜色信息。

几个循环之后,开始第二轮的测序,第二轮通用连接引物(n-1 个碱基)比第一轮错开一位,所以第二轮得到以 0、1 位起始的若干双碱基对的颜色信息。经五轮测序反应后,按照第 0、1 位,第 1、2 位,第 2、3 位…的顺序把对应于模板序列的颜色信息连起来,就得到由"0,1,2,3…"组成完整的 SOLiD 原始颜色序列。

测序完成后,获得了由颜色编码组成完整的原始序列,按照"双碱基编码矩阵",可以将原始颜色序列"解码"成碱基序列。但由于"双碱基编码矩阵"中双碱基与颜色信息的简并特性(一种颜色对应 4 种碱基对),前面碱基的颜色编码直接影响紧跟其后碱基的解码,所以一个错误颜色编码就会引起"连锁解码错误",改变错误颜色编码之后的所有碱基。目前的测序读长为 30~35bp。

ABI 公司使用这一技术的测序平台 SOLiD,其最新型的 SOLiD 3 Plus 单次运行可产生 50GB 的序列数据,相当于 17 倍人类基因组覆盖度,其准确性、系统可靠性和可扩展性均非常理想。

## 二、第二代测序技术的特点

这些测序平台的共同点是不需要进行 DNA 模板克隆,而是使用接头进行高通量的并行 PCR 和并行测序反应,并结合微流体技术,利用高性能的计算机对大规模的测序数据进行拼接和分析。接头的运用,使得第二代测序技术不再局限于单纯的基因组测序,而是作为一个平台,可以开展全基因表达图谱分析、SNP、小 RNA、Chip、DNA 甲基化等诸多研究。第二代测序技术最显著的特征是高通量,一次能对几十万到几百万条 DNA 分子进行序列测序,使得对一个物种的转录组测序或基因组深度测序变得方便易行。第二代测序技术最大的优势在于其测序通量的持续增长,具有很大的发展潜力。目前 SOLiD4 系统单次运行能产生 100~200GB 的序列数据,大致相当于人类基因组 30~50 倍的覆盖率。第二代高通量测序技术的准确性也有了较高的提升,目前 SOLiD4 系统产生的可定位序列数据,具有 99.99% 的准确率。在单次测序读长还无法与传统 Sanger 方法的 1000bp 读长相比,目前 Solexa 系统准确测序读长约为 150bp,454 的读长已增至 400bp 以上。

尽管第二代测序分析技术具有较多的优势,但是亦有其局限性。测序通量的不断提高,海量数据也就给后续的生物信息分析带来了巨大的挑战,需要开发出能满足数据储存、处理和利用的分析软件和方法,才能充分体现出新技术高通量和高准确性的应用价值。另外,一台第二代测序仪的价格大约在 50 万美元,还难以普及到一般小型实验室和医院。

## 三、第二代测序技术的应用

随着人类基因组计划的完成和测序技术的不断发展,测序技术在生物学和医学各个领域的应用越来越广泛。在理论研究方面,第二代测序技术可以运用于肿瘤学、遗传学、免疫学、病原学、微生物学、寄生虫学、药学等多学科。在临床诊疗方面,第二代测序技术拥有传统 PCR 法测序所不具备的灵敏、精确、价廉、信息量大等优势,因而更适用于基因水平的检测。

1.从头测序、重测序和个体基因组测序　虽然,对于基因组未被测序过的生物基因组测序进行从头测序,由于受测序读取长度的限制,第二代测序技术中只有454技术能独立完成复杂基因组如真核生物基因组的从头测序工作,Solexa和SOLiD技术只能完成简单生物如细菌的基因组的从头测序。但是,如果对照一个参考基因组,第二代测序技术可以短时间内非常轻松地完成一个基因组的重测序。2008年,由美国、中国和英国共同启动的"千人基因组计划",是人类基因组计划的延续,也是迄今为止最大的基因组重测序计划。该计划打算测序大约1200个不同国家的人类个体的基因组。Nature连续发表了第1个亚洲人图谱(炎黄一号)、第1个癌症患者图谱、第1个非洲人图谱、第1个韩国人图谱,意味着个体基因组时代为时不远。

另外,第二代测序技术可应用于病原微生物鉴定,使用个体基因组测序平台,对病原微生物群体不再逐一分离,而是提取DNA后进行测序,通过得到的大量序列信息,从整体上把握病原微生物群体的组成情况,也可获得含量低的病原序列,并通过未知序列鉴定新的物种。更进一步,若预先定义每种病原微生物的特征序列谱,在测序结果中逐一比对,可以迅速识别各类病原微生物,使诊断时间缩短,诊断结果更加精确。

2.个体基因组测序和SNP研究　单核苷酸多态性是第二代的遗传标记,人体许多表型差异、对药物或疾病的易感性等都可能与SNP有关。研究SNP是人类基因组计划走向应用的一个强有力的工具,可用于高危群体的发现、疾病相关基因的鉴定、药物的设计和测试及生物学的基础研究等。第二代测序技术利用其高通量、低成本的优势,对较多的个体进行个体基因组测序,很容易可以得到大量的SNP位点,千人基因组计划即可得到众多的人类基因组SNP位点。通过人类基因组序列、SNP分析得知每一个人的基因组序列都存在着差异。临床医师可以通过这些信息了解患者的整体遗传信息,对预防、诊断、治疗和用药提供指导性意见。特别是常见的复杂性遗传疾病,如肿瘤、心脑血管疾病等,以及临床药物在体内的消化、吸收、转运所设计的药物代谢酶,涉及多个染色体上的多种变异形式,很难用少数几种研究方法在短时间内获取全部变异信息。

3.转录组及表达谱分析　基因表达谱指细胞在特定的条件下表达的所有基因。以往的基因表达谱分析主要依靠基因芯片技术,该技术需要依赖已知的基因序列来设计探针,其误差较大,而且无法检测未知基因的表达量。第二代测序技术的发展使不依赖于现有基因模型的大规模基因表达谱研究成为可能,并对全基因组重测序、遗传疾病谱测定,以及针对细胞全部转录产物等包括非编码RNA、低拷贝protein-coding RNA及其可变剪接体的研究起到了极大的促进作用。第二代测序技术可对单个细胞样品中的所有RNA即整个转录组进行整体测序,还可以检测以前没发现过的基因或新的转录本,定量测定基因的表达模式。

4.小分子RNA研究　第二代测序技术还被广泛应用于小分子RNA或非编码表达研究。非编码的小分子RNA参与了许多重要的生物发育过程。它们的序列长度很短,只有18~40个核苷酸,正好在第二代高通量测序技术的读长范围内。第二代测序方法还能发现新的小分子RNA。如利用Illumina的第二代测序技术对人胚胎干细胞发育前后的分析,获得了334个已知的和104个新发现的小RNA的表达谱。

## 第三节　第三代测序技术的发展趋势

第二代高通量测序技术已经得到了很好的发展和应用,个人版的基因组图谱正在如火如荼的绘制中。但是由于其测序速度、成本、准确性等关键问题的解决仍存在困难,研究者们很快将目光转向了更高更新的测序解决方案。以对单分子 DNA 进行非 PCR 的测序为主要特征的第三代测序技术已经初现端倪。许多知名公司纷纷投入研发,各大科研团队和公司已经相继提出了自己的想法并推出了各自的仪器和技术平台。其中被大家比较看好的主要有 Helico BioScience、Pacific 的单分子测序技术和基于纳米孔的测序技术。Helico Bioscience 的 HeliScope 遗传分析系统已于 2008 年上市,这项技术之所以被称为真正的单分子测序,是因为它完全跨过了上述高通量测序依赖的基于 PCR 扩增的信号放大过程,真正达到了读取单个荧光分子的能力。Timothy 等人在 Science 上报道了他们开发的真正的单分子测序技术,并利用该技术对一个 M13 病毒基因组进行重测序。美国斯坦福大学科学家利用这一测序技术,只花费了 4 周,约 5 万美元就成功地完成了人的基因组测序。测序的覆盖度达 28 倍,覆盖了 90% 的人类参考基因组,并鉴定出 280 万个 SNP 位点和 752 个拷贝数变异。Pacific bioscience 在 Science 上报道了他们的基于 SMART 技术的单分子测序技术,该技术利用单分子技术和 DNA 聚合酶,在聚合反应的同时就可以读取测序产物,目前一期的读取速度为 3bp/s,但他们声称在 2013 前实现 3 分钟读完人类基因组。Pacific 技术在研究大肠埃希菌基因组时的评价读长为 586bp,有些能达到 2805bp,新仪器的单个读长已达 10351bp,而且有望实现更大的读长,而且其准确率大于 99.9999%。英国牛津纳米公司成功研制出了基于纳米孔的单分子测序技术,该技术读取数据的速度更快,而且成本会大大降低。在该测序技术平台中,DNA 分子以一次一个碱基的速度依次通过纳米小孔,利用核酸外切酶的特性来识别出不同的 DNA 碱基,同时还能检测出碱基是否被甲基化等相关的重要信息。

第三代测序技术的目标是实现人全基因组 3 分钟的测序时间及 5000 美元的测序价格。这个价格目前还很难被临床所接受,而且目前还存在样品制备过程中杂质过多及 DNA 易断裂等技术问题。随着第三代测序技术的发展,综合运用遗传学、蛋白组学、转录组学和代谢组学等方法,相信个体化医疗等诸多生命科学与医学问题的解决很快就能真正地实现,它必将成为临床常规检验技术,在临床诊疗上发挥更大的作用。

# 第十二章　重组 DNA 技术

重组 DNA 技术是在体外将目的 DNA 与载体 DNA 结合成具有自我复制功能的重组 DNA 分子(复制子),然后导入宿主细胞,筛选出含有目的基因的转化子细胞,再进行扩增和表达,从而得到大量的基因产物的过程。这种定向改造细胞或生物的遗传特性所采用的方法和相关的工作称为分子克隆或基因工程。

## 第一节　工具酶

工具酶是重组 DNA 技术中必不可少的工具,在 DNA 的切割、拼接、组合和修饰中发挥着重要作用。常见的工具酶有限制性核酸内切酶、DNA 连接酶、DNA 聚合酶Ⅰ、反转录酶、碱性磷酸酶等。常见的主要工具酶见表 13-1。

表 13-1　重组 DNA 实验中常见的主要工具酶

| 酶类 | 功能 |
| --- | --- |
| 限制性核酸内切酶 | 识别并在特定位点切开 DNA |
| DNA 连接酶 | 通过磷酸二酯键把两个或多个 DNA 片段连接成一个 DNA 分子 |
| DNA 聚合酶Ⅰ | 具有 DNA 聚合酶活性、5′→3′和 3′→5′外切酶活性,用于合成双链 DNA 分子;修补缺口;DNA 序列分析 |
| Klenow 片段 | DNA 聚合酶Ⅰ大片段,具有 DNA 聚合酶活性和 3′→5′外切酶活性,无 5′→3′外切酶活性。用于 3′末端标记;cDNA 第二链合成;DNA 序列分析 |
| 反转录酶 | 按照 RNA 分子中的碱基序列,根据碱基互补配对原则合成 cDNA 链 |
| T₄多核苷酸激酶 | 催化多聚核苷酸 5′-OH 末端磷酸化(进行末端标记实验或用来进行 DNA 的连接) |
| 末端转移酶 | 在双链核酸的 3′末端加上多聚物尾巴;标记探针 5′末端 |
| DNA 外切酶Ⅲ | 从 DNA 链的 3′末端逐个切除单核苷酸 |
| λ噬菌体 DNA 外切酶 | 从 DNA 链的 5′末端逐个切除单核苷酸 |
| 碱性磷酸酶 | 切除位于多聚核苷酸 5′末端的磷酸基因 |

### 一、限制性核酸内切酶

限制性核酸内切酶是一类能够识别双链 DNA 分子中的特异序列,并在识别位点及其周围切割双链 DNA 结构的核酸内切酶,在重组 DNA 技术中有重要地位。

1.限制性核酸内切酶的分类　根据酶的结构、作用特点不同,可将其分为Ⅰ型、Ⅱ型和Ⅲ型三大类。Ⅰ型和Ⅲ型酶切割位点或识别序列缺乏专一性,因此这两者在重组 DNA 技术中没有太大的实用价值。而Ⅱ型酶能够在识别序列的固定位点切割双链 DNA,识别序列与切割序列一致,而且能产生具有相同末端结构的 DNA 片段,利于片段的再连接,因此,Ⅱ型限制性核酸内切酶具有较大的实用价值,是重组 DNA 技术中最重要的工具酶,简称为限制酶。

2.Ⅱ型限制性核酸内切酶的作用特点　Ⅱ型限制性核酸内切酶能识别由 4~8 个碱基所组成的 DNA 序列,其序列一般具有双轴对称结构,又称回文对称。Ⅱ型限制性核酸内切酶在该特异位点切割 DNA 分子,且切口在识别序列内部,切割后产生 5′-磷酸基和 3′-羟基的末端,切口分黏性末端和平末端两类。大多数限制性核酸内切酶产生带有单链突出端的 DNA 片段,称为黏性末端。黏性末端又可以分为两类:一类是具有 3′末端突起的黏性末端(如 Pst Ⅰ),另一类是具有 5 末端突起的黏性末端(如 EcoR Ⅰ)。部分限制性核酸内切酶(如 Hpa Ⅰ)产生带平端切口的 DNA 片段,称为平末端。几种常见的限制性核酸内切酶酶切位点及末端类型见表 13-2。通常,不同的限制性核酸内切酶识别序列不同,产生的末端类型也不尽相同。

表 13-2　限制性核酸内切酶切口类型

| 限制性核酸内切酶 | 识别序列和酶切位点 | | 末端类型 |
|---|---|---|---|
| EcaR Ⅰ | ↓5′…GAATTC…3′3′<br>…CTTAAG…5′↑ | → | 5′…G　AATTC…33′<br>…CTTAA　G…5′ | 5黏性末端 |
| Pst Ⅰ | ↓5′…CTGCAG…3′3′<br>…GACGTC…5′↑ | → | 5′…CTGCA　G…3′3<br>…G　CGTC…5′ | 3黏性末端 |
| Hpa Ⅰ | ↓5′…GTTAAC…3′3′<br>…CAATTG…5′↑ | → | 5′…GTT　AAC…33′<br>…CAA　TTG…5′ | 平末端 |

3.影响酶切活性的主要因素　DNA 纯度和结构、缓冲溶液 pH 及离子浓度、酶解温度和时间及限制性核酸内切酶本身都会影响限制性核酸内切酶的活性。

## 二、DNA 连接酶

DNA 连接酶是一种能够催化两条双链间磷酸二酯键的形成,将具有相同黏性末端或平末端的 DNA 连接起来的酶。DNA 连接酶也是重组 DNA 技术重要的工具酶。该连接酶只能作用于双链 DNA 分子而不能连接两个游离的单链 DNA 分子,因此双链 DNA 分子中的某一条链上两个相邻核苷酸之间磷酸二酯键断裂所出现的单链缺口,可以用 DNA 连接酶来修复。

DNA 连接酶主要有两种,T4DNA 连接酶和大肠埃希菌 DNA 连接酶。T4DNA 连接酶可用于双链 DNA 片段互补黏性末端的连接,也可用于连接两条平滑末端的双链 DNA 分子。而大肠埃希菌 DNA 连接酶只能催化带有黏性末端的双链 DNA 分子连接。重组 DNA 技术中常用 T4DNA 连接酶。

## 三、DNA 聚合酶

DNA 聚合酶是指以 DNA 为模板、脱氧核苷酸为原料,催化合成 DNA 的一类酶。此类酶作用的共同特点是在模板指导下将脱氧核苷酸连续地加到双链 DNA 分子引物的 3′-OH 末端,催化核苷酸发生聚合反应。常见的 DNA 聚合酶有 DNA 聚合酶 Ⅰ、Klenow 片段、耐热 Taq DNA 聚合酶、T4DNA 聚合酶等。

1.DNA 聚合酶 Ⅰ 和 Klenow 片段　DNA 聚合酶 Ⅰ(DNA polymerase Ⅰ,DNA-pol Ⅰ)是从

大肠埃希菌中发现的第一个DNA聚合酶。该酶是一个多功能酶,具有三种酶活性:①5′→3′聚合酶活性,这是DNA聚合酶Ⅰ的主要功能,即聚合脱氧核苷酸,使其逐个接到引物的3′-OH末端,合成新的DNA分子;②5′→3核酸外切酶活性,能够切除受损伤的DNA,起修复作用或用于标记DNA探针(切口平移法);③3′→5′外切酶活性,能够消除在聚合作用中掺八的错误的核苷酸,从而具有校正功能。

DNA聚合酶Ⅰ可被枯草芽孢杆菌蛋白酶或胰蛋白酶降解成为大小两个片段,相对分子质量分别为76000和36000。其中含有C末端的大片段只有5′→3′聚合酶活性及3′→5′外切酶活性,而没有3′外切酶活性,这个片段称为Klenow片段。Klenow片段的3′→5′外切酶活性能保证DNA复制的准确性,把DNA合成过程中错配的核苷酸去除,再把正确的核苷酸接上去。Klenow片段在分子生物学研究中具有广泛的用途:①随机引物法标记核酸探针;②标记DNA片段末端;③用于合成cDNA的第二股链;④应用Sanger双脱氧法进行DNA序列测定等。

2.Taq DNA聚合酶　Taq DNA聚合酶是从水生栖热菌中纯化的耐热DNA聚合酶,水生栖热菌是一种生长在温泉、蒸汽管道等处的细菌,它体内的Taq DNA聚合酶可以耐受90℃以上的高温而不失活,最适反应温度为72℃,具有5′→3′聚合酶活性和5′→3′外切酶活性,而无3′→5′外切酶活性,因此缺乏校正功能。由于具有耐高热这一特性,Taq DNA聚合酶主要用于聚合酶链反应(PCR),也可用于DNA测序。

3.T₄DNA聚合酶　T₄DNA聚合酶来源于T₄噬菌体感染的大肠埃希菌,与Klenow片段活性相似,都具有5′→3′的聚合酶活性及3′→5′的外切酶活性,但其3′→5′的外切酶活性要比Klenow片段强200倍,而且该酶降解单链DNA的速度比降解双链DNA的速度快得多。T4DNA聚合酶的主要用途是:①3′黏性末端和平末端的DNA片段标记;②将双链DNA的黏性末端转化平末端;③制备DNA探针等。各种DNA聚合酶的活性比较见表13-3。

表13-3　DNA聚合酶的特性

| 聚合酶 | 3′→5′外切酶活性 | 外切酶活性 | 聚合反应速度 | 持续合成能力 |
|---|---|---|---|---|
| DNA聚合酶Ⅰ | 低 | 有 | 中速 | 低 |
| Klenow片段 | 低 | 无 | 中速 | 低 |
| 反转录酶 | 无 | 无 | 低速 | 中 |
| T4DNA聚合酶 | 高 | 无 | 中速 | 低 |
| TaqDNA聚合酶 | 无 | 有 | 快速 | 高 |

### 四、其他酶类

其他的工具酶,如碱性磷酸酶等,在基因工程中也发挥着较为重要的作用,在此不予赘述。

## 第二节　重组DNA常用载体

载体是携带外源基因进入宿主细胞进行扩增表达的DNA分子。根据用途不同,载体可分为克隆载体和表达载体两大类。前者主要用于外源基因的扩增,后者主要用于外源基因的表达。

适用于重组 DNA 技术的理想载体必须具备以下条件：①具有自主复制功能，从而保证外源基因在宿主细胞内扩增；②具有多个单一的酶切位点，便于外源基因插入；③具有一个以上的选择性标记，例如具有抗生素的抗性基团便于重组子的筛选和鉴定；④相对分子质量较小，便于容纳较大片段的外源基因并获得较高的拷贝数。目前，重组 DNA 技术中常用的载体有质粒、噬菌体、柯斯质粒、病毒和人工染色体等。

## 一、质粒

质粒是细菌染色体以外具有自主复制能力的小型环状双链 DNA 分子，它是重组 DNA 技术中最常用的基因克隆载体。

1.类型　根据其赋予宿主的遗传性状，质粒分为 F 质粒（性质粒）、R 质粒（抗药性质粒）、Col 质粒（产生大肠埃希菌素因子）。根据转移性质，又分为接合型质粒及非接合型质粒，前者除可自我复制外，还可以在细菌间转移；而后者为不能自我转移的质粒。根据复制控制类型，又可将质粒分为严密型和松弛型两种，前者每个宿主细胞中质粒拷贝数只能达到1 至数个，松弛型质粒每个宿主细胞中质粒拷贝数可达几十到几百个。在重组 DNA 技术中为提高含有目的基因的转化子细胞表达效率，一般选用松弛型复制控制质粒作为载体。

2.常见的质粒载体　重组 DNA 技术中所用的质粒大多是天然质粒经人工改造拼接而成，pBR322 质粒载体和 pUC 系列载体是最常见的两种克隆载体。

（1）pBR322 质粒载体：pBR322 是最早用人工方法构建成功的一种松弛型复制控制质粒，是目前应用最广泛的载体之一。pBR322 大小为 4363bp，包括三个组成部分：①DNA 复制起点；②氨苄西林抗性基因（Amp$^r$）；③四环素抗性基因（Tet$^r$）。pBR322 的结构如图 13-1 所示。

**图 13-1　pBR322 质粒结构示意图**

pBR322 质粒具有以下特点：①相对分子质量小，因此不仅易于纯化，而且即使携带一段6~8kb 的外源 DNA 片段，操作起来也极为便利；②具有一个复制起始位点（ori），能保证该质粒在大肠埃希菌中复制；③具有两个抗生素抗性基因（可作为选择标记），一个是 Amp$^r$，另一个是 Tet$^r$，其中一个作为插入失活基因，另一个可以作为筛选基因；④pBR322 基因组序列中有多达 24 种限制性内切酶的单一切点，其中有多个克隆位点位于 Amp$^r$和 Tet$^r$两个抗性基因中，选择适当的位点插入外源性 DNA 片段可导致 Tet$^r$基因失活或 Amp$^r$失活；⑤具有较高的拷贝数，一般一个细胞中可达到 15 个。而在蛋白质合成抑制剂（如氯霉素）存在条件下，可达到 1000~3000 个拷贝，这为重组 DNA 的制备提供了极大的方便。

（2）pUC 系列载体：pUC 系列是在 pBR322 质粒基础上，插入了一个来自 M13 噬菌体在 5′端带有一段多克隆位点（multiple cloning site，MCS）的 lacZ′基因，而发展成为具有双重检测特性的新型质粒载体系列，是目前重组 DNA 技术中最常用的大肠埃希菌克隆载体。

pUC 系列载体主要由如下 4 个部分组成：①来自 pBR332 质粒的复制起点；②含有 Ampr 但其核苷酸序列已经发生了改变，不再含有原来的单一性酶切位点；③具备大肠埃希菌 β-半乳糖苷酶基因（lacZ）的启动子及其编码 α-肽链的 DNA 序列，这一结构称为 lacZ′基因；④位于 lacZ′基因中靠近 5′端有一段多克隆位点，外源基因插入后并不破坏 lacZ′基因的功能。pUC 系列载体的结构如图 13-2 所示。

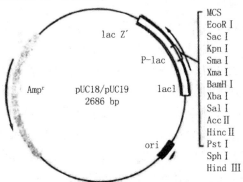

**图 13-2　pUC18/pUC19 质粒载体结构图**

pUC 系列载体具有许多 pBR332 质粒载体无法比拟的优越性。①具有更小的相对分子质量和更高的拷贝数。其结构中仅保留了 pBR322 的复制子和 Ampr，其长度仅为 2000~3000bp。同时 pUC 系列载体拷贝数极高，不经氯霉素扩增，平均每个细胞可达 500~700 个拷贝；②适应于组织化学方法筛选重组子。pUC 载体结构中具有 lacZ′基因，当培养基中含有诱导物异丙醇-β-D 硫代半乳糖（IPTG）时，lacZ′基因被诱导表达产生的 β-半乳糖苷酶 N-肽与宿主菌表达的 C-肽互补而具有 β-半乳糖苷酶活性（质粒和宿主编码的肽段各自都没有酶活性），两者融为一体而具有酶活性，称为 α-互补，β-半乳糖苷酶能水解 5-溴-4-氯-3-吲哚-β-D-半乳糖（X-gal）使菌落显蓝色（蓝白斑实验），用于鉴定重组 DNA 分子；③pUC 系列的多克隆位点与 M13mp 系列对应，因此，可将两种不同黏性末端 DNA 片段（如 EcoR Ⅰ 和 BamH Ⅰ）直接克隆到 pUC 系列载体上。

## 二、噬菌体

噬菌体是一类细菌病毒的总称。常用做载体的噬菌体主要有 γ 噬菌体和 M₁₃噬菌体。

γ 噬菌体是一种人肠杆菌双链 DNA 噬菌体，属于温和噬菌体。其克隆效率远远高于质粒载体，获得的文库大而完整。γ 噬菌体线性双链 DNA 分子两端各有一条有 12 个核苷酸构成的彼此完全互补的 5′单链突起序列，是天然的黏性末端。γ 噬菌体感染细菌后，会迅速通过黏性末端之间的互补作用，形成环形双链 DNA 分子，这种由黏性末端结合形成的双链区段称为 cos 位点。

γ 噬菌体载体的主要特点是：①增加了容纳外源 DNA 片段的能力，可以插入 10~20kb 的外源 DNA 片段；②γ 噬菌体感染大肠埃希菌要比质粒转化细菌的效率高得多，所以 γ 噬菌体载体常用于构建 cDNA 文库或基因组文库；③具有多种限制酶的识别序列，便于外源

DNA 片段的插入和置换;④重组 DNA 分子的筛选较为方便。

### 三、柯斯质粒

噬菌体载体较为有效的克隆范围仅为 15kb 左右,而许多真核基因的分子大小可达 30~40kb,甚至更大。因此,进行真核基因的结构和功能研究需要比噬菌体载体具有更大克隆能力的载体。

柯斯质粒,又称为黏粒,是 1978 年由 collins 和 hohn 改建的一种含有 γ 噬菌体 DNA 黏性末端 ccs 序列和 pBR322 质粒复制子的质粒载体。它具有较强的克隆能力。

柯斯质粒具有以下特点。①具有 γ 噬菌体的体外包装、高效感染等特性;②具有质粒载体的易于克隆操作、选择及高拷贝等特性。黏粒载体具有质粒的复制起点,因此能够在宿主细胞内像质粒 DNA 一样进行复制,并且在氯霉素作用下,可进一步扩增。此外,黏粒载体通常也具有抗生素抗性基因,可用于重组体分子表型选择标记;③具有高容量的克隆能力,其克隆能力最高可达 52kb,可用于克隆大片段的 DNA 和构建基因组文库。

## 第三节　重组 DNA 技术的基本步骤

重组 DNA 技术的基本步骤大致包括:①目的基因的制备;②载体的选择与构建;③目的基因与载体的连接;④重组 DNA 导入宿主细胞;⑤重组 DNA 的筛选与鉴定;⑥外源基因的表达、分离与纯化等过程。

### 一、目的基因的制备

目的基因是指被研究的某一基因或 DNA 序列,又称为靶基因。获得目的基因的主要方法有:化学合成法、基因组 DNA 文库、cDNA 文库、聚合酶链反应(PCR)。

1.化学合成法　此法适用于已知目的基因的核苷酸序列,或根据某种基因产物的氨基酸序列推导出的该多肽编码基因的核苷酸序列,可以利用 DNA 合成仪通过化学合成原理直接合成目的基因。该方法具有快速、有效、不需收集基因来源的优点,可以用来合成数十个核苷酸长度的寡核苷酸片段。

2.基因组 DNA 文库　用机械法或限制性核酸内切酶随机将基因组 DNA 切割成许多片段,每一个片段与适当克隆载体拼接成重组 DNA。将所有的重组 DNA 分子全部导入宿主细胞并进行扩增,得到分子克隆的混合体,这一含有全部基因片段的分子克隆混合体称之为基因组 DNA 文库(genomic library,G 文库)。基因组 DNA 文库构建通常包含以下五个步骤:①载体 DNA 的制备;②染色体 DNA 片段的制备;③体外连接与包装;④重组噬菌体感染大肠埃希菌;⑤基因文库的鉴定、扩增与保存。

3.cDNA 文库　反转录酶能利用 RNA 为模板合成 DNA 片段。将细胞全部 mRNA 经反转录制备成 cDNA 后建立的基因文库,称为 cDNA 文库(C 文库)。建立 cDNA 文库与基因组 DNA 文库的最大区别是 DNA 的来源不同。基因组 DNA 文库是取现成的基因组 DNA,cDNA 文库是取细胞中全部的 mRNA 经反转录酶生成 DNA(cDNA),其余构建步骤两者相类似。构建 cDNA 文库的基本步骤有 5 步:①制备 mRNA;②合成 cDNA;③制备载体 DNA(质粒或 γ 噬菌体);④双链 cDNA 的克隆(cDNA 与载体的重组);⑤cDNA 文库的鉴定、扩增与保存。

4.聚合酶链反应(PCR)　对于已知的基因,可通过 PCR 反应直接从染色体 DNA 或 cD-

NA 上高效、快速地扩增出目的基因片段,是最常用的获取目的基因的方法。

## 二、载体的选择与构建

制备的目的基因必须与合适的载体连接,才能进入宿主细胞进行复制和表达,因此,必须根据实验目的选择适宜的载体。例如,γ 噬菌体载体和柯斯质粒载体主要用于构建基因组 DNA 文库;pUC 系列载体主要用于构建 cDNA 文库和克隆较小的 DNA 分子片段。

## 三、目的基因与载体的连接

目的基因与载体的连接,即 DNA 体外重组,主要依赖于限制性核酸内切酶及 DNA 连接酶的作用。在进行连接时,应遵循以下几个原则:①实验步骤尽可能简便易行;②在目的基因的两端含有能够被一定的限制酶切割的接点序列,有利于回收插入片段和鉴定;③连接后不改变同的基因的可读框。

根据目的基因木端的性质及质粒载体与目的基因限制酶切位点的性质,可选择黏性末端连接、平末端连接、人工接头连接、同聚物加尾连接等方式来进行目的基因片段和载体的连接。

1.黏性末端连接  选用一种对载体 DNA 具有唯一酶切位点的限制酶(如 BamH I)进行酶切,形成具有黏性末端的线性 DNA 分子。再将目的基因也用同一限制酶作同样处理。然后将这两种经过酶切消化的目的基因和载体 DNA 混合,并加入载体 DNA 连接酶,由于它们具有同样的黏性末端,因此能够退火形成重组体。

2.平末端连接  带有平末端的 DNA 片段一样可以在 DNA 连接酶催化下连接。此外,黏性末端经特殊酶处理,变为平末端,也可进行平末端连接,但是只能用 T4DNA 连接酶。由于平末端连接属于低效反应,其连接效率比起黏性末端连接低得多。

3.人工接头连接  当载体和目的基因上没有相同的酶切位点时,可将用化学方法合成含有特定限制酶酶切位点的寡核苷酸片段(人工接头)连接到目的基因两端,再在该酶的催化下,获得和载体相同的黏性末端,并进行连接。

4.同聚物加尾连接  同聚物加尾连接是利用末端脱氧核糖转移酶(TdT 酶)可催化 dNTP 加到单链或双链 DNA 分子 3 末端的特点,在外源 DNA 片段和载体上加入同聚体(如其中一个 3'端接上多聚 G,另一个 3'端接上多聚 C),然后通过互补同聚体之间的氢键相连,在 DNA 连接酶催化下形成重组 DNA 分子。

## 四、重组 DNA 导入宿主细胞

体外构建的重组 DNA 分子必须导入合适的宿主细胞中才能进行复制、扩增和表达。

1.宿主细胞的选择应遵循的原则  目前,重组 DNA 技术中使用最为成熟的宿主细胞是微生物,如大肠埃希菌、枯草杆菌、酵母菌等。作为重组 DNA 技术的宿主细胞应该具备以下特性:①具有接受外源 DNA 的能力,易于转化;②表达载体所含的选择性标志物应与宿主细胞基因型相匹配;③限制修饰系统缺陷,如宿主细胞具有针对外源 DNA 的限制修饰系统,则可使转化的外源基因被降解,而降低转化效率;④遗传稳定性高,易于扩增;⑤内源蛋白水解酶缺乏或含量低,利于目的基因表达产物积累;⑥无致病性,从生物安全角度考虑,宿主细胞不能具有感染寄生性。

2.导入方法  将重组 DNA 分子导入宿主细胞时,宿主细胞须经过一些特殊处理,使细胞的通透性发生改变,成为能够允许重组体进入的感受态细胞。在一定的条件下,将重组体与经过处理的感受态细胞混合培养,使重组 DNA 进入宿主细胞。导入有转化、转染和转导等多种方式。把带有目的基因的重组质粒 DNA 引入宿主细胞的过程称为转化。将重组噬菌体 DNA 直接引入宿主细胞的过程称为转染。若重组噬菌体 DNA 被包装到噬菌体头部成为有感染力的噬菌体颗粒,再以此噬菌体为运载体,将头部重组 DNA 导入宿主细胞中,这一过程称为转导,通常也称为感染。转导的克隆形成效率要比转染高出几个数量级。

(1)$CaCl_2$ 转化法:将处于对数生长期的细菌置于 0℃ 的 $CaCl_2$ 低渗溶液中处理,细胞膨胀成球形,形成感受态细胞,感受态细胞有摄取外源 DNA 的能力,使重组 DNA 进入细胞内。此种方法适用于大多数的大肠埃希菌菌株,因其简单、快速、重复性好而被广泛应用。

(2)电穿孔法:宿主细胞在高压脉冲电流作用下,细胞膜形成暂时性的微孔,可以使重组 DNA 分子进入宿主细胞。该方法操作简单,无须制备感受态细胞,但需要专门的仪器设备。转化效率受电场强度、脉冲频率、脉冲时间等因素的影响,因此,导入前应进行预实验,针对不同的对象,选择最佳条件。

(3)脂质体介导法:带正电荷的脂质体可以通过与重组 DNA 分子上带负电的磷酸基团结合,形成由阳离子脂质包裹 DNA 的颗粒,随后脂质体上剩余的正电荷与细胞膜上的唾液酸残基的负电荷结合,通过两者的融合将重组 DNA 分子导入细胞。脂质体介导法的优点是转染效率高、对细胞生长的影响小。

## 五、重组 DNA 的筛选与鉴定

重组 DNA 分子导入宿主细胞后,由于受到载体自连、多拷贝插入 DNA、反向连接及各种可能的突变(如插入 DNA 或载体插入 DNA)等因素的影响,并非能全部按照预先设计的方式进行重组和表达,因此,为了分离出含有目的基因的重组子,必须对重组 DNA 分子进行筛选。

1.根据遗传表型进行筛选

(1)利用抗生素抗性基因筛选:抗生素抗性基因筛选是一种使用最为广泛的筛选方法。大多数的载体都带有抗生素的抗性基因(如 $Amp^r$ 和 $Tet^r$ 等),当编码有这些抗性基因的载体携带目的基因进入无抗性细菌后,被转化的阳性细菌获得抗生素抗性基因而存活,未被转化的宿主细胞不能存活。

(2)抗性基因插入失活筛选:在含有两个抗性基因的载体中,如果目的基因插入到其中一个基因导致其失活,这样得到的宿主细胞便可以在含另一抗生素的培养基上生长,而不能在两种抗生素都加入的培养基上生长,这样就可以用两个分别含有不同药物的平板对照筛选出含有重组 DNA 分子的菌落。例如,pBR322 质粒载体具有 $Amp^r$ 和 $Tet^r$ 抗生素抗性基因,在这两个基因之间有几个常用的限制酶的酶切位点,便于外源基因插入。如用 BamH I 限制酶切割,则外源基因插入后,会造成 $Tet^r$ 失活。这种重组 DNA 分子导入宿主细胞后,只能在含有氨苄西林的培养基上生长,而不能在含有四环素的培养基上生长。而在含有氨苄西林和四环素的培养基上都能够生长的细菌只能是未插入目的基因的空载体。

(3)β-半乳糖苷酶显色反应筛选:β-半乳糖苷酶系统是利用宿主细胞和重组细胞中 β-半乳糖苷酶活性的有无,表现出营养缺陷互补,从而通过直观的显色反应进行重组 DNA 分子的筛选。营养缺陷是指丧失合成一种或一些生长因子的能力。如果宿主细胞属于某一营养缺陷,则在培养这种细胞的培养基中必须加入该营养物质才能生长。如果进入这种细胞的重组 DNA 分子中含有一个能表达该营养物质的基因,就能实现营养缺陷互补,使重组细胞具有完整的系列代谢能力,培养基中即使不添加该营养物质也能生长。

例如,pUC 系列载体带有一个来自大肠埃希菌 DNA 的 β-半乳糖苷酶基因(lacZ 基因)的 N 端编码序列(无活性)。而宿主细胞含有 β-半乳糖苷酶 C 端编码序列(无活性),两者之间可以互补(成为 α 互补),产生具有活性的 β-半乳糖苷酶,从而使宿主菌在 β-半乳糖苷酶诱导剂 IPTG 和底物 X-gal 存在下形成蓝色菌落。

如果外源 DNA 片段插入到 pUC 载体中,就会破坏 N 端编码序列,产生无 α 互补功能的 N 端片段,也就不会产生 α 互补,因此产生的菌落是白色的。据此,仅仅通过目测即可轻易地识别和筛选出可能带有重组 DNA 分子的菌落。

2.根据重组 DNA 的结构特征进行筛选

(1)凝胶电泳检测:从分子质量上看,带有插入片段的重组 DNA 分子大于空载体,因此可以通过凝胶电泳进行分子质量检测。分子质量小的在电泳时迁移率较大,而重组 DNA 分子迁移率较小,在凝胶中位于后方。该法操作简单、快速,是分离、鉴定和纯化 DNA 片段的常用方法。

(2)限制性内切酶图谱鉴定:重组 DNA 分子由于插入了目的基因,会改变载体 DNA 的限制性内切酶图谱,因此对初步确定是带有外源性 DNA 片段的重组体菌落,挑选少量菌落进行小量培养。然后进行快速抽提得到重组 DNA,用限制性内切酶进行酶切和凝胶电泳分析,就可以判定是否有目的基因的插入。

(3)PCR 鉴定:如果已知目的基因的长度和两端的序列,就可以设计合成一对引物,以小量抽提得到的重组 DNA 为模板进行扩增,通过 PCR 产物的电泳分析可以确定是否有目的 DNA 的插入。此法除具有灵敏、快速的优点外,还可以检测目的基因的完成性。

(4)核酸分子杂交鉴定:利用碱基配对的原理进行核酸分子杂交,是鉴定基因重组体的常用方法。核酸分子杂交的方法有原位杂交、Southern 杂交和斑点杂交。

(5)DNA 序列分析鉴定:DNA 序列分析是最后确定分离的 DNA 是否是特异的外源性插入 DNA 的唯一方法,也是最确定的方法。

## 六、外源基因的表达、分离与纯化

重组 DNA 技术的主要目的是要使目的基因在某一细胞中得到高效的表达,产生具有生物学活性的多肽或蛋白质。外源基因在受体细胞内的表达,受到复制、转录(转录后加工)、翻译(翻译后加工)等多种因素的制约,还与表达载体的结构和表达体系有关。基因表达体系包括表达载体的构建、受体细胞的建立、表达产物的分离和纯化等,可分为原核表达体系和真核表达体系。

1.原核表达体系　原核生物基因表达具有以下特点:①原核生物只有一种 RNA 聚合酶;②其基因表达是以操纵子为单位;③转录和翻译是偶联、连续进行的;④原核基因一般不含内含子,缺乏转录后加工系统;⑤表达调控主要在转录水平。大肠埃希菌表达系统具有培养简单、生长迅速、经济而又适合大规模生产的特点,是当前采用最多的原核表达体系。

2.真核表达体系 真核表达体系有酵母、昆虫及哺乳类动物细胞。酵母菌是最理想的真核生物基因表达系统,其主要优点是:①基因表达调控研究比较清楚;②遗传操作相对简单;③具有蛋白质翻译后加工和修饰系统;④可将外源基因表达产物分泌到培养基中;⑤不含毒素,对人体和环境安全。

# 第十三章 蛋白质组学技术

蛋白质组一词,源于蛋白质与基因组两个词的缩合,意指"一种基因组所表达的全套蛋白质",即包括一个细胞或一个组织或一个机体的基因所表达的全部蛋白质。蛋白质组学是指应用各种技术手段研究蛋白质组的一门新兴科学,正如基因草图的提前绘制得益于大规模全自动毛细管测序技术一样。蛋白质组学研究将借助于高通量双向电泳(two-dimensional electrophoresis,2-DE)进行蛋白质的分离,再由专业计算机软件进行图像分析,然后通过质谱(mass spectrometry,MS)技术及蛋白质数据信息处理技术对凝胶上的蛋白质进行分离与鉴定。从而阐明生物体全部蛋白质的表达模式与功能模式,从整体的角度分析,鉴定细胞内动态变化的蛋白质的组成、结构、性质、表达水平和修饰状态,从而了解蛋白质之间、蛋白质与大分子之间的相互作用与联系,揭示蛋白质的功能与细胞生命活动的规律。

## 第一节 蛋白质印迹技术

### 一、蛋白质印迹技术的原理

Western 印迹又称为免疫印迹,是 20 世纪 70 年代末至 80 年代初发展起来的一种蛋白质测定技术,其集凝胶电泳分辨率高和固相免疫测定的特异、敏感、无须对靶蛋白进行放射性核素标记及固相膜保存时间长的诸多优点,使混杂在样品中的微量抗原得到检测,或从多克隆抗体中检测出单克隆抗体,还可对转移到固相膜上的蛋白质进行连续分析。

### 二、蛋白质印迹技术方法特点

Western 印迹操作步骤包括以下几步。

1.蛋白质样品的制备 根据细胞的类型和待测蛋白质的性质,选用不同的方法裂解细胞,使细胞内的蛋白质呈溶解状态,同时又要尽可能地减少细胞释放出的蛋白酶对蛋白质的降解作用,有时需要使用蛋白酶抑制剂。在 Western 印迹中制备蛋白质样品的方法主要有两种,即直接用加样缓冲液裂解细胞或制备细胞蛋白质提取液。当然,经过纯化后的蛋白质也可作为 Western 印迹的样品。

2.十二烷基硫酸钠-聚丙烯酰胺凝胶电泳 蛋白质的电泳分离是重要的生物化学分离纯化技术之一。电泳是指在直流电场作用下,带电粒子向着与其电荷相反的电极移动的现象。根据所采用的支持物不同,有琼脂糖凝胶电泳、淀粉凝胶电泳及聚丙烯酰胺凝胶电泳(polyacrylamide gel electrophoresis,PAGE)等。其中,聚丙烯酰胺凝胶电泳由于无电渗作用、样品用量少、分辨率高、凝胶机械强度大、重复性好及可以通过调节单体浓度或单体与交联剂的比例而得到孔径不同的凝胶等优点而受到广泛的应用。含多种蛋白质的样品通过同一孔径的凝胶时所受阻力不同,导致移动的速率不同从而可使蛋白质分离,此即分子筛效应。除此之外,PAGE 还存在电荷效应和浓缩效应,因而具有较高的分辨率。

十二烷基硫酸钠-聚丙烯酰胺凝胶电泳(sodium dodecyl sulfate-polyacrylamide gel electrophoresis,SDS-PAGE)的分离原理则仅根据蛋白质的分子量的差异,因为 SDS-PAGE 的样

品处理液中含有 SDS 和 β-巯基乙醇(β-mercaptoethanol,β-ME)或二硫苏糖醇(dithiothrei-tol,DTT),β-ME 或 DTT 可以断开蛋白质分子半胱氨酸残基之间形成的二硫键,破坏蛋白质的四级结构。SDS 是一种阴离子表面活性剂,其可断开分子内和分子间的氢键,从而破坏蛋白质分子的二级及三级结构,并与蛋白质的疏水部分相结合,破坏其折叠结构,电泳样品加入样品处理液后,经过高温处理,使 SDS 与蛋白质充分结合形成 SDS-蛋白质复合物,在强还原剂 β-ME 存在时,蛋白质分子内的二硫键被打开而不被氧化,蛋白质也完全变性和解聚,并形成棒状结构,稳定地存在于均一的溶液中。SDS 在单体浓度为 0.5mmol/L 以上时,蛋白质和 SDS 就能结合成复合物;当 SDS 单体浓度大于 1mmol/L 时,它与大多数蛋白质平均结合比为 1.4g SDS/1g 蛋白质;在低于 0.5mmol/L 浓度时,其结合比一般为 0.4g SDS/1g 蛋白质。由于 SDS 带有大量负电荷,当其与蛋白质结合时,所带的负电荷大大超过了天然蛋白质原有的负电荷,因而消除或掩盖了不同种类蛋白质间原有电荷的差异,均带有相同密度的负电荷,此时各种蛋白质分子本身的电荷完全被 SDS 掩盖,远远超过其原来所带的电荷。蛋白质-SDS 复合物的形状为长椭圆棒,不同蛋白质的 SDS 复合物的短轴长度基本是恒定的,约为 18A,而长轴的长度则与蛋白质分子量大小成比例,这样的蛋白质-SDS 复合物在凝胶中的迁移率,不再受蛋白质原有的电荷和形状的影响,而取决于椭圆棒的长轴长度,即蛋白质或者亚基的分子量的大小。

当蛋白质或者亚基的分子量在 15~200kD 时,电泳迁移率与分子量的对数呈线性关系。若用已知分子量的一组蛋白质作图绘制标准曲线,在同样条件下检测未知样品,就可从标准曲线推算出未知样品的分子量,此方法也可用于蛋白质混合组分的分离和亚组分的分析,当蛋白质经 SDS-PAGE 分离后,设法将各种蛋白质从凝胶上洗脱下来,除去 SDS,还可进行氨基酸顺序、酶解图谱及抗原性质等方面的研究。

3.蛋白质的电转移 用于 Western 印迹的固相支持物有多种,如硝酸纤维素膜、聚偏氟乙烯膜等。

在低离子转移缓冲液的环境下,大多数带负电荷的蛋白质会与硝酸纤维素膜发生疏水作用而高亲和力地结合在一起,虽然其中的机制还不是十分清楚,但由于硝酸纤维素膜的这个特性,而且易于封闭非特异性结合,从而得到了广泛的应用。根据被转移的蛋白质分子量大小,需选择不同孔径的硝酸纤维素膜。因为随着膜孔径的不断减小,膜对低分子量蛋白质的结合就越牢固,通常采用 0.2μm 和 0.45μm 两种规格的硝酸纤维素膜,转移大于 20kD 的蛋白质采用 0.45μm 的膜,小于 20kD 的蛋白质则用 0.2μm 的膜。从膜的质地上来看,最重要的指标就是单位面积上能够结合的蛋白质的量,硝酸纤维素膜的结合能力主要与膜中的硝酸纤维素的纯度有关,采用 100% 纯度的硝酸纤维素,可保证最大的蛋白质结合量(80~150μg/cm$^2$),也大大减少了非特异性的结合,降低杂交背景,故无须高严谨度的洗脱步骤。其次,膜的强度和韧性也是需要考虑的因素,常规的硝酸纤维素膜比较脆,漂洗一两次就会破损,不能反复使用。

PDVF 膜结合蛋白的效率虽然低于硝酸纤维素膜,但由于其稳定、耐腐蚀使它成为蛋白质测序理想的用品。聚偏氟乙烯膜与硝酸纤维素膜一样,可以进行各种染色和化学发光检测。聚偏氟乙烯膜在使用之前必须用纯甲醇进行浸泡饱和。

硝酸纤维素和聚偏氟乙烯膜是靠疏水作用结合蛋白的,还有一类膜是根据离子交换的方式结合生物大分子的。由二乙氨乙基修饰的纤维素制成的二乙氨乙基阴离子交换膜同样可以作为蛋白质印迹的固相支持物。二乙氨乙基可以有效地结合阴离子基团,包括那些高于其等电点的蛋白质。二乙氨乙基膜可以用于蛋白多糖、病毒和酶等研究。还有一种离子交换型膜是羧甲基修饰的纤维素膜,它可以结合蛋白和多肽分子及其他的一些带正电荷的样品。结合的多肽分子可以从羧甲基修饰的纤维素膜上洗脱下来,用于氨基酸序列分析或微测序。

蛋白质电转移装置是将凝胶与硝酸纤维素膜相贴后夹于 Whatman 滤纸、多孔垫料及塑料支架之间,借塑料支架将凝胶与膜放到带有铂电极的电转移槽中,由于蛋白质带负电荷,故凝胶置负极一侧,硝酸纤维素膜置正极一侧。接通电源后,凝胶中的蛋白质由负极向正极转移至膜上。

转移结束后,可将凝胶用蛋白质染料检查转移是否完全。阴离子染料是最常用的,如氨基黑 10B,其优点是脱色快、背景低,检测极限可达到 1.5μg。考马斯亮蓝虽然与氨基黑有相同的灵敏度,但脱色慢、背景高。硝酸纤维膜可用丽春红染色以显示蛋白质转移的情况,并根据蛋白质分子量标准进行定位,也可在室温中干燥,使蛋白质与膜结合牢固后进行免疫学反应。丽春红在检测后容易从蛋白质中除去,以便进行随后的氨基酸分析,但溶剂系统中的甲醇可引起硝酸纤维素膜的皱缩或破损。

将分离的蛋白质很好地从 SDS-PAGE 凝胶上转印到固相膜这一过程中,转膜缓冲液的组成对蛋白质与膜和探针的结合起着决定的作用。在电泳转印时,缓冲液的导电性决定了转膜效率,因此必须考虑转膜缓冲液的离子强度。从 SDS-PAGE 凝胶到硝酸纤维素膜的转移通常采用三羟甲基氨基甲烷-甘氨酸系统作为转膜液,其中甲醇既可从 SDS-蛋白质复合物中除去 SDS,还具有疏水作用,增加蛋白质与硝酸纤维素膜的亲和能力,但同时甲醇也可能在凝胶孔中引起还原反应,限制一些蛋白质的转移,以及引起蛋白沉淀或变性,影响转移效率,因此准确加入甲醇的量(通常 20%,V/V)和控制转膜时间很重要;还应避免凝胶长时间浸泡在转移缓冲液中,短时间用转移缓冲液漂洗凝胶会提高转移效率。另外,还应注意转移缓冲液的 pH 要远离目的蛋白的等电点,以避免蛋白质在凝胶中的沉淀而影响蛋白质转移到膜上。通常低离子强度的转膜液由于产生较高的电场强度能提高转移效率,而高离子强度的转膜液能提高大分子蛋白质的转膜效率。

4.靶蛋白的免疫学检测 将靶蛋白转移至固相支持物(如硝酸纤维素膜)后,即可对其进行检测,检测基于免疫学反应原理,主要过程包括以下步骤。

(1)封闭:硝酸纤维素膜除与蛋白质结合外,还可与作为检测试剂的特异性第一抗体发生非特异性结合,从而使 Western 印迹的背景提高,因此需要对硝酸纤维素膜上的潜在结合位点进行封闭处理,应用较多的封闭剂是脱脂奶粉,还有凝集素、牛血白蛋白、血红蛋白、酪蛋白等,使用时应注意这些封闭剂各自的特点,如牛血白蛋白含有碳氢化合物,用外源凝集素作探针时会增加背景;用血红蛋白封闭会对膜产生"负染",因此,常用 5%脱脂奶粉或牛血清白蛋白在室温封闭 1~2 小时。过高浓度的封闭液会使封闭剂在膜上封闭了蛋白质的位置,而影响蛋白分子与抗体的结合,一般封闭剂的有效浓度不应超过 5%,吐温-20 的浓度不超过 0.3%。

(2)靶蛋白与第一抗体反应:抗体是目前蛋白免疫印迹技术中最常用的标记探针,也是影响免疫印迹成败的主要因素之一,是由抗原分子中可被抗体识别的表位(抗原决定簇)性质决定。由于在 SDS-PAGE 中蛋白质是变性的,因此只有可识别变性表位的抗体才能与抗原结合,多克隆抗体含有与变性表位抗原结合的位点,且可结合于同一抗原分子上,产生比单克隆抗体更强的信号,所以多克隆抗体是免疫印迹中使用最广泛的抗体。多克隆抗体血清一般含有高浓度的特异性抗体,使用时往往可作高倍稀释,使之在不降低灵敏度的情况下,减弱非特异性背景。

　　单克隆抗体只与一个抗原表位结合,因此是鉴定抗原分子中某一特定区域的最佳工具,常用于检测抗原分子中一段氨基酸序列的存在及来源,适合用于研究多肽链的加工或小段蛋白质结构域的作用。许多单克隆抗体不能与变性抗原反应,因其识别的表位依赖于抗原蛋白天然折叠所形成的空间结构。免疫印迹中最好能使用混合单克隆抗体,其是由一组能与特定的变性表位结合而不出现交叉反应的单克隆抗体组成的,兼具多克隆抗体和单克隆抗体的优点,特异度强,灵敏度又高。单克隆抗体或多克隆抗体均可用于免疫印迹,但两者各有优缺点(表13-1)。

表 13-1　抗体的种类特性

| 特性 | 单克隆抗体 | 多克隆抗体 | 混合单克隆抗体 |
| --- | --- | --- | --- |
| 特异性 | 最好,但有交叉反应 | 较好,有一定背景 | 强 |
| 信号 | 较弱 | 较强 | 强 |
| 优点 | 特异性好 | 可识别变性抗原 | 信号强,特异性好 |
| 缺点 | 多数不能识别变性抗原 | 有时背景较深 | |

　　(3)靶蛋白与第二抗体反应:第二抗体一般是针对第一抗体的免疫球蛋白,可用放射性核素或非放射性物质进行标记。目前通常使用碱性磷酸酶或辣根过氧化物酶作为标志物标记第二抗体。

　　(4)显色:AKP可催化底物BCIP与氮蓝四唑发生反应,产生深蓝色化合物,显示出蛋白质所在的位置。HRP催化底物3,3′-二氨基联苯胺与$H_2O_2$反应产生棕色的条带。另一种检测辣根过氧化物酶的方法是增强化学发光法:辣根过氧化物酶在$H_2O_2$存在下,氧化化学发光物质鲁米诺(氨基苯二酰一肼)使其发光,并使光强度增加1000倍,经X线胶片感光,显示蛋白质所在的位置及含量。

## 第二节　双向凝胶电泳

　　双向电泳是一种分析从细胞、组织或其他生物样本中提取的蛋白质混合物的有力手段,是目前唯一能将数千种蛋白质同时分离与展示的分离技术,其具有高分辨率、高重复性和兼具微量制备的性能。

### 一、双向凝胶电泳的原理

　　双向电泳技术由O'Farrell等人于1975年建立。双向电泳技术包括蛋白样品制备、等电聚焦、在平衡液中平衡胶条和SDS-PAGE电泳等步骤。2-DE是利用蛋白质的带电性和分子量大小的差异,通过两次凝胶电泳达到分离蛋白质的技术。第一向电泳是依据蛋白质的等电点不同,通过等电聚焦将带不同净电荷的蛋白质在pH梯度介质中外加电场作用形成分离的蛋白质区带。第一向等电聚焦完成后,将凝胶包埋在SDS-PAGE凝胶板上端,依据蛋白质分子量的不同,在垂直或水平方向进行 SDS-PAGE,即第二次分离。电泳结果形成了分离的蛋白质点,所得蛋白质双向图谱中每个点代表样本中的一个或数个蛋白质,根据 Cartesin 坐标系统,从左到右显示的是等电点的增加,从下到上显示的是分子质量的增加。

1.样品的制备 样品制备是双向电泳的第一步,其成功与否是决定双向电泳重复性和分辨率的关键因素之一。由于双向电泳所分析样品的多样性,目前尚没有一种通用的制备方法适用于各种样品。但均遵循尽可能多地使细胞或组织中的蛋白质溶解,打断蛋白质之间的非共价键结合,使样品中的蛋白质以分离的多肽链形式存在;避免蛋白质被修饰而得到错误的关于其等电点的信息;避免蛋白质在提取过程中的降解和丢失;尽量去除脂类、核酸、盐等干扰物质;蛋白质样品与第一向电泳的相容性。

样品的制备包括蛋白质的溶解、变性、还原及去除蛋白质杂质等。样品制备量的多少、溶解得好坏、还原是否完全等都将在很大程度上影响蛋白质分离的结果。

蛋白质的溶解常采用含有 8mol/L 尿素、4%[3-(3 胆胺内基)二甲氨基-1 丙磺酸]、50~100mmol/L DTT 和 40mmol/L Tris 的样品溶解液。样品溶解得不好会减少分离到的蛋白质数量,同时会造成等电聚焦时某些蛋白质的沉淀,从而减少转移到第二向电泳的蛋白质数量。有些蛋白质如膜蛋白、核内蛋白本身的溶解性差,需加入一些增溶剂如 2mol/L 硫脲。样品还原的好坏也很重要,一般采用 DTT 作还原剂,但 DTT 本身带有电荷,在等电聚焦时会迁移到 pH 范围之外,从而使某些蛋白质的二硫键重新配对,溶解度降低,重新沉淀出来。采用非离子还原剂如磷酸三丁酯可改善这一问题。由于使用了强变性剂如尿素等,一般来说蛋白酶的活性会降低,但为了保持蛋白质不被蛋白酶水解,需加入一些蛋白酶抑制剂,如苯甲基磺酰氟、EDTA、胃蛋白酶抑制剂、胰蛋白酶抑制剂等(表 13-2)。如果样品中含有核酸、脂类、多糖、有机小分子、盐等物质,也会干扰双向凝胶电泳的结果,因此应根据情况作适当的纯化除杂质处理。

表 13-2 常用蛋白酶抑制剂

| 蛋白酶抑制剂 | 受抑制的蛋白酶 |
| --- | --- |
| PMSF | 丝氨酸蛋白酶、胰凝乳蛋白酶、胰蛋白酶等 |
| 苯甲脒 | 丝氨酸蛋白酶 |
| EDTA/EGTA | 金属蛋白酶 |
| 胃蛋白酶抑制剂 | 酸性蛋白酶(胃蛋白酶、组织蛋白酶 D、凝乳酶、血管紧张肽原酶) |
| 胰蛋白酶抑制剂 | 丝氨酸蛋白酶(血浆酶、血管舒缓素、胰蛋白酶、胰凝乳蛋白酶) |

2.第一向电泳——等电聚焦电泳 等电聚焦是 20 世纪 60 年代建立的蛋白质分离技术,其基本原理是利用蛋白质或其他两性分子等电点的不同,在一个稳定的、连续的 pH 梯度中进行分离和分析。等电聚焦具有分辨率高(0.01pH 单位)、抵消扩散作用、可使浓度较低的样品达到高度浓缩等优点,不仅可以用来分离两性大分子,还可以通过测定等电点来鉴定蛋白质。根据建立 pH 梯度的原理不同,可以分为载体两性电解质 pH 梯度和固相 pH 梯度(immobilized pH gradients,IPG),前者是在电场中通过两性缓冲离子建立 pH 梯度,后者是将缓冲基团作为凝胶介质的一部分,分辨率比前者提高一个数量级。根据电泳方式的不同,等电聚焦可分为管状、薄层、垂直和水平等电聚焦。目前广泛应用的是 IPG 水平等电聚焦。根据支持介质的不同,等电聚焦可以分为以下三种方法。

（1）等电点-道尔顿双向电泳（isoelectric point-dalton，ISO-DALT）：此系统是在聚丙烯酰胺凝胶中进行，载体两性电解质在外加电场作用下形成 pH 梯度。使用载体两性电解质的 ISO-DALT 可自由决定等电聚焦电泳规模和 pH 梯度曲线，而且对仪器设备要求不高、费用较低，被广泛应用于蛋白质组学研究。其主要缺点是 pH 梯度不稳定，存在阴极漂移，上样量低，重复性差，不利于不同批次实验及不同实验室间进行图谱比较。

（2）固相 pH 梯度-道尔顿双向电泳（immobilized pH gradients-dalton，IPG-DALT）：如果第一向电泳使用丙烯酰胺和固相化的两性电解质共聚，可形成具有 pH 梯度的凝胶，这种方法称为 IPG-DALT 系统。IPG 胶的制备主要是利用不同 pK 固定化电解质的组合可配制不同 pH 范围的凝胶。目前通常采用的胶条厚度 0.5mm、宽 3mm，长度也有不同规格，如 3cm、11cm、13cm、18cm 等。有不同的 pH 范围，分宽、窄两类，宽的 pH 3~10，窄的 pH 4~7、pH 6~11 等。一般来说宽 pH 胶带的分辨率相对差一些，用于初筛；而窄 pH 胶带分辨率较高，上样量也大一些，一般用于蛋白质更精确的分离和分析。对一些等电点偏酸或偏碱的特殊类型蛋白质，可采用一些特殊的 IPG 胶带。目前有商品化的 IPG 胶带及等电聚焦的自动化仪器，它们自动化程度较高，重复性好，而且一次电泳可以同时进行多条胶带的等电聚焦。完成第一向电泳后，被分离的蛋白质就按照等电点的差异分布在 IPG 胶带的不同位置上。IPG-DALT 基本上克服了 ISO-DALT 系统的缺点，是目前主要和常用的方法。它具有很多优势：IPG 的出现解决了 pH 梯度不稳的问题；可以制作线性、渐进性和 S 形曲线，范围或宽或窄的 pH 梯度，聚焦准确，精度高，梯度分辨率可以达到 0.001pH，目前在一块胶上最多可分离 10000 多个点，没有阴极漂移及碱性蛋白丢失的现象；蛋白上样量大，可以提高低丰度成分的分辨效果；分离结果的重复性好，便于实验室内部及实验室之间数据比较和合作。

（3）非平衡 pH 梯度电泳（non-equilibrium pH gradients electrophoresis，NEPhGE）：主要用于分离碱性蛋白。如果聚焦达到平衡状态，碱性蛋白会离开凝胶基质造成丢失，且鉴于分辨率、重复性的限制及 IPG-DALT 分离碱性蛋白的优势，NEPhGE 电泳已不用于分离碱性蛋白质。

3.IPG 胶条的平衡　由于第一向电泳的缓冲液系统与第二向电泳的缓冲液系统完全不同，因此，胶条由第一向转移到第二向之前，必须进行平衡。平衡的过程分为两步：第一步平衡液的成分主要是 Tris 缓冲液、SDS、DTT、尿素和甘油。平衡的主要作用是使第一向胶条上的蛋白质变性。平衡液中的尿素和甘油可以增加溶液的黏度，减少由固相化的两性电解质造成的电内渗。SDS 用于变性蛋白质，使蛋白质带上负电荷，这对第二向 SDS-PAGE 来讲是十分重要的。DTT 是为了在蛋白质与 SDS 充分结合的同时，二硫键也得到还原；第二步的平衡液是用碘乙酰胺代替 DTT，这一步是用来烷基化蛋白质所带的自由巯基。IPG 胶条的平衡目的主要是进行蛋白质的烷基化及让电泳介质达到与第二向 SDS-PAGE 相同的缓冲体系。

4.第二向 SDS-PAGE　与经典的 SDS-PAGE 完全一样，根据蛋白质分子量的大小选择合适的凝胶浓度。

## 二、凝胶上蛋白质的检测

双向电泳后对蛋白质的检测方法有多种，其灵敏度和分辨率有差异，主要根据上样量的多少及样品的进一步分析要求等加以选择。

1.考马斯亮蓝染色　考马斯亮蓝染色是经典的蛋白质染色方法,具有染色过程简单、所需配制试剂少、操作简便、无毒性、染色后的背景及对比度良好、与下游的蛋白质鉴定技术具有良好相容性等特点从而得到了非常广泛的使用,对一般的检测分离都可以应用此方法。但是其不足之处在于灵敏度低,灵敏度只有银染的1/100,对于低丰度蛋白难以显色。考马斯亮蓝染料有 R-150、R-250、R-350、G-250 等,其中 R-350 最灵敏。但其缺点在于胶与胶之间的重复性差且由于胶本身的差异而难以控制。近年来,通过应用胶体染色颗粒,胶本身可不被显著着色。其原理是通过在染色过程中形成胶体颗粒和染料之间的平衡,染料进入胶内与蛋白点结合,胶体颗粒则被阻挡在胶外,因此胶本身不被染色,这与传统的考马斯亮蓝染色相比灵敏度要高接近一个数量级,局限在于它的检测灵敏度和线性动态范围比较小。

除了以考马斯亮蓝为基础的染料染色技术外,还有大量的蛋白质染色技术,多数是有些特殊性能,只有少数一些沿用至今,早期最常用的是氨基黑 10B、萘黑 12B、氨基黑等染色以其快速的染色脱色至今仍然被选择性地应用。

2.银染色　银染法的特点相对于考马斯亮蓝染色来说,灵敏度高、分辨率好、应用广泛。银染法是通过将胶浸泡于含银离子的溶液内,然后洗掉胶面上非紧密结合的金属离子,加入某些试剂使与胶内蛋白结合的银离子形成金属银来显色。但其不足之处在于步骤非常复杂、繁多,而且银染存在"雪崩"效应,染色深浅与蛋白质的量不成比例,因此不便于蛋白质组图谱分析。银染还常常造成蛋白质末端封闭,不利于蛋白质的序列分析。

双向电泳后分离的蛋白质常规检测和定量的普遍方法是考马斯亮蓝染色和银染。新的染色方法,如荧光染色、负染法、放射自显影法等不断出现,新方法的出现,都是从提高蛋白检测的灵敏度,增加与下游质谱鉴定的兼容性这两个方面进行改进。

3.荧光染料染色　荧光染色在定量的准确性、灵敏度及与蛋白质识别和鉴定的现代下游技术的相容性等方面超越了传统的染色技术如考马斯亮蓝染色法和银染。它的灵敏度可与最好的银染法相媲美,与质谱检测和 Edman 测序有很好的兼容性。SYPRO Red、SPYRO Orange 和 SYPRO Tangerine 3 种染料可一步检测 SDS-PAGE 胶上的蛋白质,只需 30~60 分钟,且无脱色步骤,可检测到 4~8ng 量的蛋白。但不足之处在于试剂价格较贵。

4.其他染色法　放射自显影法是测定蛋白质在某种变化中的放射性,这种方法灵敏度极高,还可以用于蛋白质作用过程的动态研究,但是需要有特殊设备,成本昂贵,而且容易在测定过程中带来放射性污染。

负染法与银染法类似,金属离子与蛋白质相结合才能被检测到,脱色过程非常简单,只要加入 EDTA 就可以很容易的脱色,这种方法的缺点是灵敏度不高,而且有重金属离子的污染。目前使用的负染方法有氯化钾、氯化铜、氯化锌、乙酸钴、氯化镍和锌-咪唑等。常用的只有氯化钾、氯化铜和氯化锌三种,其中,氯化铜的染色灵敏度略高,氯化钾的灵敏度则远低于考马斯亮蓝染色法。氯化锌法是目前灵敏度最高的负染方法。

## 三、双向凝胶电泳图像分析

通过 2-DE 得到的蛋白质分离图谱呈满天星状,需要经过图像扫描仪、密度仪、电荷组合装置,可把得到的蛋白质图谱转换为以像素为基础的、具有不同灰度强弱和一定边界方向的斑点数字信号,再经过计算机处理,去除纵向和横向的曳尾及背景底色,就可以给出所有蛋白质斑点的准确位置和强度,得到布满蛋白质斑点的图像,即所谓"参考胶图谱"。2-DE

图像分析软件包包括图像采集、斑点检测、背景消减、图像内及图像间的比较,从而获得生理与病理状态下蛋白质斑点的上调、下调、出现或者消失的信息。分子扫描仪可以使消化蛋白质及其产物转移到聚偏氟乙烯膜上面同步进行,然后应用特种 MS 扫描,获得肽质量指纹图谱与数据,这些数据可以充分诠释 2-DE 图谱。现已用于人血浆、大肠埃希菌蛋白质组等的分析。

蛋白质组研究的主要困难是对用双向凝胶电泳分离出来的蛋白质进行定性和定量的分析。最常用的方法是先把胶上的蛋白印迹到聚偏氟乙烯膜上后再进行分析,确定它们是已知还是未知蛋白质。现在的分级分析法是先做快速的氨基酸组成分析,也可先做 4~5 个循环的 N 末端微量测序,再做氨基酸组成分析,结合在电泳胶板上估计的等电点和分子量,查对数据库中已知蛋白质的数据,即可做出判断。

### 四、双向凝胶电泳方法的特点

2-DE 具有相对简便、快速、高分辨率和重复性等优点,是蛋白质组学三大关键核心技术之一,也是唯一能同时将上千种蛋白质同时分离和展示的方法,是目前分析复杂组分蛋白质分辨率最高的工具,因此受到人们的广泛关注。2-DE 为疾病的诊治及了解发病机制提供了新的手段,例如,在肿瘤的研究中,寻找与肿瘤发生、发展和抗药性有关的蛋白。2-DE 还可应用于临床诊断、病理研究、药物筛选、新药开发、食品检测、甚至物种的鉴定等方面。

虽然双向凝胶电泳技术在目前仍然是蛋白质组研究不可替代的分离方法,但有很多问题是现有的技术无法解决的,主要有:①低丰度蛋白质点的分离与检测问题,人体的微量蛋白质往往还是重要的调节蛋白,但当前的技术还不足以检出拷贝数低于 1000 的蛋白质;②极酸或极碱性蛋白质的分离问题,目前可获得的 IPG 胶条,最多能分离 pH 3~12 的蛋白质,偏离该范围的蛋白质无法分离,因此就没有能够将所有蛋白质分离;③极大(>200kD)或极小(<10kD)蛋白质的分离;④难溶蛋白质的检测,这类蛋白质中包括一些重要的膜蛋白质;2-DE 目前无法完全自动化,操作过程仍然比较烦琐。

## 第三节　生物质谱技术

质谱仪最初主要用来测定元素或放射性核素的原子量,随着离子光学理论的发展,质谱仪不断改进,其应用范围也在不断扩大,到 20 世纪 50 年代后期已广泛地应用于无机化合物和有机化合物的测定。现今,质谱分析的足迹已遍布各个学科的技术领域,在固体物理、电子、冶金、原子能、航天、地球和宇宙化学、生物化学及生命科学等领域均有着广阔的应用。质谱技术在生命科学领域的应用,更为质谱的发展注入了新的活力,形成了独特的生物质谱技术。

### 一、生物质谱的基本原理

质谱是指样品分子离子化后,根据不同离子间的质量、电荷比值(质荷比,m/z)差异进行分离,测定各种离子谱峰的强度而实现分析目的的一种方法,其分析过程需要借助质谱仪来完成。

质谱分析的基本原理是将样品分子(或原子)在离子源中离子化成具有不同质量的单电荷离子,先后经过电场和磁场的偏转,使同一质荷比而速度不同的离子聚焦在同一点上,用检测系统进行检测得到不同质荷比的谱线(质谱图),通过对谱线的分析可获得分析样品的分子量、分子式、分子结构等信息。

质谱仪由进样装置、离子化源、质量分析器、离子检测器和数据分析系统组成。离子化源和质量分析器是最核心的部件。根据离子化源的不同,有电子电离、化学电离、快离子轰击电离、场电离等不同类型,但目前应用于蛋白质分析的是采用所谓"软电离"的方法,即样品分子电离时,保留整个分子的完整性,不会形成碎片离子。然而蛋白质样品被电离,会产生大量的碎片离子,使结果无法解释,这也是质谱技术虽然出现已久,但并未应用到生物大分子研究的重要原因。

## 二、生物质谱技术

现在生物大分子研究中主要应用的"软电离"方法是电喷雾离子化(electrospray ionization,ESI)和基质辅助的激光解吸离子化(matrix-assisted laser-desorption ionization,MALDI)。根据质量分析器的不同又可分单聚焦质谱、双聚焦质谱、飞行时间质谱(time of flight mass spectrometry,TOF-MS)、四极杆质谱等。离子化源与质量分析器有不同的组合方式,如 ESI 离子源一般与四极杆、离子阱质量分析器相匹配,而基质辅助的激光解析离子化源通常与飞行时间质谱相结合,即组成所谓的基质辅助的激光解吸电离飞行时间质谱仪(matrix-assisted laser-desorption ionization time of flight mass spectrometry,MALDI-TOF-MS)。目前在蛋白质组研究中,以 ESI 质谱仪和 MALDL-TOF 质谱仪最为常用。

1.电喷雾质谱技术　美国 JohnFenn 研究组报道了他们应用电喷雾质谱技术首次成功地进行蛋白质分析,从此使电喷雾质谱技术进入了用于生物大分子研究的时代。电喷雾过程可被分为 3 个阶段:液滴形成、液滴萎缩和气态离子形成。溶剂由泵输送,经不锈钢毛细管流出。由于溶液被输送至一带高电压的电喷雾毛细管尖端,溶液中的离子会在表面累积,并沿低场方向被吸出,形成 Taylor 锥,如果所加的电场足够高,使静电力超过表面张力时,锥被抽成细丝,经过"发芽"过程,产生带电荷的液滴,在毛细管出口发生喷雾,产生带强电荷的液体微粒,所被称为"电喷雾"。当带电液滴沿压力梯度向质谱仪的分析器迁移时,溶剂从液滴上蒸发,导致液滴体积缩小,表面的电荷密度增大,当达到 Rayleigh 极限时,电荷间的库仑斥力足以抵消,使液滴保持完整的表面张力,液滴发生碎裂,即库仑爆炸,而形成更小的液滴,随着液体微粒中溶剂的蒸发,离子向表面移动。离子的密度增加,最终逸出表面,蒸发进入空间。

2.基质辅助激光解吸质谱技术　激光解吸电离质谱最初用于鉴定分子合成聚合物和热不稳定的生物小分子,至 1998 年有研究者提出使用基质辅助激光解吸电离质谱(matrix-assisted laser desorption ionization-mass spectrometry,MALDI-MS),使激光解吸电离质谱应用于生物大分子分析得到发展。

MALDI-MS 的工作原理为:样品先与基质形成共结晶,当接受紫外激光照射时,因样品被包裹在基质中,激光光束的能量先被基质的发色团吸收,从而保护了样品;接着,这些基质迅速蒸发为气相,将样品分子带入气相。这时,受激的基质分子将质子转移给样品分子,使样品离子化,形成带低电荷的碎片离子,然后在电场中加速,由检测器进行检测。

MALDI-MS 分析生物大分子的关键是首先要使生物分析的生物大分子与合适的基质(一种小分子有机酸)形成共结晶,当激光照射到晶体上时,基质分子吸收能量,并转换成固体的激发能,从而导致固相转移,形成气相分子,此时被分析物与基质分子一起被释放出来,在此过程中生物大分子与基质分子同时发生了质子转移,生物大分子得到离子化。用 MAL-DI 分析生物大分子的过程中,选择一个合适的基质是很重要的,一般认为基质需具备三种功能:①吸收能量;②使生物大分子彼此分离。生物大分子与极大数量的基质相混合,从而使得原本很强的分子间作用力被削弱,实验结果表明基质分子与被分析物质间的摩尔比在(100~50000):1 间为最佳离子产生值;③使被分析的生物大分子离子化。

MALDI-MS 分析蛋白质的关键是选择合适的基质。首先,基质相当于溶剂,样品分子被基质彼此分开,这种分离削弱了样品分子间相互作用;然后,基质从激光脉冲中吸收能量并转化为固溶体系,激发能产生瞬间相变。离子形成过程有两个临界值:低表面解吸和高本体解吸,给出离子信号。

基质必须满足一些共性:在合适溶剂中溶解性能、对激光吸收性能、合适反应活性。首先,基质必须在蛋白质溶剂中有好溶解性,常用蛋白质溶剂有盐酸水溶液、水、乙氰/乙醇混合物、70%甲酸;其次,必须能很好地吸收激光,以使能量沉积在基质中而非分析物上。另外,基质反应活性必须考虑对蛋白质或其他分析物起共价修饰或氧化作用的基质不能采用。

MALDI-MS 具有质量检测范围宽(已超过 300kD);质量的准确性高(达 0.01%);样品量只需 1pmol 甚至更少;对样品要求很低,能忍耐较高浓度的盐、缓冲剂和非挥发性杂质;分析速度快,分子离子峰强,信息直观等特点。

MALDI 可与连接不同类型的质量分析器的 MS 联用,特别是 TOF-MS。TOF-MS 的分析原理是:样品产生的离子在加速电场的作用下获得相同的动能,基质吸收能量并传递给样品形成离子,溶剂挥发后形成的"固态溶体"进入离子源,激光照射"固态溶体",经过一个真空无电场飞行管道,较轻的离子速度快,较早到达检测器,较重的离子则较晚到达。理论上,TOF-MS 所测分子质量是无上限的,这决定了它特别适用于生物大分子分子质量的测定。MALDI 还可对样品进行多次激光脉冲,利用现代计算机技术对 MS 信号进行累加,大大提高了信噪比,使 MALDI-TOF-MS 成为灵敏度较高的 MS 仪。

3.快原子轰击质谱技术　Barber 等人在二次离子质谱基础上,用中性快原子代替离子轰击样品表面成功地得到了样品的质谱图,从而产生了一种新的"软电离"质谱技术——快原子轰击质谱,快原子轰击质谱技术(fast atom bombardment mass spectrometry,FABMS)是用快速惰性原子射击存在于底物中的样品,使样品离子溅出进入分析器,这种软电离技术适于极性强、热不稳定的化合物的分析,更加适用于多肽和蛋白质等的分析研究。在快原子轰击质谱中,快原子是通过具有一定动能的离子束在气体碰撞室中与中性原子碰撞并发生电荷交换而获得的。通常获得一张满意的 FABMS 谱图,底物的选择是一个重要因素,如果样品溶于底物,那么可以用底物做溶剂溶解样品,将样品溶液涂于样品靶上进行质谱分析;如果样品不易溶于底物,那么可以选择一种溶剂既能溶解样品,其本身又能溶于底物之中的共溶剂,先将样品溶于共溶剂中,然后将样品溶液滴于已涂有底物的样品靶上再进行质谱分析,为了提高灵敏度,样品应该以分子层形式覆盖于底物表面,底物的主要作用是维持比较长的分析时间和稳定的离子流,因此作为一种底物应满足:①能溶解样品(或与样品溶剂共溶),以使样品分子均匀地分散于底物之中,并保证不断地向底物表面补充被消耗掉的样品;②不与被分析化合物发生反应,如果发生反应,那么应该可以预见反应途径;⑨在离子源真空条件下具有较低的挥发性;④底物的碎片峰与被分析样品的碎片峰应该易于区别,对样品碎片峰的干扰应最小;⑤对质谱仪污染小,仪器烘烤时易除去。

FABMS 电离技术特别适合于热不稳定高极性化合物,如蛋白质、核酸及糖类等。FABMS 可提供有关离子的精确质量,从而可以确定样品的元素组成和分子式,而 FABMS-MS 串联技术的应用可以提供样品更为详细的分子结构信息,从而使其在生物医学分析中迅速发展起来。

4.放射性核素质谱 放射性核素质谱是一种开发和应用比较早的技术,被广泛地应用于各个领域,但其在医学领域的应用只是近几年的事。由于某些病原菌具有分解特定化合物的能力,该化合物又易于用放射性核素标记,人们就想到用放射性核素质谱的方法检测其代谢物中放射性核素的含量以达到检测该病原菌的目的。

放射性核素质谱是用于放射性核素分析的质谱仪器。气体放射性核素分析质谱计主要分析对象是 $^2H/^1H$、$^{13}C/^{12}C$、$^{15}N/^{14}N$、$^{18}O/^{17}O/^{16}O$、$^{34}S/^{32}S$,主要用于地质学、地球化学、矿物学、医药学、生物化学、临床诊断和农业方面的稳定性放射性核素分析。固体放射性核素分析质谱计,亦称热离子发射放射性核素质谱计,主要分析对象是锂、硼、镁、钾、钙、铷、锶、钐、钕、铅、铀和钇,用于核工业、核地质学研究、环境保护等。

在稳定放射性核素分析中均以气体形式进行质谱分析,因此常有气体质谱仪之称。放射性核素质谱分析仪的测量过程可归纳为以下步骤:①将被分析的样品以气体形式送入离子源;②把被分析的元素转变为带电的阳离子,应用纵电场将离子束准直成为一定能量的平行离子束;③利用电、磁分析器将离子束分解为不同 m/z 比值的组分;④记录并测定离子束每一组分的强度;⑤应用计算机程序将离子束强度转化为放射性核素丰度;⑥将待测样品与工作标准相比较,得到相对于国际标准的放射性核素比值。

### 三、生物质谱的应用

1.质谱技术在核酸研究中的应用 生物质谱已可对数十个碱基寡核苷酸的相对分子质量和序列进行测定。质谱寡核苷酸的序列分析通常有 3 种方法:①用质谱代替凝胶电泳,对双脱氧法合成的混合寡核苷酸段,采用延迟提取基质辅助激光解吸电离质谱法测定混合碱基 DNA,获得高分辨率的 DNA 质谱图;②分别用外切酶进行部分降解切割寡核苷酸片段,在不同时间内分别取样进行质谱分析,获得寡核苷酸部分降解的分子离子峰信号,通过对相邻两个碎片分子质量进行比较,可以计算出被切割的核苷酸单体分子质量,将其与四个脱氧核苷酸的标准分子量进行对照,就可以读出寡核苷酸的序列;③运用串联质谱直接分析寡核苷酸的序列。

基因库中有一个很丰富的资源即单核苷酸多态性片段,它是一类基于单碱基变异引起的 DNA 多态性,使得在鉴定和表征与生物学功能和人类疾病相关的基因时,它可作为关联分析的基因标志。质谱可以通过准确的分子量测定,确定 SNP 与突变前多态性片段分子量差异,由分子量的变化可推定突变方式。一种快速而经济的方法是利用 DNA 芯片技术和质谱检测相结合,将杂交至固定化 DNA 阵列上的引物进行聚合酶链反应扩增后,直接用质谱对芯片上 SNP 进行检测,该法将所需样品的体积由微升减至纳升,且有利于自动化和高通量的测定,该法既节省时间,又适于高通量分析,有利于特异性基因的定位、鉴定和功能表征。

2.质谱技术在蛋白质组学研究中的应用

(1)蛋白质的序列分析:是通过串联质谱实现的,即在第一级质谱得到肽的分子离子,选取目标肽的离子作为母离子,与惰性气体碰撞,使肽链中的肽键断裂,形成一系列子离子,即 N 端碎片离子系列(b 系列)和 C 端碎片离子系列(y 系列),将这些碎片离子综合分析,可得出肽片段的氨基酸序列。

(2)研究蛋白质的修饰:蛋白质在翻译后需进行修饰,包括磷酸化、糖基化、N 端封闭等。蛋白质一级结构可以通过基因序列演绎,但翻译后的修饰信息却无法从基因序列中得到,而蛋白质的修饰,特别是磷酸化修饰、糖基化修饰对于蛋白质功能的实现是非常重要的。质谱技术可以通过特征离子监测的方法确定磷酸化肽,通过串联质谱确定磷酸化位点。在糖蛋白分析方面,不仅可以通过质谱、蛋白酶解和糖苷酶酶解相结合的方法寻找糖肽,鉴定糖基化位点,还可通过串联质谱分析糖链的组成、结构甚至分支情况。

除此之外,质谱技术还可用于蛋白质三维结构的分析及生物分子相互作用分析。

3.质谱技术在多糖研究中的应用 多糖的免疫功能是近年来研究的热点领域之一,其结构的测定是功能研究的基础。多糖与蛋白质和核酸不同,其少数的分子即可由于连接位点的不同,而形成复杂多变的结构,因而难以用传统的化学方法研究。生物质谱具备了测定多糖结构的功能,配以适当的化学标志或酶降解,可对多糖结构进行研究。采用 MALDI-TOF-MS 可对糖蛋白中的寡糖侧链进行分析,包括糖基化位点、糖苷键类型、糖基连接方式及寡糖序列测定。

4.质谱技术在代谢组学研究中的应用 代谢组学是对病理(生理)刺激或基因改变时生物体系的动态代谢响应的多参数定量分析。即代谢组学是关于生物内源代谢物整体及其变化规律的科学,它的中心任务就是检测、量化和绘制生物代谢组的动态变化规律,并将该变化规律和所发生的生物化学反应过程联系起来。

基于质谱的代谢组学实验一般按样品制备、代谢产物分离、MS 检测与鉴定、数据分析与模型建立划分为四个部分。研究的样品主要是尿液、血清或血浆、唾液及细胞和组织的提取液。色谱与质谱联用不但可以获得差异代谢组信息,还可以得到代谢组分的结构信息,如使用色谱-质谱方法结合主成分分析方法,比较肝炎、肝硬化与肝癌患者的尿液代谢谱的差异,结果发现一组尿液代谢物与肝癌的相关性优于传统单一的甲胎蛋白。

质谱技术在蛋白质组学和代谢组学研究中的广泛应用,提供了有关疾病的更多表型和生理学信息,与其他组学技术的整合分析对于深入认识疾病的发生发展提供了大量基础资料。

# 第十四章　生物芯片技术

## 第一节　生物芯片概述

### 一、生物芯片概念

生物芯片是指通过微加工技术,将生物大分子如核酸片段、多肽分子甚至细胞,组织切片等生物样品,有序地固化于支持物表面,然后与已标记的探针杂交,通过特定仪器如激光共聚焦显微扫描仪或电荷偶联元件等对杂交信号的强度进行快速、并行、高效的检测,再经计算机分析和处理数据,从而获得相关生物信息。由于常用玻片或硅片作为固相支持物,其与半导体芯片都有高度集成的特点,故称之为生物芯片。

生物芯片技术是 20 世纪 90 年代中期以来影响最深远的科技进展之一,是集生物学、物理学、化学、微电子学、计算机科学为一体的高度交叉的新技术。由于该技术可将大量的探针同时固定于固相支持物上,所以一次可以对大量的生物分子进行检测,从而解决了传统生物学分析方法复杂、自动化程度低、检测物数量少(通量低)等不足。另外,通过设计不同的阵列、使用特定的分析方法可使该技术具有多种不同的应用价值,如基因表达谱测定、突变检测、多态性分析、基因组文库作图及杂交测序等,为"后基因组计划"时代基因功能的研究及临床检验诊断学发展提供了强有力的工具。

同一种芯片从不同的角度,可有不同的归类组别和定位。最为通用的分类方法是根据芯片基片上固定的探针分子不同,将生物芯片分为基因芯片、蛋白质芯片、细胞芯片和组织芯片等。

### 二、生物芯片的应用

生物芯片技术可广泛应用于疾病诊断和治疗、药物筛选、农作物的优育优选、司法鉴定、食品卫生监督、环境检测、国防、航天等许多领域。它将为人类认识生命的起源、遗传、发育与进化、为人类疾病的诊断、治疗和预防开辟全新的途径,为生物大分子的全新设计和药物开发中先导化合物的快速筛选和药物基因组学研究提供技术支撑平台。

1.疾病诊断　基因芯片诊断技术以其快速、高效、灵敏、经济、平行化、自动化等特点,已成为一项现代化诊断新技术。基因芯片在感染性疾病、遗传性疾病和恶性肿瘤等疾病的临床诊断方面具有独特的优势。与传统的检测方法相比,它可用一张芯片同时对多个患者进行多种疾病的检测,样品用量小,能特异性检测病原微生物的亚型及变异。可帮助医师从分子水平了解疾病的发生、发展过程,使得医务人员在短时间内掌握大量的诊断有关信息,有助于医师在短时间内做出正确诊断进而制订有效的治疗措施。

2.药物筛选和新药开发　由于部分药物是通过直接或间接地修饰、改变人类基因的表达或表达产物的功能而生效,而芯片技术具有高通量、大规模、平行性地分析基因表达或蛋白质状况的能力,在药物筛选方面具有巨大的优势。用芯片作筛选研究可以省略大量的动物实验,缩短药物筛选所用时间,提高效率,降低风险。随着人类基因图谱的绘就,基因工程药物将进入一个迅速发展时期,在基因工程药物研制和生产中,生物芯片也有着较大的市场。以基因工程胰岛素为例,在把人的胰岛素基因转移到大肠埃希菌细胞后,需要用某种方法对工程菌的基因型进行分析,以便确证胰岛素基因是否转移成功。过去常采取限制性片段长度多态性方法,这种方法烦琐复杂,成本高并且效率低,采用芯片技术将大大提高分析效率。使用生物芯片筛选药物具有的巨大优势,决定它将成为 21 世纪药物研究的良好技术平台。

3.个体化医疗　种族、个体等因素都会导致遗传背景的差异,疾病大多不是由单个基因引起的,很多同种疾病的具体病因是因人而异的,所以用药也应因人而异。在药物疗效与不良反应方面,患者的个体反应差异很大,如果利用生物芯片技术先对患者进行个体化的诊断再开处方,有利于对患者实施个体化治疗。

4.生物信息学研究　当前人类基因组计划面临的主要问题是对大量的基因或基因片段序列如何研究其功能,只有知道其功能才能真正体现人类基因组计划的价值。后基因组计划、蛋白质组计划、疾病基因组计划就是为实现这一目标而提出的。不能孤立地研究一个基因的表达和功能,而应该多层次全方位地研究基因之间的相互关系和时空表达差异。生物信息学将在其中扮演至关重要的角色。生物芯片技术使对个体生物信息进行高速、并行采集和分析成为可能,该技术必将成为未来生物信息学研究中重要的信息采集和处理平台,也将成为基因组学和蛋白质组学研究的主要技术支撑。

5.环境保护　生物芯片技术一方面可以快速检测微生物或有机化合物对人体、动植物和环境的污染和危害,同时也能够通过大规模的筛选寻找保护基因,制备防治危害的基因工程药品或能够治理污染源的基因产品。

6.司法　现阶段可以通过 DNA 指纹比对来鉴定疑犯,未来可以建立全国甚至全球的 DNA 指纹库,通过犯罪现场对疑犯留下来的头发、唾液、血液、精液等样本进行分析,并立刻与指纹库系统存储的 DNA“指纹”比对,以尽快、准确的破案。另外,将生物芯片技术应用于亲子鉴定中,鉴定准确性将大幅提高。

7.现代农业　基因芯片技术可以用来筛选农作物的基因突变,并寻找高产量、抗病虫、抗干旱、抗冷冻等优良基因,也可以用于基因扫描及基因文库作图、商品检验检疫等领域;其在现代农业方面有着广阔的前景。

# 第二节　基因芯片技术

随着基因组学研究的不断深入,人类已进入一个崭新的生物世纪,基因芯片在基因功能研究、临床诊断及新药开发等方面显示了巨大的威力,被誉为基因功能研究领域最重要的技术之一。

## 一、基因芯片技术基本原理

基因芯片的创意来自于计算机芯片。它和计算机芯片一样,具有超微化、高度集成、信息贮存量大等特点,所不同的是,计算机芯片采用的是半导体集成电路,而基因芯片是以基因片段作为“探针”来进行工作的。

1.基因芯片的定义　基因芯片又称 DNA 芯片,是指将许多特定的寡核苷酸片段或基因片段作为探针,有规律地排列固定于支持物上,样品 DNA 或 RNA 通过 PCR 扩增、体外转录等技术掺入荧光等标记分子,然后按碱基配对原理与固定的探针杂交,再通过荧光检测系统等对芯片进行扫描,通过计算机系统对每一探针的信号进行处理,从而迅速得出所需要的信息。

基因芯片技术工作原理与经典的核酸分子杂交是一致的,都是应用已知核酸序列作为探针与互补的靶核苷酸序列杂交,通过随后的信号检测进行定性与定量分析。在一块 1cm² 大小的基因芯片上,根据需要可固定数以千计甚至万计的基因片段,以此形成一个密集的基因方阵,与标记的样品分子进行杂交,实现对成千上万个基因的高通量同步检测。

2.基因芯片技术的主要特点　基因芯片技术归纳起来,具有高并行性、多样性、微型化和自动化这四大特点。高并行性有利于基因芯片所示图谱的快速对照和阅读,效率大为提高;多样性则提供了样品的多指标测定,每块芯片上都含有成百上千种的寡核苷酸探针或 cDNA 探针,能够用于基因突变、单核苷酸多态性、细菌分型等需要高通量的检测;微型化的好处在于对样品的需要量非常少,而且还能节省试剂用量,降低检测成本;自动化使得人力、物力投入减少,检测时间缩短并保证了质量。同时,它还具有操作简便、信息综合处理能力强、结果可靠和仪器配套齐全等优势,因而备受青睐。

## 二、基因测序和变异检测芯片

人类基因组计划的实施促进了更高效、能自动化的测序技术发展。基因芯片技术中杂交测序技术及邻堆杂交技术即是一种新的高效快速测序方法。基因芯片利用固定探针与样品进行杂交产生的杂交图谱而排列出待测样品序列。将特定 DNA 在芯片上的杂交特征与已知序列的 DNA 片段相比较,即可高效完成测序工作。基因芯片还广泛运用于核酸突变检测及基因组多态性分析,可准确、快速地研究大量患者样品中特定基因所有可能的杂合变异。如:对人类基因组单核苷酸多态性的鉴定、作图和分型,人线粒体 16.6kb 基因组多态性研究等。随着遗传病与癌症相关基因发现数量的增多,变异检测芯片必将广泛运用于基因变异与多态性分析。

## 三、基因表达及调控检测芯片

人类基因组大约有 10 万个不同的基因,仅掌握基因序列信息要理解其功能是远远不够的,因此,具有监测大量 mRNAs 的实验工具很重要。有关芯片技术检测基因表达及其灵敏度、特异性进行的实验研究表明,芯片技术易于监测大量的 mRNAs 并能敏感地反映基因表达中的微小变化。利用基因芯片技术已比较成功地对多种生物包括拟南芥、酵母及人的基因组表达情况进行了研究,并一次性检测了酵母几种不同株间数千个基因表达谱差异。运用基因表达及调控检测芯片将为人类基因的功能表达研究提供更高效快捷的研究手段。

## 四、病原微生物检测芯片

细菌培养为细菌鉴定的"金标准",但培养时间长,还要做生化及免疫实验进行菌种鉴定。芯片技术以其传统方法无法比拟的优越性,为病原菌的快速检测提供了技术支持,目前可应用于菌属鉴定,耐药基因检测,细菌毒素和毒力因子检测,病毒检测及多种病原体的平行检测等。基因芯片在病原微生物检测中具有快速、灵敏、高通量、自动化等特点。

### 五、癌基因检测芯片

用基因芯片检测癌相关基因,有利于癌症的预防和早期诊断。"肿瘤分型基因表达谱芯片"是运用基因芯片技术,采用全基因组扫描的方法,对肿瘤的恶性程度、分子分型和转移情况,以及患者预后和复发做出判断,筛选用于肿瘤早期诊断和预测预后的分子标志物。实现肿瘤的早期诊断和早期治疗,对患者术前、术后的辅助治疗方案及相关药物有效性做出判断,为患者提供有针对性的个体化治疗辅助诊断产品,实现个体化治疗,减少放化疗过度或不足给患者身体带来的伤害。

### 六、药物筛选基因芯片

采用基因芯片技术,对寻找新的功能基因、寻找新的药物作用靶点和开发新的基因药物也具有重要意义。新药在试验阶段必须通过人体安全性试验,就必须观察药物对人基因表达的影响,由于并不知道药物对哪一种基因起作用,就必须对已知所有或一定范围内的基因表达进行检测,采用基因芯片技术可以准确而迅速地完成这一任务。

## 第三节　蛋白质芯片技术

2003 年完成的人类基因组计划标志着以蛋白质组学和药物基因学为研究重点的后基因组时代已经拉开序幕。在人类基因组计划及功能基因组学的研究基础上,萌发了在整体水平上以蛋白质组为研究对象、研究细胞内蛋白质的组成及其活动规律的新兴学科——蛋白质组学。蛋白质芯片技术是一种高通量的蛋白质功能分析技术,为研究蛋白质的辨识、特征、性质、功能及生物标记等提供了一个有效的平台,极大地推动了蛋白质组学的迅速发展,是后基因组时代主要技术之一。

### 一、蛋白质芯片的基本原理

蛋白质芯片是最近发展起来的不同于以往方法的用于蛋白质功能研究及相互作用分析的新型生物芯片,是一种含有多种纯化的多肽、酶、抗体、抗原等蛋白质的微阵列。该技术采用原位合成、机械点样或共价结合等多种方法将蛋白质有序地固定于硅片、滤膜、凝胶、塑料片等各种载体上,然后用荧光等标记抗体或其他的蛋白质分子与固定的蛋白质作用,利用激光共聚焦显微扫描仪等对信号进行高通量的检测,进一步分析蛋白质间的相互作用。蛋白质芯片为研究蛋白质的结构、属性和功能提供了可靠的技术支持。

1.蛋白质芯片的特点　蛋白质芯片是一种蛋白质组研究的新方法,与传统的蛋白质研究方法相比具有以下特点:①蛋白质芯片是一种高通量、微型化和自动化的研究方法,能够在很短时间内分析大量的蛋白质分子,使人们能够准确、快速地获取有关生物信息,检测效率是传统检测方法的成百上千倍;②灵敏度高,它可以检测出蛋白样品中微量蛋白的存在,检测水平可达 ng 级;③准确性高;④蛋白质芯片适用范围广,可检测多种生物样品,包括细胞、组织、体液等,还可用于信号转导、细胞结构、细胞凋亡和药物作用靶点筛选等领域的研究,前景广阔。

2.蛋白质芯片基本工作流程　蛋白质芯片技术工作流程主要包括芯片固相载体的构建、探针蛋白质的制备及点样、生物分子反应和信号的检测及分析 4 个方面。

（1）芯片固相载体的构建：蛋白质芯片的固相载体基片常用的材质有硅、石英及各种膜片等。理想的载体表面是渗透滤膜（如硝酸纤维素膜、尼龙膜或聚偏氟乙烯）或包被了不同试剂（如多聚赖氨酸或聚丙烯酰胺）的载玻片，外形可制成长条形、圆形和椭圆形等不同的形状。

（2）探针蛋白质的制备及点样：相对基因芯片来说，蛋白质芯片的制备要复杂得多，探针蛋白质包括特定的抗原、抗体、酶、亲水或疏水物质、结合某些阳离子或阴离子的化学基团、受体和免疫复合物等具有生物活性的蛋白质。因为蛋白质具有易于变性、不易与固相载体表面结合、在固相载体上不易折叠和保持立体构象等特点，所以将蛋白质固定于固相载体上同时又要保持其生物活性存在很多技术问题。制备时常常采用直接点样法，以避免蛋白质的空间结构改变，保持它和样品的特异性结合能力。高密度蛋白质芯片一般为基因表达产物，如一个 cDNA 文库所产生的所有蛋白质，均排列在一个载体表面，呈微矩阵排列。点样多用机械手完成。

（3）生物分子反应：使用时将含有待测蛋白质的样本如尿液、血清、精液、组织提取物等，按一定程序进行层析、电泳等前处理，或运用显微切割技术，提取组织中的蛋白质，然后在每个反应池里加入处理好的样品。根据测定目的不同可选用小同探针，与样品成分相互作用一段时间后，进行洗脱，洗去未结合的或多余的物质，等待下一步的检测。

（4）信号的检测及分析：信号的检测包括直接检测和间接检测两种模式。直接检测是用特殊的芯片扫描仪扫描待测蛋白与探针结合后产生的荧光等特定的信号，并用相应的计算机软件进行分析，或将芯片放射显影后再选用相应的软件进行数据分析。间接检测是类似于 ELISA 方法，标记第二抗体分子，采用微量滴定板，反应照常规 ELISA 反应进行。以上两种方法均是基于微阵列为基础的芯片检测技术，操作简单、成本低廉，能同步完成多次重复测量。

蛋白质芯片表面增强激光解吸电离-飞行时间质谱技术是由蛋白芯片阵列激光解吸离子化—飞行时间质谱仪及软件组成。将粗提物或样品加于芯片表面，使靶蛋白与探针分子结合，洗脱芯片表面，保留靶蛋白的芯片结合能量吸收分子后，在真空管中用激光轰击。靶蛋白在吸收能量后脱离芯片表面，由于其带有一个正电荷，在电场中向阴极飞去，分子量大的飞行时间长，分子量小的飞行时间短，以此计算蛋白质的分子量，绘出相应图谱。该技术的一个重要用途就是鉴别两样品蛋白质表达谱的差异，软件可将质谱分析结果转化为模拟单相凝胶电泳的带状显示方式，并通过比较两样品的带，了解其蛋白质丰度的差异，检测灵敏度可达飞摩尔水平。

光学蛋白质芯片技术是基于 1995 年提出的光学椭圆生物传感器的概念，利用具有生物活性的芯片上靶蛋白感应表面及生物分子的特异性结合性，可在椭偏光学成像观察下直接测定多种生物分子，并且可实时观测含有多元生物分子的混合溶液中部分或全部蛋白质分子与芯片感应表面上对应配基间的相互作用过程，以进行生物分子动力学研究和多元生物分子分析。该法无须任何标志物，直接测量非纯化样本中的待测分子。

## 二、蛋白质表达谱芯片

蛋白质组是指"一个细胞或一个组织基因组所表达的全部蛋白质"。蛋白质组学是从整体角度分析细胞内动态变化的蛋白质组成成分、表达水平与修饰状态，以了解蛋白质间的相互联系与作用,揭示蛋白质功能与细胞生命活动规律,是研究细胞内的全部蛋白质及其行为方式的一门学科。表达蛋白质组学是研究细胞或组织中蛋白质表达的质和量的变化及不同时期的表达谱改变等。蛋白质表达谱芯片可快速、高通量地实现不同物种及疾病时不同时期的目标蛋白组分的精确检测。

### 三、疾病相关标志物蛋白质芯片

1.蛋白质芯片在肿瘤蛋白标志物研究中的应用　随着肿瘤细胞的发生,肿瘤患者体内某些蛋白质会发生变化,或产生新的肿瘤相关异常蛋白,而蛋白质芯片技术可全面、动态、定量地分析比较正常与癌变标本中蛋白质种类和数量的改变,绘出患者体液中相关蛋白质表达情况。蛋白芯片技术对肿瘤患者特定蛋白质的检测有助于肿瘤发病机制的阐明,还能筛选和鉴定特异性蛋白质标记和特异性抗原,在肿瘤的早期诊断、治疗和新药研发方面,具有广阔的应用前景。目前开展较为成熟的肿瘤蛋白质标志物主要有 AFP、CEA、NSE、CA125、CA153、CA242、CA199、PSA、free-pSA、ferritin、β-hCG、HGH 等。

2.蛋白质芯片在自身免疫性疾病诊断中的应用　自身免疫性疾病是多器官、多系统受累的一类疾病,早期正确诊断对于降低致残率和病死率改善疾病预后,提高患者生活质量都具有重要意义。本类疾病的重要特征是体内存在针对细胞抗原成分的自身抗体,且同一种疾病可存在多种自身抗体。目前自身抗体的检测主要采用免疫学方法,但均需要大量的试剂和临床样本,进行多种自身抗体的检测才能最终对疾病做出诊断。蛋白质芯片能同时检测八种核抗原的 IgG 抗体,与现有常规技术相比,快速、方便、高通量,1~2 小时可同时检测多个抗体,目前已在临床广泛使用。

### 四、病原微生物相关蛋白质检测芯片

病原微生物严重威胁人类健康,如人类获得性免疫缺陷病毒(HIV)、肝炎病毒等。不断有新的或变异的病原微生物出现,并引起全球恐慌,如引起严重急性呼吸道综合征(SARS)的新型冠状病毒(SARS-CoV)、人高致病性禽流感病毒及引起重症猪链球菌病的Ⅱ型链球菌等。在分子水平揭示其致病机制及寻找诊断手段,对有效防治这些病原微生物具有非常重要的价值。蛋白质芯片在严重威胁人类健康的病原微生物检测方面亦有着广泛运用。

1.基于 DNA 微列阵技术确定感染病原菌属　感染病原菌或条件致病菌是临床感染的最主要病因,采用传统细菌培养对临床菌血症者的血液等样本进行检测时间长、成本高、易错过最佳用药时机。分子检测通过聚合酶链反应(PCR)和微列阵方法扩增可检测超过 50 种菌属的 gyrB、parE 和 mecA 基因来确定感染病原菌。通过基于 DNA 的微列阵技术确定感染原的菌属,灵敏度、特异度均比较高,且所需时间比传统检测方式更短。该检测方式将使得循证干预临床菌血症更早、更快开始。

2.在 SARS 冠状病毒研究中的应用　2002 年 11 月 SARS 在中国广东省首次出现,数月内在全球 32 个国家、地区传播流行,累计报告临床诊断病例 8439 例,死亡 916 例,并引起全球性恐慌。近年来人类利用各种技术手段,为揭开 SARS-CoV 病毒的致病机制而不懈努力。

Lu 等用 E.coli 表达的 SARS-CoV 结构蛋白制备成蛋白质芯片并用之检测 SARS 患者血清。抗原位点筛选发现重组子 GST-N2 融合蛋白中的 N 蛋白羧基末端第 213~423 个氨基酸片段与之有最强的阳性反应和最好的特异性。间接 ELISA 证实,该融合蛋白在临床 SARS 患者和恢复期患者中阳性率各为 70.4% 和 75.8%,且其效价高达 1∶64。由蛋白质芯片筛选

出的 GST-N2 融合蛋白可能成为有较高价值的诊断 SARS 病毒感染的抗原。同时检测数据显示,蛋白质芯片诊断 SARS 感染有很高的灵敏度(86.1%)和特异性(99.5%)。

3.在 HIV 病毒研究中的应用　液态芯片又称微球蛋白芯片,是近年来出现的一种新的芯片技术,也是唯一被美国食品和药品监督管理局(FDA)批准的用于临床诊断的生物芯片。其原理是用两种荧光染料按不同比例将直径为 $5.6\mu m$ 的微球染成 100 种颜色,每种颜色微球共价结合特异针对一种待检物的生物探针,如抗原、抗体、配体、核酸或酶。混合 100 种不同颜色的微球,就可在一个反应孔里同时完成 100 种不同的生物反应。随后微球成单列通过两束激光照射的管道,计算机采集并处理每种颜色微球的荧光强度变化,就可分别对每个待测物进行定性和定量分析。

Scillian 最先报道了含四种不同微球的液态芯片检测 HIV-1 血清抗体。Sylvie 等开发了一种 HIV-1 微球蛋白芯片,并评估了其从新鲜血浆和干涸血迹中快速检测七种病毒抗体的能力。选取分别来自 gag、pol、env 三个编码区的七种蛋白制备微球蛋白芯片,且只有出现两个以上编码区蛋白阳性反应时才判定为微球蛋白芯片检测阳性。新鲜血浆中除了一个样本的 p17 抗体微球蛋白芯片未检出外,其余样本的所有抗体均检出;与 Western-Blotting 比较,微球蛋白芯片在 p17、p55 抗体检出率上占优势。

# 第四节　细胞芯片技术

细胞芯片技术是以活细胞作为研究对象的一种生物芯片技术。它是适应后基因组时代人类对生命科学探索的要求而产生。作为细胞研究领域的一种新技术,其既保持传统的细胞研究方法的优点如原位检测等,又满足了高通量获取活细胞信息等方面的要求。

## 一、细胞芯片技术基本原理

细胞芯片技术是充分运用显微技术或纳米技术,利用几何学、力学、电磁学等原理,在芯片上完成对细胞的捕获、固定、平衡、运输、刺激及培养等精确控制,并通过微型化的化学分析方法,实现对细胞样品的高通量、多参数、连续原位信号检测和细胞组分的理化分析等研究目的。新型细胞芯片应满足以下 3 个方面的功能:①在芯片上实现对细胞的精确控制与运输;②在芯片上完成对细胞的特征化修饰;③在芯片上实现细胞与内外环境的交流和联系。

## 二、微流体细胞芯片

微流体细胞芯片是一种高通量、自动化的集成微型芯片装置,具有对细胞样品具有预处理和分析的能力。通过在芯片上构建各种微流体通道体系,并运用不同的方法在流体通道体系中准确控制细胞的运输、平衡与定位,进而实现对细胞样品进行药物刺激等试验过程的原位监测和细胞组分的分析。微流体细胞芯片制作方法多样,类型不一,发展较快,应用的范围也比较广泛,内容涉及细胞的固定培养、鉴定筛选、分化刺激、原位检测、药物开发筛选和组分分析等各个方面。

## 三、微量电穿孔细胞芯片

当给细胞一定的阈电压时,细胞膜具有短暂的强渗透性。利用细胞膜的这种特性将外源 DNA、RNA、蛋白质、多肽、氨基酸和药物等精确转导入靶细胞的技术称为电穿孔技术。该技术能直接应用于基因治疗。微量电穿孔细胞芯片正是将这种技术与生物芯片技术相结合的产物,是细胞操作调控微型化的一种手段。该技术采用一种微型装置,将细胞与芯片上的电子集成电路相结合,利用细胞膜微孔的渗透性,通过控制电子集成电路给细胞施加一定的电压,使细胞膜微孔张开,从而在不影响周围细胞的情况下可将外源 DNA、RNA、蛋白质、多肽、氨基酸和药物等顺利的导入或从靶细胞中提取出来,并进行后续研究。这项技术为研究细胞间遗传物质的转导、变异、表达及控制细胞内化学反应等提供了可能。

### 四、细胞免疫芯片

细胞免疫芯片是以细胞为研究对象,利用免疫学原理和微型化操作手段,实现对细胞样品的快速检测和分析。它的免疫学基础是抗原或抗体的固相化、抗原抗体特异性反应及抗原或抗体的检测方法(如荧光标记、酶标记及放射标记等)。在芯片上固定的抗体或抗原必须保持原有的免疫学活性,在测定时,一般为细胞表面的抗体或抗原与固相载体表面的抗原或抗体进行反应,通过免疫学特异性反应捕获目标细胞,然后根据标记与否及标志物的不同选择不同的检测方法,快速完成对细胞的检测,并且可以对细胞进行免疫化学测定等后续研究。它是一种应用范围广、实用性强的生物芯片技术。

## 第五节　组织芯片技术

### 一、组织芯片技术基本原理

组织芯片技术又称为组织微阵列技术,是近年来基因芯片技术的发展和延伸,属于一种特殊芯片技术,具有体积小、信息含量高、可根据不同的需要进行组合和设计的特点,一次性实验即可获大量结果。将数百个乃至数千个不同来源的组织粘贴到同一张固相载体如玻璃片或硅片上,形成组织微阵列。组织芯片技术可以迅速测试临床标本组织,和其他技术联合应用能够迅速筛选新的基因分子并评估其生物学作用,进一步在大批量样本中证实这种作用,有助于建立与诊断、治疗和预后相关的各种参数,从而构成完整的基因检测体系。这对人类基因组学的研究与发展,尤其对基因和蛋白质与疾病关系的研究、疾病相关基因的验证、新药开发与筛选、疾病的分子诊断、治疗过程的追踪和预后等方面具有实际意义和广阔的应用前景;在形态学教学工作中亦具有十分重要的实用价值。

### 二、组织芯片在医学领域中的应用

1.组织芯片在肿瘤研究的应用

(1)组织芯片在肿瘤诊断中的应用:目前大多数肿瘤诊断是依靠形态学的改变来确定的。但是,肿瘤可能还未发生形态学的改变或其改变不具有特征性,如何早期发现肿瘤并进行诊断,是医学研究的重点。在寻找肿瘤诊断标志物时,可将肿瘤和正常组织放在同一芯片上进行比较。

(2)组织芯片在肿瘤分类中的应用:不同分类的肿瘤由于其组织学类型和肿瘤细胞功能状态及其特异性受体的不同,治疗方案、疗效及预后均不同。这种以组织芯片技术和免疫组织化学表达谱为基础的分子生物学分类系统为肿瘤分类开辟一个新的途径。

（3）组织芯片在肿瘤的浸润转移研究中的应用：肿瘤浸润转移是一个多步骤、多基因调控的复杂过程，其具体分子机制不清。肿瘤的浸润转移与肿瘤的治疗及预后密切相关。应用组织芯片技术可研究特异性蛋白质在肿瘤浸润转移部位的不同表达水平，从而揭示肿瘤浸润转移与相关蛋白质标志物的关系。

（4）组织芯片在肿瘤临床治疗研究中的指导作用：应用组织芯片技术对肿瘤治疗中的各种蛋白质表达差异进行检测可提示治疗效果。如有学者通过组织芯片技术研究发现：肝细胞癌的发生、发展可能与癌细胞骨桥蛋白的过表达和黏结蛋白聚糖 1 表达下调有关。骨桥蛋白可能通过下调黏结蛋白聚糖的表达，降低肿瘤细胞之间的黏附性，从而促进肿瘤的转移。骨桥蛋白和黏结蛋白聚糖 1 可能成为治疗肝细胞癌的药物靶点。

（5）在临床肿瘤预后判断中的研究：在判断肿瘤预后研究中，组织芯片在寻找筛选预后判断标志物的过程中起重要作用。如有学者通过组织芯片技术检测 72 例滑膜肉瘤组织 E-cad 和 β 连接素（β-cadherin，β-cat）的表达情况，研究发现 E-cad、β-cat 的表达与滑膜肉瘤细胞分化过程有关，其低表达可能提示肿瘤复发转移潜能增强，患者预后不良。

2.组织芯片在新药开发中的应用　在新药研发过程中，检测组织中新药靶基因的表达有助于新药发现，同时，在新药临床前安全评价研究中，实验所用的动物数量多，病理工作人员的重复劳动量大。如果采用组织芯片技术，不仅可以节省大量人力、物力，减少病理技术人员的重复操作，而且可建立各种动物如鼠、犬、猴等的病理组织和图像系统组织芯片数据库，有助于进行历史数据的储存、积累和分析，更有利于进行新药临床前安全性评价研究，加快新药研发速度。在抗肿瘤药物的研发中可以最大幅度地减少治疗中的非特异性不良反应的发生。

3.组织芯片在形态学教学中的应用　组织胚胎学及病理学等形态教学是医学生教学中的基础教学。例如，在病理学教学中要求每位学生在课堂上都能拥有一套教学切片，因此，有多少学生就需要多少套切片。传统制片方法耗时、费力、费资源，而且同一组织蜡块进行连续切片时，随着切片数的增加，其蜡块上的病变特征会发生变化，特别是肿瘤与其周围正常组织交界的地方最为明显。这样制出来的切片，并不是每张切片上都有典型病变，这对学生的学习非常不利。对于少见病、罕见病其组织来源也难以得到保证。利用组织芯片技术，在蜡块上选取教学所需要的病变，把与教学有关的病变从整张切片中脱离出来，而无关的组织结构可被忽略。在教学过程中，组织芯片上各点代表的疾病病理改变一览无余，还可以加上正常组织进行鉴别，便于学生提高学习效率，同时也方便了学生专业课的复习。

4.组织芯片在免疫组织化学质量控制中的应用　目前，免疫组织化学方法在科研及病理诊断中广为应用，是一多步骤、多因素决定的方法，不合格的染色影响实验结果特别是病理诊断结果，甚至做出错误的病理诊断。因此，免疫组织化学染色的质量控制显得尤为重要。根据质控的需要设计不同组织芯片，同时对各种情况进行检测，如抗体染色是否成功、染色的强弱情况、是否有内源性生物素的干扰等，具有省时、省力、节约耗材的优点。

## 三、组织芯片的优点和局限性

组织芯片技术可同时进行多个标本的同一个指标研究，具有体积小、耗材少、快速、信息量大并可进行组合和设计等优点。组织芯片技术已经在肿瘤研究中广泛应用，且在其他生物医学研究领域中不断进行新的尝试。组织芯片技术有良好的应用价值和广阔的应用前景。但还有不少问题需要解决。组织芯片制作采取人工制片,虽然相对于传统制片技术已经较为省时省力,但仍较费时费力,技术要求高,而且还存在以下不足:标本的大小和数量受到限制、各组织柱的高度不同影响制片的质量等。由于组织片过小,制片过程中容易引起组织片的皱褶、移位或脱落,影响组织芯片的质量。组织芯片含有大量信息,由于目前还没有能够对芯片进行高通量分析的自动化分析系统,仍需要依靠病理科医师进行人工阅片分析,读取如此大量信息并准确无误地分析还存在困难,相配套的自动化阅读分析系统和信息处理系统也需进一步完善。

## 第六节　芯片实验室及其发展趋势

芯片实验室或称微型全分析系统,是指把生物和化学等领域中所涉及的样品制备、反应、分离、检测等基本操作单位,集成或基本集成到一块几平方厘米的芯片上,用以完成不同的生物或化学反应过程,并对其产物进行分析的一种技术。它是通过分析化学、微机电加工、计算机、电子学、材料科学与生物医学和工程学等多学科交叉来实现从样品处理到检测的整体微型化、自动化、集成化与便携化这一目标。芯片实验室将在未来的发展中对分析科学乃至整个科学技术及相关的产业界产生巨大的影响。2004 年 9 月的美国 Business 杂志封面文章将芯片实验室称之为"改变人类未来的七种技术"之一。

### 一、芯片实验室的要素与基本特点

1.芯片实验室的要素　按照目前的理解,功能化芯片实验室大体包括三个部分:芯片、含驱动源和信号检测处理装置的分析仪、包含有实现芯片功能化方法和材料的试剂盒。

芯片本身涉及两个方面:一是尺寸,二是材料。现有典型的芯片约为几平方厘米,可用于芯片的材料最常见的为玻璃,石英和各种高分子聚合物。

样品和试剂的充分接触、反应或分离,必须有外力,这种外力一般为电场力、正压力、负压力或微管虹吸原理产生的力。常采用高压电源产生电场力或泵产生正、负压力作为驱动源。芯片内产生的信号需要被检测,目前最常用的检测手段是激光诱导荧光,此外,还有电化学、质谱、紫外、化学发光和传感器等。

功能化试剂盒是各种专一性芯片实验室的特征性组成部分。针对不同的应用对象,需要有不同的试剂盒。如果说仪器和芯片是芯片实验室硬件的话,那么对于不同的应用对象而言,则需要有千变万化的包含在试剂盒里由方法和材料组成的"软件",三者共同构成了一个完整的芯片实验室。

2.芯片实验室的基本特点　①集成性:目前重要的趋势是集成的单元部件越来越多,且集成规模也越来越大,所涉及的部件包括:进样及样品处理有关的透析、膜、固相萃取、净化;用于流体控制的微阀(包括主动阀和被动阀),微泵(包括机械泵和非机械泵);微混合器,微反应器,当然还有微通道和微检测器等;②分析速度快;③高通量;④能耗低,物耗少,污染小;⑤价廉,安全。

随着技术上的成熟,无论是化学反应芯片还是分析芯片其价格将会越来越低。如能利用标准的工业生产技术进行规模化生产,还可大大降低微型全分析系统的生产成本。分析芯片因污染小,且可采用可降解的生物材料,所以更具环保性和安全性。另外,微型全分析系统在整个分析过程中不需要人为操作和干预,排除了人为因素可能产生的误差和外界污染,保证了分析结果的稳定性和重复性。

## 二、芯片实验室存在的问题与发展趋势

目前芯片实验室存在的问题主要有以下几方面:一是微量样品与检测准确性的矛盾,芯片体积小,样品用量少,运行速度快,这给检测的准确性和精密性都带来难度。这一问题的产生往往是由于初期对这种技术掌握不够,或是在制造方面有某种缺陷造成的。随着这项技术的逐渐普及,加工水平的逐步提高,这一问题是可以被克服的;二是芯片的小尺寸与检测器等相对较大体积的"外部世界"之间的矛盾。这一问题应当也是发展过程中的问题,而不是技术的根本性缺陷。譬如:传统的质谱仪一般都体积庞大,与芯片实验室的发展不匹配。但近来质谱芯片的研制已有报道,这种质谱芯片将离子化腔、加速电极、漂移腔、检测阵列等器件集成在只有几枚硬币大小的硅片上,检测灵敏度达 $10\sim12g$。所以随着微纳米技术的发展,检测装置小型化的问题是可能得到解决的。芯片实验室由于它的发展涉及很多学科,研究者的专长和兴趣各不相同,研究的侧重点不同,展现出发展的多样性,将朝着以下更加完善的方向发展。

1.芯片制造由手工为主的微机电技术生产逐渐向自动化、数控化的方向发展。

2.将泵、阀、管道、反应器等集于一体,呈高度集成化。

3.用于芯片实验室制造的材料呈现出多样性,朝着越来越便宜的方向发展。

4.由于不同样品分离检测的需要,分离通道表面改性呈现出多样性发展。

5.芯片实验室的检测技术朝着多元化发展。随着固态电子器件的发展,一些传统的检测方法也进入这一领域,如快速阻抗谱检测技术。

在未来微流控芯片将广泛用于疾病预防与诊断、药物筛选、环境检测、食品安全、司法鉴定、体育竞技、反恐、航天等有关人类生存质量和安全的各个领域。而这其中将涉及样品的各种处理,PCR 反应和酶反应等生物反应,各种化学反应,细胞分析、核酸分析、蛋白质分析和各种小分子分析,分子与分子间、细胞与分子间及细胞与细胞间相互作用等单元操作。芯片实验室不仅为分析化学,也为合成化学特别是药物合成化学打开了通往明天的大门。

随着越来越多新技术的涌现,芯片实验室的建设定将取得更大的进展,最终如现在的微电子技术和微加工技术所加工的集成电路芯片一样,走进人类健康和生活的各个方面,进一步提高人类生活的质量。

# 第十五章　病毒感染性疾病的分子生物学检验

病毒是由核酸分子(DNA 或 RNA)与蛋白质构成的非细胞形态的简单生命体。病毒感染性疾病是指病毒在人体细胞内寄生和繁殖引起的一类感染性疾病。据统计,超过70%的人类感染性疾病都是由病毒引起的,其中乙型肝炎病毒、丙型肝炎病毒、人类乳头瘤病毒、人类免疫缺陷病毒、人流感病毒等是引起病毒感染性疾病最常见的病原体。

感染病毒的检测对于明确病因、判断病情、制订治疗方案等具有非常重要的临床意义。分子生物学检验技术具有快速、准确、特异度高、灵敏度强等特点,在病毒感染性疾病的早期诊断、分型鉴定、疗效监测和耐药基因分析等方面优势明显,已广泛地应用于临床检测。此外,分子生物学检验技术还可对病毒进行定量分析,如乙型肝炎病毒和丙型肝炎病毒定量检验能反映患者体内病毒核酸的复制情况,尤其是荧光定量 PCR 技术能动态检测患者体内病毒核酸载量,了解病情进展,更好地指导制订临床治疗方案,弥补了免疫学方法的不足。

## 第一节　乙型肝炎病毒

乙型肝炎病毒(hepatitis B virus,HBV)的感染可引起急性、慢性乙型病毒性肝炎(viral hepatitis B,HB),是病毒性肝炎的常见病原体。HBV 慢性感染已成为严重危害人类健康的重大公共卫生问题之一。据世界卫生组织报道,全球约有 20 亿人曾感染过 HBV,其中 3.5 亿为慢性 HBV 感染者。我国是 HBV 高流行区,由于乙型肝炎疫苗纳入新生儿计划免疫,一般人群的乙型肝炎病毒表面抗原(hepatitis B surface antigen,HBsAg)携带率已明显下降,但 HBsAg 携带者仍高达 9300 万人,乙肝患者约 3000 万。每年我国死于肝硬化和肝癌的人数高达 100 多万。乙型肝炎病毒主要通过母婴、血液和性接触等途径传播。近年来,乙型病毒性肝炎发病率呈明显增高的趋势。因此,对 HBV 高效、准确地检测对于乙型病毒性肝炎的诊断、治疗和预防具有重要的意义。

### 一、乙型肝炎病毒的基因组结构特征

乙型肝炎病毒属于嗜肝 DNA 病毒科,基因组长 3.2kb,是带有部分单链区的双链环状 DNA 分子,是目前已知感染人类最小的 DNA 病毒。HBV DNA 负链能编码全部已知的 HBV 蛋白质,而其正链开放读码区不能编码病毒蛋白。HBV DNA 负链核苷酸序列上含有 6 个开放读码框架(open reading frame,ORF)。其中 S、C、p 与 X 4 个 ORF 是早已公认的;前-前-S 和前-X 是近年新发现的两个编码基因,其编码产物功能还有待研究。

1.S 基因区　S 基因区分为前-S1(Pre-S1)区、前-S2(Pre-S2)区和 S 区,编码病毒颗粒的外膜蛋白。其中,S 区基因编码外膜主蛋白(即 S 蛋白),是乙型肝炎病毒表面抗原(HBsAg)的主要成分;Pre-S2 区基因和 S 区基因共同编码外膜中蛋白;Pre-S1 区、Pre-S2 区和 S 区基因共同编码外膜大蛋白。

2.C 基因区　C 基因区分成前 C 区和 C 区两部分:C 区基因编码乙型肝炎病毒核心抗原(hepatitis B core antigen,HBcAg);前 C 区和 C 区基因共同编码乙型肝炎病毒 e 抗原(hepatitis B e antigen,HBeAg)。研究发现,前 C 区是极易发生突变的区域,C 基因突变后,可造成 HBeAg 的分泌水平下降或完全终止,形成 HBeAg 阴性的前 C 区突变株。因此,对 HBeAg 阴性而抗-HBe 阳性的患者应注意监测血中的 HBV DNA,以全面了解病情及判断预后。

3.P 基因区　HBV DNA 中最大的一个开放读码框架,与其他基因区有重叠,占 HBV DNA 基因组的 70%以上序列。P 基因区编码乙型肝炎病毒 DNA 聚合酶(HBV DNA polymerase,HBV DNA P),该 DNA 聚合酶同时具有反转录酶、RNaseH 和 DNA 聚合酶活性。

4.X 基因区　HBV DNA 中最小的一个开放读码框架。X 基因区编码乙型肝炎病毒 X 抗原(hepatitis B X antigen,HBxAg),HBxAk 被认为是一种反式激活因子,与病毒基因的表达调控及 HBV DNA 的整合有关。X 基因区存在广泛的碱基点替换突变(如 1762A→T、1764G→A)和高频率的缺失突变(如 1763~1700nt、1770~1777nt),X 基因区突变会抑制 X 蛋白的转录调控活性,使 HBV 病毒复制水平下降,病毒蛋白合成减少,造成血清标志物下降,甚至不能检出。

## 二、乙型肝炎病毒的基因分型检测

HBV 变异率较其他 DNA 病毒更高。一是由于 HBV 复制能力很强,每 24 小时可以复制 $10^{12}$~$10^{13}$ 个拷贝。在复制过程中必须经过 RNA 中间体的反转录过程,而 HBV DNA 聚合酶的反转录酶活性缺乏严格的校正功能,容易导致 HBV 发生变异。二是慢性 HBV 感染者由于长期抗病毒治疗也会诱发病毒基因变异。三是在人体免疫应答或疫苗接种等压力下 HBV 发生变异。变异可发生在 4 个 ORF 中的任何区域内,常见的基因突变区有 S 基因区、前 C 区基因、C 基因区启动子区、X 基因区及 P 基因区。这些变异常引起病毒生物学特性的改变,如复制缺陷、编码抗原表位改变、前基因组 RNA 包装能力改变等。

1.HBV 的基因型种类　根据 HBV 核苷酸全序列差异≥8%或 S 区基因序列核苷酸差异度≥4%,可将 HBV 划分为 A~H 8 个基因型。其中 A 型主要存在白种人中;B 型和 C 型主要存在于亚洲人群中;E 型主要存在于西非;F 型仅见于中南美洲的土著人中;G 型和 H 型很少见。我国主要存在 A、B、C、D 四个基因型。HBV 基因型反映了 HBV 自然感染过程中的变异特点,是病毒变异进化的结果。

2.HBV 基因分型检验的方法　常用 HBV 基因分型检测方法主要有 PCR-限制性片段长度多态性(PCR-RFLP)分析、线性探针反向杂交法(LiPA)、基因芯片法、荧光定量 PCR 法及基因测序法(SBT)等。

(1)PCR-RFLP 法:通过 PCR 扩增出不同 HBV 基因型的目标片段,此片段通常为 S 区基因或前 S 区基因。扩增产物用 3~5 种特定的限制酶进行酶切,将酶切图谱与数据库进行比较,从而确定基因型。PCR-RFLP 灵敏度高,但酶切位点易受基因变异影响,且对混合感染或酶切不完全者,可能出现复杂条带,影响分型结果判断。

(2)线性探针反向杂交法:设计 HBV 不同基因型的特异性探针,利用 PCR 及反向斑点杂交技术,将标记的扩增产物与固相载体上的特异型探针进行杂交,通过杂交信号判断 HBV 基因型。该方法操作较为简便,结果准确,可以检出混合基因型的存在。

(3)基因芯片法:将 HBV 基因型的特异性探针点样到固相载体上,直接与荧光标记的 PCR 扩增产物杂交,通过荧光扫描来判断结果。如在某一种型特异性探针之处出现荧光,即可确定 HBV 属于这一基因类型。

(4)荧光定量 PCR 法:通过设计不同基因型的特异性引物,采用全封闭管和实时荧光检测技术,分管分通道对 HBV 基因型进行检测。目前 CFDA 注册的 HBV 基因分型检测试剂,主要可以区分出 B 型、C 型、D 型等基因型。荧光定量 PCR 法具有操作简单、对检测设备无特殊要求、结果稳定等优点,在临床上应用最广泛。

(5)基因测序法:该法是 HBV 基因分型检测的金标准方法,结果可靠、准确性高,对于 HBV 基因分型检测而言,基因测序法相较于荧光定量 PCR、基因芯片法等,操作和结果分析都比较复杂,且需要专门的测序仪,所以临床上采用该技术检测 HBV 基因分型的应用不广泛。

3.HBV 基因分型检验的临床意义

(1)HBV 的临床病毒学研究:通过 HBV 基因分型检测,可判断病毒复制活跃程度及突变发生率情况。研究表明,与 HBV-B 型相比,HBV-C 型复制较活跃,不易发生 HBeAg 血清转换;HBV-B 型易产生前 C 区突变,HBV-C 型核心启动子区变异发生率更高,与乙型肝炎发病机制密切相关,可作为肝癌高危指标之一。

(2)HBV 感染治疗药物的选择:HBV 基因型与基因突变之间存在关联。不同的基因型易发生突变的类型可能不同,如 B、C 型患者易产生拉米夫定耐药突变,D 型感染者更易发生阿德福韦耐药突变;B 型以 YVDD 变异为主;C 型以 YIDD 变异为主。而且 HBV 基因型与患者对药物的灵敏度等也有关系,如用拉米夫定抗病毒治疗时,B 型较 C 型有更好的应答;用 IFN-α 治疗时,对干扰素的应答率 C 型明显低于 B 型。通过 HBV 基因分型检测,可指导制订临床治疗方案,实现个体化诊疗。

(3)预测 HBV 感染相关疾病的进展和转归:HBV 基因型与临床转归密切相关,如 C 型感染者较 B 型感染者具有更高的 HBeAg 阳性率,而且 C 型与较重的肝脏疾病发病机制相关,可作为肝癌高危指标之一,B 型与较轻的肝脏病变相关;A 型与肝脏的慢性炎症相关,D 型与急性自限性肝炎相关。

(4)HBV 感染的流行病学调查研究:我国流行的 HBV 基因型主要是 B 型和 C 型,长江以北,以 C 型为主,长江以南,以 B 型为主,D 型主要见于少数民族较多的地区。混合感染的类型主要以 B 型和 C 型混合为主。通过调查不同地区和人群中流行的 HBV 基因型的分布情况,可指导临床选择有效的抗病毒药物及进行病程预测。HBV 不同基因型存在地理区域、种族分布差异,可表现为不同的病毒学和临床特性。因此,研究和检验 HBV 基因型与亚型具有重要的临床意义。

## 三、乙型肝炎病毒的核酸检测

乙型肝炎病毒感染的实验室诊断主要依赖于血清特异性抗原、抗体和 HBV DNA 的检测。聚合酶链反应(polymerase chain reaction,PCR)是诊断 HBV 感染最敏感的方法,与免疫学检测法相比,PCR 法能更早地反映 HBV 的感染情况,缩短 HBV 感染后的窗口期,而且对一些血清学指标阴性的突变株来说,HBV DNA 测定是监测 HBV 感染唯一可靠的指标。

1.HBV DNA 定量检测方法　HBV DNA 定量检测的主要方法是荧光定量 PCR 法,其方法重现性好,灵敏度高,特异度高,能准确地反映 HBV DNA 的复制水平。目前临床采用荧光定量 PCR(fluorescent quantitative PCR,FQ-PCR)技术检测 HBV DNA,可以实现核酸提取、PCR 扩增、结果分析等过程的全自动化,该技术在临床应用中占有绝对的优势。

荧光定量 PCR(FQ-PCR)采用全封闭管和实时荧光检测技术,由计算机自动分析定量,可以克服常规 PCR 的两大弊端。根据 TaqMan 探针技术的基本原理,结合 PCR 高灵敏的优点,在 HBV S 基因区设计了特异性的引物和探针,建立了实时定量检测 HBVDNA 含量的方法。在常规 PCR 反应体系中,另引入一条能与 PCR 产物杂交的荧光双标记探针。该探针的 5′端标记一个荧光报告基团,3′端标记一个荧光淬灭基团,5′端荧光报告基团吸收能量后将能量转移给 3′端荧光淬灭基团,发生荧光共振能量传递。探针无特异性 PCR 扩增发生时,检测不出 5′端荧光报告基团发出的荧光;有特异性 PCR 扩增发生时,在 PCR 过程中,Taq DNA 聚合酶 5′-3′外切酶将探针 5′端连接的荧光报告基团从探针上切割下来,使其游离于反应体系中,从而脱离 3′端荧光淬灭基团的屏蔽,接受光刺激发出荧光,荧光信号与 PCR 产物的数量呈正比。同时,在 PCR 扩增过程中,引入一系列已知起始浓度的标准品与未知样品同时进行扩增,利用该系列模板 PCR 扩增信号进入相对稳定对数期增长的最下限的循环数与已知浓度对数作回归直线得到标准曲线,由软件计算出未知样品的起始模板浓度。

FQ-PCR 将 PCR 的灵敏度与探针杂交的特异性相结合,在很大程度上改变了传统 PCR 的缺陷,降低了反应时间,简化了样品处理,使整个过程包括血清 HBV DNA 提取在内不超过 2 h;采用闭管检测,不需 PCR 后处理,避免了由于样品间的交叉污染引起的假阳性和环境污染;采用的实时检测技术可连续不断地检测 PCR 过程中荧光信号的变化,避免了传统 PCR 的"平台期效应",准确性和灵敏度均有提高。

HBV DNA 定量检测结果一般采用 Copies/mL 表示,或用重量单位 pg/mL 或 fg/mL 表示,1pg/mL=283000Copies/mL。现在的趋势是用病毒定量的国际单位(IU/mL)表示,1IU/mL≈5.6Copies/mL。HBV DNA 阴性的标准没有具体的数值,其准确的表达方式是:未检测到或低于检测下限,表示为"<参考值(单位)"。这个参考值的变化根据各医院使用的仪器和试剂不同而改变,以实际检测下限作为参考值。目前,国际建议的 HBV DNA 检测下限是 50IU/mL;国产手工试剂检测下限一般为 500IU/mL,进口自动化试剂检测的下限为 20IU/mL。

2.HBV DNA 定量检测的临床意义

(1)HBV 感染者病毒复制水平及传染性判断:HBV DNA 定量检测阳性(大于检测下限),说明乙型肝炎病毒复制活跃,血液中乙型肝炎病毒含量高,乙型肝炎病毒 DNA 传染性强,且传染性与含量的大小呈正比;HBV DNA 正常值定量检测阴性(小于检测下限),说明乙型肝炎病毒复制得到抑制,复制缓慢甚至停止复制,血液中乙型肝炎病毒 DNA 含量低,乙型肝炎病毒 DNA 传染性弱。但 HBV DNA 定量数值只能说明游离在血液中的病毒含量,与病情严重程度没有直接关系,判断肝脏是否有损伤或受损程度应结合临床症状、影像学检查、肝功能系列指标和(或)肝活检等结果综合判断。

(2)抗病毒药物疗效监测:监测 HBV DNA 量的动态变化可为临床用药剂量、用药时间、是否需要联合用药及用药的效果等提供重要的参考依据,是评价抗病毒或免疫增强药物疗效的最客观的指标。对于 HBV 携带者,若 HBeAg 和 HBV DNA 同为阴性,则预后良好,一般不需要药物治疗;若 HBeAg 和 HBV DNA 长期为阳性,则预后差,一般需要药物治疗。

(3)肝移植患者手术前后监测:肝移植是目前肝硬化晚期治疗的唯一方法。86%以上既往 HBsAg 携带者术后血中 HBsAg 会重新出现。检测 HBV DNA 量可观察免疫受损患者的 HBV 感染状况。肝移植后 HBV 感染主要原因是复发,特别是移植前 HBV 复制水平高者,复发的概率更高。定量检测血清(浆)HBV DNA 量,可用于肝移植术后 HBV 复发感染的监测。

### 四、乙型肝炎病毒的耐药突变的检测

随着抗病毒治疗药物的广泛应用,乙型肝炎病毒耐药变异成为困扰临床医师的重大难题。统计数据显示,我国目前有超过 10 万乙型肝炎患者发生耐药,93.7%的肝病患者长期不能得到有效治疗。在乙型肝炎治疗中,耐药情况一旦发生,原本有效的抗病毒药物抑制病毒复制的能力就会大大降低。同时,耐药会导致病情反复、疾病恶化等不良后果,而药物之间的交叉耐药也会给后续治疗的选择带来极大的困难。

1.HBV 耐药突变的分子机制　核苷(酸)类似物是临床最常用的抗 HBV 药物,通过直接靶向抑制 HBV 多聚酶/反转录酶的活性发挥抗病毒作用,但因其对肝细胞中 HBV 复制的原始模板共价闭合环状双链 DNA(cccDNA)没有直接抑制作用,需长期用药。HBV 在复制过程中,由于其高复制率及校对功能的缺乏,因而具有高变异特性。在长期应用核苷(酸)类药物的情况下,对药物药力适应性强的变异病毒可获得选择性扩增,从而产生耐药性,导致治疗失败,这已成为临床面临的棘手问题之一。

HBV 的耐药类型按发生顺序依次为:①基因型耐药,指 HBV 基因组出现某种特定的突变,这些突变已通过体内外实验证实与耐药密切相关;②病毒学突破,指在基因型耐药基础上 HBV DNA 反跳大于 1 个 Ig10;③临床突破,指在前两种耐药的基础上,出现了 ALT 升高或肝脏组织学损伤加重。随着核苷(酸)类抗 HBV 药物应用人群的增多及使用时间的延长,耐药相关病毒变异的形式也将增加。通常依据以下几个特征鉴定耐药相关病毒变异:①变异的产生与正在使用的治疗药物相关;②临床上出现病毒反弹和(或)病情反复;③表型耐药分析能证明变异病毒对治疗药物的灵敏度降低;④可能出现在多个病例;⑤停药后病毒有可能恢复为野生型。

目前临床上最常用的抗 HBV 药物为核苷(酸)类似物,如拉米夫定、阿德福韦等。但长期的用药可诱导 HBV DNA 发生基因变异,从而导致患者对抗病毒药物产生耐药性。其耐药性发生的机制是:核苷(酸)类似物与 HBV DNA P 的自然底物(dNTP)竞争性地与该酶结合,导致 HBV DNA 合成终止,达到抑制 HBV 复制的目的。所以与 HBV DNA P 结合能力的强弱决定了该类药物的疗效。当 HBV DNA P 氨基酸序列发生改变并使其空间构象发生改变时,HBV DNA P 与核苷(酸)类似物的结合能力明显下降,于是就产生了对核苷(酸)类似物的耐药性,发生耐药现象。

在拉米夫定抗 HBV 感染治疗中,变异最常发生在 HBV DNA P 基因的反转录酶编码区。HBV 耐药变异以国际通用的氨基酸单字母加变异位点标记。例如,HBV DNA P 基因上存在 YMDD,代表 4 个氨基酸残基(Tyr-Met-Asp-Asp),其中蛋氨酸(M)变为缬氨酸(V)或异亮氨酸(I)则会引起拉米夫定耐药,表示为 rtM204V/I。

2.HBV 耐药突变的检测方法　目前 HBV 耐药突变的检测主要针对 HBV DNA P 基因 YMDD 突变的检测。检测技术包括基因测序(SBT)、PCR-RFLP、反向线性探针杂交法(LiPA)、基因芯片法等。不同的方法在灵敏度和特异度等方面各有优缺点。

(1)SBT 法:该法是最直接最有效地检测点突变的方法,可以对单一位点或者多位点变异进行检测。该法结果可靠,是临床上 HBV 耐药基因检测的"金标准",能同时做多种核苷(酸)类药物的耐药分析,准确性高,还能发现新的耐药位点。目前主要采用 Sanger 测序法和焦磷酸测序法检测 HBV 的 YMDD 突变。但因 Sanger 测序法检测 HBV 耐药变异灵敏度较

差,只有当突变株占野生株 10%以上时才能检测到,而且只能检测一种优势病毒株,对于混合感染不能很好识别,同时,由于成本较高、技术难度较大等原因,未在临床大规模应用。

(2)PCR-RFLP 法:分别设计针对 YMDD 野生型和突变型的特异性引物进行 PCR 扩增,扩增产物用相应的限制酶进行酶切电泳,通过 DNA 的酶切图谱鉴别 HBV 野生株和变异株。常用于拉米夫定、阿德福韦耐药基因变异的检测。该方法具有敏感度高、特异性好、方法简便等特点,但自动化程度低,不能发现新的耐药位点。

(3)反向线性探针杂交法:一种用于拉米夫定和阿德福韦诱导 HBV DNA P 基因突变的检测方法,利用反转录酶基因杂交探针检测野生株、突变株反转录酶编码区内多态性密码子。该法灵敏度优于 SBT 法,且操作简便、快捷,自动化程度高。缺点是对新出现的变异要重新设计新的探针,需要定期更新。

(4)基因芯片法:将 HBV YMDD 野生型和突变型特异性探针点样到固相载体上,直接与荧光标记的 PCR 扩增产物杂交,通过荧光扫描来判断结果。该方法敏感度高、特异性好、方法简便,适合于临床大规模应用。该方法的缺点是不能发现新的耐药基因位点,仅能检测已知位点。

3.HBV 耐药基因检测的临床意义　　HBV 出现耐药基因突变后,肝功能恶化的比例显著增高,甚至快速发展为肝衰竭。有研究表明,服用拉米夫定一年约有 20%的患者产生耐药性,五年约 69%的患者产生耐药性。因此,HBV 耐药基因检测对于指导临床用药和监测病情等具有重要意义。

通过耐药基因检测,可以判断慢性乙型肝炎患者体内 HBV 是否发生拉米夫定、阿德福韦等抗病毒药物的耐药基因突变,指导临床合理选择抗病毒药物、监测抗病毒药物的药效并及时调整治疗方案。通过耐药基因突变检测可判断 HBV 耐药性强弱。

# 第二节　丙型肝炎病毒

丙型肝炎是由丙型肝炎病毒(hepatitis C virus,HCV)感染,主要经血或血制品传播的非甲非乙型肝炎。目前全世界约有 1.7 亿 HCV 感染者,我国 HCV 感染者超过 3000 万人,约 60%的急性丙型肝炎患者转化为慢性丙型肝炎,是引起肝硬化和肝癌的主要原因之一。目前仍无有效的预防方法,也没有可用的疫苗防止进一步传播,危害极大。因此,早期诊断仍是防止病毒传播的有效手段。

## 一、丙型肝炎病毒的基因组结构特征

HCV 病毒体呈球形,为单股正链 RNA 病毒,基因组长度约 9.6kb,含有单个开放阅读框架(ORF),编码一条由 3010~3033 个氨基酸组成的聚蛋白前体,HCV 基因组编码 3 个结构蛋白和 7 个非结构蛋白,结构蛋白包括核心蛋白和包膜糖蛋白(E1 和 E2),非结构蛋白分别为 P7、NS2、NS3、NS4a、NS4b、NS5a 和 NS5b,包膜糖蛋白分布于病毒表面,NS3 蛋白具有蛋白酶的功能,NS5 蛋白为一依赖于 RNA 的 RNA 多聚酶。

## 二、丙型肝炎病毒的核酸检测

丙型肝炎的实验室检测技术主要有抗-HCV 检测、HCV RNA 核酸扩增检测、HCV 核心抗原检测三种类型。但抗-HCV 检测存在"窗口期"(平均为 70 天)漏检的问题,而 HCV

RNA 在感染 1~2 周即可在血清中检测到,HCV 核心抗原的检测对处于 HCV 感染"窗口期"的患者有很大价值。因此,丙型肝炎病毒抗原、抗体和 RNA 的联合检测已成为目前 HCV 感染诊断的主要指标。

目前临床上应用最广泛的检测 HCV RNA 的方法是荧光定量 PCR 法,其基本原理就是反转录聚合酶链反应(RT-PCR)。首先经反转录酶作用,在特异性引物存在下,将 HCV RNA 反转录为单链的 cDNA,再通过 PCR 将 cDNA 扩增。通过荧光定量 PCR 技术,将待测样品和已知拷贝数的对照品一起扩增,通过比较分析检测信号,确定待测样品中 HCV 的病毒载量。

荧光定量 PCR 法检测 HCV RNA 具有早期、敏感和特异等特点,且实现了全自动定量检测。但由于检测的是 RNA 病毒,要注意防止 RNA 降解造成的假阴性。临床上为了使 HCV RNA 的检测规范化,应采取以下相应措施:患者采血后,应及早分离血清(血浆)进行检测,避免反复冻融标本,整个过程应避免 RNA 酶及 DNA 酶对标本的降解和对模板的污染。

HCV RNA 定量检测结果一般采用 IU/mL 表示,正常值标准没有具体的数值,其准确的表达方式是:未检测到或低于检测下限,表示为"<参考值(单位)"。目前,国际建议的 HCV RNA 检测下限是 15IU/mL;国产手工试剂检测下限一般为 1000IU/mL,进口自动化试剂检测的下限为 15IU/mL。

### 三、丙型肝炎病毒的基因分型

1.HCV 基因型种类　HCV 基因组序列具有高度变异性。根据不同区域的基因序列变异情况,HCV 分为 6 个基因型(HCV1~6 型),100 多个基因亚型。基因型以阿拉伯数字表示,亚型则在基因型后加小写英文字母表示,如 1b、2a 等。各型核酸序列之间相差 31%~34%,而亚型序列之间相差 20%~23%。差异最大序列集中在 E1 和 E2 区,而 C 基因和一些非结构蛋白基因,例如 NS3 则相对保守。各区序列保守程度由高到低依次为:5′UTR 区>C 区>NS3 区>NS4 区、NS5 区>NS2 区>NS1/E2、E1>3′UTR 区。5′UTR 区的序列最为保守,各系变化程度及进化率都很低,可用于区分主要基因型。NS5b 区变异较大,易于区分不同病毒株,常被作为亚型区分依据。

HCV 基因型分布有显著的地区性差异,欧美国家多数为 1 型感染,亚洲国家以 2 型为主,3 型次之。我国丙型肝炎感染以 1b 和 2a 型为主。

2.HCV 基因型检测的方法　目前 HCV 基因分型的常用方法有 SBT 法、荧光定量 PCR 法、基因芯片法和 PCR-RFLP 法等。

(1)SBT 法:直接对 HCV 的核酸序列进行测序,是 HCV 基因分型的"金标准"。

(2)荧光定量 PCR 法:根据不同 HCV 基因型在某一区段序列的差异,设计一系列型特异性引物,不同 HCV 基因型可扩增出长度大小不同的片段,以此进行分型。

(3)基因芯片法:将型特异性的寡核苷酸探针固定在经处理的玻片上,荧光标记的 PCR 产物与之特异结合,杂交后,经过扫描,在相应的特异性探针位置上出现荧光点,根据点位置确定 HCV 的基因型和基因亚型。

(4)PCR-RFLP 法:根据 HCV 不同基因型某一区段个别碱基的变异直接导致某些酶切位点的改变而进行基因分型。

HCV 基因型的各种检测方法都是围绕 5′UTR、C-E1 和 NS5b 这三个区来进行的。单独扩增这三个区域中的任何一个区的基因序列,对 HCV 进行基因分型都存在着一些漏诊或误诊的可能性。因此,应根据实验室现有条件及分型的主要目的,选择适合的方法来检测 HCV 的基因型别。

3.HCV 基因型检测的临床意义

(1)预测 HCV 感染者的病情:目前很多研究认为 HCV 基因型是影响病情的主要因素,2、3 型多与重症肝炎有关;1b 型更易引起肝纤维化和肝癌。

(2)预测 HCV 治疗的疗效:研究认为 HCV 基因型是影响 HCV 治疗效果的主要因素。丙型肝炎的抗病毒治疗目前主要是使用 α-干扰素,或与利巴韦林联合应用。不同基因型对干扰素、利巴韦林的灵敏度不同,与 2 型和 3 型相比,1 型尤其是 1b 型,使用干扰素治疗效果较差。主要原因是 HCV 不同基因型的 E2 和 NS5a 编码序列不同,因而所编码的蛋白质不同,可干扰干扰素诱导的 RNA 激活的蛋白激酶的作用,从而降低干扰素的作用。因此,如果在 HCV 抗病毒治疗前,先检测 HCV 基因型,对 HCV 抗病毒治疗有很重要的指导意义。2019 年版的《丙型肝炎防治指南》已将 HCV RNA 和 HCV 的基因型检测列入实验室诊断方法,并规定了不同 HCV 基因型治疗后转阴的指标。

(3)预防 HCV 病毒的传播:HCV 传播的危险因素与基因型有关。例如,HCV 1b 型主要经血液传播,而 HCV 1a、HCV 3a 型主要经静脉注射毒品传播,这是目前 HCV 传播的主要途径。通过 HCV 基因型检测可以了解传播途径,为预防其传播、改进输血方案、疫苗研制提供依据。

# 第三节 人乳头瘤病毒

人乳头瘤病毒(human papilloma virus,HPV)是一种无包膜病毒,具有严格的嗜上皮性,整个生活周期局限在上皮层。HPV 感染有增生能力的基底细胞,其生长周期依赖于基底细胞的分化,具有高度的组织和宿主特异性及将正常细胞永生化的能力。HPV 可致人类皮肤和黏膜异常增生,引起良性肿瘤和疣,如寻常疣、尖锐湿疣、乳头状瘤等;也可导致癌变,如阴道癌、宫颈癌等,是一种常见的性传播疾病。

感染生殖道的 HPV 可分为两种:低危型和高危型。常见的低危型如 HPV6、HPV11 等,能导致生殖道尖锐湿疣,高危型如 HPV16、HPV18 等感染现已证实具有潜在的致癌性,与宫颈癌的发生、发展有密切的联系,且随着病变程度的加重,HPV16、HPV18 型检出率逐渐升高。但是 HPV 感染是一种自限性疾病,只有同一型别的持续性感染才可能引起宫颈上皮细胞的非典型增生,如自身免疫力低下和(或)没有得到及时治疗可能发展为原位癌。

## 一、人乳头瘤病毒的基因组特征

HPV 基因组为双链环状 DNA,长 8000bp。HPV 基因组可分为二个区域:早期转录区(E)、晚期转录区(L)和长控制区(long control region,LCR)。

1.E 基因区 E 基因区长约 5kb,分为 E1~E8 开放阅读框,其中 E3 和 E8 不是在所有病毒基因组都存在,尚未发现它们编码病毒蛋白质。E 基因主要编码与病毒复制、转录、调控和细胞转化有关的蛋白质。E1、E2、E5、E6 和 E7 在上皮分化的早期阶段表达。E1 涉及病毒 DNA 复制,在病毒开始复制中起关键作用。E2 是一种反式激活蛋白质,涉及病毒 DNA 转录的反式激活。E5 与细胞转化有关。E6 和 E7 主要与病毒细胞转化功能及致癌性有关,是潜在的致癌基因,分别编码含有 158 个氨基酸残基和 98 个氨基酸残基的病毒原癌蛋白,在持续性 HPV 感染中高水平表达。E2 表达产物负性调节 E6 和 E7,保持细胞的分化和成熟。E4 表达产物能溶解细胞骨架蛋白,出现挖空细胞改变。

2.L 基因区　L 基因区长约 3kb,编码 2 个衣壳蛋白即主要衣壳蛋白 L1 和次要衣壳蛋白 L2,在上皮分化的终末阶段表达,组装形成病毒衣壳,从细胞中释放完整的病毒颗粒,与病毒的增生有关。该区含有 HPV 基因组 DNA 的复制起点和 HPV 基因表达所必需的调控元件,以调控病毒的转录与复制。不同 HPV 亚型的 L 区 DNA 序列变异很大,为亚型分型的重要标准之一。

3.LCR 基因区　LCR 基因区位于 E 基因区与 L 基因区之间,长约 1kb。LCR 基因区含有很多病毒 DNA 复制和转录调节所必需的顺式作用元件,负责转录和复制的调控。

## 二、人乳头瘤病毒的分型

研究证实,HPV 基因型、亚型和变异型共 200 多种,其中 54 种可感染生殖道黏膜。目前已分出 100 余种 HPV DNA,其中 30 多种与宫颈感染和病变有关。根据其致病力的大小分为高危型和低危型两种,国际癌症研究协会对 9 个国家 11 次病例对照研究资料分析,把 HPV6、HPV11、HPV40、HPV42、HPV43、HPV44、HPV54、HPV61、HPV70、HPV72、HPV81 和 cp6108 12 种归为低危型,主要引起生殖道肛周皮肤和阴道下部的外生性湿疣类病变、扁平湿疣类病变和低度子宫颈上皮内瘤样变(CIN Ⅰ),多呈一过性,可自然逆转;高危型主要为 HPV16、HPV18、HPV31、HPV33、HPV35、HPV39、HPV45、HPV51、HPV52、HPV56、HPV58、HPV59、HPV68、HPV73 和 HPV82 共 15 种,主要导致 CIN Ⅱ～Ⅲ级病变和宫颈癌的发生,持续高危型 HPV 感染的 CIN Ⅰ 级易进展为 CIN Ⅱ～CIN Ⅲ。

## 三、人乳头瘤病毒的流行病学

HPV 亚型分布存在地域性差异,感染宫颈后其致病性和结果也存在地域性差异。HPV16 是全球 HPV 感染的最主要型别,但其他亚型的感染率却存在较大的地域差异。亚洲地区宫颈癌患者 HPV 检出率由高到低依次为 HPV16、HPV58 和 HPV52,不同于非亚洲地区的 HPV16、HPV18、HPV45、HPV31 和 HPV33。我国最常见的前 5 位 HPV 亚型依次是 HPV16、HPV58、HPV18、HPV52 和 HPV33。有些学者认为 HPV52、HPV58 为亚洲型,日本和中国湖南、广州、香港等地区患者以 HPV52、HPV58 型居多。

近年来,宫颈 HPV 感染有年轻化趋势,年轻女性宫颈癌发病率也有明显上升趋势,以每年 2%～3% 速度增长。另外,HPV 感染对宫颈癌的预后也有影响,有 HPV 感染的宫颈癌患者预后较差。HPV 亚型与宫颈癌组织学分型及临床分期相关,HPV16 在宫颈鳞癌中较为多见,而 HPV18 则在宫颈腺癌中占绝大多数。

## 四、人乳头瘤病毒的核酸检测

HPV DNA 检测高效、及时和准确,是宫颈病变及宫颈癌筛查的优选方法。目前临床上 HPV DNA 检测及基因分型多采用核酸分子杂交技术、PCR 技术、基因芯片技术、飞行时间质谱技术等。

1.核酸杂交技术　采用核酸杂交技术检测 HPV DNA,具有较强的特异性,并可以分型。

主要包括核酸印迹、原位杂交、杂交捕获等技术。传统的核酸杂交方法灵敏度较差,目前常采用 HCⅡ技术、核酸杂交技术与 PCR 相结合的方法,能获得最佳检测效果。

(1)HCⅡ检测系统:HCⅡ检测系统是一种非放射性分子杂交化学发光信号放大系统,也是目前唯一获得美国 FDA 许可的 HPV 检测方法,可快速准确地检测出 18 种 HPV(包含 13 种高危型 HPV 及 5 种低危型 HPV)。该方法的基本原理是使用特异的 RNA 探针,与病毒 DNA 杂交形成的 RNA-DNA 杂合体被微孔板包被的特异性抗体捕获,耦联有碱性磷酸酶的第二抗体与 RNA-DNA 杂合体结合,碱性磷酸酶使酶底物发光,根据光的强弱确定 RNA-DNA 杂合体的含量。HCⅡ检测系统采用了全长 8000bp 的 RNA 探针及特异性第一抗体,其检测低限为 HPV DNA $0.2\sim1.0$ng/L。

HCⅡ检测系统结果判断标准是 RLU(相对光单位,光信号)/Cut off 值(即域值,域值=三个阳性质控指标的平均值)比值。当比值≥1.0 为阳性,<1.0 为阴性。实验设三个阴性和三个阳性质控指标。如检测结果阴性,则表示未检出 13 种高危型 HPV DNA 或标本中浓度水平在测定方法的检测限度以下;如标本的 RLU/Cutoff 虽<1.0,但接近 1.0,且临床怀疑有高危型 HPV 感染,应该重新采集标本。

HCⅡ检测系统操作简单、标准化,在 DML 2000 系统上判读、分析演绎结果,人为主观因素影响小,结果客观准确,可在不同实验室重复;检测灵活,适用大小样本和微量 HPVDNA 检测;无须基因扩增,降低了实验污染的可能;阴性预测值可高达 99% 以上(指一个妇女 HPV 检测结果为阴性,那么她 5 年内患宫颈癌的概率<1%);较之 PCR 方法,其假阳性、假阴性率均较低。但是,HCⅡ对检测设备要求高,试剂检测费用贵;不能检测出 HPV 某一特定型别和多重感染;有时探针之间存在交叉反应;结果易受个人操作因素的影响。

(2)核酸杂交技术与 PCR 结合法:常用通用引物-PCR 反向线性杂交技术、分子导流杂交技术和 PCR 酶标微孔板杂交技术等。

通用引物-PCR 反向线性杂交检测是根据固相反向杂交原则设计的检测方法,将特异性寡核苷酸探针分别固定在尼龙膜上,形成线条,再与经 GP-PCR 扩增的生物素标记 HPV DNA 序列杂交,加入交联碱性磷酸酶的链霉亲和素,洗涤后加入底物显色即可检测出 HPV 型别。该方法可检测多重感染,特异性与敏感度高、操作简便,对样本的处理要求低,甚至可对福尔马林固定石蜡包埋的标本进行微量检测。但易污染,无法定量。

分子导流杂交技术集 PCR、杂交、基因芯片于一体,基本原理是将探针固定于膜纤维中,使目标分子主动导流穿过固定有探针的薄膜并与互补探针相结合,形成复合物而被固定下来。未被结合固定的分子穿过薄膜后被除去。该方法加速了互补分子之间的相互作用,将杂交时间从几个小时降低至几分钟,比传统杂交法省时几百倍。目前已有产品可以检测 13 种 HPV 高危型和 5 种 HPV 低危型,但无法定量,价格昂贵。

PCR 酶标微孔板杂交检测是将广谱扩增引物、特异探针和免疫酶标技术显色系统联合应用的一种 HPV DNA 检测方法。该方法根据 A 值对 PCR 产物进行鉴定,操作简单、自动化程度高、所需时间少、检测结果客观,具有高度特异度和灵敏度。有文献报道,可以检测到的最少模板量为 4pg(13~76 个 HPV 病毒拷贝),适用于大样本检测和流行病学调查。但该技术不能确定 HPV DNA 型别。

(3)侵染检测技术:侵染检测技术是一种无须进行 PCR 扩增的 DNA/RNA 检测与定量的分析技术。反应体系中包括侵染型探针和信号探针,可分别与目的核酸分子上游和下游互补杂交。但侵染型探针 3 端的一个核苷酸及信号探针 5′游离臂不与目标核酸互补。在杂交过程中,上游侵染型探针 3 端非互补核苷酸插入下游信号探针与目标核酸分子形成的双链核酸中,使其在该处形成三联体重叠结构,这一三联体重叠结构可被侧翼核酸内切酶识别并切割,切割位点在信号探针第一、二配对碱基之间,得到的切割产物为信号探针的 5′游离臂再加上第一个配对碱基。由于侵染型探针熔解温度高于信号探针 15~20℃,在一定的反应温度下,侵染型探针可与目标核酸牢固结合,而已被切割的信号探针则与目标核酸解链,让出目标核酸下游位置再结合新的信号探针,再被切割,如此交替进行,切割产物就可随着时间的延长而呈线性增长。切割产物可通过多种方法进行检测,如:凝胶电泳技术、荧光共振能量传递、质谱技术、酶联免疫吸附试验等。由于侵染检测技术扩增的不是目标核酸,而是被切割的信号探针,从而减少了由污染引起的假阳性。目前已有产品能检测出 HPV16 和 HPV18 型别。该方法经 FDA 认证具有无污染、特异性与敏感度高、操作简便、内参设置的优点,但其对样本量要求较高,而且分型能力不足,价格昂贵。

2.PCR 技术  PCR 技术可以直接检测 HPV DNA,采用型特异性引物可进行 HPV 快速分型,现已成为 HPV 感染最常用的检测方法之一。目前常用通用引物-PCR(general primer mediated PCR,GP-PCR)和实时定量 PCR。

(1)GP-PCR:GP-PCR 是依据不同 HPV 亚型有共同保守序列的特点来设计通用引物,可广谱扩增 HPV DNA,具有较高的灵敏度,可以检测出 10~400 个拷贝的 HPV 病毒含量。但由于低含量的病毒感染大多数可依靠自体免疫力被清除,不会引起任何临床相关性病变,PCR 的高灵敏度可能检测出无临床意义的病毒感染。同时在宫颈高度病变时,由于病毒整合时容易发生目标片段(L1,E1,E2)的缺失或变异,PCR 可能存在漏诊宫颈癌患者的风险。

在 GP-PCR 基础上,建立了巢式 PCR 法和巢式多重 PCR 方法检测 HPV DNA。与 GP-PCR 法相比,更进一步提高了检测的灵敏度和多重感染率。

(2)实时定量 PCR 法:该法可实现 HPV DNA 定量和快速检测。现有市售产品可以检测 E6 与 E7 的 mRNA;进行 HPV16、18、31、33 与 45 分型;在采用 Tm 值和 Ct 值结合进行定性和定量的同时,实现了 HPV 筛查和定量,减少了每个样本的平行操作,灵敏度高。但受实验方法及引物限定只能单一型别定量或通用定量。该法所需要的设备比较昂贵,而且对于不同种基因型 HPV 的诊断操作烦琐,不适合于宫颈癌的大规模筛查。

3.基因芯片技术  基因芯片可对 HPV 进行分型和多重感染诊断。利用通用引物扩增待检样本,再与固定在芯片上的亚型特异性探针进行杂交,显色并判读结果。该方法特异性与敏感度高、操作简便、检测迅速,具备大规模、高效、自动化检测特点,适合高通量 HPV 筛查。目前已经有不少用于 HPV 分型检测的商业化基因芯片。但该技术尚存在一些亟待解决的问题,如芯片探针的有效合成、提高特异度及无法定量等。

4.流式荧光液芯技术  流式荧光液芯技术是基于一种多功能流式点阵仪平台,其技术核心是把直径为 5.6μm 的聚苯乙烯小球用荧光染色的方法进行编码,通过调节两种荧光染料的不同配比获得最多 100 种具有不同特征荧光谱的微球,然后将每种编码微球共价交联上针对特定检测物的抗原、抗体或核酸探针等捕获分子。目前已有的 HPV DNA 分型检测试剂盒,其检测范围达 26 种 HPV 型别,而且检测过程无须洗涤,灵敏度高,检测低限为 6~10copies/mL,杂交仅需 15 分钟,数字信号,结果客观,阴性阳性对比度大,易于判读。但其样品通量小,成本较高,不适合做大规模 HPV 筛选。

5.飞行时间质谱技术　首先采用多重 PCR 的方法,对 HPV DNA 进行扩增,然后使用特异性的探针引物与 PCR 产物结合,每个探针特异性延伸一个碱基,最后通过飞行时间质谱技术,根据离子的质量电荷之比(m/z)与离子的飞行时间呈正比的原理,检测探针引物及延伸后产物,根据延伸后产物的有无,判断 HPV 各型别是否存在。该技术的特点是:可进行感染 HPV 精确分型;检测准确性高,准确率可达 99%;检测特异度高,特异性可达 99%;检测灵敏度高,能检测到的病原体最小拷贝数为 10;高通量检测,日检测量可达 5000 份样本。可作为妇科普查和大规模体检的检测平台。

### 五、人乳头瘤病毒核酸检测的临床意义

1.早期诊断与预防　HPV 基因分型检测是宫颈癌早期诊断的第一步,90%~95%的宫颈癌与 HPV 感染有关,特别是高危型 HPV。应及早发现高危型 HPV 感染的存在及检测是否为持续性感染,进而根据高危型 HPV 亚型和感染类型判断高危程度,制订防治策略。

2.宫颈癌筛查的有效手段之一　HPV 分型检测与病理检查结果相结合,有助于发现低度病变中易于转为宫颈癌者,有效降低漏检率。HPV 分型检测的应用对宫颈癌筛查、监控、预后及 HPV 亚型危险性评估意义重大,同时也为研究 HPV 各种亚型在宫颈病变中的作用提供数据支持。

(1)HPV 的感染在治疗前后,有可能存在型别的差异,这可以作为医师评估治疗效果的指标。

(2)连续两次 HPV 分型检测显示单一型别的高危亚型的感染,显示宫颈癌发生的可能性增大,应引起极大重视。

(3)HPV 的感染在不同的地区占主要地位的型别有所不同,分型检测有利于各地研究、使用疫苗进行 HPV 感染的预防控制。

## 第四节　人类免疫缺陷病毒

人类免疫缺陷病毒(human immunodeficiency virus,HIV)是获得性免疫缺陷综合征(acquired immune deficiency syndrome,AIDS)的病原体。HIV 为反转录 RNA 病毒,主要攻击人体 CD4+T 细胞,侵入细胞后与细胞整合而难以消除。根据血清与基因序列的差异,HIV 分为 HIV-1 型和 HIV-2 型。HIV-1 全世界广泛分布,是造成 HIV 流行的主要病毒。HIV-2 显示一种较低的性传播和母婴传播,较 HIV-1 具有更长的潜伏期。

### 一、HIV 的基因组结构特征

HIV-1 病毒基因组是两条相同的正义 RNA,每条 RNA 长 9.2~9.8kb。两端为长末端重复序列(long terminal repeats,LTR)。LTR 之间为编码区,占整个基因组的 93%,包含 9 个基因,各基因间存在重叠序列,或完全重叠或部分重叠,其排列顺序为:LTR-gag-pol-vif-vpu-vpr-1at-rev-env-nef-LTR。HIV-1 全基因组的 G≡C 含量占 42%。

1.LTR 序列　含顺式调控序列,包含启动子、增强子和负调控区,控制前病毒的表达。

2.结构基因　在 HIV-1 基因组中,gag、pol、env 为结构基因,编码结构蛋白。

(1)gag 基因:长约 1536bp,编码合成多聚蛋白前体(p55),随后被 pol 基因编码的一种病毒蛋白水解酶裂解,加工为基质蛋白 p17、衣壳蛋白 p24 及核衣壳蛋白 p7。其中 p24 是核

心的主要结构蛋白,具有很高的特异性。

（2）pol 基因：长约 3045bp,其编码合成的前体蛋白,从 N 端到 C 端分别产生蛋白酶、反转录酶和整合酶。其作用是参与病毒复制、多种蛋白质的水解,促进病毒整合入宿主细胞基因。pol 基因是反转录病毒中最保守的基因。

（3）env 基因：长约 2589bp,编码包膜前体蛋白,在病毒包膜成熟过程,前体蛋白 gp160 经过剪切而成外膜糖蛋白 gp120 和跨膜糖蛋白 gp41。gp41 与 gp120 以非共价键形式相互结合,gp120 是病毒体与宿主细胞表面的 CD4 分子结合的部位;gp41 具有介导病毒包膜与宿主细胞膜融合的作用。

3.调控基因　tat、rev、nef、vif、vpr、vpu/vpx 6 个基因为调控基因,编码调控蛋白和辅助蛋白。参与 HIV 表达的正调节和负调节,维持 HIV 在细胞中复制的平衡,控制 HIV 的潜伏或大量复制。

HIV-2 基因组不含 vpu 基因,但有一功能不明 vpx 基因。核酸杂交法检查二者的核苷酸序列同源性为 40%~45%。

## 二、HIV 的核酸检测

HIV 的检测主要是采用血清学方法,其中 Western blot 方法是目前最为敏感和特异的 HIV 检测方法,也是我国对 HIV 感染的确诊试验。HIV 核酸检测作为一种补充,主要用于 HIV 阳性产妇婴儿的早期诊断和处于 HIV 抗体窗口期感染者的检测,可进行 HIV RNA 定量检测。

目前临床上对 HIV RNA 进行定量检测最常用的方法是荧光定量 PCR 法,扩增靶核酸一般为 gag 基因保守区或 pol 基因整合酶区。HIV RNA 定量检测结果一般采用 Copies/mL 表示,正常值标准没有具体的数值,其准确的表达方式是：未检测到或低于检测下限,表示为“< 参考值（单位）”。目前,国际上各指南对 HIV 完全病毒学抑制的定义是 HIV RNA 小于 50copies/mL,对检测试剂要求的最低检测下限为 50copies/mL;而国产手工试剂检测下限一般为 1000copies/mL,进口自动化试剂检测的下限为 20copies/mL。

## 三、HIV RNA 检测的临床意义

1.辅助诊断　HIV RNA 检测可用于 HIV 感染的辅助诊断,尤其是出现非典型的抗体反应或不确定反应时,HIV RNA 的测定可提供非常有用的证据。当 RNA 测定出现较高拷贝数的阳性结果时（大于 1000Copies/mL）提示感染发生的可能性非常大。但是低于最低检测限的结果不能排除 HIV 感染。

2.早期诊断　在 HIV 感染的窗口期无法使用抗体检测进行诊断。但在感染早期（1~14 天）,在抗原峰出现前后通常出现一个病毒载量的高峰,因此早期 HIV RNA 测定可用于急性感染、窗口期的辅助诊断,或用于血液复查。

3.病程监控和疗效判定　在 HIV 感染中,血浆 HIV RNA 定量测定可以独立预测艾滋病临床过程和生存期、监测抗病毒治疗效果和病毒水平。目前,由于缺乏能统一不固定量方法检测值的标准品,不固定量方法结果之间还无法直接进行比较,建议同一患者治疗前后用同一方法进行 HIVRNA 定量检测。

4.耐药性监测　病毒耐药基因型的检测有助于预测某些药物的治疗效果。在确认病毒变异位点后,与既往耐药或交叉耐药研究比较,间接地估计药物耐药情况,简单快速,费用低。

5.婴幼儿 HIV 感染核酸检测　HIV 感染产妇所生婴幼儿在出生后 18 个月内可应用 HIV 核酸(DNA 或 RNA)检测进行早期 HIV 感染诊断。HIV DNA 检测不受母亲围生期抗反转录病毒治疗和人乳汁中抗反转录病毒药物及婴幼儿预防性抗反转录病毒治疗的干扰而影响早期诊断。另外,考虑母亲血液污染因素,不推荐使用脐带血进行 HIV 核酸检测。

# 第五节　巨细胞病毒

人类巨细胞病毒(human cytomegalovirus,HCMV),也叫细胞包涵体病毒,属于疱疹病毒科,由于感染的细胞肿大,并具有巨大的核内包涵体,亦称为巨细胞病毒。CMV(巨细胞病毒)可感染人和其他哺乳动物,但具有高度的宿主特异性,人是 HCMV 的唯一宿主。人大多感染过 HCMV,但多呈无临床症状的急性感染或潜伏感染,多数在幼儿期因感染期获得免疫。HCMV 的感染途径主要为接触、输血、宫内和产道等,感染较常见于胎儿、新生儿、孕妇等,孕妇感染可能导致新生儿先天畸形。当机体免疫缺陷或免疫系统处于抑制状态下,极易受 HCMV 感染,如器官移植后接受免疫抑制治疗、恶性肿瘤化疗后、艾滋病患者等。这些患者一旦感染,可能导致较高的病死率。

## 一、巨细胞病毒的基因组结构特征

HCMV 有典型的疱疹病毒结构,是双链线状 DNA 病毒。HCMV 基因组的结构与 HSV DNA 相似,具有一个长单一序列(U1)和短单一序列(Us)。U1 和 Us 的相连处及两端均有 DNA 重复序列。目前,已知 HCMV DNA 只有一个单向性的 IE 启动子复合体,它可能指导多个基因的表达,E 及 E 基因的转录与宿主细胞的 RNA 多聚酶Ⅱ有关,其表达受靠近启动子的序列调控,此调控可分为顺式或反式调控。

## 二、巨细胞病毒的分子生物学检验

1.巨细胞病毒的核酸检测方法　临床上检测巨细胞病毒的核酸主要采用荧光定量 PCR 法,具体见乙型肝炎病毒的核酸检测中关于荧光定量 PCR 法的描述。

2.巨细胞病毒核酸检测的临床意义

(1)优生优育:孕妇在孕期中感染 HCMV,容易致胎儿畸形。对于 HCMV 特异抗检测阳性,和(或)特异 IgG 滴度升高 4 倍,或特异的低亲和力 IgG 抗体阳性,则有必要采取孕妇羊水进行 HCMV 的 PCR 检测,以明确是否有现症感染,从而为进一步采取相应的对策提供依据。

(2)器官移植、免疫缺陷患者、抗肿瘤治疗中 HCMV 感染的监测:器官移植后因为免疫抑制剂的使用,免疫缺陷患者和恶性肿瘤患者抗肿瘤治疗造成免疫系统的损伤,一旦感染在平时不会有太大问题的 HCMV,则可能出现严重的后果,导致治疗失败,甚至患者的死亡。采用 PCR 方法,对这些患者进行 HCMV 感染的监测,有助于及时采取临床相应治疗措施,避免严重后果的发生。

(3)抗病毒治疗药物疗效的监测:对血液 HCMV 进行定量测定,有助于 HCMV 感染者进行抗病毒药物治疗后的疗效监测。

(4)早期诊断:采用高灵敏高特异的荧光 PCR 方法检测 HCMV,有助于 HCMV 感染的早期诊断。

（5）鉴别诊断：可用于与其他病原体所致疾病如病毒性肝炎等的鉴别诊断。

（6）病因学研究：可用于死胎、畸胎、流产、低体重儿、婴儿肝炎综合征的病因学研究。

（7）CMV 与肿瘤的关系研究：有研究报道 HCMV 与宫颈癌、睾丸癌、前列腺癌、Kaposi 肉瘤、成纤维细胞癌、Wilm 肿瘤及结肠癌等肿瘤的发生有关。PCR 方法是对特定肿瘤进行流行病学调查及研究 HCMV 与肿瘤发生关系及机制的一个重要手段。

## 第六节　EB 病毒

EB 病毒属于 Y 疱疹病毒亚科淋巴滤泡病毒属。1964 年由 epstein 和 barr 将非洲儿童 burkitt 淋巴瘤细胞通过体外悬浮培养而首次成功建株，并在建株细胞涂片中用电镜观察到疱疹病毒颗粒。EB 病毒即是以二人名字的首字母命名的。EB 病毒在人群中具有广泛的感染性，病毒的传播途径主要为唾液，也可经输血传染。大多数的初次感染发生在幼儿时期，且多数感染后无明显症状，或引起轻症咽炎和上呼吸道感染，但终生携带病毒。原发感染如发生在青年期，则约有 50%感染者会出现传染性单核细胞增多症。EB 病毒感染后，在口咽部和涎腺的上皮细胞内增生，然后感染 B 淋巴细胞，B 淋巴细胞大量进入血液循环而致全身性感染，并可终生潜伏在人体淋巴组织中。当机体免疫功能低下时，这些潜伏在淋巴组织中的 EB 病毒再度活跃而形成复发感染。由 EB 病毒感染引起或与 EB 病毒感染有关的疾病主要有传染性单核细胞增多症、burkitt 淋巴瘤和鼻咽癌。

### 一、EB 病毒的基因组结构特征

EB 病毒的基因组是双链 DNA，在细胞内可以线性整合和环状游离两种形式之一，存在或同时存在。病毒基因组包括 4 个内部重复序列（IR1~4）和 5 个独特区（U1~5）。

### 二、EB 病毒的分子生物学检验

1.EB 病毒的核酸检测方法　临床上检测 EB 病毒的核酸主要以荧光定量 PCR 法为主，具体见乙型肝炎病毒的核酸检测中关于荧光定量 PCR 法的描述。

2.EB 病毒核酸检测的临床意义

（1）早期诊断：对于 EB 病毒急性感染如传染性单核细胞增多症，采用高灵敏度、高特异度的荧光定量 PCR 方法进行检测，可以在病毒感染的早期明确病因。

（2）鼻咽癌治疗监测：鼻咽癌具有对放疗敏感、易复发和远处转移等特点。放疗是鼻咽癌的首选治疗方法，但治疗后完全缓解患者仍有 40%~50%出现远处转移和局部复发而导致治疗失败。以前常用的临床监测鼻咽癌患者肿瘤转移、复发的手段主要是间接鼻咽纤维镜、胸部 CT、腹部 CT、全身骨 ECT 等影像学检查，这些方法灵敏度和特异度不够，检查费用昂贵，难以及时发现，不能区分原发癌和转移癌。由于 EB 病毒抗体检测在体内的半衰期长，不能准确和及时反映体内 EB 病毒的清除情况，因此采用荧光定量 PCR 法直接测定血液中 EB 病毒 DNA，这样可以准确及时地反映 EB 病毒在体内的增长和清除情况，可作为鼻咽癌治疗后预后、转移和复发的监测指标。

## 第七节　流行性感冒病毒

流行性感冒病毒,简称流感病毒,包括人流感病毒和动物流感病毒,人流感病毒根据其核蛋白的抗原性分为甲(A)、乙(B)、丙(C)三型,均为流感的病原体。其中甲型流感病毒抗原性易发生变异,多次引起世界性大流行。乙型流感病毒对人类致病性较低;丙型流感病毒只引起人类不明显的或轻微的上呼吸道感染,很少造成流行。

### 一、流感病毒的基因组结构特征

流感病毒的遗传物质是单股负链 RAN,RNA 与核蛋白(NP)结合,缠绕成核糖核蛋白(RNP),以密度极高的形式存在。甲型和乙型流感病毒的 RNA 由 8 个节段组成,丙型流感病毒缺少第六个节段。所有 RNA 节段 5′端的 13 个核苷酸及 3′端的 12 个核苷酸高度保守,但各型病毒间该保守区的序列略有差异。每一个 RNA 节段的 3′端和 5′端相互结合,使病毒 RNA 环化形成锅柄样的结构。

病毒基因组 RNA 既是转录合成 mRNA 的模板,又是合成正链 RNA 的模板。病毒 RNA 的转录和复制均在宿主细胞核内进行。甲型和乙型流感病毒基因组 RNA 第 1、2、3 个节段编码 RNA 多聚酶,第 4 个节段编码血凝素(HA),第 5 个节段编码核蛋白,第 6 个节段编码神经氨酸酶(NA),第 7 个节段编码基质蛋白(M1)和包膜蛋白(M2),第 8 个节段编码一种能拼接 RNA 功能的非结构蛋白,这种蛋白的其他功能尚不得而知。丙型流感病毒基因组 RNA 第 4 节段可同时编码血凝素和神经氨酸酶。

### 二、流感病毒的分子生物学检验

流感病毒的分子生物学检验内容主要包括病毒核酸检测、耐药性基因检测、病毒基因分型。可对患者的咽拭子、下呼吸道分泌物及血浆中甲型流感病毒 RNA 进行检测。

1.流感病毒核酸检测　近年来,流感病毒的核酸诊断技术发展较快,主要有 RT-PCR、实时定量 RT-PCR、基因芯片、反转录-环介导等温扩增等。

(1)RT-PCR:RT-PCR 技术从基因水平检测病毒,具有高度的灵敏度和特异度,克服了病毒分离鉴定周期长的缺点。在常规 RT-PCR 的基础上,采用荧光标记、套式 PCR、多重 PCR、PCR-RFLP、RRT-PCR 等可进一步提高检测的灵敏度。

(2)实时定量 RT-PCR:实时定量 RT-PCR 技术可以对病毒模板 RNA 定量,具有操作简便快捷、特异度强、灵敏度高等特点。荧光 RT-PCR 有取代常规 RT-PCR 的趋势。

2009 年甲型 H1N1 流感暴发以后,世界卫生组织(WHO)推荐使用探针法荧光定量 RT-PCR 检测方法。此外,荧光染料法也有较多的应用。

(3)基因芯片技术:基因芯片用以鉴别流感病毒型和亚型有着较好的应用前景。

(4)RT-LAMP:LAMP 与反转录结合可以对 RNA 分子进行有效扩增,已成功应用于流感病毒的检测。该技术特异度强;灵敏度高,能从微量的拷贝中扩增出目的基因,比传统 PCR 高出 10~1000 倍;简便快速,不需要模板的热变性、长时间温度循环、烦琐的电泳、紫外观察等过程,在 30~60 分钟即可判断结果;结果易于判读,可肉眼观察扩增管浊度或添加荧光染料观察颜色变化。

此外,核酸杂交技术、NASBA 技术在流感病毒的检测中也有较好应用。

2.流感病毒的分型 两种不同的流感病毒同时感染宿主细胞,新生的子代病毒可获得来自两个亲代病毒的基因节段,成为基因重组病毒,形成新亚型。基因重组只发生于同型病毒之间,是产生甲型流感病毒抗原突变株、引起流感世界大流行的一个重要原因。同时,流感病毒基因组 RNA 在复制过程中因其 RNA 多聚酶缺乏校正功能,常常发生点突变,导致产生抗原性变异株的概率大大增加。根据甲型流感病毒表面抗原血凝素(HA)和神经氨酸酶(NA)结构及基因特性的不同可分为若干亚型,至今已经发现甲型流感的 HA 有 16 个亚型(H1~H16),NA 有 9 个亚型(N1~N9),它们之间的随意组合可形成多种亚型,各亚型之间无交叉免疫力。

分子生物学技术对于流感病毒分型发挥着越来越大的作用。亚型鉴定常用的方法有核酸杂交、RT-PCR、多重 RT-PCR、酶免 PCR、荧光 RT-PCR、NASBA 和基因芯片等。其中,RT-PCR 是其他各种方法的基础。在流感病毒的型别鉴别时,扩增的目的片段常常是高度保守的核蛋白和 M 蛋白基因编码区;如果用于 A 型流感病毒的亚型鉴定,设计的引物常常针对编码表面抗原基因 5′端和 3′端的保守序列。

3.流感病毒的耐药性分析 目前,特异性抗流感病毒药物主要是包膜蛋白 M2 抑制剂和神经氨酸酶 NA 抑制剂。M2 基因或 NA 基因的突变是流感病毒耐药的主要原因。因此,以 M2 基因和 NA 基因为靶标,通过 RT-PCR 方法扩增耐药基因片段后进行核酸测序,利用生物信息软件分析即可确定与耐药性有关的氨基酸位点。

利用滚环扩增技术可以检测单碱基突变。设计针对流感病毒耐药基因 M2 基因和 NA 基因突变位点的环化探针,环化探针与发生单碱基突变的基因特异性结合并被连接成闭合环状,进行滚环扩增后可特异性检测甲型流感病毒耐药基因单碱基突变位点。

基因芯片法也可作为耐药基因检测的有效手段。

### 三、流感分子生物学检验的临床意义

1.早期诊断 流感患者的临床特征、病情发展和预后等具有较大差异,危重合并严重并发症者可导致患者死亡。因此,快捷有效的诊断方法及早期预测患者病情发展的指标具有重要意义。采用荧光定量 RT-PCR 方法直接检测患者分泌物中流感病毒 RNA,简便快速,较培养法及其他免疫法测特异抗原和抗体更敏感。

2.鉴别诊断 可用于与其他呼吸道病原体感染、流脑、军团病和支原体肺炎等的鉴别诊断,因其早期症状相似。荧光定量 PCR 法是早期鉴别诊断的最佳方法。

3.疾病进程检测 通过分子生物学检验流感病毒的核酸,可以预测病情及发展进程。当病毒侵入血液并发病毒血症时,血浆中可检测到病毒 RNA。血浆中甲型流感病毒 RNA 阳性可作为病情进展为重症或危重症的标志。

4.病毒亚型的检测 通过病毒核酸检测,可以检测出流感病毒的具体亚型,对于流感病毒的鉴定、流行病学及抗原变异的研究等都具有十分重要的作用。

# 第十六章 细菌感染性疾病的分子生物学检验

在感染性疾病中,除了病毒感染性疾病外,另一大类就是由细菌感染导致的细菌感染性疾病。细菌感染性疾病的分子生物学检验是指利用分子生物学方法对病原菌的特异性生物大分子(DNA、RNA 及特异性蛋白质分子)进行检测,为疾病的诊断、治疗提供信息。与传统方法相比,细菌感染的分子生物学检验在以下各方面显示巨大的优势:①适用于检测不能或不易培养、生长缓慢的病原菌;②通过扩增细菌基因组的保守序列(如 16SrRNA 基因等),可以实现对感染细菌的广谱快速检测;③可以对细菌进行基因分型,有利于病原菌的鉴定及分子流行病学调查;④检测病原菌耐药基因,为细菌感染性疾病的临床诊治、疗效评价提供科学依据等。

病原菌的分子生物学检验技术主要包括 PCR 及其衍生技术(包括 SDA、NASBA、TMA 及 bDNA 等)、定量 PCR、核酸分子杂交、DNA 测序及基因芯片技术等。近年来,脉冲场凝胶电泳、随机引物扩增多态性 DNA 分析、基质辅助激光解吸电离飞行时间质谱(MALDI-TOF-MS)技术及变性高效液相色谱(DHPLC)等一系列新技术也已逐步应用于病原菌的分类鉴定及基因分型。

## 第一节 细菌感染的广谱分子生物学检验

近年来,微生物基因组学、蛋白质组学等基因研究的深入,以及有关核酸和蛋白质等生物大分子的高灵敏度检测技术的建立,为病原菌的检测提供了新的方法。通过细菌基因组保守序列或特异性蛋白质分子的检测,可以快速、准确地检测病原菌,对于临床细菌感染的及时诊断及有效治疗具有重要意义。下面主要介绍目前应用较为成熟、广泛的 16SrRNA 基因序列分析和基质辅助激光解吸电离飞行时间质谱(MALDI-TOF-MS)等技术在细菌感染的广谱分子生物学检验中的应用。

### 一、16SrRNA 基因序列分析鉴定细菌

1.16SrRNA 基因结构特征　16SrRNA 基因编码原核生物核糖体小亚基 rRNA(16SrRNA),长度约 1500bp,存在于所有细菌及衣原体、立克次体、支原体、螺旋体、放线菌等原核生物的染色体基因中,不存在于病毒、真菌等非原核生物体内。其序列包含 10 个可变区和 11 个保守区,保守区为所有细菌共有,细菌间无差别;可变区因细菌而异,变异程度与细菌的系统发育密切相关。

2.16SrRNA 基因库序列分析鉴定细菌原理　16SrRNA 基因被称为细菌的"分子化石"。目前,几乎所有病原菌的 16SrRNA 基因测序均已完成,常被选择为细菌分类鉴定的靶基因。16SrRNA 基因作为细菌分类鉴定的靶基因具有 3 个优点。①多拷贝:这使得针对该基因的分子生物学检验具有较高的灵敏度;②多信息:由可变区和保守区组成,可设计保守区的通用引物检测所有细菌,又能利用可变区序列检测特有细菌;③长度适中:长度约为 1500bp,既能反映不同菌属之间的差异,又能利用测序技术较易得到其序列。基于 16SrRNA 基因设计

通用引物,通过 PCR 扩增即可判断细菌的存在与否。通过对扩增产物序列分析,包括测序及对可变区进行分子杂交,可鉴定病原菌种类。目前本方法已应用于新生儿败血症、新生儿化脓性脑膜炎及慢性前列腺炎等细菌感染性疾病的检测。

3.细菌 16SrRNA 基因序列分析鉴定细菌　在利用细菌 16SrRNA 基因进行分类鉴定时,由于某些细菌种间差异较小,即使表型不同的细菌也有着相同的 16SrRNA 基因序列(如大肠埃希菌与宋内志贺菌、炭疽芽孢菌与蜡样芽孢杆菌等),这就限制了 16SrRNA 基因序列分析在临床上的广泛应用。近年来,细菌 16SrRNA 基因也被选为靶基因,16SrRNA 基因区位于 16SrRNA 基因与 23SrRNA 基因之间的区间序列,具有高度变异性及相对保守性。研究证实,16SrRNA 基因区间的进化率要高 16SrRNA 基因 10 倍。因此,16SrRNA 基因区间具有更适合区分不同细菌的特点,它不但可以用于菌种间的鉴别,还可以用来分辨 16SrRNA 基因不能鉴别的非常接近的菌种和种内菌株。

4.存在的主要问题　在利用细菌 16SrRNA 基因进行鉴定时,由于使用的是通用引物,这就要求在实验过程中要严格控制细菌污染,保证各环节的无菌操作,从而提高诊断的准确性和可靠性。此外,标本前处理是鉴定临床标本中病原微生物 16SrRNA 基因的最主要技术难点,如果标本前处理未能去除干扰因素和提取到足量的核酸,将导致实验失败。国内外亦有对体液标本直接进行基因鉴定的报道,但大部分都仅限于脑脊髓液、玻璃体和关节液等干扰因素小的标本。

## 二、基质辅助激光解吸电离飞行时间质谱技术鉴定细菌

随着基质辅助激光解吸电离飞行时间质谱(MALDI-TOF-MS)技术的不断发展与成熟、数据处理和图谱识别分析软件的开发应用及大型微生物蛋白指纹质谱图数据库的建立与完善,MALDI-TOF-MS 被广泛应用于各种微生物,特别是细菌和真菌的鉴定。

1.MALDI-TOF-MS 技术鉴定细菌的原理

(1)用于细菌鉴定的目标分析物:理论上,任何具有种属特异性的信息都可用于细菌鉴定。适用于 MALDI-TOF-MS 分析的标志物包括 DNA/RNA、蛋白质、脂类、多糖等。目标分析物的选择要综合考虑其特异性、含量丰度,以及在不同生长环境、周期下的变异程序及结构稳定性等。由于蛋白质在细菌体内含量高,种类及结构相对稳定,且大多数蛋白质分子量处于 MALDI-TOF-MS 分析的范围,因此目前多采用蛋白质作为标志物。受管家基因调控且丰度较高的特异性保守蛋白——核糖体蛋白,受外部环境压力影响较小,是基于 MALDI-TOF-MS 进行细菌鉴定的主要标志物。

(2)MALDI-TOF-MS 蛋白质质量指纹图谱:MALDI-TOF-MS 鉴定细菌主要依据以下指标。①MALDI 质谱图中一个质谱谱代表一种蛋白质;②不同种类微生物的蛋白质质谱蜂谱(质荷比及丰度)在可检测质量范围内存在差异;③某些质谱峰具有可识别的属、种特异性,甚至存在亚种或血清型差异;④在相同的培养条件及操作下,标志物具有良好的重复性。蛋白质质谱图存在种属特异性及可重视性是基于 MALDI-TOF-MS 的微生物鉴定的基础。一般而言,保守性核糖体蛋白谱差异在属水平较为明显,在种及以下水平这种差异越来越小。进行种内微生物鉴定时,可能导致错误结果。因此,鉴定微生物应充分利用特异性蛋白质(标志物)和非特异性蛋白质信息,实际运用时多依据分子量在 2000~20000 的全蛋白质质谱图,即蛋白质指纹图谱。将受检微生物蛋白质指纹图谱与数据库中已知微生物蛋白质指

纹图谱进行比对,即可得到鉴定结果。

2.MALDI-TOF-MS 技术鉴定细菌的基本过程　进行质谱分析前,一般需对标本进行分离、培养,以富集分析物。根据样品来源及分析成分不同,可采用不同方法分离、富集目标分析物,同时尽可能去除干扰物。菌落样品也可以不经任何处理,直接挑取菌落,涂板用于质谱分析。

3.存在的主要问题　虽然 MALDI-TOF-MS 在向生物鉴定领域显示了巨大优势,但该技术在许多方面仍有待发展。第一,进行质谱分析前对细菌进行分离培养仍是必不可少的步骤,目前的数据分析系统仍难以准确识别微生物混合物;第二,虽然质谱分析本身具有很高的灵敏度,但相对于临床患者样本中的带菌量、样本成分的复杂性,其灵敏度还不足以对临床样本进行直接检测。因此,质谱分析前仍需进行微生物分离、培养,以提高鉴定正确率及重现性;第三,由于种及种以下蛋白质标志物差异越来越小,基于 MALDI-TOF-MS 的微生物鉴定系统的鉴别能力存在一定的局限性,主要表现在微生物鉴定系统对进化过程中某些具有较近亲缘关系的微生物存在交叉或错误鉴定;对大多数菌株不能进行亚种、血清型鉴定;在微生物耐药性、细菌毒力及药物灵敏度检测方面,还存在明显不足;第四,同一鉴定系统对不同种类微生物鉴定的正确率突变较大,需不断完善数据库,提高鉴定重现性。

# 第二节　结核分枝杆菌

结核分枝杆菌(M.tuberculosis,MTB)简称结核杆菌。早在 1882 年,德国微生物学家罗伯特·科赫就已证明它是结核病的病原体,并因此获得 1905 年诺贝尔生理学或医学奖。结核分枝杆菌可侵犯全身各器官,但以肺部感染最多见。20 世纪中叶以来,各种抗结核药物相继问世,加之人们生活水平的提高和卫生设施的改善,特别是开展了群防群治、儿童普遍接种卡介苗之后,结核的发病率和病死率曾一度大幅下降。20 世纪 80 年代后,由于艾滋病和结核分枝杆菌耐药菌株的出现、免疫抑制剂的应用、吸毒、贫困及人口流动等因素,结核病在沉寂了一段时间后又"死灰复燃",全球范围内结核病的疫情骤然恶化,这给结核病控制工作带来了新的挑战。据 WHO 统计,全世界约每 3 个人中就有 1 个人感染结核分枝杆菌,某些发展中国家的成人结核分枝杆菌携带率高达 80%,其中 5%~10% 的携带者可发展为活动性结核病,每年约有 800 万新病例发生,至少有 300 万人死于该病。中国每年死于结核病的人约 25 万,是其他各类传染病死亡人数总和的两倍多。因此,结核病又成为威胁人类健康的全球性卫生问题,并成为某些发展中国家和地区,特别是艾滋病高发区人群的首要死因。

## 一、结核分枝杆菌的基因组结构特征

1998 年,英国 Sanger 中心和法国 Pasteur 研究所合作完成了对结核分枝杆菌 H37Rv 菌株全基因组测序工作。结核分枝杆菌基因组大小为 4.4Mb,G/C 高达 65.6%,预测含 4411 个开放阅读框(ORF),其中 3924 个 ORF 被认为编码蛋白质,50 个基因编码稳定的 RNA。所编码的蛋白质,40% 为有功能的蛋白质产物,44% 与基因组其他信息有关(这当中大多是"保守且功能假定的序列",即它们在其他细菌中也存在但其功能未知),还有 16% 完全未知且仅存在于结核分枝杆菌和其他分枝杆菌属中。

2002 年,Camus 等根据新的实验数据对结核分枝杆菌 H37Rv 菌株的基因组进行重新分析和序列比对,又发现 82 个能够编码多肽的新基因,确定了 2058 个蛋白质的功能,预测出 376 个蛋白质与已知蛋白质不具有同源性,是结核分枝杆菌所独有的。

## 二、结核分枝杆菌的核酸检测

长期以来,结核病的实验室诊断主要依赖涂片染色镜检法和培养法。涂片染色镜检法具有简便、快速、成本低等优点,但其灵敏度较低,受痰中细菌数量影响较大,且容易受到人为等外界因素的干扰。培养法是结核病病原学诊断的“金标准”,精确可靠,特异度高,但所需时间较长,一般为 4~8 周,还需要培养箱等设备,且耗费人力资源较多。近年来,随着分子生物学理论和技术的发展,结核分枝杆菌的耐药机制及耐药的分子基础大部分已被阐明,建立了快速检测结核分枝杆菌及耐药基因的方法,为结核分枝杆菌快速药物敏感性试验开辟了一条新的途径。常用的有荧光定量 PCR 技术、基因芯片技术、线性探针杂交法、Xpert 技术、DNA 环介导等温扩增技术等。

1.PCR 技术　PCR 技术具有快速、特异度强和灵敏度极高等特点,可从标本中直接检出结核分枝杆菌 DNA,对不能或难分离培养的结核分枝杆菌尤为适用。但常规 PCR 的产物须经电泳检测,容易交叉污染产生假阳性。

2.荧光定量 PCR(FQ-PCR)技术　FQ-PCR 技术具有灵敏度、特异度高及简便、快速等优点,并且克服了常规 PCR 易污染的缺点,特别适用于难以培养与生长缓慢的结核分枝杆菌的检测。

3.RT-PCR 技术　由于普通的分子生物学检验方法是基于对结核分枝杆菌 DNA 的扩增,对结核分枝杆菌活菌或死菌的检测结果都会是阳性,无法鉴定死菌和活菌。细菌 mRNA 半衰期很短,因此结核分枝杆菌 mRNA 被认为是活菌检测的理想分子标志物。α 抗原 85B(Ag85B)是分枝杆菌 Ag85 抗原复合体的主要组成部分,是一种纤维结合蛋白,在结核分枝杆菌中呈高水平表达。Hellyer 等人以编码结核分枝杆菌 85B 蛋白的 mRNA 为靶序列,利用 RT-PCR 技术检测结核分枝杆菌 mRNA,用于结核分枝杆菌活菌检测。但因其对样本处理要求较高,目前仍难以在临床上推广应用。

4.链替代扩增技术　链替代扩增(SDA)技术是一种基于酶促反应的 DNA 体外等温扩增技术,采用 SDA 技术检测结核分枝杆菌时,以 IS110 和 16SrRNA 基因为扩增靶点,方法特异性较好。

5.线性探针杂交法线性探针杂交法　利用生物素标记的引物,特异性扩增结核分枝杆菌的靶序列,将标记有生物素的扩增产物与固定在薄膜检测条上的特异性寡核苷酸探针反向杂交,加入标记有碱性磷酸酶的链霉亲和素,与杂交产物上的生物素结合,最后加入显色底物,检测结核分枝杆菌。

6.DNA 环介导等温扩增技术　具有快速、简便、准确、特异度高的特点,而且还彻底解决了“气溶胶”的干扰,实现了扩增后不开盖判读检测结果,有效避免了交叉污染,同时还保护了试验人员和环境的安全。由于该方法利用了核酸扩增,因此极大地提高了灵敏度,通过荧光染色直接目测比色就可以得到清晰的反应结果,缩短了结核分枝杆菌的检测时间,不需要长时间的温度循环及 PCR 仪等昂贵的仪器,适合各级医疗、防疫机构,可作为肺结核病患者早期诊断和鉴别诊断的重要依据。应用 NA 环介导等温扩增技术检测结核分枝杆菌时,应同时进行培养并做菌型鉴定、药物敏感试验。

7.基因芯片技术 基因芯片技术检测结核分枝杆菌主要是以结核分枝杆菌 16SrRNA 基因和耐药基因为检测对象。基因芯片由于具有高通量的优势,可以实现对结核分枝杆菌分类鉴定及耐药基因的快速检测,但检测成本较高及仪器设备昂贵限制了其临床应用。

8.Xpert 全自动结核分枝杆菌检测技术 该技术由美国加州一家公司开发,其生产的 XpertMTB/RIF-检测试剂盒运用的是一种全自动核酸扩增与检测技术,该方法以半巢式荧光定量 PCR 技术为基础,能够直接从患者痰液中同时检测结核分枝杆菌及利福平耐药基因 rpoB,整个检测过程自动化,时间不超过 2 小时。2010 年,WHO 认可推荐了 XperiMTB/RIF 检测技术在结核病防治规划中的应用,并于 2011 年发布了相关指导性文件。XpertMTB/RIF 技术被认为是目前最先进的一种检测结核分枝杆菌及其耐药性的方法。

### 三、结核分枝杆菌耐药的分子机制

结核分枝杆菌抵制药物活性的机制大致有两种类型:降低细胞膜的通透性,产生降解或灭活酶类,药物靶位的改变。首先,结核分枝杆菌被其特有的、高疏水性的细胞壁保护,大大降低了化合物的渗透性,构成了结核分枝杆菌对药物的第一道防线。其次,在结核分枝杆菌中发现了活跃的药物外排系统、使药物降解或失活的酶及与这些功能相关的基因。遗传学的研究表明结核分枝杆菌产生耐药性的根本原因在于基因突变。目前对结核分枝杆菌耐药分子机制的研究主要集中在药物的作用靶位及其相关基因的突变上。

1.利福平的耐药基因 利福平是作用于结核分枝杆菌 DNA 依赖的 RNA 聚合酶 β 亚单位(RNA polymerase Bsubunil,rpoB),从而抑制 mRNA 的转录。结核分枝杆菌对利福平耐药是结核病化疗失败的主要原因,利福平耐药性的检测是判断多重耐药结核病的标志。rpoB 基因是一单拷贝基因,序列高度保守,全长 3543bp。当高度保守核心区域(RRDR)发生突变时,利福平不能与 RNA 聚合酶 β 亚单位结合,抑制转录,96%~98%的利福平耐药菌株编码 RNA 聚合酶 β 亚单位的 rpoB 基因突变导致细菌对利福平耐药。主要的突变集中在编码 27 个氨基酸的 81 个碱基范围内。其中,以 531 位 Ser→Leu 和 Trp 转换,526 位 His→Tyr、Asp、Asn 和 Pro 的突变最为常见,且以上两个位点的突变是引起高水平耐药的主要原因。除上述两位点外,511、516、518、522 位点也有突变,相对 531 和 526 位较少,且是引起低水平耐药的原因。除突变引起耐药外,细胞壁渗透性的改变导致药物摄入量的减少也是导致耐药的原因之一。

2.异烟肼的耐药基因 结核分枝杆菌对抗结核化疗药物异烟肼(isoniazid,INH)的耐药机制较为复杂,约92%的 INH 耐药菌与 katG、inhA 和 ahpC 三个基因突变有关。其中,katG 和 inhA 基因是主要的耐药基因。katG 的丢失或突变导致其编码的过氧化氢-过氧化物酶活性丧失或下降,而 inhA 基因突变减弱了异烟肼对分枝菌酸生物合成的抑制作用。此外,kasA 和 ahpC 基因也与异烟肼的耐药有一定的关系。

(1)katG 基因:katG 基因是过氧化氢-过氧化物酶的编码基因。该基因含 2223 个核苷酸,上游隔 44 个碱基与 furA 基因相连,下游离 cmbC 基因 2794 碱基。katG 基因编码的过氧化氢-过氧化物酶是一种热稳定酶,分子量为 80000。引起异烟肼耐药性的主要原因是 katG 基因的点突变、部分缺失、碱基对插入或 7%~24%的完全缺失,其突变导致过氧化氢-过氧化物酶活性降低或丧失,阻止异烟肼转换成活性形式,从而导致耐药。katG 基因突变的位点为 315 位 Ser→Thr、Asn、Ile 或者 Arg,463 位 Arg→Leu,还可见 104Arg、108His、138Asn、

148Leu、270His、275Thr、312Trp、381Asp 密码子突变。

（2）inhA 基因:inhA 基因是一种与分枝菌酸生物合成有关的烯酰基还原酶的编码基因。异烟肼进入菌体后,在分枝杆菌过氧化氢-过氧化物酶的作用下氧化脱氢生成亲电子形式,这种形式能与分枝菌酸生化合成途径中的烯酰基还原酶——还原型烟酰胺二核苷酸复合体结合,干扰分枝菌酸合成而发挥抗菌作用。inhA 基因产物为分子量为 32000 的蛋白质。研究发现,inhA 基因的突变率较高的主要在 280 位→Ser4Ala、94 位 Ser→Ala、90 位 Ile→Pro。

（3）ahpC 基因:ahpC 基因即烯酰基还原酶编码基因。它控制解毒酶基因的表达,如过氧化氢-过氧化物酶的编码基因 katG 和烷基过氧化氢酶的编码基因 ahpC 的表达。目前发现 ahpC 基因突变可导致 ahpC 表达增强,突变一般发生在启动子区域,使得启动子的活性提高,进而导致 ahpC 的过量表达。它的过量表达可以补偿因 katG 基因突变而造成的过氧化氢-过氧化物酶活性的损失,为菌体提供额外的氧化保护。一般将 ahpC 基因突变作为 katG 基因损伤的标志。

3.乙胺丁醇的耐药基因　乙胺丁醇是一种阿拉伯糖类似物,作用于分枝杆菌阿拉伯糖基转移酶,抑制阿拉伯糖基聚合人阿拉伯半乳聚糖,影响细胞壁分枝菌酸阿拉伯半乳聚糖——蛋白聚糖复合物形成,发挥抗分枝杆菌作用。结核分枝杆菌耐乙胺丁醇与阿拉伯糖基转移酶的编码基因 embABC 操纵子突变或 emb 蛋白表达增高有关,该操纵子由 embC、embA 和 embB 两个基因组成,其中 embB 基因(尤其是 306 位密码子)突变是耐乙胺丁醇产生的主要分子机制。47%~65%的耐乙胺丁醇菌株与 embB 基因突变有关。结核分枝杆菌 embB 基因约 3246bp,编码糖基转移酶 embB 基因突变使糖基转移酶结构改变,影响了乙胺丁醇和糖基转移酶的相互作用,从而导致耐乙胺丁醇的产生。结核分枝杆菌耐乙胺丁醇分离株 embB 基因突变主要发生在 306 位密码子,其为 Met→Val、Ile、Leu 置换。此外,还有 285 位 Phe→Leu、330 位 Phe→Val 和 630 位 Thr→Ile 置换。

4.链霉素的耐药基因　链霉素是抗结核治疗中常用的氨基糖苷类抗生素,主要作用于结核分枝杆菌的核糖体,诱导遗传密码的错读,抑制 mRNA 翻译的开始,干扰翻译过程中的校对,从而抑制蛋白质合成。链霉素耐药是由于其核糖体 S12 蛋白质编码基因 rpsL 或 16SrRNA 编码基因 rrs 突变所致,80%耐链霉素结核分枝杆菌临床分离株可见 rpsL 或 rrs 突变。rpsL 基因最常见的是 43 位密码子 I。Ys-Arg 的突变,88 位密码子也可发生同样的突变,少数可见 43 位 Lys4Thr 的转变。rrs 基因突变主要集中于 491 位 C→T、512 位 C→T、513 位 A→C 或 A→T、516 位 C→T、903 位 C→G 或 C→A 及 904 位 A→G 的突变。核糖体蛋白 S12 的正常作用可能是维持读码过程中的一些轻微的不准确性。rpsL 基因突变就会导致 S12 蛋白改变,所以需要严格要求核糖体只使用与每一密码子对应的氨酰 tRNA,更准确地表达 mRNA 的每一个密码子,从而抑制链霉素诱导的遗传密码子错误而产生耐药性。Morris 及 Heym 等的研究表明,rpsL 基因突变是链霉素耐药的主要机制。

5.吡嗪酰胺的耐药基因　吡嗪酰胺结构类似烟酰胺,只对结核分枝杆菌有杀灭作用,对其他细菌无抗菌活性。其抗结核分枝杆菌作用的强弱与环境的 pH 密切有关,pH 5~5.5 时抗菌活性最强。吡嗪酰胺通过被动扩散进入结核分枝杆菌细胞内,在结核分枝杆菌细胞内由吡嗪酰胺酶(PZase)将其转化为具有抗结核分枝杆菌活性形式的吡嗪酸,所以 PZase 活性对吡嗪酰胺表现抗结核分枝杆菌活性是必需的。pncA 基因的突变造成 PZase 活性降低或丧失是结核分枝杆菌产生对吡嗪酰胺耐药的主要原因。72%~97%的吡嗪酰胺耐药菌株编码吡嗪酰胺酶的 pncA 基因突变。pncA 基因突变的显著特点就是突变位点繁多且分散,至今报道的已经证实的基因突变形式至少有 175 种,突变位点分散在从基因上游调控序列到基因下游序列宽广的范围内。研究发现突变发生在 3~17、61~85 和 132~142 位氨基酸残基的 3 个区域时,PZase 活性降低或丧失而使结核分枝杆菌表现对吡嗪酰胺耐药。

6.氟喹诺酮类的耐药基因　已用于临床抗分枝杆菌的氟喹诺酮类药物有氧氟沙星、环丙沙星、司帕沙星、莫西沙星、左氧氟沙星、加替沙星。氟喹诺酮类药物的作用靶位是细菌的 DNA 旋转酶,阻抑 DNA 的复制,最终导致菌体死亡。结核分枝杆菌耐喹诺酮主要与 DNA 旋转酶的 A 亚单位和(或)B 亚单位基因突变有关。DNA 旋转酶由 gyrA 和 gyrB 两种基因编码的两个 A 亚单位和两个 B 亚单位组成。gyrA 基因长 2517bp,gyrB 基因长 2060bp。氟喹诺酮类耐药结核菌中,突变大多发生在 gyrA 基因保守区 67~106 位的密码子区。常见 94 位 Asp→Asn 或 His 或 Ala、90 位 Ala→Val、88 位 Gly→Cys、83 位 Ala→Val 的突变。gyrA 基因突变与药物浓度和结构有关,且导致巾、高度耐药,gyrB 基因突变可能是改变胞内药物的积蓄而表现为低度耐药。

7.结核分枝杆菌耐多药的分子机制　大多数的耐多药菌株是各种药物作用靶分子的编码基因,逐步突变累积所致,而且各种突变之间存在一定的关联,即染色体多个相互独立基因自发突变的逐步累加是结核分枝杆菌耐多药的分子基础。但目前还未发现由单一突变引起的耐多药菌株。耐多药菌株的不断增多和传播,给结核病的治疗带来前所未有的挑战。

## 四、结核分枝杆菌的耐药基因检测

近年来,结核分枝杆菌(MTB)耐药性问题日趋严重,对其耐药基因的检测在结核病的治疗中有着举足轻重的作用。寻找一种简便、快速、准确的耐药性检测方法成为许多结核科研工作者的重大课题,也是临床实践检验中急需解决的问题。结核分枝杆菌分子生物学检验研究主要集中在结核病的诊断、结核菌耐药性的测定、分枝杆菌菌型鉴定等方面。耐药基因检测的三步骤如下:①DNA 样品的制备;②PCR 扩增已知与耐药性有关的基因片段;③扩增产物的耐药基因分析。结核分枝杆菌耐药基因型鉴定方法不仅能用于细菌基因突变的检测,而且能够确定其突变的部位与性质,是检测基因突变的最可靠的方法。

上述检测结核分枝杆菌核酸的分子生物学检验技术都可以用于检测结核分枝杆菌的耐药基因。只需要将检测的靶序列选定为利福平、异烟肼、链霉素、乙胺丁醇、吡嗪酰胺和氟喹诺酮等药物的耐药基因,如 rpoB、inhA、katG、ahpC、rpsL、rrs、pncA 及 embB 等,检测其突变位点。常用的方法包括荧光定量 PCR 技术、Xpert 技术、基因芯片技术、线性探针杂交法及 DNA 环介导等温扩增技术等。

## 第三节　淋病奈瑟菌

淋病奈瑟菌(neisseria gonorrhoeae,NG)简称淋球菌,是淋病的病原菌,属奈瑟菌属。NG 革兰染色阴性,是严格的人体寄生菌,寄居在尿道黏膜。淋病的发生主要是通过与淋病患者或 NG 携带者的性接触而引起,也可以经污染的用具的接触而间接感染。男性可引起尿道炎、慢性前列腺炎、精囊炎、副睾丸炎等,女性可引起阴道炎、宫颈炎、子宫内膜炎等,胎儿经过淋病性阴道炎的产道可得淋病性结膜炎、幼女阴道炎等。NG 的慢性感染常是不育症的原因,侵入血液可致关节炎、心内膜炎和脑膜炎等,甚至危及生命。

由于淋病的临床表现缺乏特征性,其确诊主要依靠实验室检查。目前,实验室诊断 NG 感染的方法有:①传统的涂片染色法:该法灵敏度低,在女性患者中检出率仅 50% 左右,也不能确诊;②分离培养法:该法对标本和培养基营养要求高,出结果慢,且阳性检出率受影响因素多,难以满足临床要求;③免疫学方法:无论是荧光法还是酶染法,分泌物标本中的非特异性反应严重及方法的稳定性和条件限制,使推广应用受限。而分子生物学方法敏感、特异,可直接从临床标本中检出含量很低的病原菌,适用于 NG 的快速检测。

## 一、NG 基因组结构特征

NG FA1090 基因组为环状 DNA,长度为 2.15Mb,其中 G≡C 含量为 52.68%,编码区占总长度的 78%。NG 同本属其他细菌的同源性较低,但与脑膜炎球菌具有 80% 的同源序列。目前已明确功能的 NG 基因较少,对与药物抗性相关的一类基因了解较多,该基因簇占整个基因组的 3%,主要是一类编码核糖体蛋白的基因,另外还包括一些编码外膜蛋白的基因。NG 中没有操纵子这种具有共同启动子的基因簇,每个基因有各自的启动序列,这和铜绿假单胞菌很相似。几乎所有 NG 都含有一至数个质粒,其中 2.6Mda 质粒未鉴定出任何功能,属于隐蔽性质粒。24.5Mda 质粒和大肠埃希菌的 F 因子类似,能在不同菌株间介导自身及耐药质粒的转移。此外,已从少数菌株中分离出多种耐药性质粒。96% 的 NG 中都含有隐蔽性质粒,隐蔽性质粒序列长 4207bp,含有 10 个编码区,包括 cppA、cppB、cppC 和 ORF1~7。其中,cppB 基因除了存在于隐蔽性质粒中以外,在细菌染色体中也有一个拷贝存在。

## 二、NG 的分子生物学检验方法

NG 的分子生物学检验方法主要包括 PCR 法、实时荧光定量 PCR 法、LCR 法等方法,主要检测 NG DNA。

1.常规 PCR　PCR 检测的靶序列包括隐蔽性质粒 cppB 区、染色体基因、胞嘧啶 DNA 甲基转移酶基因、透明蛋白(opa)基因、菌毛 DNA、16SrRNA 基因和 porA 假基因。

(1)胞嘧啶 DNA 甲基转移酶基因:为扩增靶序列,是早期应用于 PCR 的靶点之一,目前已有商业性检测 NG 试剂盒。随着该检测系统的广泛应用,发现以该基因为扩增靶目标的 PCR 灵敏度较低,且存在与脑膜炎球菌、黄热病球菌等发生交叉反应而出现假阳性结果。由于 cppB 基因在某些 NG 菌株中拷贝数较低,可导致假阴性,目前认为 cppB 基因不宜作为 NG 基因扩增的靶位点。

(2)porA 假基因:存在于 NG 中。以 NG porA 假基因为靶基因,采用荧光定量 PCR 扩增该基因 132bp 序列,能在一定程度上克服 cppB 基因的不足,具有较高的灵敏度和特异度。OmpⅢ和 opa 基因相对于其他靶基因位点发生重组的频率较低,opa 基因多为拷贝基因,有某些菌株可达 11 个该基因位点,以此作为靶基因设计引物可以有效提高 PCR 的灵敏度。因此,采用多个靶基因进行 PCR 检测可提高灵敏度。

(3)16SrRNA:以 16SrRNA 基因为扩增靶序列。由于该序列具有进化上的保守性,比较稳定,且在细胞内含量较高,特异度和灵敏度都较高。现已有商业化的检测试剂盒,是美国食品药品监督管理局(FDA)规定用于检测男女尿液标本的用物,常用于 NG 检测的确认试验。

2.荧光定量 PCR　该技术是目前临床检测 NG 的主要分子生物学方法,荧光定量 PCR

检测 NG 所使用的荧光探针可分为 TaqMan 探针、MGB 探针、双杂交探针、分子信标和双链 DNA 交联荧光染料(SYBR Green Ⅰ)等,灵敏度高,特异度强。

3.LCR　LCR 法检测 NG 的靶基因主要有 opa 基因和 pilin 基因等。灵敏度及特异性均较高,而且操作简便,适用于大规模的性病普查。

### 三、NG 的分子生物学检验的临床意义

淋病是发展中国家发病率较高的传染病之一,也是目前国内发病率最高的性病。感染 NG 初期,人体常无临床症状,但若得不到及时诊疗,可能会导致严重的泌尿生殖道疾病,尤其是女性患者,常导致盆腔炎或继发不孕不育。因此,淋病的早期诊断对于其及时治疗、防止慢性感染有重要价值。细菌培养是诊断淋病的"金标准",适合大多数标本的检测,但烦琐费时,易受各个操作环节的影响。因此,临床上采用荧光定量 PCR 法检测 NG DNA,可以解决 NG 感染快速诊断的问题,可广泛应用于:①淋病的快速诊断,尤其适用于泌尿生殖道感染的早期诊断及无症状的携带者的检测;②对分离培养的菌株进行鉴定和进一步分析,提高临床标本检测的阳性率和准确性;③对 NG 菌株进行分子流行病学分析和流行病学调查等;④对疑为 NG 感染的鉴别诊断,为淋病的确诊提供实验室依据。

# 第十七章　单基因遗传病的分子生物学检验

## 第一节　血红蛋白病

血红蛋白病是常见的遗传性溶血性疾病,是由于编码血红蛋白的基因异常而发生的一类遗传性贫血。主要分为两大类:一是异常血红蛋白病,是由于珠蛋白结构异常所致,如镰状细胞贫血;另一类是珠蛋白生成障碍性贫血(也称地中海贫血),是因为珠蛋白多肽链的合成速率不平衡所致。

人类的血红蛋白(hemoglobin,Hb)是存在于红细胞中具重要生理功能的蛋白质,由珠蛋白和血红素辅基组成,构成血红蛋白的珠蛋白肽链有七种,血红蛋白的四聚体均由一对 $\alpha$ 链($\alpha$ 或 $\zeta$)和一对非 $\alpha$ 链($\beta$ 或 $\varepsilon$、$\delta$、$G_\gamma$、$A_\gamma$)组成。成人正常血红蛋白是 HbA,由两条 $\alpha$ 珠蛋白链和两条 $\beta$ 珠蛋白链各结合一个血红素组成,这两种珠蛋白由对应的 $\alpha$ 珠蛋白基因和 $\beta$ 珠蛋白基因编码。$\alpha$ 珠蛋白基因长约 860bp,$\beta$ 珠蛋白基因长 1606bp,但它们多肽链产物的大小相似,$\alpha$ 珠蛋白链由 141 个氨基酸残基组成,$\beta$ 珠蛋白链含有 146 个氨基酸残基。

### 一、珠蛋白基因簇的结构特征

人类珠蛋白基因存在 $\alpha$ 珠蛋白基因簇和 $\beta$ 珠蛋白基因簇,分别位于不同染色体。珠蛋白基因簇除包括主要的成年基因 $\alpha$ 和 $\beta$ 外,还有其他表达序列,在发育的不同阶段发挥作用。发育早期的基因位于基因簇的 5′ 端,发育晚期的位于 3′ 端。在两个基因簇中的大部分 DNA 位于未知功能区和可能的非必需基因区。

1.$\alpha$ 珠蛋白基因　$\alpha$ 珠蛋白基因与 $\alpha$ 类珠蛋白基因共同组成 $\alpha$ 珠蛋白基因簇,定位于 16p13.33,含有七个与珠蛋白表达有关的基因,全长约 30kb。$\zeta$ 基因为胚胎期基因,仅在胚胎期表达 $\zeta$ 珠蛋白链;$\psi\zeta$、$\psi\alpha_2$、$\psi\alpha_1$ 为三个假基因,不表达有功能的珠蛋白;$\alpha_2$、$\alpha_1$ 为一对功能基因,两者的基因结构非常相似,转录产物仅在 3′ 非翻译区有些差别,翻译产物 $\alpha$ 珠蛋白完全相同;$\theta_1$ 是一个珠蛋白样基因,在结构上与 $\alpha1$ 基因相似,尚未发现导致失活的基因突变,但其功能不详。

2.$\beta$ 珠蛋白基因　$\beta$ 珠蛋白基因与 $\beta$ 类珠蛋白基因(包括 $\varepsilon$、$G_\gamma$、$A_\gamma$、$\psi\beta_1$ 和 $\delta$)串联组成 $\beta$ 珠蛋白基因簇,定位于 11p15.5,包括六个基因,全长约 60kb。$\varepsilon$ 基因为胚胎期基因,与 $\alpha$ 珠蛋白基因簇中的 $\zeta$ 基因功能相同;$G_\gamma$ 和 $A_\gamma$ 为胎儿期主要的 HbF 的成分,两个 $\gamma$ 基因的差异在第 136 密码子对应区,能表达不同的氨基酸,成年期 Hb 中也有少量的 $\gamma$ 珠蛋白链;$\psi\beta_1$ 是假基因;$\delta$ 基因和 $\beta$ 基因的发育时间一致,但 $\delta$ 基因的启动子(特别是 CCTA 盒)的改变,使其 mRNA 表达显著低于 $\beta$mRNA。

HbA($\alpha_2\beta_2$)是正常成人血中主要的血红蛋白,占血红蛋白总量的 95%～98%;HbA2($\alpha_2\beta_2$)在胎儿期开始出现,出生后逐渐增多,但总量始终很少(占血红蛋白总量的 2%～3%);HbF($\alpha_2\gamma_2$)在 3 个月以上胎儿中比例可占血红蛋白总量的 70%～80%,出生后逐渐减少,2 岁后为成人水平,占 1% 以下;胚胎早期血红蛋白的组成是 Hb Gower1($\zeta_2\varepsilon_2$)、Hb Gower2($\alpha_2$

$\varepsilon_2$)、Hb Portland($\zeta_2\gamma_2$)。

## 二、异常血红蛋白病

已发现的异常血红蛋白病有 80 多种,其中部分无临床症状。临床上常见的有四种:①镰状细胞贫血(血红蛋白 S 病);②不稳定血红蛋白病;③氧亲和力增高血红蛋白;④血红蛋白 M(家族性发绀症)。异常血红蛋白病的这四种类型临床表现差异很大,但其诊断均需依靠血红蛋白结构异常分析。

1.镰状细胞贫血及其分子机制　镰状细胞贫血是第一个被揭示的"分子病",是由于 β 珠蛋白基因中最常见的错义突变引起的溶血性贫血,属隐性常染色体遗传病。该病在黑人中有极高的发病率(1/500)和病死率,我国广东、广西、福建、浙江等地均有发现。镰状细胞贫血患者由于 β 珠蛋白基因中第 6 位密码子存在单个碱基的突变,由原来的 GAG 改变成 GTG,结果使 β 珠蛋白链的第 6 位氨基酸残基由原来的谷氨酸改变成缬氨酸,改变后的异常血红蛋白称为镰状血红蛋白(HbS)。因亲水侧链被非极性的疏水侧链所取代,在 $\beta_6$Val 与 $\beta_1$Val 之间出现了一个因疏水作用而形成的局部结构,这一结构使脱氧的 HbS 进行线性缔合,导致氧结合能力过低,红细胞发生镰变,弹性几乎丧失,无法变形,不能通过直径比红细胞小的毛细血管,引起微循环阻塞,心、肺、肾脏严重损伤。

β 珠蛋白基因中第 6 位密码子的突变还可引起血红蛋白 C 病(HbC 病),即 GAG 改变成 AAG,使 $\beta_6$Glu 变为 $\beta_6$Lys,产生 HbC。该病为常染色体显性遗传病,高发于西非黑人。因 HbC 的氧亲和力较低,氧化后易在红细胞内形成结晶体,含结晶体的红细胞僵硬,变形性降低,不易通过微循环,易丢失部分细胞膜而使红细胞变成小球形红细胞。小球形红细胞变形能力低,易被单核吞噬细胞系统(肝、脾等)破坏,从而产生溶血性贫血。

2.镰状细胞贫血的分子生物学检验　基于 β 珠蛋白基因的点突变,镰状细胞贫血常用的分子生物学检验方法主要有限制性酶谱分析(RE)、ASO 探针杂交、AS-PCR 等,最常用的是限制酶谱分析。

限制性酶谱分析首先设计引物进行 PCR 扩增,扩增片段中必须包括 β 珠蛋白基因的第 5、6、7 密码子,扩增产物经 Mst Ⅱ 限制性内切酶酶切,最后通过对酶切片段直接电泳分析或进行 Southern 印迹杂交分析后做出诊断。限制性内切酶 Mst Ⅱ 识别序列为 CCTNAGG(N 可是任意核苷酸),β 珠蛋白基因的第 5、6 密码子和第 7 密码子的第一个核苷酸序列是该限制酶的识别位点,在发生镰状突变后该酶切位点消失。该法所用的 DNA 样品量少,灵敏度高,能诊出纯合子与杂合子,适于临床检验。需注意的是限制酶切要彻底,否则可能将纯合子误诊为杂合子。

除了限制性酶谱分析外,还可通过 ASO 探针点杂交进行检测。人工合成两种寡核苷酸探针,一种为 $\beta^A$-ASO 探针(正常探针),与正常 β 珠蛋白基因序列一致,能与之稳定地杂交,但不能与突变基因杂交;另一种 $\beta^S$-ASO 探针(突变探针),则与突变基因序列一致并与之稳定杂交,但不与正常基因杂交,由此将发生点突变的基因与正常基因区别开来,从而获知受检者 β 珠蛋白基因是否发生突变。设计的寡核苷酸探针的长度是 19 个核苷酸,序列为围绕镰状细胞 β 珠蛋白基因突变位点第 3 到第 9 密码子范围,突变点位于探针的中部。

ASO 探针点杂交可结合 PCR 技术,即 PCR-ASO 技术,先将含有突变点的 β 珠蛋白基因进行体外扩增,然后再与 ASO 探针作点杂交,这不仅大大节约了时间,而且只需极少量的基因组 DNA 就可进行。值得注意的是,这种 ASO 探针点杂交法,只能检测到核酸探针所对应的特定突变基因位点,对于新的突变类型则须重新设计探针才能检测。

3.分子生物学检验的临床意义　镰状细胞贫血的分子生物学检验针对发生突变的 β 珠蛋白基因开展,采用直接诊断策略,直接判定突变类型,区分出杂合子或纯合子,也可发现新的突变类型,可用于镰状细胞贫血的早期诊断和产前诊断。

### 三、珠蛋白生成障碍性贫血

珠蛋白生成障碍性贫血是由于珠蛋白链合成速率降低,引起 α 链与非 α 链数量不平衡所造成的一类常见的单基因遗传性、溶血性疾病。该病主要发生于地中海沿岸国家,如意大利、希腊、马耳他、塞浦路斯及东南亚各国,也称为地中海贫血或海洋性贫血,我国南方地区亦是高发区。世界卫生组织曾预测至 20 世纪末全世界有 7% 的人口携带血红蛋白病的致病基因,其中异常血红蛋白病约占 0.3%,其余绝大部分是珠蛋白生成障碍性贫血致病基因的携带者。

因珠蛋白基因缺陷复杂多样,珠蛋白缺乏的类型、数量及临床症状也表现不一。根据缺乏的珠蛋白链的种类及缺乏程度加以命名和分类,可分为 α、β、δ、γ、δβ 和 γδβ 等六种类型,α 珠蛋白链缺乏者称 α 珠蛋白生成障碍性贫血,β 珠蛋白链缺乏者称 β 珠蛋白生成障碍性贫血,γ 链合成减缺的称为 γ,珠蛋白生成障碍性贫血。其中分布最广和最严重的是 α 和 β 珠蛋白生成障碍性贫血。按珠蛋白链减少的程度分为完全无生成的 $\alpha^0$、$\beta^0$ 珠蛋白生成障碍性贫血,部分生成的 $\alpha^+$、$\beta^+$ 珠蛋白生成障碍性贫血。若 β 和 δ 两种珠蛋白链均缺乏者,则为 $(\beta\delta)^0$ 或 $(\beta\delta)^+$ 珠蛋白生成障碍性贫血。

1.α 珠蛋白生成障碍性贫血及其分子机制　α 珠蛋白生成障碍性贫血是由于 α 珠蛋白基因的缺乏或缺陷使 α 珠蛋白链合成速度明显降低或几乎不能合成引起的,是一种常染色体显性遗传性血液病。正常成人红细胞中表达出等分子的 α 和 β 珠蛋白链,并按 1:1 的比例组成 $\alpha_2\beta_2$ 血红蛋白四聚体。α 珠蛋白生成障碍性贫血患者的红细胞合成的 α 珠蛋白链缺乏或相对于 β 珠蛋白链为少,这样就会导致全部或部分血红蛋白的组成为 β 珠蛋白链同源四聚体($\beta_4$),这种血红蛋白称为血红蛋白 H(hemoglobin H,HbH)。同样,α 珠蛋白链的减缺也可生成 γ 珠蛋白链同源四聚体($\gamma_4$),这种血红蛋白称为 Hb Barts。该病主要分布在热带和亚热带地区,在我国也相当常见,尤其在南方,发病率很高。

根据 α 珠蛋白基因的异常,α 珠蛋白生成障碍性贫血在临床上分为四种类型:静止型 α 珠蛋白生成障碍性贫血、标准型(轻型)α 珠蛋白生成障碍性贫血、HbH 病和胎儿水肿综合征。这四种类型分别是:①1 个 α 基因异常,称为 α+珠蛋白生成障碍性贫血静止型,平常无症状,血常规无异常表现,仅在出生时脐带血或出生 8 个月内血液中 Hb Barts 轻度增加(小于 2%);②2 个 α 基因异常,称为 $\alpha^+$珠蛋白生成障碍性贫血标准型,红细胞呈低色素小细胞性改变,无症状或轻度贫血,出生时 Hb Barts 比例为 5%~15%,几个月后消失,检测 α 链和 β 链合成速率对该疾病有诊断意义;③3 个 α 基因异常,称为 HbH 病,为 $\alpha^0/\alpha^+$ 双重杂合子,有代偿性溶血性贫血症状,聚合生成 HbH,患者血常规出现小细胞低色素改变,靶形红细胞增多,血红蛋白电泳出现 HbH 和 Barts 带,大部分细胞中可见 HbH 包涵体;④4 个 α 基因异常,即胎儿水肿综合征,完全无 α 珠蛋白生成,为 $\alpha^0/\alpha^0$ 纯合子,胎儿期无 HbF($\alpha_2\gamma_2$),多余的 γ 链聚合 Hb Barts($\gamma_4$),又称为 Hb Barts 病,胎儿多死于宫内,或产后数小时内死亡,血红蛋白电泳 Hb Barts 大于 90%,有少量 HbH,无 HbA、HbA2 和 HbF。

如果在一对同源染色体中有一条染色体上连锁着的 2 个 α 珠蛋白基因都发生了突变,即为 $\alpha^0$,基因型为--/αα;如果连锁着的 2 个 α 基因中有一个发生了突变,即为 $\alpha^+$,基因型为-α/αα。$\alpha^0$表示 α 链完全不能合成,而 α+则表示能部分合成 α 链,但合成速率降低,$\alpha^A$表示正常 α 链。$\alpha^0$珠蛋白生成障碍性贫血主要是由于 α 珠蛋白基因簇中发生了长度不一的缺失所引起。由于缺失范围较广泛,造成染色体上 2 个 α 基因部分或完全缺失。$\alpha^0$珠蛋白生成障碍性贫血基因缺失范围差别很大,且有种族特异性,我国南方最常见的缺失类型为东南亚型(即--SEA 型),缺失范围为 20kb 左右。$\alpha^+$珠蛋白生成障碍性贫血有缺失型和非缺失型两类,非缺失型的变异主要涉及移码突变、无义突变、终止密码子突变和 mRNA 加尾信号突变等。这些突变造成的后果或是使肽链不能正常合成,或是合成无功能的肽链。

(1)基因缺失:在 16 号染色体 α 珠蛋白基因簇上有 2 个串联的 α 珠蛋白基因($\alpha_2,\alpha_1$),它们在核苷酸序列上有很大的同源性,周边序列也有 90%以上一致,这是一个不等位交换的理想模式。当细胞减数分裂时,α 珠蛋白基因簇有可能错排导致不等位交换,从而使一条 16 号染色体上只剩下一个 α 珠蛋白基因,而在另一条染色体上出现了串联的 3 个 α 珠蛋白基因,由此分化出的红细胞合成 α 珠蛋白的能力会下降。当仅有的一个 α 珠蛋白基因再发生突变,就使该条染色体上 α 珠蛋白基因完全缺失。出现上述情况后,α 珠蛋白基因转录水平下降甚至缺乏,导致 α 珠蛋白链的合成量减少,从而导致 α 珠蛋白生成障碍性贫血。

(2)基因突变:基因突变导致的 α 珠蛋白生成障碍性贫血在临床上也较为常见,包括点突变、移码突变、无义突变、mRNA 加尾信号突变和终止密码子突变等。

1)点突变:$\alpha_2$珠蛋白基因中的一个密码子 CTG 突变成 CCG,使 Leu 被 Pro 取代,此时 α 珠蛋白链中的 α 螺旋极易受到破坏,高度不稳定,表现出 α 珠蛋白生成障碍性贫血的表型。

2)移码突变:$\alpha_1$珠蛋白基因中第 14 个密码子中一个核苷酸缺失导致移码突变,使 α 珠蛋白链氨基酸序列改变而无法正常合成,引起 HbH 病。

3)无义突变:$\alpha_1$珠蛋白基因中的某个密码子突变成终止密码子,使 α 珠蛋白链合成提前终止,产生无功能的 α 链,也导致 HbH 病的发生。

4)mRNA 加尾信号突变:突变发生在 $\alpha_2$珠蛋白基因的 3′端高度保守序列,使 polyA 加尾过程无法进行,转录的 mRNA 无法输送至胞质,结果是 α 珠蛋白链无法合成,引起 HbH 病。

5)终止密码子突变:终止密码子的突变引起 α 珠蛋白链中的氨基酸残基数目增加,稳定性下降,同时合成数量减少,表现出 α 珠蛋白生成障碍性贫血表型。

2.α 珠蛋白生成障碍性贫血的分子生物学检验　虽然 α 珠蛋白生成障碍性贫血的表型很相似,但病因在基因水平上表现为多样性,分子生物学检验方法也各异。α 珠蛋白生成障碍性贫血主要由 α 珠蛋白基因缺失所致,PCR 是首选方案。此外,大范围缺失的检测可采用 Southern 印迹杂交技术,通过观察被检片段的长度和有无,可判断基因的缺失情况。针对非缺失型 α 珠蛋白生成障碍性贫血,可通过 SSCP、AS-PCR、裂口 PCR(gap-PCR)等检测,用于疾病的诊断和分型及骨髓移植和基因治疗的研究。通过对外周血或脐血进行分子诊断,可确定是否患病及具体的分子缺陷类型。通过对绒毛膜细胞或羊水细胞、胚胎脐血进行 DNA 诊断,可开展产前诊断以防止纯合子患儿的出生。

(1)PCR:根据诊断目的的不同可选择不同的 PCR 引物,选择性扩增不同类型的 α 珠蛋白基因,是鉴别缺失型 α 珠蛋白生成障碍性贫血的首选方法。引物的设计原则是一对引物

(A 和 C)位于缺失区域的两侧用于扩增缺失后基因,另一对引物(A 和 B)用于扩增正常的 α 珠蛋白基因。扩增片段产物不同可检出不同类型的 α 珠蛋白生成障碍性贫血。尽管 $\alpha_2$ 珠蛋白基因和 $\alpha_1$ 珠蛋白基因有很大的同源性,但针对它们的 3′端的差异序列,通过选择性 PCR 技术可分别扩增这两个基因的 3′端。如果与上述的三条引物配合,也可用来区分缺失与非缺失型 HbH 病。

(2)Southern 印迹杂交:由于 α 珠蛋白基因的缺失或突变,会表现出限制性片段长度的多态性,因此可以利用限制酶结合 Southern 印迹对 α 珠蛋白生成障碍性贫血进行诊断。用 α 珠蛋白基因特异性探针与正常人基因的限制酶切片段杂交,EcoR Ⅰ 酶切片段为 23kb, BamH Ⅰ 酶切片段为 14kb。当 α 珠蛋白基因发生缺失时杂交片段变小或消失。

(3)AS-PCR:在 PCR 反应体系中设计两对引物,即正常引物对 N/C 和突变引物对 M/C,PCR 结束后根据扩增结果,可直接判断有无突变。如果只有 N/C 引物对的扩增,说明该基因位点无突变;只有 M/C 引物对的扩增,说明该位点突变为纯合子;正常与突变引物对均有扩增,则为突变杂合子。此技术适用于小片段 DNA 电泳分析,具微量清晰、准确可靠的优点,适用于中国人非缺失型 α 珠蛋白生成障碍性贫血的分子诊断和产前诊断,方法简便、易于推广。

(4)SSCP:主要用于非缺失型 $\alpha_2$ 珠蛋白基因突变筛查,依据单链 DNA 在非变性聚丙烯酰胺凝胶电泳体系中的构象来鉴定 DNA 序列改变的一项技术。该技术操作简便、应用广泛,但此法影响因素多、重复性差。

(5)gap-PCR:通过 PCR 扩增后产物带出现的差异,可区分正常基因型($\alpha\alpha/\alpha\alpha$)、α 珠蛋白生成障碍性贫血杂合子(--SEA/$\alpha\alpha$)、缺失型 HbH 病(-$\alpha$/--SEA)和 Hb Barts 水肿综合征(-SEA/--SEA)。该法具有简便、快速、准确的特点,可用于 α 珠蛋白生成障碍性贫血的血液学筛查。

3.β 珠蛋白生成障碍性贫血及其分子机制　β 珠蛋白生成障碍性贫血是珠蛋白生成障碍性贫血中发病率最高的类型。主要发病区域为地中海沿岸国家和地区及东南亚各国,我国则主要高发于南方地区,检出率约为 0.665%,广东省的发病率居全国首位。根据珠蛋白链合成受抑制情况,β 地中海贫血在临床上分为四型:重型、中间型、轻型和遗传性胎儿 Hb 持续增多症,遗传性胎儿 Hb 持续增多症较为常见。重型患者往往是 $\beta^0$ 珠蛋白生成障碍性贫血纯合子($\beta^0/\beta^0$),即两个 β 基因都发生突变,还有 $\beta^0$ 和 $\beta^+$ 珠蛋白生成障碍性贫血双重杂合子($\beta^0/\beta^+$),以及部分 $\beta^+$ 珠蛋白生成障碍性贫血纯合子($\beta^+/\beta^+$)。$\beta^0$ 表示完全不能合成 β 链,$\beta^+$ 表示尚能合成部分 β 链,$\beta^A$ 表示正常 β 链。轻型患者为含有 $\beta^A$ 的杂合子。

β 珠蛋白生成障碍性贫血的患儿出生时一般无症状,多在婴儿期发病,出生后 3~6 个月内发病者占 50%。发病年龄越早,病情越重,严重者需依靠输血维持生命。重型 β 珠蛋白生成障碍性贫血患儿由于骨髓造血代偿性增生常出现特殊面容,临床表现有发热、腹泻、黄疸、肝脾大,伴有食欲缺乏、生长发育停滞、支气管炎或肺炎等症状,因过多的铁沉着于心肌和其他脏器时,会引起心力衰竭和肝纤维化及肝衰竭,如不治疗,多于 5 岁前死亡。中间型 β 珠蛋白生成障碍性贫血患者的症状较轻,一般能维持正常的生活。轻型 β 珠蛋白生成障碍性贫血无任何临床症状,需通过实验室检查才可确诊,血涂片中可发现少数靶形红细胞,红细胞脆性试验有轻度减低,$HbA_2$ 轻度增高(大于 3.5%)是其特点。

β 珠蛋白生成障碍性贫血是由于 β 珠蛋白基因功能下降或缺失所致的一类遗传性溶血

性疾病,是常见的常染色体隐性遗传性血液病之一。其分子机制都是由于 β 珠蛋白基因中的核苷酸取代导致。β 珠蛋白基因位于 11 号染色体上,与 α 珠蛋白基因不同仅有 1 个,发生不等位交换的可能性较小,因此突变成为 β 珠蛋白生成障碍性贫血的主要发病原因。β 珠蛋白基因的突变以点突变为主,即单核苷酸置换是 β 珠蛋白基因的主要突变类型,亦有碱基的插入和缺失引起移码突变,目前已发现 100 余种,缺失型突变则很少见(图 17-1)。如果突变发生在 β 珠蛋白基因的启动子区域,导致转录的 βmRNA 水平下降;如果突变发生在剪接信号或其周围的通用序列,或隐性剪接信号因突变被激活,引起异常剪接,产生的异常 βmRNA 通常是不稳定的,易被破坏,失去合成 β 珠蛋白链的功能;如果在 β 珠蛋白基因 ORF 中发生核苷酸的取代、缺失、插入,引起错义突变、移码突变或无义突变等,则导致 β 珠蛋白链的合成量减少、根本没有或产生异常的 β 珠蛋白链。

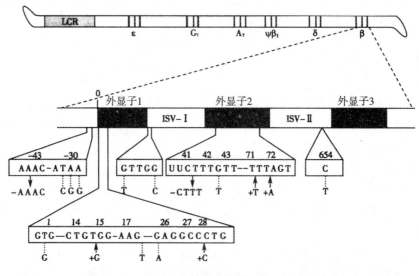

**图 17-1　β 珠蛋白生成障碍性贫血常见突变位点**

　　β 珠蛋白链合成受抑制后,杂合子的 α 链的合成速度比 β 链快 2.0~2.5 倍,纯合子的 α 链合成的速度超过 β 链更多,甚至完全没有 β 链合成。多余的 α 链聚合成不稳定的四聚体,同时 δ、γ 链代偿性增多,过多的 α 链与 δ、γ 链聚合形成 HbA2 和 HbF,使含量增加。不稳定的血红蛋白易在细胞内形成 α 链包涵体及出现靶形红细胞,形成的包涵体附着在细胞膜,使红细胞僵硬易破坏导致无效造血。

　　4.β 珠蛋白生成障碍性贫血的分子生物学检验　β 珠蛋白生成障碍性贫血的基因缺陷主要是点突变或移码突变,已发现的 170 多种 β 珠蛋白基因突变大多是核苷酸的取代,因此 PCR 及点突变检测技术便成为诊断 β 珠蛋白生成障碍性贫血的主要手段,目前常用的检测方法有 PCR-RDB、PCR-RFLP、基因芯片、PCR-ASO、AS-PCR 等。

　　(1)PCR-RDB:这是目前国内对 β 珠蛋白生成障碍性贫血诊断率最高的方法。反向点杂交技术遵循 ASO 法的基本原理,与传统 ASO 不同的是,RDB 以膜上固定 ASO 探针取代了固定靶 DNA(基因组 DNA 或 PCR 扩增片段),用 EDC(乙基二甲氨基丙碳二亚胺)对膜进行"活化"处理,继而将 5′端带有修饰氨基"臂"的-NH2 与膜表面的-COOH 相互反应形成共价结合。该法中应用两对引物(Bio-C$_1$/Bio-C$_2$、Bio-C$_3$/Bio-C$_4$)分别扩增 β 珠蛋白基因的-

129→CD97(602bp)和 IVS-Ⅱ-457→CD114(423bp)。

目前中国人群中已发现有 21 种 β 珠蛋白基因的突变型,但固化在膜上的 11 种探针,通过 1 次杂交同时检测 11 种突变类型,可检出 98%以上的中国人 p 突变基因型。该法具快速简便、高敏感度和高特异度等优点,只是该技术是建立在被检基因序列差异的基础上,检测范围受到 PCR 扩增条件及基质容量的限制。在 RDB 检测过程中,斑点信号可能会存在不均一现象,且受到各种实验因素、实验条件的影响。因此,RDB 实验的稳定性和重复性有待提高。

(2)PCR-ASO:该法可用于 β 珠蛋白生成障碍性贫血的分子诊断及基因分型。根据 β 珠蛋白基因的突变位点序列合成引物,使扩增产物中包含突变位点。另根据突变序列和对应的正常序列合成寡核苷酸探针,与 PCR 扩增产物进行斑点印迹杂交,根据杂交信号判断有无突变。PCR 结合 ASO 探针点杂交技术可检测目前已知的所有的 β 基因突变,优点是灵敏、准确,缺点是一次杂交只能检出一种突变,对具有高度异质性的 β 珠蛋白生成障碍性贫血往往需多次更换探针才能确诊,且还需放射性核素标记探针。

(3)AS-PCR:这种方法与 PCR-ASO 法相比,具安全、简便之优点,可通过设计多对引物进行多重 AS-PCR 反应,根据每个突变位点的特异扩增带的不同来判断突变类型。现已构建了中国人常见的 5 对 β 基因突变诊断的引物。

(4)基因芯片:已有多家公司研发了诊断 β 珠蛋白生成障碍性贫血的基因芯片系统,该系统专为检测 β 珠蛋白基因上多位点突变所设计,采用 PCR-RDB 技术,可一次诊出临床人全血标本中 β 珠蛋白基因上多个基因位点的突变,是更加简便、快速、微量化、自动化、一次能平行筛查的新方法,具有成本低、诊断时间短等优势。

(5)突变寡核苷酸延伸扩增:是利用巢式 PCR 结合微型凝胶电泳,能检出 β 珠蛋白基因有无突变,并区分纯合子和杂合子。在严格的 PCR 条件下,当中间引物为突变引物(M)时,M 只能退火结合于具有该种突变的等位基因上,由于 M 的结合及延伸,阻碍了同方向正常引物(U)的延伸,故只能获得 M 与反向正常引物(D)所引导的较短扩增片段;而当不具有该突变的等位基因时,M 不能阻碍 U 的继续延伸,因而得到的是较长的扩增片段;当被测标本是突变杂合子时,扩增产物是长短不一的两条带。此法简便易行、诊断明确,且避免了 ASO 杂交,便于推广应用。

## 第二节　血友病

血友病主要有 A、B 两种类型,遗传模式均为 X 连锁隐性遗传,因而血友病患者多数为男性,患者家系中的女性可能是致病基因携带者。血友病发病率在不同地域、种族和民族间无显著差异。血友病 A 与血友病 B 发病率比例约为 138∶20。血友病 A 或称血友病甲、凝血因子Ⅷ(coagulation factorⅧ,FⅧ)缺乏症,是由于血浆中缺乏 FⅧ所致。血友病 B(hemophilia B,HB)或称血友病乙、凝血因子Ⅸ缺乏症,是由于缺乏凝血第 9 因子(FⅨ)。

### 一、血友病及凝血因子基因

凝血因子Ⅷ有 2332 个氨基酸残基,由 FⅧ基因编码。FⅧ基因位于 X 染色体长臂末端(Xq28),包括 26 个外显子和 25 个内含子,全长 186kb,占 X 染色体的 0.1%,其中外显子总长9kb。

在FⅧ基因第22号内含子内,有一个基因内基因A1,功能不详。它有两个同源基因,位于X染色体的末端(A2、A3)。A1基因可与这两个A基因中的任一个发生同源重组,使得FⅧ基因1~22号内含子倒位至X染色体长臂远端,而23~26号外显子仍处于原位。由此被分裂的两部分基因不能被剪接到一起,凝血因子Ⅷ的合成受到严重障碍,FⅧ功能完全丧失导致重型血友病A(图17-2)。其中与A2发生的重组称为近端重组,约占倒位的15%;与A3发生的重组称远端重组,约占倒位的85%。基因倒位引起的血友病大致占血友病A的50%,其余已检测到各种FⅧ基因突变近600种,包括点突变(占64%)、缺失突变(占31%)和插入突变(占5%)等,引起血友病的严重程度与突变位点相关。在点突变中,由无义突变导致的血友病均为重型血友病A,错义突变则大多导致中型和轻型血友病A,还有少数的点突变会影响到mRNA的剪接,包括供受体部位GT/AG发生突变,这大多导致重型血友病A;如保守序列发生突变或由于突变而产生新的剪接位点,则大多导致轻型血友病A。FⅧ基因的插入突变和缺失突变主要导致重型血友病A。

图17-2 人FⅧ的基因结构及基因定位

血友病B,又称Christmas病或血浆凝血活酶成分缺乏症,发病原因为编码FIX基因缺陷,导致FIX含量缺乏或结构异常,从而凝血功能障碍。FIX基因位于Xq26.3-27.2,与次黄嘌呤-鸟嘌呤磷酸核糖转移酶(HPRT)、脆性X智力低下1号、葡萄糖-6-磷酸脱氢酶(G-6-PD)及FⅧ等基因相邻。全长33.5kb,含8个外显子,侧翼序列含调控区域,内含子占整个基因的95%。FIX的mRNA全长2804bp,编码产生FIX多肽前体(461个氨基酸残基),信号肽酶和蛋白酶切除信号肽和原肽后,经过糖基化、二硫键形成、N端12个氨基酸羧基化及第1类表皮生长因子区第64位天冬氨酸β羟化等一系列化学修饰,形成成熟的FIX(含415个氨基酸残基)。

FIX基因突变的种类繁多,现已发现700余种,包括点突变、碱基缺失和插入,突变涉及整个基因的每个位置,几乎每一个血友病B家族均可能有各自的突变类型。其中点突变约占80%,而大片段的缺失和基因重排较为少见。点突变可发生在除了polyA位点以外的任何部位,如启动子区、信号肽区、前肽区、羧基谷氨酸区或催化区域等。错义突变是血友病B常见的分子缺陷,能影响FIX的生物学功能(包括前导肽裂解、酶原激活、影蛋白复合物形成和酶催化作用),导致严重程度不同的临床症状。FIX基因的缺失范围可由1个碱基到整个基因,包括小缺失、部分缺失和全部缺失,无论哪一种缺失,临床上均表现为重型血友病B。在插入突变引起的血友病B中,即使插入1个碱基造成移码突变,或是插入数kb长的大片段序列,都会引起重型血友病B。

## 二、血友病A的分子生物学检验

由于引起血友病A的基因改变种类不同,使用的诊断方法也不尽相同。有直接诊断和间接诊断策略。

1.直接诊断策略  50%的血友病A是由于FⅧ基因倒位导致,PCR、DNA测序等方法可检测出基因倒位。长距离PCR(LD-PCR)是基因倒位检测的首选方案(图17-3)。LD-PCR常用引物B、P和Q的位置。使用A和B、P和Q两对引物进行PCR扩增,其中引物P、Q对应于FⅧ基因内A1两侧的序列,A、B对应于FⅧ基因外的A2、A3同源序列两侧的序列。如果未发生倒位,A和B引物对的扩增产物为10kb,p和Q引物对的扩增产物是12kb。当出现FⅧ基因内含子22倒位时,引物A和Q、B和P将得到11kb的扩增产物,如果基因倒位只出现在一个等位基因,另一个等位基因正常时,扩增产物中仍会有A和B引物对的10kb扩增产物,但无法获得到12kb的扩增产物(ABP,ABQ);如果受检者是女性携带者,则扩增产物中将包括10kb、11kb、12kb三条区带(ABPQ)。

图17-3  LD-PCR检测FⅧ基因倒位示意图

该法标本用量少,具简便迅速、高效直观、不需要放射性核素等优点。特别是在未能得到先证者的样品,或供连锁分析的家系成员尤其是其母亲或携带者未能提供杂合信息的情况下,LD-PCR技术亦能进行携带者检测和产前诊断。实际操作中,常常仅使用B、P、Q三条引物进行PCR扩增,无22号内含子A1倒位时得到12kb的P/Q扩增产物,发生倒位时得到11kb的B和P扩增产物,但无法判断出女性携带者。

2.间接诊断策略  点突变是非基因倒位引起血友病A的主要原因,但FⅧ基因的突变研究显示,数百种突变所处的位置十分分散,无明显的突变热点。因此,常利用FⅧ基因与特定的多态性遗传标记紧密连锁的特点,通过家系连锁分析来诊断家系成员或开展产前诊断。目前选用的遗传标记主要是RFLP、STR和VNTR,运用这些标记可使98%以上的血友病A家系得到诊断。上述三类遗传标记的检测都结合PCR技术(PCR-RFLP、PCR-STR和PCR-VNTR),经PCR扩增后再检测这些扩增片段的长度(其中包括多态性位点的重复次数),即可了解被检样本的基因型,从而判断是否与致病基因连锁。也可通过 PCR-SSCP 对热点突变区域 PCR 扩增后电泳,对散发病例进行诊断。

血友病 A 的分子诊断和遗传咨询包括对患者的诊断、携带者的判断和产前诊断,在实际工作中,对非 22 号内含子倒位的血友病 A 患者进行全基因筛查以期发现突变是十分困难的。因此,患者的病史、症状和血浆 FⅧ 的水平和活性仍然是明确诊断的重要依据。对于患者家系的遗传咨询,主要采取连锁分析方案。

### 三、血友病 B 的分子生物学检验

FⅨ 基因的缺陷具有十分显著的异质性,几乎每个家系都有其特异基因突变类型,再则 FⅨ 基因较小,因此给分子诊断带来一定困难。目前通常采用直接和间接法进行检测。直接检测方法有:Southern 印迹杂交、DNA 测序、基因芯片和毛细管电泳;间接检测方法有:RFLP、SSCP、DGGE 法、双脱氧指纹图谱、变性高效液相色谱法等。RFLP 标记有 XmnⅠ、EcoRⅠ、TaqⅠ 等位点,VNTR 标记为 int13 和 St14,距 FⅨ 基因 2cm 内有 6 个基因外 STR 位点,即 DXS1192、DXS1211、DXS8094、DXS8013、DXS1227 和 DXS102。运用这些多态性位点可使 99.9% 以上的血友病 B 家系得到诊断。

## 第三节　迪谢内肌营养不良

迪谢内肌营养不良是常见的 X 连锁隐性遗传病,主要发生于男性,发病率为 1/3500 个新生男婴,DMD 患儿的主要表现为肌肉进行性加重萎缩和无力,累及机体近端肌肉,腱反射消失,肌肉假性肥大。因臀中肌无力而行走时呈鸭步,腹肌和髂腰肌无力而致下蹲起立时出现高尔斯征。病情中后期呈明显的全身肌肉萎缩,此时肌组织已经被结缔组织替代,并有脂肪浸润。60%~90% 的患儿伴有心肌受累,发病至 10 年左右常常卧床不起,多于 20 岁左右因心肌、呼吸肌萎缩导致心肺衰竭等严重并发症而死亡。发病机制皆为抗肌萎缩蛋白的缺乏。

### 一、抗肌萎缩蛋白基因

DMD 基因定位于 Xp21.2-21.3 区域,包括 79 个外显子和 78 个内含子,全长约 2300kb,是目前已知人类最大的基因,cDNA 全长约 11kb,占 X 染色体全长的 1.5%,编码产物含 3685 个氨基酸。基因缺失是 DMD 发生的主要原因(占 60%~70%),基因重复占 5%~10%,点突变约占 20%,微小缺失和插入约占 8%。这些突变没有明显的热点区域,分散在整个基因中。DMD 基因缺失集中在两个热点区域:一个在该基因的 5′端,另一个在中央区。前者累及外显子 3~20,占总缺失的 22%~27%,后者主要累及外显子 44~53,占总缺失的 54%~60%。

### 二、迪谢内肌营养不良的分子生物学检验

鉴于肌营养不良的基因缺陷,最早采用的检测 DMD 基因缺失的技术是 Southern 印迹杂交,探针达十多种,缺失检出率不尽相同,但该法操作复杂,实验流程长,因而限制了在临床上的应用。取而代之的多重 PCR 技术已成为诊断肌营养不良的主要手段。

1.多重 PCR　根据 DMD 基因的结构特点和热变区,Chamberlain 针对缺失集中区域设计了 9 对引物,经多重 PCR 同时扩增第 4、8、12、17、19、44、45、48 和 51 号外显子,可检出 80%

的 DMD 缺失患者。Beggs 增设了另外 9 对引物,同时扩增启动子,第 3、6、13、43、47、50、52 和 60 号外显子和肌肉特异性启动子。两组引物 PCR 扩增后采用高分辨率的琼脂糖凝胶或聚丙烯酰胺凝胶进行电泳分析。在无外显子缺失时,可检出 9 个条带并根据片段大小确定每个外显子的位置。根据外显子的相应位置和可检测到的条带数目,来判断被检者是否有外显子的缺失。这 18 对引物的多重 PCR 扩增可检出 98% 的 DMD 基因缺失患者(图 17-4)。

图 17-4　多重 PCR 检测 DMD 基因缺失

　　左为 Chamberlain 引物,右为 Beggs 引物。P1~P4 为 4 个患者标本;B1、B2 为空白对照;P5、P6 正常对照(P1 除外显子 1 外其余均缺失;P2 外显子 6~19 有小的缺失;P3 外显子 44~50 缺失;P4 外显子 45~52 有小的缺失)　　2.反转录 PCR　DMD 基因结构庞大,98% 的内含子序列尚不清楚,基因突变形式多样且突变频率高,通过 PCR 技术系统全面地检测整个基因中的改变位置和性质难度较大,但其 cDNA 总长仅约 11kb,可通过 RT-PCR 对其 cDNA 全长进行检测,从而确定突变的发生位置和性质。仅用数对引物就可对所有外显子进行突变筛检,能大大缩减工作强度。

　　3.STR 连锁分析　对于非基因缺失引起的 DMD,最初采用 RFLP 连锁分析法,但该方法只能用于完整的家系分析,在散发病例中无法应用,此外技术难度较大,方法烦琐,现在临床一般采用 STR 连锁分析。此外对于女性患者,因其有一条正常 X 染色体存在,应用缺失检测方法进行诊断有一定的难度,使用 STR 连锁分析可做出明确的判断,同时对患者的女性亲属进行携带者的判断。在 DMD 基因内已发现了 19 个 STR 位点,分布于 DMD 基因的 5′启动子区,3′非翻译区,第 44、45、49 和 50 号内含子区。另外在侧翼区有 8 个 STR 位点,结合 PCR 技术扩增后进行连锁分析,需注意的是所选 STR 位点必须与突变位点紧密连锁,由于 DMD 基因庞大,重组率高达 10%,因此通过连锁分析作间接诊断会有一定比例的失误。

# 第四节　脆性 X 综合征

　　脆性 X 综合征(fragile X syndrome,FraX)是人类最常见的遗传性智力缺陷疾病之一,呈 X 连锁显性遗传,外显率因性别不同有差异,男性为 80%,女性为 30%,发病率占全部儿童的

0.05%。男性患者的特征是面部异常,包括脸部狭长伴有突出的前额、下颌和耳朵,90%青春期后出现巨睾,中到重度智力低下。受累女性的表现通常较男性为轻,女性携带者发病率高达1/700~1/354,占智力低下人群的1%~10%。1991年Verker等分离并克隆了致病基因,即脆性X智力低下1号(fragile X mental retardation-1,FMR-1)基因。

## 一、脆性X智力低下1号基因

FMR-1基因位于Xq27.3,长38kb,包含17个外显子和16个内含子,对应mRNA长4.4kb,编码产物为RNA结合蛋白。在FMR-1基因5′非翻译区发现了一段数目可变的$(CGG)_n$三核苷酸重复序列,其上游250bp处存在一个CpG岛。正常人该序列的拷贝数为6~50,平均为30。$(CGG)_n$重复序列的不稳定性扩增及CpG岛的异常甲基化是导致FraX的主要分子机制。FraX患者的$(CGG)_n$拷贝数大于200,最多可达2000以上。当拷贝数大于230时,FMR-1基因5′端发生高度甲基化,基因转录被关闭,导致该RNA结合蛋白合成减少,这是造成FraX的根本原因。99%的FMR-1基因突变表现为CGG重复扩展伴异常甲基化,点突变或缺失引起的FraX不到1%。嵌合体存在于15%~20%的FMR-1基因突变者,可表现为两种形式:①细胞嵌合体,即患者体内同时存在前突变/全突变细胞系;②甲基化嵌合体,即只有部分全突变伴有甲基化。完全无甲基化的全突变个体偶然可见。

1.FMR-1基因5′端$(CGG)_n$重复序列异常扩增  FMR-1基因5′端$(CGG)_n$重复序列的正常重复范围($n=6\sim50$);前突变($n=50\sim200$);全突变($n>200$)。当$n>200$时$(CGG)_n$序列过长,由于C与G之间为3个氢键,能量较高,解链酶在此不能有效地打开双链形成局部单链,即使形成单链,链内也易形成"发夹"结构,阻碍后面的转录酶,使其不能有效地工作,所以患者细胞中FMR-1mRNA拷贝数减少或缺乏。此外即使完成了mRNA的转录,由于mRNA5′端非翻译区过长,易形成二级结构,阻碍核糖体翻译起始亚单位40S起始复合物沿着mRNA由5′端向3′端滑行,导致核糖体的装配不能完成,翻译受到抑制,FMR-1蛋白量减少。有研究表明全突变患者体细胞中FMR-1mRNA和FMR-1蛋白量均比正常人减少或缺乏。

2.FMR-1基因5′端CpG岛的异常甲基化  FMR-1CpG岛的甲基化及$(CGG)_n$序列的扩增与致病有非常重要的联系。Sutcliff等在CGG扩增及CpG岛甲基化的受累胎儿中未发现FMR-1的表达,推测CpG岛的甲基化导致FMR-1的不表达。在全突变胎儿的卵巢,该基因已出现$(CGG)_n$扩展,但未出现甲基化;另外一些全突变的等位基因只有部分甲基化或完全不甲基化,这提示CGG的扩增和甲基化之间的作用机制尚不完全清楚。

3.FMR-1基因缺失  FraX患者有FMR-1基因启动子区域缺失660bp或25kb的DNA片段。

4.FMR-1基因点突变  比较少见。有研究发现一个FraX患者显示FMR-1基因点突变,导致第367密码子编码产物由Ile转变为Asn。

## 二、脆性X综合征的分子生物学检验

1.Southern印迹杂交  是目前诊断FraX的主要方案。根据受累个体CpG岛异常甲基化,选择甲基化敏感的DNA限制酶,如EcoRⅠ、EagⅠ等进行相应DNA片段酶解。再用探针StA22、StB12.3进行Southern印迹杂交检测。可确认全突变与前突变,适用于患者及携带者的诊断及家族内追踪突变情况。但该法技术繁杂,价高费时,不太适合普通群体及高危群体的筛查。

2.PCR　通过 PCR 产物大小计算 CGG 重复拷贝数而对异常扩增做出诊断。常规 PCR 只能有效扩增 CGG 小于 200 的正常及前突变等位基因,对大于 200 的全突变等位基因则不能进行有效扩增而呈现阴性。根据扩增片段长度区分正常个体和携带者,若样品无法扩增,则再进一步进行 Southern 印迹杂交检测。也可采用 PCR-ASO 法,用 CGG 寡核苷酸探针对 PCR 产物进行分析,正常人 FMR-1 基因扩增产物分子量较小,而 FraX 患者的 PCR 产物分子量较大,与正常人对照即可做出明确诊断。

利用 PCR 技术也可检测男性样本的 FMR-1 基因 CpG 岛甲基化情况。多数情况下 CpG 岛甲基化可阻碍限制性内切酶的识别,通过观察扩增片段的有无即可知道是否发生甲基化。该法价廉且迅速,适于携带者筛查、产前诊断和群体筛查等。

3.微卫星序列分析　FMR-1 基因两侧有 3 个二核苷酸重复序列 FraXAC1、FraXAC2、DXS548 可作为遗传连锁标记。Richards 等利用(AC)$_n$重复序列,采用 PCR 扩增 FraXAC2 分析杂合率高达 80%,此法具简便、多态、信息量大、遗传标记与 FraX 位点无基因重组等优点,是直接诊断技术的对照与补充,缺点是需要先证者及杂合子母亲标本做参照。

### 三、分子生物学检验的临床意义

通过分子诊断 FMR-1 基因突变开展患者判定、携带者筛查、产前诊断和群体筛查等。美国医学遗传学协会建议对以下人群开展 FMR-1 基因的分子诊断。

1.有智力低下(MR)、发育迟缓或自闭症的男性或女性患者,特别是有任何 FraX 体格或性格阳性征象;或有 FraX 家族史;或男性或女性亲属中有未诊断的 MR。

2.有下述情况寻求生育咨询者①有 FraX 家族史;②未诊断的 MR 家族史。

3.已明确母亲为突变携带者的胎儿。

4.细胞遗传学检查结果与表型不一致者,包括临床高度提示 FraX 但细胞遗传学检查阴性,或细胞遗传学检查阳性但临床症状不典型的个体。

# 第四篇　临床免疫检验

# 第十八章　自身免疫性疾病的免疫学检测

自身免疫性疾病(autoimmune disease,AID)是由某些原因造成免疫系统对自身成分的免疫耐受破坏,自身抗体和(或)致敏淋巴细胞损伤相应的组织器官引起的疾病,表现为组织器官的功能障碍。与感染性疾病符合微生物的郭霍原则相似,自身免疫性疾病亦需满足很多标。

## 第一节　系统性自身免疫性疾病

### 一、系统性红斑狼疮

系统性红斑狼疮(systemic lupus erythematosus,SLE)是以多系统、多脏器受累为临床特点,产生抗核抗体(anti nuclear antibody,ANA)等多种自身抗体为其免疫学特点的一种慢性、炎症性结缔组织疾病。SLE 发病高峰在 15～40 岁,以育龄期妇女多见,男女之比为 1∶(5～10),各地患病率不完全清楚,美国为(14.6～50.8)/10 万,我国约为 70/10 万人。

1.病因与发病机制　病因与发病机制尚不完全清楚,可能为内外因素作用于遗传易感个体,导致机体免疫系统紊乱而发病。

2.临床表现

(1)一般表现:全身乏力不适、发热、体重下降、厌食、精神萎靡。

(2)皮肤:特征性皮损为颊部红斑、盘状红斑、鳞屑性斑丘疹。

(3)骨、关节与肌肉:关节痛/关节炎是 SLE 最常见的表现,几乎所有关节均可累及,多表现为游走性关节痛。

(4)肾脏:肾脏受累是 SLE 常见的临床表现,影响 SLE 的远期预后。通常经尿常规检查发现肾脏受累。

(5)肺脏:胸膜炎/胸腔积液是 SLE 肺部最常见的临床表现,常为少量至中量,极少出现大量胸腔积液。

(6)心血管系统:心脏受累包括心包炎、心肌炎、心内膜炎、冠状动脉病变。心包炎为心脏受累的常见表现,可为 SLE 的首诊症状。

(7)神经精神系统:SLE 神经精神系统受累临床谱广泛,几乎囊括了所有神经系统、精神系统表现。

(8)血液系统及单核吞噬细胞系统:血液系统可表现为贫血、白细胞减少、血小板减少。

3.实验室检查

(1)一般实验室检查:血常规检查可有贫血、白细胞减少、血小板减少;尿液分析可示蛋白尿、血尿和细胞、颗粒管型;病情活动期血沉可增快,CRP 在 SLE 一般正常。

(2)蛋白质电泳和补体:50%的患者有低白蛋白血症,30%球蛋白升高,尤其是 $\gamma$-球蛋白。疾病活动期补体水平常降低,与补体消耗和肝脏合成能力下降有关,单补体成分 C3、C4 和总补体溶血活性在疾病活动期均可降低,检测补体裂解产物更能反映补体消耗情况。

（3）自身抗体

1）ANA：临床上所说 ANA 检测实际上是指用间接免疫荧光法（IIF）进行总抗核抗体检测，常见荧光图形有 5 种：①均质型：抗 DNA 组蛋白复合物抗体的表现形式；②膜型：提示抗双链 DNA（ds-DNA）抗体阳性；③颗粒型：代表针对可提取性核抗原的抗体，可提取性核抗原（extractable nuclear antigen，ENA）为非组蛋白或小分子 RNA 蛋白多肽复合物；④核仁型；⑤着丝点型。

2）抗 DNA 抗体：包括抗单链 DNA 抗体和抗 ds-DNA 抗体。抗 ds-DNA 抗体检测方法包括 IIF、放射免疫分析法（RIA）、酶联免疫吸附法（ELISA）、胶体金法。以马疫锥虫或短膜虫为底物的 HF 法是目前国内外临床常规检测抗 ds-DNA 抗体最常用的方法，具有特异度强、简易方便等优点；RIA 法重复性好、可定量，灵敏度较高，但特异度差。

3）抗 ENA 抗体：ENA 是指可用 0.9%氯化钠溶液或 PBS 提取的核抗原，抗 ENA 抗体包括抗 Sm 抗体、抗 UIRNP 抗体、抗 SSA 抗体、抗 SSB 抗体等，检测方法有对流免疫电泳法、免疫双扩散法、免疫印迹法和免疫沉淀法等。

4）抗磷脂抗体：是一组与含有磷脂结构的抗原物质发生反应的抗体，如抗心磷脂抗体。抗磷脂抗体目前检测方法包括：①ELISA 法检测抗心磷脂抗体；②凝血试验检测狼疮抗凝物质；③梅毒血清学凝集试验。

## 二、干燥综合征

干燥综合征（Sjogren's syndrome，SS）是一种淋巴细胞浸润外分泌腺体造成的慢性外分泌腺炎，多累及泪腺，出现眼干，累及唾液腺而出现口干。伴有类风湿关节炎（RA）、系统性红斑狼疮（SLE）、系统性硬化（SSc）等疾病的称为继发性干燥综合征；没有潜在疾病的称为原发性干燥综合征。

依使用的诊断标准不同，原发性干燥综合征国外的患病率为 0.5%~1%，女性与男性的比例是 9:1。中国的患病率大约是 0.3%。SS 有两个发病高峰，一个是 20~30 岁，一个是 50 岁中期绝经期后。大约 20%的 RA 患者合并继发性 SS。

1.病因与发病机制　SS 的发病机制与遗传因素、环境因素、神经免疫内分泌网络均有关系。

2.临床表现

（1）口腔症状：由于颊黏膜干燥，使食物下咽困难。此类患者往往有猖獗龋。

（2）腺体外系统性表现：腺体外表现可以分为非内脏表现（皮肤、关节、肌肉）和内脏表现（肺、心、肾、胃肠道、内分泌、中枢和周围神经系统）。皮肤表现包括与冷球蛋白血症或者高球蛋白血症相关的紫癜。关节炎呈对称性分布，类似于 RA 和 SLE。肌痛及肌无力也常出现。间质性肺炎和气管支气管干燥是 SS 肺累及的最常见的表现。SS 患者可以出现心包炎和肺动脉高压。肾脏损害常见间质性肾炎，常通过激发试验检出。间质性膀胱炎在 SS 患者中常见，可以很严重。胃肠道表现包括由于口干和食管功能障碍造成的消化不良。SS 患者常出现甲状腺功能减退。SS 患者出现淋巴瘤的概率是普通人群的 40 倍。神经系统表现见于 20%的 SS 患者，包括中枢神经系统受累、颅神经损伤、脊髓病变和外周神经病变。

3.实验室检查

（1）一般实验室检查：SS 患者血清中可以有 ANA 和类风湿因子（RF），还可以有多克隆性免疫球蛋白增高。RF 是针对免疫球蛋白 IgG Fc 段的抗体,现在的检测方法包括乳胶凝集法和酶联免疫吸附法。使用间接免疫荧光方法检测,采用鼠肝或者 Hep-2 细胞作为底物,约90%的 SS 患者可以出现 ANA,但是其核型既可以有均质型,也可以有斑点型,没有哪一种核型在 SS 有特异性。在 SS 中的 ANA 的靶抗原尚未阐明,但是其中斑点型 ANA 最常见的靶抗原是 SSA 和 SSB。现在检测 SSA 和 SSB 抗体的方法主要有欧盟点印迹法和免疫印迹法,还有对流免疫扩散法。对流免疫扩散法阳性率低,而且无法区分 60kD 和 52kD 的抗 SSA 抗体,但是它是最特异的抗 SSA 和抗 SSB 抗体的检测方法。免疫印迹法检测抗 SSA,可以有 60kD 和 52kD;有文献认为,52kD 主要见于 SS,而 60kD 主要见于 SLE;免疫印迹法检测抗 SSB 抗体,可以有 45kD、47kD 和 48kD。欧盟公司的自身抗体诊断试剂是得到广泛国际认可的试剂,其点印迹方法检测抗 SSA 和 SSB 抗体,同样存在无法区分抗体亚组分的缺陷,临床使用中应注意结合临床判断抗体的价值和意义。

此外,SS 患者还可以有一些 SS 靶组织抗原的抗体。抗 α-胞衬蛋白抗体是 2000 年左右发现的 SS 相对特异性抗体,当时认为是 SS 特异性抗体。随后的研究发现,原发性 SS 和继发性 SS、类风湿关节炎、SLE 等疾病都可以出现抗 α-胞衬蛋白抗体,其阳性率依次为 73%、40%、29.5%、19.5%,所以其并非 SS 特异性抗体。其后有学者提出抗 β-胞衬蛋白抗体可能是 SS 特异性抗体,但是国内外对其研究尚少,尚难定论其在 SS 诊断中的价值。近年来,有一些文献发现,抗毒蕈碱 $M_3$ 受体是 SS 的特异性抗体,有文献使用转染了人 $M_3$ 受体蛋白的细胞系作为底物,采用间接免疫荧光法检测抗 $M_3$ 抗体,发现抗 $M_3$ 受体抗体是 Ss 特异性抗体,特异性达到 95% 以上。但是抗 $M_3$ 抗体检测中重要问题是其重复性较差。最近还有文献提出 $M_3$ 抗体的线性表位抗体是 SS 的特异性抗体,特异性达到 95%;笔者实验室的初步试验表明,抗 $M_3$ 抗体特异性没有文献报道的那么高,约为 85%。不同实验室结果差异的原因可能与患者的种族、诊断标准、试剂来源等有关。还有一些器官特异性抗体,如抗泪液中蛋白 lipocalin 的抗体,文献报道是 SS 的特异性抗体,但是仅仅是小样本研究,尚待进一步证实。国内报道抗腮腺导管抗体在 SS 诊断中有一定价值,值得进一步研究。但是一般说来,器官特异性抗原的抗体在系统性自身免疫性疾病中往往不是特异性抗体,可能与局部器官损害有关。还有学者报道,并发肾小管酸中毒的 SS 患者常出现抗碳脱氢酶抗体。

(2)生化检查:SS 约 30% 可以出现间质性肾炎、远端肾小管酸中毒(Ⅰ型),轻症患者不出现血 pH 降低,而尿酸化功能障碍,尿 pH 升高,多大于 6;血 pH 增高仅见于重症患者,呈酸中毒;还可以出现尿液浓缩功能障碍,尿比重降低。SS 患者由于远端肾小管泌氢障碍,远端小管腔内外 $H^+$ 梯度缺陷,$H^+$ 泵缺陷,远端小管的 $Na^+$-$H^+$ 交换障碍,使 $H^+$-$K^+$ 交换增加,尿钾排出增多,出现低钾血症;由于 $Na^+$-$H^+$ 交换障碍,$Ca^{2+}$ 被动用作为基盐造成尿钙丢失过多,血钙浓度降低,刺激甲状旁腺分泌,而 PTH 又可以抑制肾小管对磷的重吸收,出现低钙低磷血症,容易产生骨矿化障碍,导致软骨病发生;由于尿钙排出增加及尿中枸橼酸浓度下降,可以导致钙盐在肾脏的沉积而出现结石或者肾的钙化。

对于轻症肾小管酸中毒,可以经由氯化铵负荷试验而检出。可以采用三日法:口服氯化铵 0.1g/(kg·d),连用 3 天。第 4 日测定患者 $CO_2CP$ 及尿液、血液 pH。阳性标准为血 pH 及 $CO_2CP$ 下降,而尿 pH>5.5。也可以采用一次法,一次服用氯化铵 0.1g/kg,服药后 3~8 小时内每小时测定尿标本 pH,>5.5 为阳性反应。应该注意,氯化铵负荷试验不能用于有明显酸中毒的患者,对患有肝病,特别是肝功能不良者,易诱发肝性脑病,应该改用氯化钙负荷试验。

### 三、类风湿关节炎

类风湿关节炎(rheumatoid arthritis,RA)是一种经典的自身免疫应答介导的慢性炎症性关节疾病,它可以造成对称性、破坏性小关节为主的关节炎症,最终造成关节变形和残疾。其关节炎病理的显著特点是滑膜关节炎;而其关节外病理特点是血管炎。类风湿关节炎的危险因素包括女性、高龄和阳性家族史。

类风湿关节炎在欧洲和北美洲白种人中的患病率是0.5%~1%;而中国患病率在0.33%左右,日本大约为0.2%;非洲的患病率则更低;美国印第安纳人群中的患病率为5.3%~6.8%。多数学者认为,类风湿关节炎是在一定的遗传背景基础上,在某些未知感染等环境因素作用下致病。

1.病因与发病机制 类风湿关节炎发病和HLA-DRB1特定的亚型有关,如HLA-DRB10401、0405、0404等。对其发病机制的一般看法是,致病抗原被抗原提呈细胞表面的HLA-DR分子呈递,结合T细胞受体,形成HLA-抗原-T细胞受体三分子复合物而激活T细胞,从而活化下游的细胞因子,导致类风湿关节炎发病。近年的研究表明,B细胞在类风湿关节炎发病中也有重要作用,它不仅产生致病性自身抗体,也有呈递抗原、促进T细胞活化的作用,清除B细胞对类风湿关节炎有治疗作用也支持这一观点。

2.临床表现

(1)关节系统:RA患者可以有多发性、对称性关节肿胀、疼痛,患者典型的关节表现包括近端指间关节的纺锤样软组织肿胀;掌指关节半脱位;手指尺侧偏斜;PIP过伸、远端指间关节DIP过屈的天鹅颈畸形;PIP过屈、DIP过伸的纽扣花样畸形。

(2)其他系统:RA患者可以出现皮肤、眼、肺、肾、神经系统等多系统受累。

3.实验室检查 RA的实验室检查包括疾病活动性指标及疾病特异性抗体检测。

(1)RA的疾病活动性指标:包括ESR(血沉)、CRP(C-反应蛋白)、血清淀粉样蛋白A(SAA)、IL-6等。

(2)RA相关的自身抗体

1)类风湿因子(RF):RA的诊断标准需要类风湿因子(RF)。RF是抗正常人免疫球蛋白IgG Fc段的抗体,它分为IgM型、IgG型和IgA型。RF是抗人IgG分子Fc片段上抗原决定簇的特异性抗体。为抗IgG的自身抗体,与变性IgG、热聚合IgG和IC都有较强的亲和力,主要为19S的IgM,也可见7S的IgG及IgA。可分为IgM-RF、IgG-RF和IgA-RF等。一般说的RF是指IgM-RF。如同时存在两种类型的RF,一般仅见于RA。高滴度的IgA-RF常与关节外表现有关。类风湿因子能与人或动物的变性IgG结合,而不与正常IgG发生凝集反应。

检测:最初是用致敏绵羊红细胞凝集试验(Rose-Waaler法),目前最常采用IgG吸附的胶乳颗粒凝集试验、比浊法,但此法的灵敏度和特异度均不高,而且只能检出血清中的IgM型RF。IgG型和IgA型RF则需要用放射免疫法(RIA)或ELISA法等检测。RA中RF的灵敏度为70%左右,特异度为88.5%左右。持续高滴度RF常提示RA疾病活动,且骨侵蚀发生率高,常可伴有皮下结节或血管炎等全身并发症,提示预后不佳。

2)AKA(抗角蛋白抗体):1979年Young等发现RA血清中有一种能与鼠食管角质层反应的抗体,并对RA具有特异性,命名为AKA。1989年Vincent等提出应将AKA更名为抗角质层抗体更为恰当。AKA 可以在 RA 发病以前若干年出现,所以有早期诊断价值。

检测:取 Wistar 大鼠食管中下 1/3 段做冷冻切片,厚 4μm,加 1：20 稀释血清,湿盒内 37℃孵育 30 分钟,PBS 漂洗,吹干,加 1：20 稀释的荧光素标记羊抗人 IgG,37℃孵育 30 分钟,漂洗,荧光显微镜下观察。结果以角质层出现规则的线状或板层状荧光为阳性。AKA 在 RA 中的阳性率为 41.3%,特异度为 97.8%。

3) APF(抗核周因子):是 1964 年 Nienhuis 在 RA 血清中发现的一种抗人颊黏膜细胞质内角质蛋白颗粒抗体,荧光显微镜下在胞质内呈一个或多个大小不等的圆形或椭圆形颗粒,其对 RA 的特异度随血清稀释倍数的增加而增加。

检测:刮取人颊黏膜细胞混匀,PBS 洗涤 3 次后涂片,每片 400~1000 个细胞,加 1：10 稀释血清,室温下孵育 90 分钟,PBS 漂洗,加 1：20 稀释的荧光素标记羊抗人 IgG,室温孵育 30 分钟,洗 3 次。以 1：1 含 0.5μg/mL 溴化乙啶甘油/PBS 液封固进行核复染色,荧光显微镜下观察结果。核周胞质中出现圆形或椭圆形荧光颗粒者为阳性。APF 可以在 RA 发病前出现,所以有早期诊断价值。APF 阳性率为 50.0%,特异度为 95.7%。但是其缺点是难以标准化。

4) 抗 Sa 抗体:抗 Sa 抗体可出现于 RA 未确诊前。检测:从新鲜的人胎盘组织提取纯化 Sa 抗原,将抗原行 SDS-PAGE 电泳,电泳后将抗原转印至硝酸纤维素膜上,先后加血清、辣根过氧化物酶标记的羊抗人 IgG 抗体和底物液显色。凡在蛋白质分子量为 50000 和(或) 55000 区带出现条带者为阳性。抗 Sa 抗体的灵敏度和特异度分别为 48.7%、90%。2004 年,有学者证实,抗 Sa 抗体的靶抗原是瓜氨酸化的波形蛋白。

5) 抗环状瓜氨酸多肽抗体(CCP):采用环状瓜氨酸肽为抗原,用 ELISA 法检测类风湿关节炎的抗环状瓜氨酸肽抗体(anti-CCP),灵敏度和特异度均较用直链线性瓜氨酸肽为抗原有明显提高。抗环状瓜氨酸抗体在类风湿关节炎的敏感度为 75%~87.6%,特异度更可达到 94%~99%,且在 70%的发病 1 年内类风湿关节炎患者血清中可检测到抗环状瓜氨酸抗体的存在,同时抗环状瓜氨酸抗体阳性也可以用来预测 RA 的关节破坏。环状瓜氨酸肽能通过人工大量合成高纯度成品,可以满足各种试验要求,抗环状瓜氨酸肽抗体用 ELISA 法检测,实验结果更客观、准确,易于质控。Anti-CCP 具有与 APF、AKA 一样的早期诊断 RA、评估病情及预后的价值。

6) 异质性胞核核糖核蛋白(RA33/36)检测:用 Ehrlich 腹腔积液癌细胞提取的抗原检测抗 RA 33/36 抗体。可以使用免疫印迹法检测,凡在蛋白质分子量为 33000 和(或)36000 区带出现条带者为阳性。也可以采用酶联免疫吸附法进行检测。抗 RA33/36 抗体在 RA 的灵敏度为 35%~45%,特异度为 87%。

## 四、系统性血管炎

系统性血管炎是以血管坏死和炎症为主要病理特征的一组疾病,其临床表现多样,因受累血管类型、部位、大小及病理特点等不同而各异。

1.病因与病理　系统性血管炎目前病因不明,研究认为主要为感染原对血管的直接损害和免疫异常介导的炎症反应所致。例如病原微生物对血管的直接损伤、病理性免疫复合物形成、补体激活与炎症反应、抗体的直接致病作用、肿瘤细胞介导的免疫损伤等,均参与了该类疾病的发生发展。

2.临床表现  系统性血管炎可以累及体内各种血管,故而临床表现复杂多样,容易误诊漏诊。确诊需根据临床表现、实验室检查、病理活检资料及影像学资料等综合判断,以确定血管炎的类型及病变范围。如出现无法解释的下列情况时,应考虑血管炎的可能:①多系统损害;②进行性肾脏损害,蛋白尿、血尿或血肌酐、尿素氮进行性升高;③肺部受累,出现游移性或固定性阴影/空洞;④合并周围神经病变;⑤不明原因的发热;⑥缺血性或淤血性症状;⑦紫癜样皮疹或网状青斑;⑧结节性坏死性皮疹;⑨无脉或血压增高;⑩不明原因合并耳鼻喉或眼部病变;不同类型血管炎各有其不同的临床特征。

3.实验室检查  系统性血管炎的检查主要包括一般实验室检查、血清炎症指标检测、血清自身抗体检测、脏器功能检查、影像学检查(包括血管造影)及活体组织检查等方面。

(1)一般实验室检查:血常规检查中白细胞及血小板正常或轻度增高,根据病程及病情不同,可有不同程度的贫血。尿常规检查因不同类型血管炎中肾脏受累的程度和类型而不同,ANCA 相关性血管炎往往出现肾脏受累,尿常规提示蛋白尿、血尿和(或)白细胞尿,肾功能受累时也可出现不同类型的蛋白管型或细胞管型。便常规检测无特异性,便潜血提示继发性消化道出血、消化道黏膜病变或肠系膜血管病变可能。

(2)血清炎症指标检测:炎症指标的增高见于多数血管炎病情活动期,包括血沉、C-反应蛋白等,也可见到血清纤维蛋白原、补体等炎症分子非特异性增高。

(3)血清自身抗体检测:已成为部分原发性系统性血管炎的血清特征,有利于疾病诊断、病情活动度判断及估计预后,且不同抗体型别对不同类型血管炎也有一定的提示作用。其中抗中性粒细胞胞质抗体(anti-neutrophil cytoplasmic an-tibodies,ANCA)及抗内皮细胞抗体(anti-endothelial cell anti-bodies,AECA)是近年研究中被认为是最重要的血管炎相关自身抗体。前者多见于韦格纳肉芽肿、显微镜下多血管炎、变应性肉芽肿性血管炎,故这三类小血管受累为主的血管炎目前又通称为 ANCA 相关性血管炎。后者可见于大、中、小血管受累的各类血管炎,其中以川崎病阳性率最高。

1)抗中性粒细胞胞质抗体:目前 ANCA 已成为系统性血管炎的敏感血清学诊断工具,是研究系统性血管炎的热门课题。1985 年发现 ANCA 为诊断部分原发性系统性血管炎的敏感且特异的指标。以乙醇固定的中性粒细胞为底物的间接免疫荧光法(IIF)检测发现,其胞质内特异性荧光着染,称为胞质性 ANCA(cANCA),其靶抗原主要为丝氨酸蛋白酶 3(PR3),同时发现与 cANCA 胞质着染型别不同的荧光染色图形,主要表现为环绕于中性粒细胞核周的着染图形,被称为核周型 ANCA(pANCA),主要靶抗原为髓过氧化物酶(MPO)。目前对 ANCA 的研究日益增多,证实 ANCA 为一个包含众多靶抗原的自身抗体谱,除 PRs 及 MPO外,弹性蛋白、乳铁蛋白、组织蛋白酶 G、杀菌/通透性增高蛋白(BPI)、天杀青素、溶酶体、β-葡萄糖醛酸酶、α-烯醇化酶、防御素及人溶酶体相关膜蛋白等,它们生理功能各异,且不同靶抗原荧光着染型别也不同,目前将不同于 cANCA 及 pANCA 型别的 ANCA 称为不典型 AN-CA(xANCA)。

目前临床上用于检测 ANCA 的方法主要有 2 种,间接免疫荧光法(IIF)是最原始也是最常用的方法,但是不能区分上述各种特异性抗原,临床上常作为筛选检测。酶联免疫吸附试验(ELISA)作为确证试验进一步区分 ANCA 不同特异性靶抗原,常用直接法或夹心法检测。ANCA 不同型别在疾病诊治中的临床意义一直都是研究的热点。

2)抗内皮细胞抗体:AECA 有 IgG、IgM 及 IgA 多种亚型,目前临床上多以检测 IgM 型为主。AECA 有多种检测方法,采用人脐内皮细胞作为底物,可用 ELISA 法、免疫荧光法、流式细胞仪、免疫印迹法及补体介导的细胞毒试验等检测,目前常用 ELISA 法。但是由于其疾病特异性较差,对于血管炎诊治的临床意义稍逊于 ANCA 检测。

3)其他自身抗体:另外系统性血管炎还可在血清中出现其他类型自身抗体,但较少见,如抗核抗体、抗心磷脂抗体,后者提示可能合并抗磷脂综合征,近期报道系统性血管炎合并抗磷脂抗体的患者出现多发性单神经炎的病例报告。

(4)组织活检:是确诊各种类型血管炎最确切及重要的依据。常根据受累血管及脏器不同行不同部位的组织活检。

## 五、抗磷脂综合征

抗磷脂综合征(antiphospholipid syndrome,APS)是一种以反复动脉、静脉血栓形成、习惯性流产和(或)血小板减少及抗磷脂抗体[主要为抗心磷脂抗体(ACL)和狼疮抗凝物(LA)]阳性为主要特征的自身免疫性疾病。临床上将单独出现的 APS 称为原发性抗磷脂综合征(primary antiphospholipid syndrome,PAPS),而伴发于系统性红斑狼疮(SLE)或其他自身免疫性疾病、肿瘤、感染等疾病者称为继发性抗磷脂综合征(secondary antiphospholipid syndrome,SAPS)。APS 多见于成年人,儿童亦可出现。因流产是本病的一个突出表现,故女性发病明显高于男性,60%~80%的 PAPS 患者是女性。APS 有家庭聚集现象,但与此相关的 HLA 基因型尚不清楚。

1.病因与发病机制　在实验动物模型中,用病毒多肽、细菌多肽和异质性 $\beta_2$ 糖蛋白 1($\beta2$ GPI)进行主动或被动免疫,均可诱发多克隆的 APL、LA 及和 APS 相关的临床事件。目前推测感染诱导病理性抗磷脂抗体的产生,但仍缺乏直接证据。

由于高滴度 APL 在无症状患者可持续多年,因此推测血栓形成与即刻的血管损伤或内皮细胞激活有关。在体外,APL 促进白细胞黏附到内皮细胞上;在体内,APL 可导致胚胎吸收,增加创伤诱导的实验性动脉血栓的体积和持续时间。APL 与胎盘中的天然抗凝物——附加因子 V(胎盘抗凝蛋白 I)竞争磷脂,使胎盘内血栓形成。蛋白 C、蛋白 S 及抗凝血酶Ⅲ先天性缺乏或因子 V 基因突变可以增加 APL 阳性患者血栓形成的危险。

2.临床表现　APS 的主要表现是反复静脉或动脉血栓形成所致的各种临床症状,以及习惯性流产、早产、死胎等病态妊娠的发生。

(1)血栓形成及其表现:APS 血管性血栓形成的临床表现,取决于受累血管的种类、部位和大小,缺血性脑卒中是动脉血栓最常见的表现,静脉血栓形成以下肢深静脉血栓和肺栓塞最常见,还可表现为肾静脉、下腔静脉、肝静脉、视网膜和颅内静脉窦(矢状窦、海绵窦等)血栓形成。微血管受累可出现肾衰竭和皮肤梗死。

(2)习惯性流产:习惯流产和胎死宫内是 APS 的主要特征之一,以妊娠 10 周后最多,但也可见于妊娠早期。

3.实验室检查

(1)一般实验室检查:APS 中血小板多为轻中度减少,北京协和医院资料提示重度血小板减少亦不少见。APS 患者出现肾小球血栓形成时可有血尿和蛋白尿,严重时可有肾功能改变。血补体减低、红细胞管型尿和脓尿提示狼疮肾炎。如果肝脏出现血栓形成,可以出现转氨酶升高。急性期患者 ESR 和 CPR 可以出现不同程度的升高。

(2)有诊断意义的自身抗体:APL的结合抗原是磷脂结合蛋白 $\beta_2$GPI,而不是磷脂本身。$\beta_2$GPI 又称载脂蛋白 H,血浆浓度为 200ng/mL。当 $\beta_2$GPI 与带负电荷的表面结合时,发生构象改变,暴露出隐蔽抗原;或者 $\beta_2$GPI 分子聚集,使抗原密度增高,从而具有抗原活性。$\beta_2$GPI 的抗原性和磷脂结合位点需要第 5 功能区的八肽和二硫键。

1)抗心磷脂抗体(ACL):ACL 是目前最常检测的 APL,常见 IgG 型和 IgM 型,而单独的 IgA 型很少见。目前多应用标准化的酶联免疫吸附法(ELISA)定量或半定量测定 ACL。国外大多数实验室检测结果:正常值:IgG 型<16GPL(G = IgG;PL = phospholipid)u/mL,IgM 型<5MPL u/mL;低滴度阳性范围:17~40GPL 或 MPL u/mL;高滴度阳性范围:>80GPL u/mL 或 >40MPL u/mL。国内多用阴性(-)、低滴度(+)、中等滴度(++)及高滴度阳性(+++~++++)来表达 ACL 的实验结果。ELISA 法检测的 ACL 对诊断 APS 灵敏度较高,特异度相对低,常作为筛选试验。有条件可以进一步检测 IgG 抗体亚型,其中高滴度 IgG2 ACL 提示病情严重,预后差。

2)狼疮抗凝物(LA):因首先在 SLE 患者中发现,且在体外具有抗凝作用而得名。实际上约半数 LA 阳性患者无 SLE;LA 在体内与血栓形成密切相关,而罕有出血倾向。

LA 是一组能延长凝血时间的抗体,抑制磷脂依赖的凝血反应。LA 是一种 IgG 型或 IgM 型免疫球蛋白,在体外能干扰并延长各种磷脂依赖的凝血试验。LA 有异质性,没有一种试验能测定全部的 LA。检测 LA 的筛选试验有活化的部分凝血活酶时间、白陶土凝血时间及 Russell 蛇毒凝血时间等。鉴定 LA 需要 4 步处理过程:①磷脂依赖的凝血筛选试验延长;②加入正常缺乏血小板的血浆不能纠正上述筛选试验中延长的凝血时间;③加入过量磷脂可以缩短或纠正上述筛选试验中延长的凝血时间;④排除其他凝血疾患,如因子Ⅷ抑制剂或肝素。但是,有时应用商品化试剂盒,当混合试验(待测血浆与正常血浆 1∶1 或 4∶1 混合)不正常,即报告 LA 阳性,尚没有研究评价其正确性。LA 对诊断 APS 有较高的特异度,北京协和医院的资料还提示 LA 与血栓形成的相关性大于 ACL。

近年国内外对抗 $\beta_2$GPI 抗体研究很多,其检验方法逐渐标准化,而且大多数学者认为 ELISA 检测的抗 $\beta_2$GP1 抗体与 APS 临床事件的相关性更强,但其在 APS 发病中的意义仍有待进一步阐明。因此临床上对于高度怀疑 APS 而 ACL 和 LA 阴性者,应检查 $\beta_2$GPI。抗磷脂酰丝氨酸和抗磷脂酰乙醇胺抗体的检测试验亦未标准化。另外,抗凝血酶原、凝血酶调节蛋白及其他凝血蛋白的抗体有时与 APL 伴随出现,一些患者还可有抗内皮细胞抗体。自身抗体介导的高凝状态可能是以相似临床模式为特点的一组疾病。

此外,对静脉血栓闭塞患者应视情况检测蛋白 C、蛋白 S、抗凝血酶Ⅲ和因子 V 和凝血酶原基因突变等。对反复动脉血栓形成者应检测血浆同型半胱氨酸。

(3)其他实验室抗体检查:抗磷脂综合征患者可有 ANA 和抗 ds-DNA 抗体阳性。因为新生儿狼疮是所有自身免疫性疾病的一个潜在的并发症,APS 妊娠期妇女应常规检测抗 Ro/SSA 和抗 La/SSB 抗体。

(4)活组织病理检查:皮肤、肾脏或其他组织活检显示非炎症性血管闭塞。炎症性血管炎提示合并 SLE 或其他结缔组织疾病。

## 六、系统性硬化

系统性硬化(systemic sclerosis,SSc)是以皮肤硬化、纤维化为特征的系统性结缔组织疾病,除皮肤受累外,还可出现消化道、肺、肾、心等内脏器官受累。

SSc确切患病率不清,美国南加州的一项随机社区流行病学调查估计,患病率为(19~75)/10万,但如果包括那些不符合诊断标准,但具有确切SSc特性的一些患者,患病率可能高20倍。SSc见于世界各区域、各种族,高发年龄为30~50岁,男女比为1∶(3~4),许多病例呈散发性。

1.病因与发病机制 病因与发病机制不甚明了,可能是外源性因素,如一些化学物质(硅石粉尘、硅胶植入物、环氧树脂、芳香烃化合物)、食物、药物(博来霉素、L-色氨酸)作用于机体免疫系统,导致淋巴细胞活化,释放淋巴因子,产生自身抗体,通过免疫复合物、抗体依赖性细胞介导细胞毒作用,淋巴因子活化杀伤细胞等多种机制损伤内皮细胞,导致内源性血管舒张介质(一氧化氮)和血管收缩活性介质(内皮素)失衡而微血管舒缩不稳定,微血管结构破坏,内皮下抗原暴露,进而血小板活化,血小板衍生生长因子、淋巴因子直接作用于成纤维细胞,或通过激活组织中的单核细胞、肥大细胞分泌细胞因子,作用于成纤维细胞,使其增生合成大量细胞外基质,在皮肤和其他组织器官过量沉积。

2.临床表现

(1)一般表现:疲乏、无力、体重下降等慢性疾病特征,发热少见。

(2)雷诺现象:寒冷或情绪等因素而诱发的双手、鼻尖等部位苍白、发绀、潮红三相反应。

(3)皮肤表现:几乎所有SSc患者皮肤均受累,从手指开始,前臂、面部、前胸、躯体等部位逐渐受累。

(4)骨关节肌肉:早期可出现关节肿痛,后期由于关节表面皮肤硬化,导致关节挛缩、活动受限。

(5)消化道:主要为食管运动障碍和食管下段括约肌功能受损。

(6)肺:肺受累以肺间质纤维化和肺动脉高压多见,表现为进行性活动性呼吸困难、胸痛和干咳。

(7)肾:肾受累表现为蛋白尿(常<0.5g/24h)、氮质血症及肾性高血压。

(8)内分泌及外分泌:25%的患者伴有甲状腺功能减退。20%~30%的患者并发口干、眼干症状。

3.实验室检查

(1)一般实验室检查:血常规可有缺铁性贫血、嗜酸性粒细胞增多,部分患者白细胞减少;尿常规可有尿蛋白或镜下血尿、管型尿。病情活动期血沉增快。

(2)蛋白电泳和补体:蛋白电泳示球蛋白增高,有高γ-球蛋白血症;补体水平一般正常。

(3)自身抗体:在自身免疫性疾病中,SSc的自身抗体谱仅次于系统性红斑狼疮,大部分属于抗核抗体范畴。

1)抗核抗体(anti-nuclear antibody,ANA):以Hep-2细胞为底片,ANA阳性率达95%,荧光图多为核仁型、着丝点型和斑点型。其中着丝点型很有特征,表示抗着丝点抗体(anti-centromere antibody,ACA);核仁型抗体对应抗原为RNA聚合酶Ⅲ、U3RNP、核仁4-6S RNA等。

2)抗ENA抗体:不同抗ENA抗体在各种结缔组织疾病中的阳性率有明显差异,部分有很高的特异度。抗Scl-70抗体对弥散性皮肤SSc特异,阳性率为30%~70%。抗RNP抗体(抗UIRNP抗体)见于20%的SSc患者。其他少见的抗ENA抗体包括抗PM/Scl抗体、抗Ku抗体、抗Jo-1抗体、抗SSA抗体、抗SSB抗体等。

3)其他自身抗体:类风湿因子见于 30%的 SSc 患者。

(4)甲襞微循环显微镜检查:SSc 微循环结构异常具有特征性,表现为毛细血管袢动静脉支粗糙扩张、毛细血管袢顶部增宽、血流缓慢,部分区域毛细血管袢环消失。

(5)组织病理:皮肤主要为真皮间质水肿,真皮上层小血管周围淋巴细胞浸润;硬化期,真皮及皮下组织胶原纤维肿胀增生、纤维化,血管内膜增生,血管壁水肿、增厚,管腔狭窄;后期表皮及附属器官萎缩。肺、食管等器官组织主要为间质纤维化;肾主要为血管结构异常、血管内膜增生、管腔狭窄。

## 七、多发性肌炎和皮肌炎

炎性肌病是一组异质性疾病,分为亚急性、急性、慢性肌肉疾病。它们的共同体征是不同程度的肌无力和肌肉炎症。根据其独特的临床、组织病理学、免疫学和社会学特征可以分为皮肌炎(dermatomyositis,DM)、多发性肌炎(polymyositis,PM)和包涵体肌炎(inclusion-body myositis,IBM)。

DM 既可以累及儿童,也可以累及成人,女性比男性更多见。PM 多见于 18 岁之后。IBM 更多见于 50 岁之后的男性。炎性肌病的患病率为每 10 万人群中有 0.6~1 个患者。总的来说,DM 最常见。IBM 是大于 50 岁的炎性肌病中最常见的。在儿童中,DM 最常见,但是儿童 PM 往往病情严重。

1.病因与发病机制 某些基因和疾病相关,如 DRB1 * 0301 与 PM 和 IBM 相关,HLA DQA10501 与幼年皮肌炎相关,肿瘤坏死因子 TNF308A 基因多态性与 DM 的光过敏有关。

炎性肌病的发病机制是在一定的遗产易感性基础上,某些病毒感染作为诱因,诱使发病。DM 中浸润肌肉的炎症细胞主要是 B 淋巴细胞和 CD4+T 细胞。而在多发性肌炎和包涵体肌炎中,主要是 $CD8^+T$ 细胞攻击 MHC I 类抗原阳性的肌纤维。

2.临床表现 PM 和 DM 患者都有不同程度的肌肉无力,进展比较缓慢,早期累及股四头肌和踝背屈肌导致经常摔跤,是散发性 IBM 的常见特点。颈伸肌群受累可以导致抬头困难(垂头)。严重患者可以出现吞咽障碍伴间断呛咳、呼吸肌无力。

(1)皮肌炎:DM 常出现特征性皮疹,手指背侧和侧面变得粗糙,伴有有裂缝的水平线。在儿童患者,DM 表现类似成人,只是肌外累及更常见。儿童 DM 的常见表现是易激惹、面部发红、易疲劳,有不同程度的近端肌无力。

(2)多发性肌炎:多发性肌炎是慢性进展性亚急性肌病,常累及成人,很少累及儿童。PM 表现类似于很多其他肌病,是一个排除性诊断。

3.实验室检查

(1)生化检查:炎性肌病的常见生化异常包括一些非特异性指标异常及肌病特异性指标异常。最敏感的肌酶是肌酸磷酸激酶,活动性肌炎中水平升高可以达到 50 倍。天冬氨酸和丙氨酸氨基转移酶、乳酸脱氢酶醛缩酶水平也可以升高。虽然肌酸磷酸激酶水平和疾病活动性平行,在某些皮肌炎患者中其水平可以正常。在多发性肌炎患者中,肌酸磷酸激酶水平往往是增高的。轻度白细胞和血小板升高也提示病情活动。

(2)肌电图:肌电图表现为自发性纤颤波增加、复杂重复放电和阳性尖锐波。自发运动单元包含短程低幅多相单元。虽然没有特异性,但这些特点有助于证实活动性肌病。存在自发性放电可以鉴别活动性肌病和皮质激素诱发性肌病,除非两者并存。

（3）肌活检病理：炎性肌病的肌活检常见的病理改变是Ⅰ型和Ⅱ型肌纤维的坏死、再生、肌束周围肌萎缩和血管周围炎症。

（4）自身抗体检查：针对细胞核和胞质抗原、参与蛋白合成（抗合成酶）或者翻译转运（抗信号识别颗粒）的核糖核蛋白的自身抗体，可见于 20% 的炎性肌病患者。这些抗体是有用的临床标记，因为它们常常和间质性肺病相关。抗组氨酰信使 RNA 合成酶的抗体、抗 J0-1 抗体，占所有抗合成酶抗体的 80%，似乎特异性提示以下疾病亚型，此疾病亚型包括肌炎、非侵蚀性关节炎和雷诺现象。这些自身抗体在 PM 和 DM 发病机制中的重要性和特异性尚未阐明，因为它们不是组织或者疾病亚型特异的，它们仅仅见于不到 25% 的患者，而且它们确实见于没有肌炎的间质性肺炎患者中。有报道称，抗信号识别颗粒抗体是伴有心肌累及的侵袭性疾病和治疗反应较差疾病的标记抗体，但没有得到证实。其他自身抗体，包括抗 Mi-2 抗体、抗 PM-Scl 抗体，可见于 DM 合并系统性硬化症者，抗 KL-6 抗体和间质性肺病相关。

这些抗体的常用检测方法包括对流免疫扩散法、免疫印迹法、欧盟点印迹法、酶联免疫吸附法。对流免疫扩散法是最特异的方法，但是灵敏度相对低，而且对检测人员的培训、试剂、设备的要求较高。免疫印迹法是相对灵敏的方法，但是特异度相对低。欧盟点印迹法与之类似。酶联免疫吸附法则是最灵敏的方法，但是对于试剂的纯度要求比较高，检测需要的设备较少，易于在基层医院普及。

## 八、混合性结缔组织疾病

混合性结缔组织疾病（mixed connective tissue disease，MCTD）是一种临床上有系统性红斑狼疮（SLE）、系统性硬化（SSc）、多发性肌炎/皮肌炎（PM/DM）及类风湿关节炎（RA）等疾病特征，血清中有极高滴度的斑点型抗核抗体（ANA）和抗 UIRNP（snRNP）抗体的临床综合征。

1.病因与发病机制　该病病因与发病机制尚不明确，与体液免疫和细胞免疫功能异常、环境因素、病毒感染及遗传背景等多因素有关。MCTD 发病年龄为 4~80 岁，大多数患者在 30~40 岁出现症状，平均年龄为 37 岁，女性多见，约占 80%。我国发病率不明，但并不少见。

2.临床表现　患者可表现出组成本疾病的各个结缔组织疾病（SLE、SSc、PM/DM 或 RA）的任何临床症状，然而 MCTD 具有的多种临床表现并非同时出现，重叠的特征可以相继出现，不同的患者表现亦不尽相同。典型的临床表现是多关节炎、雷诺现象、手指肿胀或硬化、肺部炎性改变、肌痛和肌无力、食管功能障碍、淋巴结肿大、脱发、颧部皮疹及浆膜炎等。

（1）关节：几乎所有患者都有关节疼痛和发僵。

（2）皮肤黏膜：大多数患者在病程中出现皮肤黏膜病变。雷诺现象伴手指肿胀、变粗、全手水肿有时是 MCTD 患者最常见和最早的表现。

（3）肌肉病变：肌痛是 MCTD 的常见症状。

（4）心：心脏的三层结构均可受累。

（5）肺：劳力性呼吸困难是常见症状。肺功能损害表现为限制性通气功能障碍及弥散功能障碍。

（6）肾：MCTD 患者有肾损害。高滴度的抗 UIRNP 抗体对弥散性肾小球肾炎的进展有相对保护作用。

（7）胃肠道：胃肠道受累是有 SSc 表现的 MCTD 患者的主要特征,发病率为 60%~80%。

（8）神经系统：中枢神经系统病变并不是本病显著的临床特征,最常见的表现是三叉神经病。

（9）血管：中小血管内膜轻度增生和中层肥厚是本病特征性的血管病变。

（10）血液系统：75%的患者有贫血和白细胞减少,以淋巴细胞系为主。

（11）其他：发热、淋巴结肿大、肝脾大、干燥综合征等。

3.实验室检查　大部分患者抗 UIRNP 抗体早期即可出现,并贯穿病程始终。抗体滴度可以波动,但和病情活动无关。约 30%的患者 RF 和抗 RA33 抗体阳性。15%的患者抗心磷脂抗体和狼疮抗凝物阳性,但其抗心磷脂抗体是非 β2GPI 依赖性的。此外,抗单链 DNA 抗体、抗组蛋白抗体、抗内皮细胞抗体也可呈阳性。抗内皮细胞抗体可能与患者肺动脉高压的发生发展、血管闭塞有关。

有研究发现,MCTD 患者的抗凋亡 U1-70K 抗体在抗 UIRNP 抗体中尤为重要。有学者认为,抗 hnRNP-A2 抗体(抗异质的核内核糖核蛋白抗体 A2)也是 MCTD 的特异性抗体。HLA-DR4 与 MCTD 相关联,这亦有别于 SLE 和 SSc。抗 TSI-RNA 抗体可能与 MCTD 的狼疮样表现有关。

# 第二节　消化系统自身免疫性疾病

## 一、自身免疫性胃炎

自身免疫性胃炎的描述,最早可以追溯到 1849 年 Thomas Addison 发现恶性贫血(pernicious anemia,PA)。Thomas 发现这类胃炎患者均存在巨细胞性贫血,缺乏维生素 $B_{12}$(钴胺素)和内因子,予维生素 $B_{12}$治疗有效,考虑其胃黏膜损伤可能与营养缺乏相关。1940 年后,因行经口胃黏膜活检或死后尸检的普及,恶性贫血与胃炎及黏膜萎缩关联得以明确。20 世纪后期,随着技术的进步,人们先后发现了针对内因子和胃壁细胞的自身抗体,才进一步明确了萎缩性胃炎与自身免疫之间的关系。

1973 年,Strickland 等根据胃炎血清免疫学检查及胃内病变的分布,将慢性萎缩性胃炎分为 A 型(自身免疫型)与 B 型(细菌引起)两个独立的类型。一般常说的自身免疫型胃炎即指 A 型慢性萎缩性胃炎。

1.病因与发病机制　自身免疫性胃炎北欧多见(2006 年荷兰初级医疗中心血清学证明的萎缩性胃体炎约为 3.4%),我国只有少数病例报道。可同时伴有其他自身免疫性疾病,如桥本甲状腺炎、1 型糖尿病等(此三者同时发生时为自身免疫性疾病 3 型)。患者血清中往往存在自身抗体,如壁细胞抗体(parietal cell anti-body,PCA)和内因子抗体(intrinsic factor antibody,IFA)。PCA 存在于血液及胃液中,其相应抗原为壁细胞分泌小管微绒毛上的质子泵 $H^+/K^+$-ATP 酶。其亦见于一些不伴恶性贫血的萎缩性胃炎和极少数健康人,在其他自身免疫性疾病中 PCA 的阳性率也较高。主要导致胃壁细胞总数减少,胃酸分泌减少或缺乏。

内因子由胃壁细胞分泌,食物中的维生素 $B_{12}$ 必须与内因子结合才在末端回肠吸收。IFA 存在于患者血清及胃液中,使内因子缺乏,引起维生素 $B_{12}$吸收不良,与恶性贫血发病有关,仅见于 A 型慢性萎缩性胃炎伴恶性贫血患者。

恶性贫血具有遗传背景,家庭成员中萎缩性胃炎、低酸或无酸、维生素 $B_{12}$ 吸收不良的患病率及 PCA、IFA 检测阳性率均较高。

近年还发现 Hp 感染患者中也存在自身免疫反应,其血清抗体能与宿主胃黏膜上皮起交叉反应,其机制主要与 Hp 抗原模拟有关,不过欧洲学者通过地区流行病学调查认为 Hp 感染导致免疫性胃炎的比例可以忽略不计。

另外有报道胃 $H^+/K^+$-ATP 酶特异性 $Th_1$ T 细胞的激活在自身免疫性/萎缩性胃炎的发生中起至关重要的作用。通过实验动物模型的建立,目前也提出自身免疫性疾病的产生,除了机体产生具有抗某一特异性抗原的抗体外,去除产生免疫细胞的器官也是原因之一。

2.临床表现　一般消化道症状较少,体征多不明显,有时可有上腹轻压痛。恶性贫血患者常有疲软、舌炎及轻微黄疸。

3.实验室检查

(1)胃液分析:自身免疫性胃炎患者胃酸降低,重度者可无酸。

(2)血清胃泌素分析:正常者<100ng/L。胃体黏膜萎缩时可中度升高,伴有恶性贫血者显著升高,可达 1000ng/L 或以上。

(3)自身抗体:血清 PCA 常呈阳性,IFA 阳性率比 PCA 低,但如胃液中检查出 IFA,对诊断恶性贫血帮助较大。

(4)血清维生素 $B_{12}$ 浓度及维生素 $B_{12}$ 吸收试验:正常人空腹血清维生素 $B_{12}$ 浓度为 300～900ng/L,<200ng/L 肯定存在血清维生素 $B_{12}$ 缺乏。Schilling 试验能检测维生素 $B_{12}$ 的吸收情况,维生素 $B_{12}$ 缺乏和内因子缺乏所致的吸收障碍有助于恶性贫血的诊断。

## 二、自身免疫性肝炎

自身免疫性肝炎(autoimmune hepatitis,AIH)是一种较少见的原因不明的慢性进展性肝脏疾病,以高丙种球蛋白血症、血清自身抗体阳性及组织学表现为界面性肝炎为特征性表现。确诊需除外其他慢性肝病,包括肝豆状核变性、慢性病毒性肝炎、药物性肝病、非酒精性脂肪肝及其他自身免疫性肝炎,如原发性胆汁性肝硬化、原发性硬化性胆管炎等。若未予有效治疗,可逐渐进展为肝硬化,最终导致肝功能失代偿。目前 AIH 常用的治疗方案为糖皮质激素单用或联合硫唑嘌呤,其有效应答率超过 80%,有效改善了 AIH 的预后。

1.病因与发病机制　AIH 的发病机制尚不明确,可能与多种因素的共同作用有关,包括遗传基础、诱发因素、多种抗原决定簇的暴露、免疫细胞的激活、效应细胞的扩增等。研究显示,AIH 的易感等位基因位于 DRB1 基因上。不同种族有不同的易感等位基因型,在北美及北欧白种患者为 DRB1 * 030 及 DRBI * 0401,在墨西哥、日本及阿根廷患者为 DRB1 * 0404 及 DRBI * 0405。AIH 的诱发因素包括感染、药物、毒素等。感染因素主要为病毒,包括麻疹病毒、肝炎病毒、巨细胞病毒、EB 病毒等,其中 AIH 与肝炎病毒关系更为密切;药物因素包括酚丁、甲基多巴、呋喃妥因、双氯芬酸、干扰素、米诺环素(美满霉素)、阿托伐他汀等,另据报道,中草药包括总状升麻、大柴胡汤等亦与 AIH 的发病有关。但上述诱发因素与 AIH 的起病在时间上并无明确的相关性。

2.临床表现　AIH 大多数隐袭起病,大部分患者临床症状及体征不典型,部分患者甚至首诊时即已出现肝硬化症状。乏力是最常见的症状,其他常见症状包括食欲缺乏、上腹部不适或疼痛、多肌痛等。肝大是最常见的体征,其他体征包括黄疸、脾大等。部分患者无明显的临床症状和体征,只是在生化检查中发现肝功能异常后才被诊断为 AIH。少数患者表现为急性、亚急性甚至暴发性发作。40%~50%的患者伴发其他自身免疫性疾病,其中以自身免疫性甲状腺炎、Grave 病及类风湿关节炎最为常见。已经进展至肝硬化的患者亦可并发肝细胞癌,但发病率较低。

3.实验室检查

(1)生化指标:生化检查方面,最常见为血清转氨酶升高;高胆红素血症亦常见(83%),但一般小于 3 倍正常值;碱性磷酸酶升高常见,但一般小于 2 倍正常值,大于 2 倍正常值者仅占 33%左右;高丙种球蛋白血症为多克隆性,以 IgG 水平升高为主。

(2)免疫学指标:AIH 患者血清中可检测到多种自身抗体,包括抗核抗体(ANA)、抗平滑肌抗体(SMA)、抗肝肾微粒体抗体(抗 LKMI)、抗可溶性肝抗原/肝胰抗体(抗 SLA/LP)、核周型抗中性粒细胞胞质抗体(pANCA)、抗去唾液酸糖蛋白受体抗体(抗 ASGPR)、抗肝特异性胞质抗体(抗 LCl)、抗肌动蛋白抗体等。根据血清自身抗体谱,将 AIH 分为 2 个亚型。

1)1 型 AIH:标志性抗体为 ANA 和 SMA,但两者均非 AIH 的特异性抗体,其诊断价值远不如 AMA 在 PBC 诊断中的价值;与之相比,抗肌动蛋白抗体对 1 型 AIH 的诊断特异性更高;另外,其他自身抗体,包括 pANCA、抗 SLA/LP 亦有助于 1 型 AIH 的诊断。抗体阳性的标准取决于检测方法,一般将滴度≥1:80 确定为阳性,但在儿童患者,低滴度阳性亦有意义。

2)2 型 AIH:标志性抗体是抗 LKM1 和抗 LC1,在诊断与鉴别诊断中起着非常重要的作用。抗 LKM1 的靶抗原为 CYP2D6(P450IID6),一种药物代谢酶,在少数丙型病毒性肝炎患者血清中亦可出现。

(3)病理学:AIH 的病理学表现以界面性肝炎为主要特征,但并非特异性表现。严重者可出现桥接样坏死、肝细胞玫瑰花结样改变、结节状再生等组织学改变。如同时合并汇管区小叶间胆管的异常,如胆管炎、胆汁淤积等,则提示重叠综合征的诊断(AIH 合并 PBC 或 PSC)。随着疾病的进展,肝细胞持续坏死,肝脏出现进行性纤维化,最终发展为肝硬化。

## 三、原发性胆汁性肝硬化

原发性胆汁性肝硬化(primary biliary cirrhosis,PBC)是一种慢性进行性胆汁淤积性肝脏疾病,其发病率为(40~400)/100 万,北欧地区发病率最高,国内尚无明确的发病率统计。主要受累人群为中年女性,占 90%,发病高峰在 50 岁左右,25 岁以下发病者少见。

1.病因与发病机制　其病因尚不明确,可能为在一定遗传背景下,由于持续性感染(细菌、病毒、真菌等)、环境毒理因素或毒物作用等,导致免疫调节紊乱或自身免疫反应,最终导致胆管损伤。其组织病理学特点为汇管区炎症及免疫介导的肝内胆管的破坏,最终导致肝纤维化、肝硬化及肝衰竭。

2.临床表现　50%~60%的患者在诊断时并无症状,但其中大多数在 2~4 年会进展至出现明显的临床表现。乏力和皮肤瘙痒是最常见的症状。乏力可见于 60%以上的患者,其严重程度与肝病的严重程度无关,亦无确切有效的治疗方法。皮肤瘙痒常发生在黄疸出现之前数月至数年,可为局灶性或弥散性,通常夜间明显,接触毛织品、其他织物或高温可使症状加重。部分患者有可以自行缓解的右上腹不适。长期胆汁淤积使胆汁酸分泌和排泄减少,致脂肪和脂溶性维生素吸收障碍,可出现脂肪泻、皮肤粗糙和夜盲症(维生素 A 缺乏)、骨软化和骨质疏松(维生素 D 缺乏)、出血倾向(维生素 K 缺乏)等症状。疾病晚期可出现腹腔积液、水肿、食管静脉曲张等门脉高压表现。部分患者伴有其他自身免疫性疾病,如干燥综合征、系统性硬化症、类风湿关节炎、甲状腺炎等。PBC 患者肝胆系统恶性肿瘤的发病率增高,但并不像其他导致肝硬化的原因那样高。

体征往往与疾病的分期有关,无症状患者查体无异常发现,随着疾病的进展,可出现皮肤色素沉着、蜘蛛痣、瘙痒和搔抓引起的表皮脱落、黄色瘤、黄疸、腹腔积液、水肿等表现。近70%的患者有肝大,约35%的患者可有脾大。

3.实验室检查

(1)免疫学指标

1)抗线粒体抗体(anti-mitochondrial antibodies,AMA):诊断 PBC 的灵敏度为95%,特异度为98%。在线粒体膜上共存在 9 种自身抗原(M1~M9),其中 M2 为位于线粒体内膜的丙酮酸脱氢酶复合物的 E2 亚基,M2 亚型 AMA 诊断 PBC 的特异度最高。AMA 的滴度水平及抗原亚型和 PBC 的临床病情无关,在临床症状出现之前数年即可呈阳性,应用药物治疗或肝脏移植成功后,血清 AMA 亦不消失。有极少数患者($<5\%$)临床表现、生化及组织学均符合 PBC 的诊断,但 AMA 检测阴性,称为 AMA 阴性的 PBC,其自然病程与 AMA 阳性的 PBC患者并没有显著差异。

2)抗核抗原抗体:包括抗核心蛋白 gp210 抗体、抗核心蛋白 p62 抗体等。最常见的核型表现为核周型和核点型,这两种核型对 PBC 的诊断特异度很高。核心蛋白 gp210 是 210kD的跨膜糖蛋白,参与核心复合体成分的黏附。AMA 阳性的 PBC 患者中约20%抗 gp210 抗体阳性,AMA 阴性的患者中该抗体阳性率可达 50%。抗 gp210 抗体诊断 PBC 的特异度达99%,并且可作为 PBC 患者的预后指标,阳性提示预后不良。抗 p62 抗体是 PBC 的另一特异性抗体,在 PBC 患者中阳性率约为25%。

3)其他自身抗体:除上述特异性抗体外,PBC 患者还可出现抗平滑肌抗体、抗核抗体、抗甲状腺抗体、抗 DNA 抗体等。

4)免疫球蛋白:不论 AMA 阳性与否,几乎所有 PBC 患者均有血清 IgM 水平的升高。

(2)生化指标:大多数 PBC 患者的血清生化指标呈胆汁淤积性改变。在疾病的早期及无症状期即可出现 ALP 升高,且通常是最为明显的实验室异常。GGT 和 $\gamma$GT 的升高与之平行。血清 ALT 和 AST 水平多正常或仅轻度升高,一般不超过正常值上限的 5 倍。如果血清ALT 和 AST 水平明显升高,则需进一步检查以除外合并其他原因所致的肝病。在疾病的较晚期可出现胆红素(以结合胆红素升高为主)、胆汁酸的升高及血脂异常等。

## 四、原发性硬化性胆管炎

原发性硬化性胆管炎(primary sclerosing cholangitis,PSC)是一种病因不明的慢性胆汁淤积综合征。在西方国家其发病率为(6~8)/100000,男性患者多见,约占70%。约80%的PSC 患者合并炎症性肠病,其中绝大部分为溃疡性结肠炎(约占90%)。相反,炎症性肠病患者合并 PSC 的情况并不多见,发生率仅为1.2%~5.6%。该病的发病率随地域及种族的不同而存在差异,国内尚无流行病学统计资料。

1.病因与发病机制 PSC 的病因与发病机制尚不明确。目前较公认的观点是在遗传易感的基础上,环境因素诱发了免疫应答的异常,从而导致胆管上皮或同时累及结肠上皮的慢性炎症,最终导致胆汁淤积。感染和毒素是否致病尚存在争议。

2.临床表现　PSC 的发病年龄多在 25～45 岁,亦有新生儿及高龄者发病的报道。男性多见,男女比例为(1.5～2)：1。PSC 多起病隐匿,20%～44%的患者可无症状,或因溃疡性结肠炎筛查肝功能异常而诊断,或因碱性磷酸酶升高行 ERCP 而诊断。最常见的临床症状为黄疸、皮肤瘙痒及右上腹痛。体重下降及乏力亦较常见,多与厌食及小肠吸收不良有关。但对于病情稳定的患者,短期内体重下降应警惕恶性肿瘤,如胆管癌等。因 PSC 发展至胆管癌的概率高于普通人群,为 10%～30%,其发生胰腺癌和结肠癌的概率亦高于普通人群。少数患者(约 10%)可有寒战、高热、右上腹痛、黄疸及肝功能损害等细菌性胆管炎的表现。随着病情的进展,可出现终末期肝病的表现。

病程早期的体格检查通常是正常的。随着病情的进展,可以出现黄疸、肝脾大及肝掌、蜘蛛痣等终末期肝病的体征。

3.实验室检查　PSC 患者典型的生化指标异常为 ALP 升高,GGT 及 5′-核苷酸酶也可相应升高。ALT 及 AST 水平通常也会升高,但很少超过 3～4 倍正常值。胆红素水平可正常,随着病情的进展而升高,以结合胆红素升高为主。晚期患者可以有白蛋白减低及 PT 延长。

PSC 患者血清中免疫球蛋白水平通常升高,以 IgM 升高为主。65%～84%的患者 ANCA 阳性,35%的患者抗内皮细胞抗体(anti-endothelial cell antibody,AECA)(为提示血管损害的标志物)阳性,其他常见的抗体包括抗心磷脂抗体及 ANA。AMA 通常阴性。

## 五、慢性自身免疫性胰腺炎

自身免疫性胰腺炎(autoimmune pancreatitis,AIP)是由自身免疫介导,以胰腺肿大、胰管不规则狭窄为特征的一种特殊类型的慢性胰腺炎。1961 年 Sarles 等首次提出原发性硬化性胰腺炎的概念,1995 年 Yoshida 等正式提出自身免疫性胰腺炎的命名,Ito 等于 1997 年提出 AIP 的诊断标准。随着研究和认识的深入,自身免疫性胰腺炎已经成为慢性胰腺炎的一个独立分型。

1.病因与发病机制　AIP 患者常伴有高 γ-球蛋白血症、血清 IgG 及 IgG4 水平升高,支持其发病机制与自身免疫因素相关。AIP 可与其他自身免疫性疾病共存,常见的有干燥综合征、原发性硬化性胆管炎、原发性胆汁性肝硬化,还有溃疡性结肠炎与系统性红斑狼疮等。这一现象提示胰腺与其他外分泌腺可能存在共同的靶抗原。AIP 患者常可检测到抗核抗体、类风湿因子、抗乳铁蛋白抗体及抗碳酸脱水酶 II(anti-carbonic anhydrase II,ACA II)抗体。乳铁蛋白和 ACA II 分布在胰腺、唾液腺、胆管和远端肾小管等外分泌器官的上皮细胞中。动物实验提示,乳铁蛋白和 ACA II 可能为 AIP 的靶抗原。

AIP 活检可见胰腺导管周围大量 $CD4^+$、$CD8^+$T 淋巴细胞浸润,它们分泌多种细胞因子,增强局部炎症反应,破坏导管上皮细胞和导管内胰岛前体细胞,从而影响胰腺内、外分泌功能。根据 $CD4^+$T 细胞产生的细胞因子不同,进一步分为 $Th_1$ 细胞及 $Th_2$ 细胞。$Th_1$ 细胞可产生 IL-2、TNF-α、INF-γ,介导细胞免疫,激活巨噬细胞吞噬反应及细胞毒性反应。转基因鼠 AIP 动物模型提示 CD4-Th1 细胞与鼠 AIP 的早期发病有关。$Th_2$ 细胞产生 IL-4、IL-5、IL-6、IL-10,促进体液免疫及变态反应,可能与疾病进展,尤其是局部 B 细胞的活化有关。

遗传学方面,在日本人群中 DRB10405 DRB10401 单倍体基因型与 AIP 有关。

AIP 的病理特点为胰腺弥散性肿大,伴淋巴细胞和浆细胞浸润的纤维化。胰腺组织病理学见胰腺弥散性淋巴、浆细胞浸润,腺泡萎缩,组织间隙纤维化,并可累及腹膜后胰周组织;由于导管周围伴淋巴浆细胞浸润的纤维化而致胰腺导管壁增厚、狭窄;胰腺钙化和假囊肿少见。当炎症病变主要累及胰头时,胆总管壁和胆囊壁呈弥散性增厚,伴显著纤维化和淋巴浆细胞浸润。不同管径的胰腺静脉闭塞性静脉炎可累及门静脉,伴静脉壁及其周围的淋巴浆细胞浸润和纤维组织增生。局部和腹腔淋巴结肿大(直径>2cm),且有明显的滤泡增生和密集的浆细胞浸润。胰岛周围可有纤维组织包裹,β 细胞数量减少,胰岛周围及其内部无或有 CD8$^+$T 淋巴细胞为主的炎症细胞浸润。

2.临床表现　AIP 起病隐匿,患者症状一般比较轻微,缺乏典型的胰腺炎特点。可以有轻度的上腹痛或上腹部不适,伴或不伴有恶心、呕吐、食欲减退、乏力、体重减轻等非特异性症状。部分患者因体检发现胰腺肿大而就诊。因胆总管胰腺段狭窄所致的胆汁淤积性黄疸是 AIP 的特征性表现,近 1/3 的患者黄疸呈波动性,部分患者甚至以胆汁淤积性黄疸为首发症状。AIP 容易合并糖尿病而引起高血糖。体格检查可以发现皮肤巩膜黄染、上腹部轻压痛,少数患者可有浅表淋巴结肿大,部分患者可无阳性体征。

3.实验室检查

(1)血常规嗜酸性粒细胞比例及总数升高。

(2)血淀粉酶升高多数患者血清淀粉酶轻度升高,升高达正常值 3 倍以上者少见。

(3)肝功能表现为胆汁淤积性肝功能异常。

(4)血糖升高。

(5)高 γ-球蛋白血症、血清 IgG 及 IgG4 水平升高。

(6)抗碳酸脱水酶Ⅱ(ACAⅡ)抗体、抗乳铁蛋白抗体、抗核抗体、抗线粒体抗体等多种自身抗体阳性。

(7)部分患者可以有肿瘤标志物 CEA、CA199 升高。

其中,血清 γ-球蛋白升高,IgG 及 IgG4 水平升高,自身抗体阳性对 AIP 具有重要的诊断价值。

## 六、炎症性肠病

炎症性肠病分为溃疡性结肠炎(ulcerative colitis,UC)和克罗恩病(Crohn′s disease,CD)。

### (一)溃疡性结肠炎

UC 又称慢性非特异性溃疡性结肠炎,是原因不清的大肠黏膜的慢性炎症和溃疡性病变,主要累及直肠黏膜、乙状结肠黏膜,也可逆行向上扩展至左半结肠、右半结肠,甚至全结肠和末端回肠。

1.临床表现　起病多缓慢、隐匿,往往发病数周甚至数月才就诊;少数可急性起病,常误诊为急性肠道感染性疾病(如急性细菌性痢疾)。多数患者(60%~70%)病程反复发作,发作间期症状可缓解;少数患者(5%~10%)首次发作后病情长期缓解,可持续 10 年之久,这类患者一般都属轻型。也有少数患者(5%~15%)症状持续,病情活动而不缓解。部分患者在发作间期可因饮食不节、劳累、感染、精神刺激等而诱发或加重临床症状。

2.临床分型与分期

(1)根据病变范围分型

1)溃疡性直肠炎(E1):仅累及直肠(炎症范围的远端达到直乙交界处)。

2)左侧溃疡性结肠炎(E2)(亦称远端溃疡性结肠炎):病变范围局限于结直肠至脾区。

3)广泛的溃疡性结肠炎(E3)(亦称全结肠炎):病变范围延及脾区。

无论从用药频率、住院率或结肠切除术来衡量,结肠炎累及的范围反映了病变的活动性和严重性。UC结直肠癌的发生与病变累及范围相关。

(2)根据严重程度分型 按照疾病的活动度/严重度,UC可大致分为4型。

1)临床缓解期UC(S0):无症状的UC。

2)轻度UC(S1):根据Truelove和Witts对疾病活动度的经典描述,此型定义为每日血便≤4次,无发热,脉搏<90次/分,血红蛋白≥105g/L和血沉<30mm/h。

3)中度UC(S2):Truelove和Witts对此型定义为介于轻型和重型之间的状态。

4)重度UC(S3):传统的定义为每天至少6次血便,脉搏≥90次/分,体温≥37.5℃,血红蛋白<105g/L和血沉≥30mm/h。

(3)根据病程经过分型

1)初发型:指无既往史而首次发作者。症状轻重不等,可转变为慢性复发型和慢性持续型。

2)慢性复发型:临床上最常见。症状较轻,治疗后常有长短不等的缓解期,与发作期交替发生。可转为慢性持续型。有时可被误诊为肠易激综合征。

3)慢性持续型:首次发作后症状持续,亦可出现肠外症状,可有急性加重。与慢性复发型相比,本型结肠受累较广泛,结肠病变倾向于进行性,并发症也较多。

4)急性暴发型:少见。多发生于青少年,急性起病,全身和局部症状均严重,体温可高达40℃以上,水样泻可多至每日20~30次,便血量较多,并伴有恶心、呕吐、腹胀、心率增快、脉搏细数、多汗、贫血等全身中毒症状。易合并急性中毒性巨结肠,出现脱水、电解质和酸碱平衡紊乱、消瘦、低蛋白血症;亦易发生肠穿孔,多为数个部位的小穿孔,常引起急性弥散性腹膜炎;还可并发败血症等。本型预后差。

(4)特殊情况:IBD相关的原发性硬化性胆管炎:5%的UC患者有硬化性胆管炎(PSC),70%~80%的硬化性胆管炎患者合并IBD,而且主要为结肠受累。肠道病变通常十分轻微,而且起病隐匿。几个研究发现合并PSC的IBD患者比单纯的UC患者更易发生"直肠赦免的广泛性结肠炎"和无其他克罗恩病典型表现(如肉芽肿、跳跃分布、瘘管或狭窄)的"倒灌性回肠炎",且较易出现盲袋炎,同时其肿瘤发生的风险较未合并者高,不同的临床病理学特征和预后提示UC合并PSC可能是区别于CD和UC的另一表型。

3.实验室检查

(1)血常规检查

1)贫血:病情严重程度不同,贫血严重程度也不同,原因考虑为慢性出血、铁及其他造血物质缺乏、某些治疗药物(如SASP)引起溶血、与慢性炎症有关的骨髓造血抑制等。另外,尽管肾功能可能正常,EPO分泌不足在IBD贫血的形成中亦起着重要作用。

2)白细胞计数:大多数患者正常。中重型患者可有轻度升高,有时以中性粒细胞增高为主,严重者可出现核左移及中毒颗粒。

3)血小板:血小板计数可升高,重型患者可大于$400×10^9$/L。

(2)粪便检查

1)粪便常规:肉眼观以糊状黏液脓血便为最常见,重者粪质极少,少数患者以血便为主,伴有少量黏液或无黏液。镜检可见大量红细胞、脓细胞,还可见嗜酸性粒细胞;急性发作期粪便涂片常见大量多核的巨噬细胞。

2)病原学检查:目的是除外感染性结肠炎,是本病诊断的一个重要步骤。①细菌培养:应反复多次检查,常规培养可排除痢疾杆菌和沙门菌感染。有条件者应进行特殊培养,以排除弯曲菌属、难辨梭状芽孢杆菌和耶尔森菌感染。部分还应进行淋球菌或衣原体的特殊培养;②溶组织内阿米巴滋养体检查:尤其是血性黏液便,反复多次检查,镜检时注意取新鲜粪便,同时注意保温;③粪便集卵:留取每次的全部粪便,进行集卵和孵化,以除外慢性血吸虫病及其他寄生虫感染;④病毒学检查:本病急性发作时,应尽可能用电镜或免疫电镜在粪便中找病毒颗粒,或用免疫学方法找病毒特异性抗原,以排除病毒机会性感染。

(3)炎性指标:CRP及血沉是代表急性炎症反应的标准实验室指标。CRP半衰期短,仅19小时,可以显示炎症活动的连续性变化,高水平的CRP提示疾病活动或合并细菌感染,CRP水平可用于指导治疗和随访。ESR精确度较低,随疾病活动而升高,但与结肠病变的相关性优于与回肠病变的相关性,其他实验室指标($\alpha$-酸性蛋白酶、IL-6、sIL-2R、肠渗透率)都有类似作用,但这些参数都缺乏特异性,不足以与肠道感染鉴别。

(4)免疫学检查:60%~70%的UC患者抗中性粒细胞核周胞质抗体(pANCA)呈阳性,约40%的CD患者也可呈阳性,循证医学发现,结合pANCA和抗酿酒酵母抗体(ASCA)有利于鉴别CD和UC。很多研究认为UC活动度与ANCA阳性与否及滴度没有关系,因此监测ANCA对疾病活动及复发的判断没有价值。

**(二)克罗恩病**

克罗恩病是一种病因尚不十分清楚的胃肠道慢性炎症性肉芽肿性疾病。病变多见于末段回肠和邻近结肠,但从口腔至肛门各段消化道均可受累,呈节段性或跳跃式分布。临床上以腹痛、腹泻、腹块、瘘管形成和肠梗阻为特点,可伴有发热、营养障碍等全身表现,以及关节、皮肤、眼、口腔黏膜、肝等肠外损害。本病有终生复发倾向,重症患者迁延不愈,预后不良。

1.临床表现 起病大多隐匿、进展缓慢,从发病至确诊往往需数月至数年。病程呈慢性,长短不等的活动期与缓解期交替,有终生复发倾向。少数急性起病,可表现为急腹症,酷似急性阑尾炎或急性肠梗阻。本病临床表现在不同病例差异较大,多与病变部位、病期及并发症有关。

(1)消化道表现

1)腹痛:以右下腹及耻骨上区多见,多数呈慢性间歇性疼痛,可为隐痛、钝痛或痉挛性阵痛,伴肠鸣音活跃或亢进。常于进餐时或餐后加重,排便或肛门排气后缓解。有时酷似急性阑尾炎,呈持续性右下腹痛,伴明显压痛和反跳痛。

2)腹泻:每日腹泻2~5次或更多,粪质呈糊状或半流体,亦可为黏液便,常伴有肛门出血,脓血便少见。如结肠受累,可有血便,伴黏液或脓液,有直肠肛门病变时可有里急后重感。如小肠有广泛累及,可有脂肪泻,粪便量多、味臭、油腻。腹泻先是间歇性发作,病程后期可转为持续性,亦可有大便习惯改变,如便秘、腹泻与便秘交替。

3)腹部包块:病程进入亚急性期时可出现肠壁增厚、肠腔狭窄、肠粘连及不完全性肠梗阻,腹部可触及质地柔软、膨胀的肠襻包块。慢性期可出现肠管僵直或形成假瘤征,则肿块质地较硬。肠系膜淋巴结肿大、内瘘形成或局部脓肿形成时亦可出现腹部包块,其边缘一般不清楚,质地中等,压痛明显,粘连多而固定,多位于右下腹部。

4)便血:病变仅侵犯小肠时一般无便血。结肠受累时侵及血管可引起便血。本病血便发生率低于 UC,且出血量一般不多。

5)瘘管形成:是 CD 的临床特征之一,是与 UC 相鉴别的依据。CD 透壁性炎症穿透肠壁全层至浆膜层,与肠外组织和器官相通,即形成瘘管。其发生率国外为 26%～48%,国内较低,为 9.15%。瘘可分为内瘘和外瘘,瘘管形成后,部分患者可无症状,肠道间内瘘形成可导致腹泻加重、营养不良及全身情况恶化。肠瘘通向的组织与器官因粪便污染可引起继发性感染,如膀胱感染、腹腔脓肿。本病为慢性穿透性过程,病变肠道浆膜常与周围组织发生粘连,故游离穿孔较少见,国外游离穿孔发生率为 1%～2%,但一旦发生引起急性弥散性腹膜炎,可危及生命。

6)肛门直肠周围病变:包括肛门直肠周围瘘管、脓肿形成及肛裂,约占 CD 患者的 1/3,尤其多见于结肠受累者。

7)消化道其他部位受累表现:可累及食管、胃、十二指肠,引起相应症状,如吞咽困难、吞咽疼痛、胃灼热、上腹痛、恶心、呕吐等。

8)其他症状:如食欲减退、厌食油腻、腹胀等。恶心、呕吐可为晚期或并发肠梗阻的症状。

(2)全身表现:CD 全身表现较 UC 多见且明显,多见于中重度患者。

1)发热:较常见,由炎症病变和继发感染所致。一般为低至中度发热,病变广泛或继发感染者可有高热,并伴有明显的畏寒或寒战、多汗、心率增快等全身中毒症状。缓解期体温可正常。

2)消瘦:较常见,与厌食、慢性腹泻、炎症消耗、吸收不良或蛋白质丢失有关。

3)贫血:多为轻至中度贫血,少数可为重度贫血。与营养不良、慢性胃肠道失血有关。

4)其他:低蛋白血症、乏力、水肿。儿童或少年期可影响生长发育。女性患者可有闭经,男性患者有性功能减退。

(3)肠外表现:本病可有全身多个系统损害,可伴有一系列肠外表现,包括杵状指(趾)、关节炎、结节性红斑、坏疽性脓皮病、口腔黏膜溃疡、虹膜睫状体炎、葡萄膜炎、小胆管周围炎、硬化性胆管炎、慢性活动性肝炎等,淀粉样变性或血栓栓塞性疾病亦偶有所见。

(4)并发症:肠梗阻最常见,由于肠壁纤维化、肠狭窄及肠粘连导致。其次是腹腔内脓肿,偶可并发急性穿孔或大量便血。直肠或结肠黏膜受累者可发生癌变。肠外并发症有胆石症,是胆盐肠内吸收障碍引起;可有尿路结石,可能与脂肪吸收不良,使肠内草酸盐吸收过多有关。脂肪肝亦常见,与营养不良及毒素作用等因素有关。

2.临床分型

(1)维也纳 CD 分型:按发病年龄(age of onset,A)、病变部位(disease location,L)和疾病行为(disease behaviour,B)将 CD 分为 24 种亚型(表 18-1)。

**表 18-1　CD 蒙特利尔分型概要**

诊断年龄(A)

　　A1 16 岁或更早

　　A2 17~40 岁

　　A3 40 岁以上

| 病变部位(L) | 上消化道(L4) |
|---|---|
| L1 末端回肠 | L1+L4 回肠+上消化道 |
| L2 结肠 | L2+L4 结肠+上消化道 |
| L3 回结肠 | L3+L4 回结肠+上消化道 |
| L4 上消化道 |  |
| 疾病行为(B) | 肛周病变(P) |
| B1 * 非狭窄,非穿透型 | B1p 非狭窄,非穿透型+肛周病变 |
| B2 狭窄型 | B2p 狭窄型+肛周病变 |
| B3 穿透型 | B3p 穿透型+肛周病变 |

　　注:＊B1,应视为一种过渡的分型,直到诊断后再随访观察一段时期。这段时期的长短可能因研究不同而有所变化(例如笔者建议为 5~10 年),但应该被明确规定以便确定 B1 的分型

　　(2)按疾病活动度分型:欧洲共识将临床疾病按活动度分为轻度、中度和重度。多数临床试验以克罗恩病活动指数 CDAD>220 定义为活动性病变,联合 CRP>10mg/L 更为可靠。CDA1<150 作为临床缓解的指标。CD 活动度分级见表 18-2。

**表 18-2　CD 活动度分级**

| 轻度 CDAI(150~220) | 中度 CDAI(220~450) | 重度 CDAI>450 |
|---|---|---|
| 例如:可步行,饮食正常,体重减轻<10%。无肠梗阻、发热、脱水、腹部包块或触痛。CRP 通常高于正常值上限 | 例如:反复呕吐或体重减轻>10%。按轻度治疗无效,或触及包块。无明显梗阻,CRP 高于正常上限 | 例如:恶病质(BMI<18),或有明显梗阻或脓肿。经加强治疗后症状持续。CRP 明显升高 |

　　3.实验室检查

　　(1)血液学检查:贫血常见;活动期白细胞计数增高,并发脓肿时可明显升高,以中性粒细胞为主。血小板计数可升高。

　　(2)粪便检查:粪便呈糊状或稀水样,镜检一般无红细胞、白细胞及黏液。隐血试验常为阳性,病原学检查为阴性。

　　(3)炎症指标:血沉明显加快,CRP 与 CD 活动性密切相关,可先是炎症活动性连续性变化,研究表明,CRP 升高的患者复发率高于 CRP 正常的患者,CRP>20mg/L 和 ESR>15mm/h,可作为复发的预测指标。异常升高的 CRP 提示合并细菌感染(如脓肿)。其他如 $\alpha_2$-球蛋白、$\alpha_1$-糖蛋白亦可预测复发风险。粪便标志物,如钙蛋白、乳铁蛋白或肿瘤坏死因子与肠面溃疡范围和炎症程度相关,可能对回肠结肠的炎症的存在和随后的临床复发有很高的预测价值。

(4)免疫学检查:ASCA 对 CD 有较高的特异度,但灵敏度不强,ASCA 阳性也可见于白塞综合征、原发性硬化性胆管炎、自身免疫性肝炎和乳糜泻等,这些疾病的患者 ASCA 阳性率可达 43%。CD 患者 ASCA 表达水平较稳定,与疾病严重程度、病程无关。最近 Targan 检测了 CD 患者针对几种特异性微生物抗原的免疫反应,OmpC 为大肠埃希菌外膜的穿孔素 C;12 为一段与荧光假单胞菌相关的细菌 DNA 片段,CD 患者中,55% 呈抗 OmpC 阳性,50% 呈抗 12 阳性。最近 Lodes 等发现,将对结肠炎 C3H/HeJBir 鞭毛蛋白产生反应的 T 细胞转输给免疫缺陷小鼠后能诱导小鼠结肠炎的发生。CBir 鞭毛蛋白血清学反应阳性的 CD 患者为 50%,而 UC 患者和正常人分别为 6% 和 8%。

# 第三节　血液系统自身免疫性疾病

## 一、自身免疫性溶血性贫血

自身免疫性溶血性贫血(autoimmune hemolytic anemia,AIHA)是指各种原因刺激产生抗自身红细胞抗体,导致红细胞破坏,寿命缩短的一种较常见的难根治的贫血,临床特点有贫血、黄疸、网织红细胞增高和直接抗人球蛋白试验即 Coombs 试验阳性。根据自身红细胞抗体作用于红细胞所需的温度可分为 3 大类:温抗体型、冷抗体和温冷双抗体型。

1.病因与发病机制　根据病因可分为两类。

(1)特发性:约占所有病例的半数,发病原因不明。大多年龄较大,女性较多。

(2)继发性:与其他疾病同时存在或先后存在,约占 AIHA 的 55%。多种疾病均能并发自身免疫性溶血性贫血,其中最多见的是慢性淋巴细胞白血病、各种恶性淋巴瘤、全身性红斑狼疮和某些病毒感染。药物中以甲基多巴、嘌呤类似物(氟达拉滨和克拉屈滨)引发为多见。其他如非淋巴系统的肿瘤、良性肿瘤、囊肿、溃疡性结肠炎等较为少见。外伤、外科手术、妊娠可以是激发因素。在婴幼儿中感染引起者较为多见。在老年人中则以慢性淋巴细胞白血病较为多见。由于引起 AIHA 的病因很多都能引起免疫性异常,而且 AIHA 可作为淋巴增生性疾病或系统性红斑狼疮的首发表现。为此,经多方检查诊为原发性 AIHA 者应密切随访。

2.临床表现　本病临床表现多样化,轻重不一。一般起病缓慢,数月后才发现有贫血,表现为全身虚弱及头晕。以发热和溶血为起始症状者相对较少。急性型多发生于小儿,特别是伴有病毒感染者,偶见于成人患者;起病急骤,有寒战、高热、腰背痛、呕吐、腹泻。溶血性贫血严重时,可有休克及神经系统表现,如头痛、烦躁,甚至昏迷。皮肤黏膜苍白、黄疸见于 1/3 的患者。半数以上有脾大,一般为轻中度肿大、质较硬,无压痛。原发性病例中 1/3 有中度肝大,肝质地硬,但无压痛。部分患者有淋巴结肿大。温抗体型 AIHA 患者中约 26% 既无肝脾大,也无淋巴结肿大。温抗体型自身免疫性溶血性贫血发病以女性为多见,尤其是原发性者。从婴儿至老年都可累及,有报道 73% 系 40 岁以上女性患者。邢莉民等对近十年来温冷双抗体型 AIHA 患者进行分析,多发生于女性,同 20 世纪 80 年代相比,在同期的 AIHA 中所占比例有所增加(分别为 22.1% 和 17.6%),发病率高于国外报道(分别为 22.1% 和 7.0%),发病年龄小于国外报道。

3.实验室检查　查 AIHA 的一般检查主要用于确定被检查者是否贫血、是否溶血、有无自身免疫迹象或其他原发病。

（1）血常规：贫血或伴有血小板、白细胞数下降，网织红细胞计数升高（再生障碍性贫血危象时可明显降低）。

（2）骨髓：多呈增生性贫血（红系以中幼红为主）骨髓象；再生障碍性贫血危象时可呈再生障碍性贫血的骨髓改变。

（3）抗人球蛋白（Coombs）试验：直接抗人球蛋白试验（DAT）是测定结合在红细胞表面不完全抗体和（或）补体较敏感的方法，为诊断AIHA较特异的实验室指标。抗人球蛋白抗体是完全抗体，可与红细胞表面多个不完全抗体的Fc段结合，起搭桥作用而使致敏红细胞发生凝集现象。由于免疫血清的不同，可分为抗IgG、抗补体C3和抗IgG+C3三种亚型。

（4）酶（胰蛋白酶、木瓜蛋白酶等）处理红细胞凝集试验：方法是酶处理的Rh基因型O型红细胞与患者血清孵育，发生凝集反应为阳性结果。

（5）冷热溶血试验：模拟患者发病的体外试验，将患者的血液置于冰箱中一些时候，再置于室温中。

（6）血浆或血清：高血红蛋白症和（或）高胆红素血症。

（7）尿：高尿胆原或高游离血红蛋白或高含铁血黄素。

（8）免疫指标：丙种球蛋白量可升高，C3水平可下降，可出现抗O、血沉、类风湿因子、抗核抗体、抗DNA抗体等指标的异常。

（9）其他：包括心、肺、肝、肾功能等检查，不同原发病可能在不同脏器有不同表现。

## 二、特发性血小板减少性紫癜

特发性血小板减少性紫癜（idiopathic thrombocytopenic purpura，ITP）是一类临床上较为常见的出血性疾病，其特点是皮肤黏膜出血、血小板数量减少及寿命缩短，骨髓巨核细胞数正常或增多并伴有成熟障碍。大多数患者血液中可检出抗血小板抗体，但缺乏明确的外源性致病因子，因此又称为特发性自身免疫性血小板减少性紫癜。

1.病因与发病机制　目前ITP确切的发病机制尚不清楚，目前主要存在三个方面的研究内容。

（1）细胞和体液免疫异常：调节性T细胞是一种$CD4^+CD25^+$并具有免疫抑制功能的T细胞亚群，该细胞能抑制自身反应性T、B细胞的活化和增生及自身抗体的产生。ITP患者可能体内由于缺乏调节性T细胞，从而使自身免疫反应不能被有效抑制。近年来发现细胞毒性T细胞（CTL）和自然杀伤性（NK）细胞通过诱导细胞凋亡，从而在自身免疫性疾病中扮演重要的角色，CTL的血小板破坏作用可能是慢性ITP发病中的一个重要的机制。

（2）近年来，有学者提出ITP患者血小板和巨核细胞也存在异常，提示ITP不仅表现为血小板数量减少，同时存在功能障碍，并且与免疫功能紊乱有一定关系。研究发现，ITP患者骨髓巨核细胞存在多种形态和超微结构异常，如空泡形成、线粒体增大等。采用流式细胞术等研究发现，血小板表面分子CD45、CD14、HLA-DR等表达异常。细胞内颗粒也有报道存在P-选择素和糖蛋白异位表达的异常。有研究发现，ITP患者血小板表面表达CD62P增加，血浆可溶性CD62P升高或正常，提示ITP存在血小板活化，而大量暴露的CD62P可能引起自身反应性T细胞的活化，自身抗体的产生有可能激活血小板。ITP患者体内血小板黏附和聚集功能降低，说明血小板功能降低。

（3）感染：人类疱疹病毒6型、巨细胞病毒、EB病毒、EB肝炎病毒、幽门螺杆菌等，刺激B细胞活化增生，产生能与正常组织发生交叉反应的自身抗体，即抗血小板抗体和血小板相关抗体IgG，从而导致血小板的破坏。

2.临床表现　根据发病机制、诱发因素、临床表现，ITP分急性和慢性两种，在疾病早期两者很难鉴别，但治疗效果及转归迥然不同。

（1）急性ITP：多见于儿童，春冬两季易发病，多数有病毒感染史，为自限性疾病。一般认为是急性病毒感染后的一种天然免疫反应，一旦病源清除，疾病在6~12个月痊愈。表现为突然发生的皮肤出血，以四肢远端居多，小至针尖状，大者可呈片状瘀斑；黏膜出血常见为鼻出血、牙龈出血。重症者可以出现湿性出血（躯干部位）、口腔血疱、胃肠道出血（便血、咯血）、关节出血、月经增多（已经发育的年长女孩），甚至会出现危及生命的颅内出血。出血程度与血小板计数有关，颅内出血多发生在血小板计数<20×10⁹/L时。还有些少见的出血，比如结膜出血等，体检时要给予注意。

（2）慢性ITP：多见于成人，男女之比约为1：3，一般认为属自身免疫性疾病的一种。起病较缓，以皮肤黏膜出血为主。常呈持续性或反复性发作。出血程度随血小板数目不同而有所变化，一般来讲要轻于急性ITP，有时甚至在体检血常规异常时才被发现。本病病死率为1%，多数是因颅内出血而死亡。

无论急性还是慢性ITP，体检时脾一般不大，个别反复发作者可有轻度脾大，这时更要注意做好排除诊断。

3.实验室检查

（1）血小板：①急性型血小板多在20×10⁹/L以下，慢性型常在50×10⁹/L左右；②血小板平均体积偏大，易见大型血小板；③出血时间延长，血块回缩不良；④血小板功能一般正常。

（2）骨髓象：①急性型骨髓巨核细胞数量轻度增加或正常，慢性型骨髓巨核细胞显著增加；②巨核细胞发育成熟障碍，急性型者尤为明显，表现为巨核细胞体积变小，胞质内颗粒减少，幼稚巨核细胞增加；③有血小板形成的巨核细胞显著减少（<30%）；④红系及粒系、单核系正常。

（3）血小板相关抗体（PAIg）及血小板相关补体（PAC3）：80%以上的ITP患者PAIg及PAC3阳性，主要抗体成分为IgG，亦可为IgM、IgA，偶有2种以上抗体同时出现。

（4）血小板生存时间：90%以上的患者血小板生存时间明显缩短。

（5）其他：可有程度不等的正常细胞或小细胞低色素性贫血。少数可发现溶血的证据（Evans综合征）。血浆中血小板GPIb裂解片段检测有助于本病与血小板生成障碍性血小板减少症鉴别。

### 三、特发性粒细胞减少症

循环血液中的白细胞计数<4.0×10⁹/L时称为白细胞减少。由于中性粒细胞在白细胞中占绝大部分（50%~70%），所以白细胞减少在大多数情况下是因为中性粒细胞减少所致。当周围血中的中性粒细胞绝对计数<2.0×10⁹/L时为轻型粒细胞减少，凡粒细胞绝对数值成人<1.5×10⁹/L，便称为粒细胞减少症。在临床上，中性粒细胞减少症和粒细胞减少症同义，如果白细胞计数<2.0×10⁹/L，中性粒细胞绝对计数（ANC）≤0.5×10⁹/L，甚或消失、发病急、症状重，就称为粒细胞缺乏症。引起粒细胞减少症的因素很多，包括原发性和继发性。原发

性粒细胞减少包括：婴儿遗传性粒细胞缺乏症、同种免疫性粒细胞减少症、周期性中性粒细胞减少症、慢性特发性中性粒细胞减少症、中性粒细胞减少伴胰腺功能不全、无效粒细胞生成、先天性代谢性缺陷病伴粒细胞减少、先天性白细胞颗粒异常综合征等。这部分病例通常无病因可查，属特发类型，本部分主要对这一类型的疾病进行总结。

1.病因与发病机制 原发性粒细胞减少的病因多为先天性、遗传性、家族性。其中慢性特发性中性粒细胞减少症是一组原因不明的中性粒细胞减少综合征，国内尚无统一的诊断标准，临床主要靠排他性诊断。国外 Papadaki 等检测慢性特发性中性粒细胞减少症患者血清炎性细胞因子后提出，由于体内不明原因低程度的炎症反应，造血负性调节因子增加，内皮细胞活化，致使白细胞生成减少，黏附和移出血管外加速。慢性隐性感染和抗原刺激反应等常导致骨髓成熟障碍，且多伴有浆细胞及组织细胞增生。

2.临床表现 中性粒细胞是人体抵御病原微生物的第一道防线，因而粒细胞减少的临床症状主要是易有反复的感染。患者发生感染的危险性与中性粒细胞计数多少、减少的速率及其他免疫系统受损的程度直接相关。有的粒细胞缺乏症患者单核细胞明显增多，可起重要的补偿作用，从而减轻感染的危险。肺、泌尿系、口腔部和皮肤是最常见的感染部位，黏膜可有坏死性溃疡。由于介导炎症反应的粒细胞缺乏，所以感染的局部表现可不明显，如严重的肺炎在胸部 X 线片上仅见轻微浸润，亦无脓痰；严重的皮肤感染部形成脓液；肾盂肾炎不出现脓尿等。感染迅速播散，发展为败血症，若不及时救治，病死率极高。原发性自身免疫性粒细胞减少通常发生在新生儿，发病率约为 1/10 万。尽管在发病时有严重的粒细胞缺乏 $[(5\sim10)\times10^5/L]$，但是通常感染症状不是很严重，并且 95%的病例在 2~3 岁时会自愈。

3.实验室检查 主要用于排除被检查者是否有其他原发疾病等。

（1）血常规：白细胞减少、中性粒细胞减少、淋巴细胞百分率相对增加。根据中性粒细胞减少的程度可分为轻度、中度和重度。

（2）骨髓：多呈增生性贫血（红系以中幼红为主）骨髓象；再生障碍性贫血危象时可呈再生障碍性贫血的骨髓改变。

（3）骨髓粒细胞贮备功能检测：氢化可的松试验：通过静脉注射氢化可的松，观察中性粒细胞变化，可测定骨髓粒细胞储备功能，对特发性和药物性粒细胞减少进行鉴别。

（4）粒细胞边缘池功能检测：用肾上腺皮质激素后可使骨髓粒细胞释放，以了解骨髓贮备粒细胞的量及释放功能。皮下注射 0.1%肾上腺素 0.1~0.3mL 后，粒细胞增加至原来水平的 2 倍或达到正常范围，提示"假性粒细胞减少症"。

（5）白细胞凝集素或中性粒细胞抗体检测：免疫性粒细胞减少者的粒细胞表面和血清中可测得粒细胞抗体，通常采用粒细胞凝集试验或粒细胞免疫荧光试验。中性粒细胞抗原 NA1 和 NA2 是粒细胞表面 Fcγ Ⅲ 受体上的糖蛋白，对 NA 研究证实抗 NA 抗原的抗体与粒细胞水平成反比。但多次输血者或经产妇亦可呈阳性。

（6）体外骨髓细胞培养：骨髓 CFU-GM 培养基粒细胞集落刺激活性测定可鉴别细胞缺陷或体液因素异常。

## 四、恶性贫血

恶性贫血是巨幼细胞贫血的一种。本症的特点是呈大红细胞性贫血，骨髓内出现巨幼红细胞系列，并且细胞形态的巨型改变也见于粒细胞、巨核细胞系列，甚至某些增生体细胞。

该巨幼细胞亦在骨髓内破坏,出现无效性红细胞生成。好发于北欧斯堪的纳维亚人,我国罕见。可分为特发性恶性贫血和证候性恶性贫血(胃切除后恶性贫血、妊娠恶性贫血等)。

1.病因与发病机制 维生素 $B_{12}$ 属水溶性微量元素。人类不能合成维生素 $B_{12}$,只能从动物食物中获得。食物中维生素 $B_{12}$ 的吸收需要与胃底部黏膜壁细胞分泌的内因子结合。这种内因子-维生素 $B_{12}$ 复合物能防止维生素 $B_{12}$ 在回肠被肠酶破坏或被某些细菌夺取,使维生素 $B_{12}$ 运输至回肠黏膜微小绒毛处(有一种特殊的维生素 $B_{12}$ 受器),被肠黏膜上皮细胞所吸收,而内因子不被吸收。内因子是由分泌胃酸的同一胃黏膜壁细胞所分泌,所以它的分泌与胃酸分泌是相平行的。

恶性贫血的发生原因是维生素 $B_{12}$ 的缺乏,其中特发性恶性贫血是由于患者体内免疫紊乱,产生抗壁细胞或内因子抗体,后者可以和内因子——维生素 $B_{12}$ 复合体或内因子结合,阻止维生素 $B_{12}$ 与内因子结合,使内因子失去活性,导致维生素 $B_{12}$ 吸收障碍。

证候性恶性贫血是由于维生素 $B_{12}$ 摄取量不足、吸收障碍、利用障碍,或需要量增多而引起。如缺乏维生素 $B_{12}$、叶酸的饮食;40 岁以上的人因胃黏膜萎缩,造成维生素 $B_{12}$ 吸收不良;全素食造成维生素 $B_{12}$ 摄取不足;消化道手术后(胃、回肠或胰腺病变或切除),会因内因子的分泌不足而导致维生素 $B_{12}$ 吸收不良;营养不良者、洗肾患者、早产儿、以羊乳为主食者、空肠切除者、妊娠妇女、慢性溶血症患者、慢性乙醇中毒者等可能存在体内叶酸缺乏;服用化疗药、抗癫痫药、避孕药等影响维生素 $B_{12}$ 的吸收。

维生素 $B_{12}$ 的功能是多样的。在人类的组织中,有两种生化反应需要维生素 $B_{12}$ 的参与:①从高半胱氨酸合成甲硫氨酸的反应,产生的四氢叶酸与 DNA 的合成有关;②甲基丙二酸辅酶 A 转变为琥珀酸辅酶 A,产生的琥珀酸辅酶 A 与血红素的合成有关。维生素 $B_{12}$ 缺乏时,影响上述 2 种生化反应的正常进行,四氢叶酸、琥珀酸辅酶 A 减少,DNA 和血红素合成障碍而导致巨幼细胞贫血。

成年型恶性贫血多数发生在 40 岁以上,发病率随年龄而增高。90%左右的患者血清中有壁细胞抗体,60%的患者血清及胃液中找到内因子抗体,有的可找到甲状腺抗体,恶性贫血可见于甲状腺功能亢进、慢性淋巴细胞性甲状腺炎、类风湿关节炎等,胃镜检查可见胃黏膜显著萎缩,有大量淋巴、浆细胞的炎症浸润。慢性萎缩性胃炎一般分 A 型和 B 型两种。A型发病与免疫因素有关,血清胃壁细胞抗体阳性;B 型发病与免疫机制无关,故血清胃壁细胞抗体阴性。通常认为恶性贫血是 A 型慢性萎缩性胃炎的终末期表现。

有少数幼年型恶性贫血,后者可能和内因子先天性缺乏或异常及回肠黏膜受体缺陷有关。这些患儿循环中存在内因子抗体,但壁细胞抗体只有一半病例可以检测到。本病和遗传也有一定关系,患者家族中患病率比一般人群高 20 倍。70% ~ 95%的病例可发生脊髓后侧索联合变性和周围神经病变,也可先于贫血出现。

2.临床表现 DNA 和血红素合成障碍引起巨幼细胞贫血、白细胞减少、血小板减少,产生乏力、头晕、易倦等贫血表现。部分有全血细胞减少,尤其老年患者,易被误诊为再生障碍性贫血、骨髓增生异常综合征。缺乏维生素 $B_{12}$ 引起如食欲减退、腹胀、腹泻及舌炎等消化道症状,以舌炎最为突出,舌质红、舌乳头萎缩、表面光滑,俗称"牛肉舌",伴疼痛。常伴神经系统表现,如乏力、手足麻木、感觉障碍、行走困难等周围神经炎,亚急性或慢性脊髓后侧索联合变性表现,如无欲、嗜睡或精神错乱。维生素 $B_{12}$ 缺乏尚可影响中性粒细胞的功能。

3.实验室检查

(1)血液检查:红细胞与血红蛋白不成比例下降,红细胞下降的程度超过血红蛋白,常呈大细胞正色素性贫血。平均红细胞容积在 110~140fl,平均红细胞血红蛋白浓度为 30%~35%。由于大红细胞较多,平均血红蛋白量多增高至 33~38pg,但如同时缺铁,则可以较低。血片中红细胞大小不匀很明显,但以大者居多,正常者和小者亦有;形状很不规则,很多细胞呈卵圆形或各种不规则形。白细胞计数常减少至(3~4)×10$^9$/L。中性粒细胞分叶增多,4叶以上者多见。血小板计数减少,血小板可变大或形状不规则。

(2)骨髓检查:骨髓有核细胞增生活跃,呈巨幼细胞性增生。粒、红比值明显下降。最突出的变化为巨幼红细胞的出现,幼红细胞比例常大于 40%。可以见到较多畸形的有丝分裂。粒系细胞和巨核细胞也都有巨幼样变化。需要注意的是这类细胞在用维生素 B$_{12}$ 治疗 24 小时后即可消失。

(3)生化检查:血清维生素 B$_{12}$ 浓度明显降低。测定方法常用微生物法及放射免疫法,后者的敏感度和特异度均高于前者,且测定方便。正常值为 200~900pg/mL,低于 100pg/mL诊断为缺乏。血清铁浓度及转铁蛋白饱和度均增高,治疗后很快降低。血清乳酸脱氢酶(LDH)常增高,血清触珠蛋白浓度降低。

(4)维生素 B$_{12}$ 吸收试验(Schilling 试验):空腹口服 $^{57}$Co 标记的维生素 B$_{12}$ 0.5μg,2 小时后肌内注射未标记的维生素 B$_{12}$ 1mg。收集 24 小时尿,测定排出的放射性 $^{57}$钴。正常人应超过 7%,低于 7%表示维生素 B$_{12}$ 吸收不良,恶性贫血常在 4%以下。如吸收不良,间隔 5 天重复上述试验,且同时口服 60mg 内因子,如排泄转为正常,则证实为内因子缺乏,否则为肠道吸收不良。如给患者服用抗生素后吸收有改善,提示为肠道菌群过度繁殖,与宿主竞争维生素 B$_{12}$ 所致。

(5)甲基丙二酸:维生素 B$_{12}$ 缺乏使甲基丙二酰 CoA 转变为琥珀酰 CoA 受阻,使体内甲基丙二酸量增多并从尿中大量排出。

(6)自身抗体测定:血清壁细胞抗体可采用间接免疫荧光法测定。取经过处理的健康大白鼠胃体组织黏膜腺体做抗原标本,用兔抗人 γ-球蛋白或 IgG 标记的异硫氰酸盐荧光素做荧光抗体。正常人阴性,阳性主要见于恶性贫血(90%~100%)和 A 型萎缩性胃炎(B 型阴性)。甲状腺疾病、糖尿病、肾上腺皮质功能减退症及缺铁性贫血亦常阳性。

(7)胃液分析:显示游离盐酸消失,即使在注射组胺或倍他唑后亦不出现。胃液分泌量及所含酶均减少。

## 第四节　循环系统自身免疫性疾病

### 一、自身免疫性心肌炎

心肌炎是以心肌细胞坏死、纤维化和心肌组织内炎症细胞浸润为特征的临床常见病。1995 年世界健康联盟/国际心血管学会和联盟将心肌炎分为 3 类:特发性、自身免疫性和感染性。其中以柯萨奇病毒 B 组和埃可病毒感染所致的病毒性心肌炎在临床上最为多见。在病毒清除后的迁延期或慢性期,机体产生抗心肌组织成分的自身抗体,并且心肌组织内出现大量以单个核细胞为主的炎症细胞浸润,病毒感染后期表现为针对心肌细胞的自身免疫反应,这种感染后心肌持续的免疫损伤就称为自身免疫性心肌炎。

1.病因与发病机制 动物模型显示早期(1周内)可见病毒性心肌细胞损害,随后(1~7周)出现单核细胞浸润和慢性炎症。心肌炎启动和持续免疫应答的可能机制是分子模拟,即外来抗原与人体某些组织有着相似的抗原决定簇,由外来抗原激发人体产生的抗体,可以与这些组织产生交叉免疫反应而介导免疫损伤。40%的心肌炎患者可检测到抗心肌组织的自身抗体,许多临床和实验表明,心肌炎和扩张型心肌病均可检测到抗心肌肌凝蛋白、抗心肌多肽自身抗体(抗 ANT 抗体)和抗 β 肾上腺素受体的抗体。

2.临床表现

(1)症状:起病前 1~4 周有上呼吸道和消化道感染病史,暴发性和隐匿性起病者,前驱感染史可不明显。乏力、活动耐力下降、面色苍白、心悸、心前区不适和胸痛为常见症状。重症患者出现充血性心力衰竭和心源性休克时可有呼吸急促、呼吸困难、四肢发凉和厥冷等。有三度房室传导阻滞时,可出现意识丧失和阿斯综合征。

(2)体征:心脏可增大;窦性心动过速,与体温和运动没有明确的关系;第一心音低钝,偶可闻及第三心音。出现充血性心力衰竭时,有心脏增大、肺底部可闻及细湿啰音,心动过速、奔马律、呼吸急促和发绀等;出现心源性休克时,有脉搏细弱、血压下降和面色青灰等。病毒性心肌炎心力衰竭和心源性休克除心肌泵功能本身衰竭外,也可继发于合并的心律失常导致的血流动力学改变。

3.实验室检查

(1)常规检测、血清酶学:白细胞可轻度增高,但核左移不明显;血沉可增快;活动期可有AST、LDH、CK、CK-MB 增高。此外,血浆肌红蛋白、肌钙蛋白、心肌肌凝蛋白轻链亦可增高,其程度常与病变程度呈正相关。

(2)免疫学检测:往往会发现 T 细胞减少,补体 C3 及 CH50 降低,NK 细胞活性下降,IFN-α 效价增高,IFN-γ 效价降低;抗核抗体、抗心肌抗体、类风湿因子阳性率高于正常。

## 二、动脉粥样硬化

动脉粥样硬化(atherosclerosis,AS)是动脉硬化中最重要的一个类型,基本损害是动脉内膜局部呈斑块状增厚,病变主要累及主动脉、冠状动脉、脑动脉、肾动脉和其他重要脏器与四肢的动脉,最终导致管腔狭窄甚至完全堵塞,使这些重要器官缺血缺氧、功能障碍以致机体死亡。多见于 40 岁以上男性及绝经期女性。

1.病因与发病机制 病因不明,可能与高血压、高脂血症、糖尿病、吸烟、肥胖等因素有关。

本病病因未完全明确,目前认为本病是多种因素作用于不同环节所致,这些因素称为易患因素或危险因素。主要有:①年龄:多见于 40 岁以上的中老年人,49 岁以后进展较快,但青壮年亦可有早期病变;②性别:男性多见,男女比例为 2:1,女性常见于绝经期之后;③高脂血症:血总胆固醇、低密度脂蛋白(LDL)、三酰甘油、极低密度脂蛋白(VLDL)、载脂蛋白B100、脂蛋白(α)[Lp(α)]增高,高密度脂蛋白(HDL)、载脂蛋白 A Ⅰ 和 A Ⅱ 降低,均属易患因素;④高血压:冠状动脉粥样硬化患者 60%~70%有高血压,高血压患冠状动脉粥样硬化者较血压正常者高 4 倍,且无论收缩压或舒张压增高都重要;⑤吸烟:吸烟增加冠状动脉粥样硬化的发病率和病死率达 2~6 倍,且与每日吸烟支数成正比;⑥糖尿病:糖尿病患者动脉粥样硬化的发病率较无糖尿病患者高 2 倍,冠状动脉粥样硬化患者中糖耐量减退颇常见。

较次要的有职业、饮食、肥胖、A 型性格、微量元素摄入、遗传。近年有人认为巨细胞病毒感染、炎症也可能与本病有关。

AS 的发病机制至今尚未明确。人们先后提出脂质浸润学说、动脉平滑肌细胞增生学说、血栓源性学说、损伤反应学说等假说。近年,炎症学说的提出和建立为 AS 的研究指明了方向。微生物的感染可能是炎症反应的始发因素。氧化型低密度脂蛋白是炎症过程潜在的诱导剂。高血压、糖尿病、吸烟、肥胖等是 AS 形成的重要危险因素。在 AS 患者血浆中检测到抗 LDL 抗体和 LDL-抗 LDL 免疫复合物,免疫细胞是 AS 斑块的主要成分,而单核-巨噬细胞在 AS 损伤的启动和发展中起重要作用,有多种证据表明体液免疫和细胞免疫在 AS 发生、发展中并存。

2.临床表现　通常在动脉出现严重狭窄或突然阻塞以前,动脉粥样硬化不会出现症状。粥样硬化形成的部位决定了所发生的症状;因此症状可以是心脏、大脑、肾脏或全身其他部位病变的反映。

当粥样硬化导致动脉严重狭窄时,该血管供血区域组织不能获得足够的富氧血液供应。动脉狭窄的第一个症状可能是当供血不能够满足组织需要时出现的疼痛或痉挛。例如,运动时心脏供血不足导致胸痛(心绞痛)的发生;或散步时由于下肢供血不足而出现下肢痉挛性疼痛(间歇性跛行)。典型情况下,这些症状是逐渐发生的,这反映了粥样斑块导致动脉血管的狭窄逐渐加重的过程。然而,当发生粥样硬化斑块破裂时症状发生或加重可以突然出现。

3.实验室检查　患者常有血胆固醇、三酰甘油增高,高密度脂蛋白减低,脂蛋白电泳图形异常,多数患者表现为第 Ⅲ 型或第 Ⅳ 型高脂血症。多数患者血糖和 HbA1c 升高,与糖尿病并存。由于炎症和感染在 AS 发病中的重要性得到了更深入的认识,一些血清标志物为判断 AS 的严重程度、预后等提供了实验室指标,包括 CRP、CRP 的单核苷酸变异、纤维蛋白原、D-二聚体、脑钠肽等。与动脉粥样硬化相关的抗原或抗体如下。

(1)氧化的低密度脂蛋白(OXLDL):在动脉粥样硬化的发生、发展中起多方面的作用,其一是作为抗原引发动脉粥样硬化的免疫反应。动脉粥样硬化斑块部位的 CD4$^+$T 细胞可对 OXLDL 产生免疫反应,并有实验证明是 Ⅱ 型组织相容性抗原(HLA)决定的方式。OXLDL 的代谢产物——溶血磷脂酰胆碱也具有免疫原性,与 OXLDL 共同参与内皮细胞损伤并促使该细胞释放黏附分子,产生免疫炎症反应。在动脉粥样硬化患者和实验动物血清中可以检测到 OXLDL 抗体。

(2)热休克蛋白(HSP):动脉粥样硬化与其他多种自身免疫及炎症疾病一样,与 HSP 产生的抗体所引起的免疫反应有关。已经有几种 HSP 被发现存在于动脉粥样硬化损伤斑块中。HSP 在细胞受损伤时合成增加并促进 T 细胞依赖的抗体产生。有实验证明,用 HSP60 免疫高胆固醇饮食的兔子后其动脉粥样硬化程度加重,并有实验观察到动脉粥样硬化的严重程度与 HSP60 抗体含量相关。

(3)β$_2$-糖蛋白 Ⅰ b(β$_2$-GPI):除了血小板之外,内皮细胞也可以表达 β$_2$-GPI。诸多炎症反应,包括动脉粥样硬化都可以产生 β$_2$-GPI 抗体。β$_2$-GPI 的致病机制仍不清楚,可能与其具有黏附磷脂分子的能力有关。

(4)磷脂抗体:包括心磷脂抗体,与复发性血栓形成及动脉粥样硬化加速进展有关。不同的磷脂抗体可以识别 $\beta_2$-GPI 或者氧化磷脂,介导针对细胞膜的免疫反应。

(5)病毒和细菌蛋白:有研究认为动脉粥样硬化的形成与病毒,如单纯疱疹病毒、巨细胞病毒等,以及细菌,如衣原体、幽门螺杆菌(Hp)等感染有关,因而认为动脉粥样硬化是一种感染性疾病。在动脉粥样硬化处的动脉壁上发现了主要感染人类的 I 型单纯疱疹病毒抗原和巨细胞病毒抗原,并发现其主要被动脉粥样硬化斑块上的 CD8$^+$T 细胞识别。

### 三、扩张型心肌病

扩张型心肌病(dilated cardiomyopathy,DCM)是一种以心腔[左心室和(或)右心室]扩大、心肌收缩功能障碍为主要特征的原因不明的心肌疾病,也是除冠心病和高血压以外导致心力衰竭的主要病因之一。其临床表现以进行性心力衰竭、心律失常、血栓栓塞,甚至猝死为基本特征,可见于病程中任何阶段,至今尚无特异性治疗方法,预后极差,5 年生存率不及50%。大多数病例可查出抗心内膜的自身抗体,其发病学意义尚不清楚。发病年龄为 20 ~ 50 岁,男性多于女性。患者多因两侧心力衰竭而就医。多数患者常因心力衰竭进行性加重而死亡或因心律失常而发生猝死。

1.病因与发病机制 扩张型心肌病以左心室或双心室扩张伴收缩功能障碍为特征,可以是特发性、家族性/遗传性、病毒性和(或)免疫性,病因不明,可能与下列因素有关。

(1)病毒性:近年来病毒性心肌炎增多,尤其柯萨奇病毒对心肌具有侵袭性,心肌炎后心肌纤维化、心肌肥大,最后形成心肌病。

(2)免疫异常:扩张型心肌病可有免疫调节异常,包括对心肌细胞的体液和细胞自动免疫的异常反应,自身清除细胞活性下降及异常的抑制细胞活性。目前很重视将免疫介导的损伤作为扩张型心肌病的病因与发病机制。实验证明,抗心肌自身抗体都是心肌原发性损伤后的自身抗原的继发性产物。自身抗体又引起并持续加重心肌损害,促进心室重构。有的学者甚至提出扩张型心肌病就是由于自身抗体或感染启动性因素侵犯自身免疫所致的进行性心肌损害的结果。心脏 G 蛋白偶联受体家族中的 $\beta_1$ 肾上腺素能受体与 $M_2$ 胆碱能受体是调节心脏活动的主要受体。近几年发现在扩张型心肌病患者血清中存在抗 $\beta_1$ 与 $M_2$ 受体的自身抗体,提出自身免疫异常可能与心肌病的发病有关。

(3)遗传因素:目前研究发现本病与组织相容性抗原有关,患者 HLA-$B_{27}$、HLA$_2$、HLA DR、HLA DQ$_4$ 各位点增加,而 HLA DR$_{w6}$ 位点则减少,通过家族调查和超声心动图对扩张型心肌病患者家族筛查证实,25% ~ 50% 的患者为家族性,常染色体显性遗传是最常见的遗传方式。

(4)内分泌异常、心肌能量代谢紊乱、微血管痉挛等因素也可能引起心肌细胞坏死而导致扩张型心肌病。

(5)营养不良:门脉性肝硬化并发本病者多于一般人群,生活贫困的居民发病率较高,提示本病与营养有关,机体某些必需氨基酸或微量元素的缺乏,可能是发病因素之一。

2.临床表现 各年龄组均可发病,但以中老年居多,起病缓慢,常以无明显原因的充血性心力衰竭、心律失常、动脉栓塞、猝死为主要临床特征。早期症状轻,当病情发展到一定阶段,表现为充血性心力衰竭,一般先出现左心衰竭,表现为活动后心悸、气短、疲倦无力,渐渐发生夜间阵发性呼吸困难、端坐呼吸,甚至肺水肿。出现右心衰竭症状时,多已进入病程后期,患者出现肝脏增大、有压痛、肝区胀痛、下肢水肿及多浆膜腔积液等。各种心律失常都可发生,为首见或主要表现,并有多种心律失常合并存在而构成比较复杂的心律失常。患者可以反复发生心律失常,有时甚至是顽固的心律失常。高度房室传导阻滞、心室颤动、窦房阻滞或暂停可导致阿斯综合征,成为致死原因之一。扩张型心肌病发生栓塞较常见,约占18%,扩张型心肌病亦可发生猝死,与心律失常及栓塞有关。病程早期很少表现出心脏病体征,当病情发展到一定阶段,表现为充血性心力衰竭体征。

3.实验室检查

(1)生化检查:肌钙蛋白是一种检测心肌损伤的简单、有效的特异的方法,可用于患者的随诊,不受观察者主观影响。有研究表明,随诊中血清肌钙蛋白 T(CTnT)浓度持续升高者左心室舒张末内径增大、LVEF 降低,发生心脏事件的比例显著升高、生存率降低,提示血清 CTnT 浓度持续升高预示 DCM 患者预后不良。脑钠肽是慢性心力衰竭的敏感指标,可用于判断病情严重程度和疗效观察。

(2)自身抗体检查:采用 ELISA 法检测抗 $\beta_1$ 肾上腺素能受体与抗 $M_2$ 胆碱能受体的自身抗体,可作为 DCM 的辅助诊断指标。

# 第五节　神经系统自身免疫性疾病

## 一、重症肌无力

重症肌无力(myasthenia gravis,MG)是乙酰胆碱受体抗体(AChR-Ab)介导的、细胞免疫依赖的及补体参与的一种神经-肌肉接头(NMJ)处传递障碍的自身免疫性疾病。病变主要累及 NMJ 突触后膜上乙酰胆碱受体(acetyl-choline receptor,AChR)。临床特征为部分或全身骨骼肌易于疲劳,呈波动性肌无力,常具有活动后加重、休息后减轻和晨轻暮重等特点。

1.病因与发病机制　Patrick 和 Lindstrom 应用从电鳗电器官提取纯化的 AChR 作为抗原,与福氏完全佐剂免疫家兔而成功地制成了 MG 的动物模型,即实验性自身免疫性重症肌无力(EAMG),为 MG 的免疫学说提供了有力的证据。在 EAMG 模型 Lewis 大鼠血清中可测到 AChR-Ab,用免疫荧光法检测 EAMG 的 Lewis 大鼠突触后膜,发现 AChR 数目大量减少,证明 MG 的发病机制可能为体内产生的 AChR-Ab,在补体参与下与 AChR 发生应答,足够的循环抗体能使 80%的肌肉 AChR 达到饱和,经由补体介导的细胞膜溶解作用使 AChR 大量破坏,导致突触后膜传递障碍而产生肌无力。

MG 患者中胸腺几乎都有异常,10%~15%的 MG 患者合并胸腺瘤,约70%的患者有胸腺肥大、淋巴滤泡增生。正常的胸腺是 T 细胞成熟的场所,T 细胞可介导免疫耐受以免发生自身免疫反应,而 AChR-Ab 由 B 细胞在增生的胸腺中产生。在胸腺中已检测到 AChR 亚单位的 mRNA,在正常和增生的胸腺中都能发现"肌样细胞",具有横纹并载有 AChR,因此推测在一些特定遗传素质的个体中,由于病毒或其他非特异性因子感染胸腺后,导致"肌样细胞"表面 AChR 构型发生变化,刺激机体的免疫系统,产生 AChR-Ab,并与 AChR 抗原肽序列(抗原决定簇)结合而引起自身免疫。胸腺激素在正常情况下促进 T 辅助细胞的分化,但长期过量合成可引起自身免疫反应,可能发生 MG;另外,终板 AChR 抗原免疫原性的改变也是可能的诱发因素。

2.临床表现

（1）女性多于男性，任何年龄组均可发病。家族性病例少见。感染、精神创伤、过度疲劳、妊娠、分娩等可为诱因。

（2）本病大多起病隐匿，首发症状多为一侧或双侧眼外肌麻痹。

（3）主要临床特征是受累肌肉呈病态疲劳，连续收缩后发生严重无力，甚至瘫痪，经短期休息后又可好转；有较规律的晨轻暮重波动性变化。

（4）呼吸肌、膈肌受累可出现咳嗽无力、呼吸困难，重症可因呼吸麻痹或继发吸入性肺炎而死亡。心肌偶可受累，常引起突然死亡。

（5）患者如急骤发生延髓支配肌肉和呼吸肌严重无力以致不能维持换气功能，即为危象。发生危象后如不及时抢救可危及患者生命，危象是 MG 患者死亡的常见原因。

3.实验室检查

（1）血、尿和脑脊液常规检查：均正常。胸部 CT 可发现胸腺瘤，常见于年龄大于 40 岁的患者。

（2）电生理检查：可见特征性异常，3Hz 或 5Hz 重复电刺激时，约 90% 的全身型 MG 患者出现衰减反应；微小终板电位降低。单纤维肌电图显示颤抖增宽或阻滞，阻滞数目在 MG 肌肉中增加。

（3）重症肌无力的血清抗体：至少 74% 的全身型和 54% 的眼肌型 MG 患者有（AChR）血清抗体。

全身型 MG 患者肌肉 AChR-Ab 检测阳性率为 85%~90%。一般无假阳性。一些眼肌型、胸腺瘤切除后缓解期患者，甚至有严重症状者可能测不出抗体，抗体滴度与临床症状不一致，临床完全缓解的患者其抗体滴度可能很高。

多数患者可测到肌肉特异性受体酪氨酸激酶（MuSK）抗体。达 50% 的 AChR 抗体血清反应阴性的患者可检测到抗 MuSK 抗体。

肌纤蛋白（如肌凝蛋白、肌球蛋白、肌动蛋白）抗体可见于 85% 的胸腺瘤患者，是某些胸腺瘤最早的表现。1/3 此类抗体（StrAbs）阳性的胸腺瘤患者没有 MG 表现，1/3 没有胸腺瘤的 MG 患者存在这些抗体。在年长患者和比较严重时出现率高。StrAbs 很少出现在 AChR-Ab 阴性的患者，限制了其在诊断方面的应用。StrAbs 的主要临床价值是预测胸腺瘤。50 岁前发病的 StrAbs 升高的 MG 患者 60% 有胸腺瘤。抗核抗体、类风湿因子、甲状腺抗体也较正常者多见。

## 二、多发性硬化

多发性硬化（multiple sclerosis，MS）是以中枢神经系统白质脱髓鞘病变为特点的自身免疫性疾病，可能是遗传易感个体与环境因素作用而发生的自身免疫过程。由于其发病率较高、呈慢性病程和具有年轻人易患病倾向，成为最重要的神经系统疾病之一。目前，我国尚无 MS 流行病学调查资料，但近 40 年有关 MS 的病例报道日渐增多，专家已经倾向于认为 MS 在我国并非少见，但估计我国属于低发病区，与日本相似。

1.病因与发病机制

（1）病毒感染与自身免疫反应：MS 的确切病因与发病机制迄今不明。目前认为 MS 可能是 CNS 病毒感染引起的自身免疫性疾病，分子模拟学说可解释 MS 的发病机制。

MS 作为自身免疫性疾病而被人们认同的经典实验是用髓鞘素抗原，如 MBP 或含脂质蛋白(PLP)免疫 Lewis 大鼠,可造成 MS 的实验动物模型,即实验性自身免疫性脑脊髓炎(experimental autoimmune encephalomyelitis,EAE)。而且 EAE 可以通过 MBP 致敏的细胞系被动转移,即将 EAE 大鼠识别 MBP 多肽片段的激活 T 细胞转输给正常大鼠,正常大鼠也可发生 EAE,证明 MS 是 T 细胞介导的自身免疫性疾病。在 MS 病灶的小静脉周围可发现大量辅助性 T 细胞(CD4$^+$),已证实巨噬细胞和星形细胞的主要组织相容性复合体 II 类分子(MHC II 类)呈递的抗原可与 T 细胞受体发生反应,并刺激 T 细胞增生,引起一连串相关的细胞反应,包括 β 细胞和巨噬细胞的活化及细胞因子的分泌。

(2)遗传因素:MS 的遗传易感性可能是多基因产物相互作用的结果,MS 具有明显的家族性倾向。

(3)环境因素:MS 的发病率与高纬度寒冷地区有关。

2.病理　MS 脱髓鞘病变可累及大脑半球、视神经、脊髓、脑干和小脑,以白质受累为主,病灶位于脑室周围是 MS 特征性的病理表现,在室管膜下静脉分布区,毗邻侧脑室体和前角。

(1)大体标本:脑和脊髓的冠状切面可见较多分散的脱髓鞘病灶,呈粉灰色,大小不一,形态各异,直径为 1~20mm,最大可达整个脑叶白质,以半卵圆中心、内囊、脑室周围,尤其侧脑室前角最多见。急性期斑块境界欠清,呈暗灰色或深红色,可见局限性轻度肿胀;慢性期陈旧斑块呈浅灰色,境界清楚。我国急性病例脱髓鞘病灶多为软化坏死灶,呈海绵状,形成空洞,与欧美典型硬化斑不同。

(2)镜下所见:急性期髓鞘崩解和脱失,轴突相对完好,轻度少突胶质细胞变性和增生,血管周围可见单个核细胞、淋巴细胞和浆细胞浸润,偶见多核白细胞,炎症细胞浸润常围绕小静脉周围形成血管套,并可见格子细胞和吞噬细胞。早期新鲜病灶只有脱髓鞘而缺乏炎症细胞反应,病灶外观染色较淡,边界不清楚,称为影斑;病变晚期可有轴突崩解,神经细胞减少,代之以神经胶质形成的硬化斑。

3.临床表现　多发性硬化病变在空间上的多发性(即散在分布于 CNS 的多数病灶)及其在时间上的多发性(即病程中的缓解复发),构成了 MS 临床经过及其症状和体征的主要特点。

(1)患者出现神经症状前的数周或数月多有疲劳、体重减轻、肌肉和关节隐痛等。

(2)我国 MS 病例多为急性或亚急性起病,病程中复发、缓解是本病的重要特点。通常每复发一次均会残留部分症状和体征,逐渐积累而使病情加重。

(3)首发症状多为一个或多个肢体无力或麻木,或两者兼有;单眼或双眼视力减退或失明、复视、痉挛性或共济失调性下肢轻瘫、Lhermitte 征。

(4)MS 的体征多于症状,包括肢体瘫痪、视力障碍、眼球震颤和眼肌麻痹及其他颅神经受累。

4.实验室检查

(1)脑脊液检查:为 MS 临床诊断提供的重要证据有可能是其他方法无法取代的。

1)MS 患者 CSF-MNC 正常或轻度增高,一般在 $15 \times 10^6/L$ 以内;约 1/3 的急性期或恶化病例可有轻到中度增多,但通常不超过 $50 \times 10^6/L$,如超过此值则应考虑为其他疾病而不是 MS。约 40% 的 MS 患者 CSF、蛋白轻度增高。

2)检测 IgG 鞘内合成:①检测 CSF-IgG 指数:约 70% 以上的 MS 患者 IgG 指数增高。CSF-IgG 指数表示为:[CSF-IgG/S(血清)-IgG]/LCSF-Alb(白蛋白)/S-Alb。IgG 指数>0.7 提示有 CNS 内的 IgG 合成及 MS 可能。测定这组指标也可计算 CNS 24 小时 IgG 合成率,其

意义与 IgG 指数相似;②CSF 寡克隆 IgG 显带:MS 患者 CSF 中 IgG 是 CNS 内合成的,是诊断
MS 的 CSF 免疫学常规检查。采用琼脂糖等电聚焦和免疫印迹技术,并用双抗体过氧化物酶
标记及亲和素-生物素放大系统,可使 OB 阳性检出率达 95% 以上。应注意检测 CSF 和血浆
必须并行,只有 CSF 中存在寡克隆 IgG 显带而血浆中缺如才支持 MS 的诊断。还需强调,
CSF-OB 并非 MS 的特异性改变,Lyme 病、神经梅毒、亚急性硬化性全脑炎(SSPE)、人类免
疫缺陷病毒(HIV)感染和多种结缔组织疾病患者 CSF 也可检出 CSF-OB。

3)MS 患者 CSF 可检出 MBP、PLP、MAG 和 MOG 等抗体或抗体生成细胞数明显增多。

(2)诱发电位检查:包括视觉诱发电位(VEP)、脑干听觉诱发电位(BAEP)和体感诱发
电位(SEP),据报道 50%~90% 的 MS 患者以上试验有一项或多项异常。

### 三、急性炎症性脱髓鞘性多发性神经病

急性炎症性脱髓鞘性多发性神经病,又称吉兰-巴雷综合征(Guillain-Barre syndrome,
GBS),是以周围神经和神经根的脱髓鞘及小血管周围淋巴细胞及巨噬细胞的炎症反应为病
理特点的自身免疫性疾病。

1.病因与发病机制  GBS 患者病前多有非特异性病毒感染或疫苗接种史,最常见为空
肠弯曲菌(CJ),约占 30%,此外还有巨细胞病毒(CMV)、EB 病毒、肺炎支原体、乙型肝炎病
毒(HBV)和人类免疫缺陷病毒(HIV)等。以腹泻为前驱感染的 GBS 患者 CJ 感染率可高达
85%,CJ 感染常与急性运动轴索型神经病有关。

分子模拟机制认为,GBS 的发病是由于病原体某些组分与周围神经组分相似,机体免疫
系统发生错误的识别,产生自身免疫性 T 细胞和自身抗体,并针对周围神经组分发生免疫应
答,引起周围神经髓鞘脱失。周围神经髓鞘抗原如下。

(1)P2 蛋白:常作为诱发实验性自身免疫性神经炎的抗原。

(2)P1 蛋白:用 P1 免疫动物可同时诱发实验性自身免疫性神经炎和实验性自身免疫性
脑脊髓炎(EAE)。

(3)P0 蛋白:致神经炎作用较弱。

(4)髓鞘结合糖蛋白(MAG):分布于神经元和轴索的质膜上,尤其在 Ranvier 结及其周
围髓鞘,抗原性较弱。

(5)微管蛋白:具有维持神经组织结构、促进神经生长和再生及细胞器转运的功能。

(6)神经节苷脂(GM):在人类神经系统主要有 4 类神经节苷脂,每一种神经节苷脂都
含有相同的含四个糖的链,但唾液酸的数目不同。GM1 含 1 个唾液酸,GD1a、GD1b 含 2 个
唾液酸,GT1a 含 3 个唾液酸。GM1 可能在免疫介导的周围神经病中起作用。

2.临床表现

(1)GBS 的临床表现

1)多数患者可追溯到病前 1~4 周有胃肠道或呼吸道感染症状或有疫苗接种史。

2)多为急性或亚急性起病,部分患者在 1~2 天迅速加重,出现四肢完全性瘫痪及呼吸
肌麻痹。

3)发病时多有肢体感觉异常,如烧灼感、麻木、刺痛和不适感,可先于瘫痪或与之同时
出现。

4)有的患者以颅神经麻痹为首发症状,双侧周围性面瘫最常见,其次是延髓麻痹。

5）自主神经症状常见皮肤潮红、出汗增多、手足肿胀及营养障碍。

6）所有类型 GBS 均为单相病程。

（2）GBS 的临床分型：Griffin 等根据临床、病理及电生理表现将 GBS 分成以下类型。

1）经典吉兰-巴雷综合征：AIDP。

2）急性运动轴索型神经病（AMAN）：为纯运动型。

3）急性运动感觉轴索型神经病（AMSAN）：发病与 AMAN 相似。

4）Fisher 综合征：被认为是 GBS 的变异型。

5）不能分类的 GBS：包括全自主神经功能不全和复发型 GBS 等变异型。

3.实验室检查

（1）腰椎穿刺脑脊液：蛋白细胞分离，即蛋白含量增高而细胞数正常，是本病的特征之一。起病之初，蛋白含量正常，病后第 3 周蛋白增高最明显，少数病例 CSF 细胞数可达（20～30）×10⁶/L。约 20% 的病例在整个病程中脑脊液中蛋白一直正常，无蛋白细胞分离现象，尤其见于轴索损害为主的病例。此外，脑脊液和血液的免疫常有异常，脑脊液中可见寡克隆区带，24 小时 IgG 合成率增高。

（2）严重病例可出现心电图异常，以窦性心动过速和 T 波改变最常见，如 T 波低平，QRS 波电压增高，可能是自主神经功能异常所致。

（3）神经传导速度（NCV）和 EMG 检查：对 GBS 的诊断及确定原发性脱髓鞘很重要。发病早期可能仅有 F 波或 H 反射延迟或消失，F 波改变常代表神经近端或神经根损害，对 GBS 的诊断有重要意义。脱髓鞘电生理特征是 NCV 减慢、远端潜伏期延长、波幅正常或轻度异常。轴索损害以远端波幅减低，甚至不能引出为特征，但严重的脱髓鞘病变也可表现为波幅异常，几周后可恢复。NCV 减慢可在疾病早期出现，并可持续到疾病恢复之后，远端潜伏期延长有时较 NCV 减慢更多见。由于病变的节段性及斑点状特点，运动 NCV 可能在某一神经正常，而在另一神经异常，因此异常率与检查的神经数目有关，应早期做多根神经检查。

（4）腓肠神经活检：发现脱髓鞘及炎症细胞浸润可提示 GBS，但腓肠神经是感觉神经，GBS 以运动神经受累为主，因此活检结果仅可作为诊断参考。

（5）相关的自身抗体检测：血清和脑脊液中可以检测到多种髓鞘抗原的抗体，如抗神经节苷脂抗体、抗硫脂抗体、抗微管蛋白抗体等。血清抗神经节苷脂抗体检测在 GBS 的诊断中有重要意义。抗 GM1 抗体、抗 GM1b 抗体、抗 GQ1b 抗体、抗 GD1a 抗体、抗 GaLNAc-GD1a 抗体均可在轴索型 GBS 中检测到。高滴度 GMI IgG 抗体支持 GBS 的诊断，相对特异的为抗 GD1a IgG 抗体。抗 GQ1b 抗体与 MFS 关系肯定，可在大多数 MFS 患者血清内检测到，特异度较高，在 MFS 急性期此抗体增高，缓解后其滴度明显下降，对 MFS 的患者具有重要的辅助诊断价值。

1）抗神经节苷脂抗体：各种亚型存在不同的抗糖脂抗体。20% 的 AIDP 患者有巨细胞病毒感染，感染者 GM2 阳性率约为 20%。CJ 感染后的 AMAN 患者血清中发现高滴度的抗 GM1-IgG 抗体，多有轴索损伤。抗 GM1b 抗体阳性的病例，特别是 IgG 型阳性者，病前多有 CJ 感染，呈暴发性病程，有严重的远端肢体无力，恢复很慢，颅神经和感觉神经受累少见。

2）抗硫脂抗体：25% 的 GBS 患者的血清中有高滴度的 IgG 和 IgM 型抗 SGPG 抗体。硫脂阳性的患者大多有感觉障碍。

3）抗微管蛋白抗体：抗 β-微管蛋白抗体可以影响微管蛋白的聚合和分离，但它导致的神经病变可能代表一种继发的免疫反应,而不是明显的因果关系。20%的 GBS 患者血清中出现抗 β 微管蛋白抗体。但微管蛋白抗体在 GBS 的发病中作用的特异度仍不清楚,因为抗微管蛋白抗体在 CIDP 阳性者中比例更高。

## 第六节　内分泌系统自身免疫性疾病

### 一、Graves 病

Graves 病是一种甲状腺自身免疫性疾病。由于遗传和环境因素共同作用,导致 T 细胞对甲状腺内自身抗原灵敏度增加,刺激 B 细胞产生针对甲状腺抗原的自身抗体,特别是促甲状腺素受体抗体(thyrotropin receptor auto antibodies,TRAbs)。TRAbs 与甲状腺上促甲状腺素受体结合,刺激甲状腺,引发甲状腺细胞增生、甲状腺激素合成、分泌过量,导致甲状腺功能亢进症。临床上以弥散性甲状腺肿、甲状腺毒症、浸润性眼病和浸润型皮肤改变为特征。

1.病因　Graves 病是导致甲状腺功能亢进症最常见的原因。人群患病率在 2% 左右,可见于各个年龄组,但青壮年多见,女性为主,女性：男性为 10：1。

2.临床表现

(1)甲状腺毒症相关临床表现:主要表现为怕热、多汗、皮肤潮湿;易饥、多食、大便次数增多、体重下降;心悸、心率加快、心律失常、心房纤颤、心力衰竭;脉压增大;烦躁、易激动、失眠、手抖;疲乏无力。部分患者可合并低钾周期性瘫痪和肌病。

(2)甲状腺肿大;弥散性肿大,质地软,有弹性,甲状腺血管丰富,可闻及血管杂音或可触及震颤。

(3)甲状腺相关眼部表现:瞬目减少、上睑收缩、畏光、流泪、眼球突出、眼球活动受限、复视,甚至角膜溃疡、视神经受压、视力下降、失明等。

(4)甲状腺相关皮肤改变:淋巴细胞皮下浸润,出现胫前黏液性水肿、类杵状指等表现。

3.实验室检查　Graves 病相关实验室检查包括甲状腺毒症相关实验室检查和甲状腺自身抗体测定。甲状腺毒症相关实验室检查又包括下丘脑-垂体-甲状腺轴功能状态评估;血清甲状腺激素,特别是 $FT_4$ 或 $FT_3$ 水平测定和甲状腺激素生理功能测定。

(1)甲状腺毒症相关实验室检查

1)甲状腺激素生理功能测定:甲状腺激素过多对全身各种组织、器官功能均可产生不同程度的影响。对常规和生化检测结果的影响包括:血白细胞总数和中性粒细胞数轻度减少;肝功能异常,多数轻度损害,如 ALT、TBIL 和 ALP 升高;血脂紊乱,CHO、TG 和 LDL-C 水平降低;糖耐量异常等。

2)血清甲状腺激素测定:①总甲状腺素(total thyroxine,$TT_4$):循环中 $T_4$ 全部来自于甲状腺,循环中 99.9%以上的 $T_4$ 与血浆蛋白,特别是甲状腺结合球蛋白(TBG)结合。血清 $TT_4$ 为血清游离和结合甲状腺素的总和。凡是能引起血清 TBG 水平变化的因素均可影响 $TT_4$ 测定结果。如妊娠、病毒性肝炎、遗传性 TBG 增多症和雌激素、口服避孕药、吩噻嗪、他莫昔芬等药物使 TBG 增高,$TT_4$ 增高;而低蛋白血症、遗传性 TBG 缺乏症和雄激素、糖皮质激素、生长激素、利福平等药物则可降低 TBG,$TT_4$ 减低。当血中甲状腺素结合蛋白水平正常时,血清 $TT_4$ 测定结果超过正常范围,则为符合甲状腺毒症;②总三碘甲腺原氨酸(total triiodothyronine,$TT_3$）：与 $T_4$ 不同，循环中 $T_3$ 1/5 来自甲状腺，其余 4/5 均由甲状腺外组织 $T_4$ 脱碘而成。与 $T_4$ 相同的是循环中 99% 以上的 $T_3$ 与血浆蛋白，特别是甲状腺结合球蛋白（TBG）结合。血清 $TT_3$ 同样为血清游离和结合三碘甲腺原氨酸的总和，凡是能引起血清 TBG 水平变化的因素同样能影响 $TT_3$ 测定结果。同样当血中甲状腺素结合蛋白水平正常时，血清 $TT_3$ 测定结果超过正常范围，则为符合甲状腺毒症；③血清 $T_3$ 摄取试验（$T_3$ uptake,$T_3$U）：通过测定血清中未与 $T_4$、$T_3$ 结合的血清甲状腺结合球蛋白位点数目，评价血清甲状腺激素结合球蛋白与 $T_4$、$T_3$ 结合的饱和程度。导致血清 TBG 水平增加或减少的因素可引起血清 $T_3$U 水平变化。血清 $T_4$ 水平升高，未与 $T_4$ 结合的 TBG 减少，血清 $T_3$U 升高。当血中 TBG 水平正常，$T_3$U 水平高于正常，提示甲状腺毒症；④游离 $T_4$（free $T_4$,$FT_4$）：血清 $FT_4$ 为不与血清甲状腺素结合蛋白结合部分，不足 $TT_4$ 的 1%。为真正发挥生理作用的部分。血清 $FT_4$ 水平超过正常范围，可确诊甲状腺毒症；⑤游离 $T_3$（free $T_3$,$FT_3$）：与 $FT_4$ 相同，血清 $FT_3$ 为不与血清甲状腺素结合蛋白结合部分，不足 $TT_3$ 的 1%，为真正发挥生理作用的部分。血清 $FT_3$ 水平超过正常范围，可确诊甲状腺毒症；⑥反 $T_3$（reverse $T_3$,$rT_3$）：血清 $rT_3$ 为外周组织 $T_4$ 脱碘产生的代谢产物，本身生物活性低或无生物活性。Graves 病时，甲状腺激素合成、分泌和代谢增加，血清 $rT_3$ 水平高于正常范围。

3）下丘脑-垂体-甲状腺轴功能状态评估：甲状腺激素的合成和分泌受下丘脑-垂体调节，同时甲状腺激素对下丘脑-垂体也存在负反馈调节。垂体促甲状腺素（thyroid stimulating hormone,TSH）分泌对血游离甲状腺激素浓度变化十分敏感，甲状腺疾病最先影响垂体 TSH 分泌。因此，评估下丘脑-垂体-甲状腺轴的功能状态对甲状腺毒症的诊断起极为关键的作用。下丘脑-垂体-甲状腺轴功能评价指标包括血清 TSH 水平测定、促甲状腺素释放激素（TRH）兴奋试验、$T_3$ 抑制试验。目前血清 TSH 测定是评价甲状腺功能状态最敏感的指标。Graves 病时，血清 TSH 水平都最先出现改变，血清 TSH 水平低于正常范围，后两者临床极少应用。

（2）甲状腺自身抗体测定：甲状腺自身抗体有多种，最常见为 TRAbs、TPOAb 和 TgAb 3 种。

1）血清 TRAbs 测定：TRAbs 是一组异质性甲状腺自身抗体，为自身免疫性甲状腺疾病特有，也为人类所特有。它不但是自身免疫性甲状腺疾病标志性自身抗体，而且本身就具有直接的致病作用。TRAbs 通过刺激或抑制 TSH 受体，促进或抑制甲状腺的生长，影响甲状腺激素的合成和释放，引发 Graves 病或萎缩性自身免疫性甲状腺炎。

血清 TRAbs 测定方法分竞争测定法和生物分析法两类。竞争测定法是评估患者血清 TRAbs 竞争抑制放射性标记 TSH 或人重组 TSH 与 TSH 受体结合的能力。这种方法测定的 TRAbs 被称为 TSH 结合抑制免疫球蛋白（TBII）。该法准确性好、费用低，为大多数临床实验室采用。但本法仅能检测到 TBII 与 TSH 受体的结合，而不能区分这些抗体的生物活性，即不能区分是刺激性 TRAbs，还是阻断性 TRAbs，还是中性 TRAbs。生物分析法是利用细胞来检测刺激性 TRAbs 或抑制性 TRAbs 对细胞 cAMP 产生的影响。本法能区分 TRAbs 的生物活性和功能，但操作复杂，国内外仅有少数实验室能完成，通常仅用于研究工作中。

90% 以上的 Graves 病及甲状腺功能正常的 Graves 眼病患者血清 TRAbs（TBII）阳性。测定血清 TRAb 对预测抗甲状腺药物治疗后甲状腺功能亢进复发、胎儿或新生儿甲状腺功能亢进有一定意义。

2）血清甲状腺过氧化物酶抗体（TPOAb）和甲状腺球蛋白抗体（TgAb）测定血清 TgAb 和

TPOAb 水平高低与甲状腺内淋巴细胞浸润程度呈正相关。Graves 病患者血清 TgAb 和 TPO-Ab 阳性率也可达 50%~80%。

## 二、慢性淋巴细胞性甲状腺炎

慢性淋巴细胞性甲状腺炎,又称桥本甲状腺炎、桥本病或自身免疫性甲状腺炎,是指大量淋巴细胞浸润甲状腺内,形成淋巴滤泡及生发中心,甲状腺滤泡遭到破坏。

1.临床表现　慢性淋巴细胞性甲状腺炎包括甲状腺和甲状腺功能改变两方面的临床表现。

(1)甲状腺:绝大多数慢性淋巴细胞性甲状腺炎患者表现甲状腺弥散性肿大、质地韧硬,多数不伴疼痛和压痛。少数甲状腺肿压迫周围组织,出现憋气、吞咽困难或声音嘶哑等。

(2)甲状腺功能改变对应的临床表现:慢性淋巴细胞性甲状腺炎患者甲状腺功能方面的改变呈多样性。甲状腺功能正常、甲状腺功能减退或甲状腺功能亢进。

1)甲状腺功能正常的慢性淋巴细胞性甲状腺炎:临床上无甲状腺功能异常的相应临床表现。

2)甲状腺功能减退的慢性淋巴细胞性甲状腺炎:临床上出现不同程度的甲状腺功能减退的相应临床表现。慢性淋巴细胞性甲状腺炎是导致甲状腺功能减退症最常见的原因。临床甲状腺功能减退患者典型表现包括乏力、怕冷、少汗、水肿、皮肤干燥、反应迟钝、动作迟缓、声音嘶哑、毛发稀疏、心动过缓、脉压减小、憋气、睡眠呼吸暂停、腹胀、便秘、肌肉酸痛、困倦、记忆力减退、痴呆和耳鸣、听力减退、月经增多、儿童生长发育受限等。亚临床甲状腺功能减退患者上述临床表现不明显。

3)甲状腺毒症的慢性淋巴细胞性甲状腺炎:临床上可出现甲状腺毒症的相应临床表现。主要表现为怕热、多汗、皮肤潮湿、易饥、多食、大便次数增多、体重下降;心悸、心率加快、心律失常、心房纤颤、心力衰竭;脉压增大;烦躁、易激动、失眠、手抖;疲乏无力。

2.实验室检查　实验室检查包括甲状腺功能状态方面的检查和自身免疫相关甲状腺抗体测定。

(1)甲状腺功能状态方面的检查

1)甲状腺激素相关生理功能检查:慢性淋巴细胞性甲状腺炎患者合并甲状腺功能减退时,可出现贫血;血清胆固醇、三酰甘油水平升高;血尿酸水平升高。血肌酸激酶、乳酸脱氢酶水平升高。合并甲状腺功能亢进时则相反,可出现血清胆固醇、三酰甘油水平下降。

2)血清甲状腺激素水平测定:慢性淋巴细胞性甲状腺炎患者合并甲状腺功能减退时,$TT_4$ 和(或)$TT_3$ 低于正常范围,血清 $FT_4$ 和(或)$FT_3$ 水平低于正常范围。

慢性淋巴细胞性甲状腺炎合并甲状腺功能亢进时,$TT_4$ 和(或)$TT_3$ 可高于正常范围,血清 $FT_4$ 和(或)$FT_3$ 水平高于正常范围。

(2)下丘脑-垂体-甲状腺轴功能状态评估

1)血清 TSH 水平测定:血清 TSH 测定是评价甲状腺功能状态最敏感的指标。甲状腺功能异常时,血清 TSH 水平都最先出现改变,甲状腺功能减退时,血清 TSH 水平高于正常范围。

2)TRH 兴奋试验:甲状腺功能减退时,注射 TRH 后,TSH 反应超强,TSH 增加值>30mU/L。

由于超敏 TSH 测定和 TRH 兴奋试验相关性好,临床上多用超敏 TSH 测定代替 TRH 兴奋试验。目前 TRH 兴奋试验临床上极少使用。

（3）血清甲状腺过氧化物酶抗体（TPOAb）和甲状腺球蛋白抗体（TgAb）测定：TgAb 和 TPOAb 是自身免疫性甲状腺疾病的最常见的甲状腺自身抗体，对诊断慢性淋巴细胞性甲状腺炎有特殊意义。90%～100% 的慢性淋巴细胞性甲状腺炎患者血清 TPOAb 阳性，80%～90% 的患者 TgAb 阳性。其血清水平的高低与甲状腺内淋巴细胞浸润程度呈正相关。甲状腺微粒体抗体（TMAb）就是 TPOAb（甲状腺过氧化物酶是甲状腺微粒体的主要成分，是甲状腺微粒体的主要抗原）。

血清 TgAb 和 TPOAb 测定方法经过了几次变革。不同检测方法之间的差别主要是抗原的差别。以前采用甲状腺组织或 Tg、甲状腺微粒体（TM）的粗提物作为抗原，采用免疫荧光法、红细胞凝集法、放射免疫分析法进行半定量测定，对自身免疫性甲状腺疾病诊断的敏感度、特异度和准确性较低。目前多应用高度纯化的天然或重组的人 Tg 和 TPO 作为抗原，抗 TgAb 和抗 TPOAb 的单克隆抗体作为抗体，采用免疫化学发光法（ICMA）进行定量测定，显著提高了对自身免疫性甲状腺疾病诊断的灵敏度和特异度。

目前测定 TPOAb 多应用高度纯化的天然或重组的人甲状腺过氧化物酶（TPO）作为抗原，采用放射免疫法（RIA）、酶联免疫吸附法（ELISA）、免疫化学发光法（ICMA）等方法进行测定，灵敏度和特异度都明显提高。旧的不敏感的、半定量的 TMAb 测定已经淘汰。TPOAb 测定的阳性切点值变化很大，由于各实验室使用的方法不同、试剂盒检测的灵敏度和特异度不同而有差异。

其他甲状腺疾病也可出现两种抗体阳性，如 Graves 病患者血清 TgAb 和 TPOAb 阳性率可达 50%～80%，亚急性甲状腺炎、散发性甲状腺肿、多结节性甲状腺肿、孤立性甲状腺结节和甲状腺癌患者 TgAb 和 TPOAb 阳性较一般人群常见。其他自身免疫性疾病和正常人群也有 TgAb 5%～20% 和 TPOAb 8%～27% 阳性存在。但血清水平显著低于慢性淋巴细胞性甲状腺炎患者，持续时间显著短于慢性淋巴细胞性甲状腺炎患者。

## 三、1 型糖尿病

1 型糖尿病的特征为胰岛 β 细胞破坏，胰岛素绝对缺乏。可发生于任何年龄，但以儿童和青少年为多。患者血糖水平明显高于正常，易发生酮症，临床上均需依赖外源性胰岛素，过去亦称为胰岛素依赖型糖尿病。

1.病因与发病机制　1 型糖尿病的病因与发病机制仍未完全阐明。目前认为是某些外界因素（如病毒感染）作用于有遗传易感性的个体，激活了 T 淋巴细胞介导的一系列自身免疫反应，导致缓慢的、进行性的胰岛 β 细胞破坏和功能衰竭，体内胰岛素分泌不足进行性加重，最终导致临床 1 型糖尿病的发生。人类白细胞抗原（human leukocyte antigen，HLA）的异常与 1 型糖尿病的易感性及胰岛 β 细胞损伤有密切关系。自身免疫性 1 型糖尿病按起病急缓分为急发型和缓发型。

也有部分 1 型糖尿病患者不存在自身免疫反应，故列为特发性 1 型糖尿病。这部分患者有很明显的遗传倾向，但缺乏免疫依据及 HLA 相关性，多见于非洲及亚洲人种。

2.临床表现　1 型糖尿病的临床表现形式变化很大，可以是轻度非特异性症状、典型"三多一少"症状或昏迷，取决于病情发展的不同阶段。多数青少年患者起病较急，持续高血糖症引起渗透性利尿和多尿，夜尿可以是疾病发作的信号，在幼儿常表现为遗尿；水、电解质和葡萄糖一起从尿中丧失，高渗状态引起口渴、多饮，可出现视力模糊；尽管食欲增加，体重减轻通常比较明显,伴头晕、乏力,并可能出现感觉异常或痛性痉挛;未及时诊断治疗,当胰岛素严重缺乏或病情进展较快时,可出现糖尿病酮症酸中毒,厌食、恶心、呕吐使脱水和高渗状态加重,病情迅速进展,可能发展为循环衰竭和昏迷,危及患者生命。有的患者起病很急,以糖尿病酮症酸中毒(昏迷)为首发临床表现,因缺乏糖尿病病史,易导致误诊。某些成年患者起病缓慢,早期临床表现不明显,经历一段或长或短的非胰岛素依赖型糖尿病阶段,即所谓成人隐匿性自身免疫性糖尿病。

3.实验室检查

(1)尿糖测定:尿糖阳性是诊断糖尿病的重要线索,但尿糖阴性不能排除糖尿病的可能。每日4次尿糖定性检查(三餐餐前和晚上9~10时或分段检查)和24小时尿糖定量可作为判断疗效的指标,并供调整降糖药物剂量参考。

(2)血葡萄糖(血糖)测定:血糖升高是目前诊断糖尿病的主要依据。用于诊断时主张用静脉血浆测定,正常范围为3.9~5.6mmol/L。血糖测定又是判断糖尿病病情和控制情况的主要指标。在身体不适、剧烈运动前后及可能发生低血糖时应增加检测次数。

(3)口服葡萄糖耐量试验:目前仍被视为针对糖尿病诊断不明确患者最可行的确定诊断的检测方法。

(4)糖化血红蛋白A1和糖化血白蛋白测定:HbA$_1$有a、b、c三种,以HbA1c为主,正常人HbA$_{1c}$为3%~6%。HbA$_{1c}$测定可反映取血前4~12周血糖的总水平,以弥补空腹血糖只反映瞬时血糖值的不足。由于需要长期控制血糖,因此可将HbA$_{1c}$含量接近正常作为控制目标。糖化血白蛋白可反映糖尿病患者近2~3周血糖总的水平,亦为糖尿病患者近期病情监测的指标,正常值为1.7~2.8mmol/L。但一般认为,不能把糖化血红蛋白A$_1$和糖化血白蛋白作为诊断糖尿病的依据。

(5)血浆胰岛素和C肽测定:血胰岛素水平测定对评价胰岛8细胞功能有重要意义,其检测可采用放射免疫法和酶联免疫吸附法,正常人空腹基础血浆胰岛素水平为35~145pmol/L(5~20mU/L)。正常人基础血浆C肽水平约为0.4nmol/L。

(6)自身免疫抗体:1型糖尿病由细胞介导的自身免疫反应破坏胰岛B细胞所致。反映这一损伤的血清标志物有胰岛细胞自身抗体(ICA)、胰岛素自身抗体(IAA)、谷氨酸脱羧酶自身抗体(GAD65)等。用免疫荧光法检测胰腺组织切片中的胰岛细胞抗体,其他抗体用酶联免疫法检测。85%~90%新诊断的1型糖尿病患者的血清中可出现其中一种或多种自身抗体。在1型糖尿病的一级亲属中筛查GAD65、ICA、IAA等抗体,结合HLA易感基因筛查,可预测1型糖尿病的发生和发展。

(7)其他:糖尿病患者应监测血脂、血压、肝肾功能等,以早期发现和治疗并发症。合并酮症、酮症酸中毒时,血酮体升高,出现酮尿,并引起电解质、酸碱平衡失调,二氧化碳结合力改变。

## 四、艾迪生病

艾迪生病,即原发性慢性肾上腺皮质功能减退症,指由于自身免疫,结核分枝杆菌、真菌等感染或肿瘤、白血病等原因破坏双侧肾上腺的绝大部分,导致肾上腺皮质激素分泌不足所造成的疾病。艾迪生病多见于成年人,老年和幼年较少见。结核性者男性多见,自身免疫所致"特发性"者女性多见。在欧美国家,艾迪生病的发病率为每百万人口40~60人。我国尚无确切的流行病学资料。

1.病因　以往结核病为艾迪生病最常见的病因,结核病破坏肾上腺皮质,代之以干酪性肉芽肿而使肾上腺功能减退,但现在已随着结核病逐渐控制而减少。以淋巴细胞浸润和肾上腺皮质损害为特征的自身免疫性肾上腺炎已成为艾迪生病的病因之首,约占70%。约50%的艾迪生病患者伴有其他内分泌腺体和脏器的自身免疫性疾病。

2.临床表现　肾上腺皮质功能减退包括醛固酮和皮质醇分泌不足。醛固酮缺乏表现为潴钠、排钾功能减退,可引起体液丢失、低钠血症、轻度代谢性酸中毒,对儿茶酚胺的升压反应减弱,导致直立性低血压,严重时可发生昏厥、休克。皮质醇缺乏表现为乏力、食欲缺乏、体重下降、糖原异生能力减弱、肝糖原耗竭及对胰岛素灵敏度增加、不耐饥饿、易出现低血糖、应激能力下降。垂体ACTH大量分泌可引起皮肤黏膜色素沉着,以暴露部位及易摩擦部位更明显。

危象为本病急骤加重的表现,常发生于感染、创伤、手术、分娩、过劳、大量出汗、呕吐、腹泻、失水或突然中断治疗等应激情况下。表现为恶心、呕吐、腹痛或腹泻、严重脱水、血压降低、心率快、脉细弱、精神失常,常有高热、低血糖症、低钠血症,血钾可低可高。如不及时抢救,可发展至休克、昏迷、死亡。

3.实验室检查

(1)血液生化:可有低血钠、高血钾。少数患者可有轻度或中度高血钙(糖皮质激素有促进肾、肠排钙作用)。脱水明显时有氮质血症,可有空腹低血糖,糖耐量试验示低平曲线。

(2)血常规检查:常有正细胞正色素性贫血,少数患者合并恶性贫血。白细胞分类示中性粒细胞减少、淋巴细胞相对增多、嗜酸性粒细胞明显增多。

(3)影像学检查:胸部X线片检查可示心脏缩小,呈垂直位。肾上腺区X线片及CT检查于结核病患者可示肾上腺增大及钙化阴影。其他感染、出血、转移灶病变在CT扫描时也示肾上腺增大,而自身免疫性疾病所致者肾上腺不增大。

(4)基础血皮质醇:一般认为血清皮质醇水平低于82.5nmol/L(3μg/dL),则患者可诊断为肾上腺皮质功能减退;如果高于550nmol/L(20μg/dL),且下丘脑-垂体-肾上腺轴正常,则可排除诊断。但通常患者基础皮质醇水平在正常范围内。急性应激时,与之不平行的低皮质醇水平高度提示该病。

(5)血ACTH水平:正常人ACTH低于18pmol/L。艾迪生病患者血ACTH明显增高,超过55pmol/L,常介于88~440pmol/L。上午9点同时测皮质醇和ACTH,与皮质醇水平相比,ACTH水平明显升高,此方法对诊断艾迪生病敏感。继发性肾上腺皮质功能减退者,血ACTH水平下降。故可用血ACTH水平鉴别原发性和继发性肾上腺功能减退。

(6)ACTH兴奋试验:ACTH兴奋试验是肾上腺功能减退最可靠的筛选试验。快速ACTH兴奋试验,静脉注射250μg ACTH1-24,分别于0分钟、30分钟和(或)60分钟时采血测定血清皮质醇水平。正常人基础或兴奋后血清皮质醇>550nmol/L(20μg/dL),原发性肾上腺皮质功能减退症患者刺激后血清皮质醇很少上升或不上升。为鉴别原发性及继发性肾上腺皮质功能减退,需连续静脉滴注ACTH 3天,前者尿17-羟皮质类固醇和(或)皮质醇无明显变化,后者逐日增加。

(7)抗肾上腺抗体:这些抗体存在于接近70%的自身免疫引起的艾迪生病患者中,但抗体浓度逐渐下降。每年,此抗体阳性者发展为肾上腺皮质功能减退的比例可达20%。抗21-

羟化酶抗体是肾上腺皮质抗体的主要组成部分。测定自身抗体最经典的方法是用牛或人肾上腺切片进行间接免疫荧光染色。有报道用放射标记的重组人 21-羟化酶简单结核分析法测定肾上腺自身抗体,灵敏度和特异度均较间接免疫荧光法高。其他自身免疫性内分泌病患者中抗肾上腺抗体的检出率小于 2%。另外,自身免疫性肾上腺功能减退症患者中常存在针对其他内分泌腺的抗体,如甲状腺微粒体抗体、抗胃壁细胞抗体等。

### 五、自身免疫性多内分泌腺综合征

自身免疫性多内分泌腺综合征(APS),亦称多腺体自身免疫综合征(PGA),指由自身免疫引起的、以多个内分泌腺功能受损为主要表现的一系列综合征,亦可累及其他非内分泌腺组织。1926 年,Schmidt 首次描述了两例同时患肾上腺皮质功能减退和甲状腺功能减退的病例,尸检发现肾上腺与甲状腺有明显的淋巴细胞浸润。APS 分为 Ⅰ 型和 Ⅱ 型。APS-Ⅰ 型罕见,迄今报道病例在 200 余例,且存在明显的种族特异性,已有的病例报道主要见于芬兰人、伊朗犹太人和萨丁尼亚人。该病往往发生在有血缘关系的人群中,仅累及患者的同胞兄妹。男女发病率相似,且常在儿童期发病。APS-Ⅱ 型较 APS-Ⅰ 型多见,常累及几代人,男性发病率高于女性,发病高峰在中年。

1.病因与发病机制　APS 属于自身免疫性疾病,根据病因与发病机制的不同,可将 APS 分为 Ⅰ 型和 Ⅱ 型。

APS-Ⅰ 型是一种罕见的常染色体隐性遗传性疾病,与 APSⅡ 型不同,它是目前唯一与人白细胞抗原(HLA)无关的自身免疫性疾病。APS-Ⅰ 型为单基因遗传,是由位于 21 号染色体(21q22.3)的自身免疫调节基因(AIRE)突变引起的。AIRE 在诱导机体自身耐受及自身反应性 T 细胞凋亡方面发挥作用,如果发生突变则造成自身反应性 T 细胞凋亡的缺陷,并使自身抗原异常表达,从而导致自身免疫性疾病的发生。

APS-Ⅱ 型确切的发病机制还不清楚。目前认为该病可能与遗传因素和环境因素(如病毒感染)有关。相关研究证实,APS-Ⅱ 型与 HLA 相关的遗传易感性有关联,主要是 HLA DR3/DR4。

在 APS-Ⅱ 型的发病过程中,体液免疫和细免疫均发挥作用,但以后者为主。在体液免疫方面,APS-Ⅱ 型患者的血清中出现各种器官特异性自身抗体,引起相应内分泌腺的功能不全。其他自身抗体,如甲状腺生长免疫球蛋白(TGI)、肾上腺抗体和性腺抗体的存在,可以分别预测甲状腺、肾上腺和性腺自身免疫性疾病的发生。在细胞免疫方面,其免疫学基础是 T 淋巴细胞异常,包括功能缺陷和细胞表面标志改变。最显著的功能缺陷是抑制性 T 细胞功能减低,导致自身免疫应答,从而出现内分泌靶腺的破坏性炎症反应。综上所述,APS-Ⅱ 型发病与多因素有关,可能是在 HLA 相关的遗传易感性和抑制性 T 淋巴细胞缺陷的基础上,环境因素(如病毒感染)激发了自身免疫反应,导致多内分泌腺的免疫损伤,从而出现一系列临床症状。

2.临床表现　在临床上常把 APS 分为 Ⅰ 型和 Ⅱ 型,其临床表现如下。

(1)APS-Ⅰ 型:又称自身免疫性多内分泌腺病-念珠菌病-外胚层发育不全综合征(APECED),主要包括肾上腺皮质功能减退、黏膜皮肤念珠菌病和原发甲状旁腺功能减退。除此之外,Ⅰ 型患者还可合并慢性活动性肝炎(13%)、营养吸收不良(22%)、脱发(32%)、恶性贫血(11%),原发性腺功能减退(17%)和甲状腺疾病(11%)、TIDM(4%)。Ⅰ型患者首先表现为黏膜皮肤念珠菌病伴随甲状旁腺功能减退,随后出现肾上腺皮质功能减退,疾病发生间隔可达数十年。在患者的同胞兄妹中,可能仅表现上述自身免疫性疾病中的一个。黏膜皮肤念珠菌病的特点为慢性反复性的皮肤、指甲及黏膜的念珠菌感染。最好发部位为口腔,其次为甲、躯干、头皮。表现为广泛扩延的黏膜白色斑块,特别是在舌和颊侧黏膜出现时很像鹅口疮。开始时柔软脆弱,后逐渐变为质地坚硬,如同黏膜白斑的临床表现,常合并口角炎。

（2）APS-Ⅱ型:是比较常见的自身免疫性多内分泌腺综合征,表现为同一个体同时发生2个或2个以上的内分泌自身免疫性疾病。如特发性艾迪生病、甲状腺自身免疫性疾病(Graves病或慢性淋巴细胞性甲状腺炎)、1型糖尿病、原发性腺功能减退、重症肌无力等。其他自身免疫性疾病,如白斑、脱发、浆膜炎、帕金森病、恶性贫血等的发病率也比一般人群高。2个器官特异性自身免疫性疾病的发生时间间隔可以不同,一般为数年,有的长达20年,45%的艾迪生病患者最终会出现一个或几个内分泌腺自身免疫性疾病。有些家庭成员即使没有明显的临床症状,血中可测出器官特异性抗体。

3.实验室检查

（1）在APS患者的血清中,可以测出多种器官特异性自身抗体。现多应用放射免疫分析法。

1）肾上腺抗体:在特发性艾迪生病患者中阳性率为12%,在一般人群中的阳性率为1/1000。肾上腺抗体在女性患者中的阳性率高,发病1~5年后逐渐消失。肾上腺抗体阳性的艾迪生病患者中,其他组织特异性抗体的阳性率也高,包括甲状旁腺抗体、胰岛细胞抗体、甲状腺抗体。肾上腺抗体阳性的艾迪生病患者的甲状腺抗体和胃壁细胞抗体阳性率为同年龄同性别正常人的6倍和10倍。

2）胰岛细胞相关抗体:1型糖尿病患者血清中可检出一组自身抗体,主要有3种:$GAD_{65}$、ICA、IAA,其中ICA在发病6个月到3年后滴定度逐渐降低或消失,GAD持续时间长,灵敏度更高,特异度更强。

3）甲状腺相关抗体:自身免疫性甲状腺疾病患者血清中可检出Tg-Ab、TPO-Ab和TRAb,与慢性淋巴细胞性甲状腺炎、Graves病的发生有肯定关系。

此外,在APS患者血清中还可以测到乙酰胆碱抗体、甲状旁腺抗体、胃壁细胞抗体、性腺抗体等。

（2）APS患者的内分泌腺功能需要通过一系列生化检查来评估。测定空腹血糖、甲状腺激素,促甲状腺激素(TSH)、血清维生素 $B_{12}$ 浓度、甲状旁腺激素、血钙浓度、血红蛋白浓度等,如果怀疑有肾上腺皮质功能减退,需做促肾上腺皮质激素(ACTH)刺激试验。

# 第十九章　免疫增生病的免疫学检测

免疫增生病是指免疫系统异常增生所致的一组疾病。正常情况下，淋巴细胞受特异性抗原刺激后增生分化，扩增的淋巴细胞克隆受机体反馈机制的抑制。淋巴细胞一旦逃脱机体正常的反馈控制，就会异常增生，这种增生失控的状态是一种免疫病理状态，会引起免疫增生病。

## 第一节　多发性骨髓瘤

多发性骨髓瘤(multiple myeloma, MM)，也称浆细胞瘤，因其引起骨破坏而得名。MM 的特点是浆细胞及其全身(B 细胞末期分化恶变)的单克隆增生并生成单克隆免疫球蛋白，这些细胞产生的单克隆蛋白质可以是 IgG、IgA、IgD 和 IgE 类完全的免疫球蛋白或是其片段。

### 一、病因与发病机制

1.病因　多发性骨髓瘤的病因尚不清楚。对辐射、苯及其他有机溶剂、除草剂和杀虫剂的暴露可能是病因之一。在两个或更多个一级亲属的家族及双胞胎中已经报道了多发性骨髓瘤，提示遗传和先天因素可能亦与发病有关。

2.发病机制　浆细胞的发育异常是多发性骨髓瘤发生的关键。

(1)正常浆细胞的发育与分化：生理状态下，每个浆细胞的免疫球蛋白日分泌量超过 1ng，这些细胞仅占骨髓单个核细胞的 1%，产生的 IgG、IgA 能够维持其血清正常水平。

正常浆细胞属终末分化细胞，无有丝分裂能力。其膜表面及胞质有多种表达频率与强度不同的分化抗原，如 mIg、CD9、CD10、CD13、CD19、CD20、CD33、CD38 及 HLA-DR 等。

浆细胞的前体细胞为增生缓慢的原浆细胞，其在淋巴结中发育、分化的过程为：骨髓的新生成熟 B 细胞随血液循环迁移至初级淋巴滤泡后，在树突状细胞呈递的抗原与 Th 细胞分泌的细胞因子的共刺激下被激活，并依次发育为原始中心细胞、中心细胞。此时即形成次级淋巴滤泡，其特点是有生发中心。中心细胞继续分化、成熟，成为原浆细胞或记忆性 B 细胞。B 细胞在这一分化过程中可发生：①免疫球蛋白重链基因类别转换，即由分泌 IgM 变为分泌 IgG、IgA；②免疫球蛋白可变区基因发生体细胞突变。

原浆细胞产生后，随血液循环"归巢"于骨髓，在黏附分子与白细胞介素 6(IL-6)等细胞因子的作用下，进一步分化、成熟为浆细胞。骨髓中的浆细胞常于生存数月后死于细胞凋亡。

(2)多发性骨髓瘤细胞的起源与发生：与正常浆细胞不同，MM 细胞形态较幼稚(类似原浆细胞)，其免疫球蛋白分泌功能低下(每个 MM 细胞的免疫球蛋白日分泌量仅在 pg 水平)。由于 MM 细胞免疫球蛋白可变区基因存在体细胞突变，故推测其前体细胞应为经过抗原选择并已发生体细胞突变的 B 细胞，即 MM 细胞的恶性转化发生于生发中心内 B 细胞的活化及其向原浆细胞分化的过程中。

引起 MM 前体细胞恶变的始动因素尚不清楚。已有的研究表明，c-myc、H-ras 和 Bcl-2

基因在骨髓瘤中表达增强,同时还发现了 ras 突变及肿瘤抑制基因 p53 的点突变。因此 c-myc、H-ras 和 p53 基因可能参加了骨髓瘤的发病机制。此外,流式细胞分析查明在 80%的患者中出现非整倍体,在 70%的患者中出现超二倍体,在余下的 10%的患者中出现低二倍体。采用染色体特异性探针的荧光原位杂交揭示,在 80%以上的多发性骨髓瘤患者中存在着染色体异常,如染色体 1、11 和 14 的结构改变,以及单体、三体和易位等。这些细胞与分子遗传学的改变最终导致恶性原浆细胞(单克隆性)的形成,并使其具有较强的抗凋亡能力与增生能力。异常的单克隆性原浆细胞形成后,也随血液循环"归巢"于骨髓。

(3)骨髓瘤细胞的增生与分化:骨髓中的单克隆性原浆细胞通过其膜表面黏附分子与骨髓基质细胞、细胞外基质蛋白(如层粘素、纤连素等)相互作用。这种黏附作用至少产生 3 种生物学效应:①介导 MM 细胞在骨髓腔内的迁移与扩散;②刺激基质细胞及 MM 细胞产生大量的细胞因子,如 IL-6、IL-3、粒-单核细胞集落刺激因子(GM-CSF)、巨噬细胞集落刺激因子(M-CSF)等,其中以 IL-6 最为重要;③诱发并转导某些增生与抗凋亡信号。

在 IL-6 等细胞因子网络的调控下,MM 细胞增生、分化,并持续分泌大量无正常免疫活性的单克隆免疫球蛋白(M 蛋白)。因此,IL-6 是 MM 细胞的关键性生长因子。其介导的生长信号除能刺激细胞增生外,尚可抑制 MM 细胞自发性或地塞米松诱导下的凋亡。患者血清中高水平的 IL-6 由 MM 细胞自分泌及骨髓基质细胞旁分泌共同产生。

## 二、临床表现

本病早期由于瘤细胞较少,无临床症状,这个时期平均为 1～2 年,称为临床前期,在此期间可以出现血沉增快,血中检出 M 蛋白和不明原因的蛋白尿,当瘤细胞的数量达到一定程度时可以出现骨质损伤或骨髓抑制,出现骨痛,特别是背或胸部疼痛及不太常见的四肢疼痛。早期较轻,呈游走性,有时误诊为风湿,后期疼痛剧烈,骨骼可有局部隆起,形成肿块,有时出现病理性骨折。疼痛通常由运动诱发,而且除非改变体位不会在夜间发生。患者的身高由于脊柱萎缩可能缩短几英寸(1in=2.54cm)。造血器官损害主要表现为贫血,骨痛及贫血常作为多发性骨髓瘤的首发症状和就诊原因,随后可以出现大量 M 蛋白及其多肽链引发的临床表现,主要为感染;由高黏滞血症引发的微循环灌流不足,造成头晕、耳鸣、手指麻木、视力障碍等;也可出现肾功能损害,其中感染和肾衰竭是本病的重要死因。

## 三、实验室检查

多发性骨髓瘤的诊断主要依赖于实验室检查,血液和骨髓细胞形态学检查、免疫学检查、生物化学检查对多发性骨髓瘤的诊断有重要意义。

1.外周血常规 贫血程度轻重不一,为正细胞正色素性贫血。由于免疫球蛋白的异常增高,涂片可见红细胞"缗钱"状,红细胞沉降速率加快,但有 10%的患者在正常范围。白细胞计数可正常、增多或减少,晚期和化疗后常减少,主要是中性粒细胞减少。约 20%的患者外周血可出现少量浆细胞,约 10%的患者可出现幼稚红细胞和幼稚粒细胞。

2.骨髓象 MM 患者骨髓中的瘤细胞常呈灶性分布,通常需要重复穿刺才能获得诊断。MM 患者的骨皮质较薄,骨髓穿刺时阻力可能较小,故穿刺和活检时要加倍小心,尤其是胸骨穿刺更应注意。骨髓瘤细胞在骨髓涂片中的分布不均匀,涂片末梢及骨髓小粒附近多见。显微镜下可见骨髓瘤细胞在涂片上常成堆出现,有的连成一片。瘤细胞大小明显不一,一般为 20～30nm,最大可超过 40～50nm。可见双核、三核浆细胞,部分可为三核浆细胞,核仁明显,多数为1~3个。骨髓活检由于取材量多,对估计瘤细胞数量可能更可靠。

虽然组织学检查最后成为恶性淋巴瘤的诊断的规定方法,但多发性骨髓瘤的诊断往往依靠涂片所见的浆细胞百分数来确定。只是其界限值未统一,一般定在10%~30%。按此标准,约有1/4的骨髓瘤患者开始时的骨髓涂片中的浆细胞数小于10%。

细胞学定性标准通常包括细胞质、核成熟的分化变异、核结构、细胞大小差异、细胞质染色程度,依据这些标准可明确反应性和肿瘤病灶性的鉴别诊断。然而,这些标准有时并不存在。唯有在骨髓瘤浸润中的组织学的异常程度提高,才有较大的诊断可靠性,而使诊断确定在很早期,甚至涂片中见有少于5%浆细胞者亦可确定诊断。采用骨髓穿刺和活组织检查相结合的方法诊断多发性骨髓瘤具有互补性。

电子显微镜的超微结构观察中,瘤细胞的内质网扩大,高尔基复合体发达,线粒体增多,细胞质内有免疫球蛋白形成的包涵体。

3.免疫学检验 定量测定血清免疫球蛋白有助于明确诊断、判断肿瘤细胞的产物,对病程的监测有价值。多发性骨髓瘤患者必须测定血清及尿中的肿瘤产物和(或)肿瘤相关产物。血清和尿中Ig和$\beta_2$-微球蛋白是必须进行的检测项目,其中血清$\beta_2$-微球蛋白的测定有助于确立病程期和病程追踪。有报道称,血清$\beta_2$-微球蛋白<4mg/L时患者中位生存期为43个月,如血清$\beta_2$-微球蛋白>4mg/L时患者中位生存期仅为12个月。近期,一些研究人员提出根据$\beta_2$-微球蛋白的浓度进行多发性骨髓瘤的分期,将$\beta_2$-微球蛋白浓度<3mg/L的患者划归为Ⅰ期;$\beta_2$-微球蛋白浓度为3~5mg/L的患者划归为Ⅱ期;$\beta_2$-微球蛋白>5mg/L的患者划归为Ⅲ期。血清$\beta_2$-微球蛋白的浓度检测被认为是一个有用的预后判定因素。

血清和尿液免疫电泳有助于证实$\gamma$-球蛋白病和进行免疫球蛋白分类。各种类型多发性骨髓瘤的发生率为IgG型60%,IgA型22%,IgD型2%,单独轻链型15%及无Ig者1%。血清及尿液免疫固定电泳对于多发性骨髓瘤的诊断是十分重要的,此法的灵敏度大约比免疫电泳法高50倍,可用于确定单克隆$\gamma$-球蛋白病的早期诊断。

骨髓瘤患者中40%~70%的尿中有本-周蛋白,是瘤细胞合成的轻链,由于分子小,可经肾小球滤过排出,此蛋白在尿液酸化至pH 4.5~5.0后,加热至50~60℃,蛋白凝固出现沉淀,但继续加热至90℃以上时,蛋白又溶解,故称凝溶蛋白。如蛋白量少,不易检出时,可先将尿液透析浓缩后再检查以提高阳性率,也可将尿液透析后进行电泳。采用本-周蛋白检测尿轻链,其假阴性率较高,如尿轻链量不多,也可能被肾脏分解。

IL-6是多发性骨髓瘤的重要生长因子,它与浆细胞浸润和预后相关。

4.生物化学检验 血白蛋白电泳出现M蛋白是多发性骨髓瘤的最重要的病理表现,骨髓瘤M蛋白区带为窄底高而尖的峰,也称为M组分。20%的骨髓瘤患者血白蛋白电泳未能检出M蛋白,如轻链型,除有严重肾功能损害,可不出现M蛋白,罕见的不分泌型骨髓瘤血清中也无M蛋白,孤立性骨髓瘤和髓外浆细胞瘤患者出现M蛋白不到30%。

25%~50%的患者血钙增高。血清碱性磷酸酶一般正常,仅在病理性骨折愈合或有肝淀粉样变时可增高。血清白蛋白常减少。血尿酸常增高,尤其是化疗使大量的骨髓瘤细胞破坏,可使尿酸增高。肾衰竭时血清肌酐、尿素氮增高。血清C-反应蛋白可作为骨髓瘤重要的预后指标,C-反应蛋白≥6mg/L时中位生存期为21个月,<6mg/L时为48个月。

5.浆细胞标记指数(PCLI)检查 PCLI是指S期的单克隆浆细胞的百分率。此法能区分进行性发展中的多发性骨髓瘤、压抑性多发性骨髓瘤(SMM)和不明原因单克隆$\gamma$-球蛋白病。此法的预后价值高,对疾病复发的判断有益。

PCLI 通常用骨髓穿刺液进行测定。使用溴脱氧尿苷的抗体,如 BU-1,与处于 S 期的细胞结合后测定。采用荧光标记的免疫球蛋白轻链抗体识别单克隆细胞群。PCLI 用玻片上出现荧光的测定方法,比经典的用 $^3$H 标记胸苷结合的放射自显影灵敏和省时。此外,本法又能测定 κ/λ 的比值的单克隆的本质。另外,可以选用在 G1、S-M 和 G2 期中表达的 Ki-67 抗原的抗体以观察疾病的活动程度。

PCLI>0.8% 的患者提示活动性的多发性骨髓瘤,而≤0.8% 者则表示 MGUS 或 SMM。但是,超过 1/3 的活动性多发性骨髓瘤患者中,其 PCLI 结果正常。经过治疗的患者出现较低 PCLI 而复发者的增生指数>2%。PCLI 与预后有关;PCLI≥0.8% 的患者平均生存期为 17 个月,相反小于此指数的患者平均生存期为 42 个月。

对预测整个预后而言,则需用其他行之有效的参数,如血清 β2-微球蛋白和骨髓活组织检查。

6.免疫细胞学检查　与成熟 B 细胞相反,浆细胞及骨髓瘤细胞含细胞质 Ig 而表面 Ig 通常不能测到。浆细胞以 B-B4 为标志物,以高强度的活化抗原 CD38 的表达为特征。抗原表达的分析可采用流式细胞仪和单克隆抗体相结合的方法,用此法细胞质抗原通过固定和渗透后亦能测定。当单克隆浆细胞群存在疑问时,须进行细胞质轻链抗原表达检查,即疑似骨髓瘤,但无 Ig 分泌或分泌很少。

B-B4 及 CD56 阳性,细胞质 K 型而 CD19 和 CD10 阴性,细胞质 λ 型。单克隆浆细胞和骨髓瘤细胞不仅采用细胞质轻链的表达,亦可用 CD56 表面表达和缺乏 B 细胞系标志物 CD19 与良性浆细胞辨别

(1)κ/λ 比值>4 和<1 时。

(2)如果由于浸润程度太小而无法测定单克隆本质时,测定 CD19、CD56 的表面表达很有帮助,正常浆细胞 CD19 阳性、CD56 阴性,可与约 70% 的单克隆浆细胞 CD19 阴性、CD56 阳性相区别。一些报道称,约有 30% 的患者单克隆浆细胞 CD19 阴性、CD56 阳性,因此可以鉴别。

(3)目前尚未建立用表面标志物区别 MGUS 和多发性骨髓瘤及预后的方法。

(4)多发性骨髓瘤细胞可测出不同发生率的髓性单细胞抗原 CD13、CD33、CALLA 抗原 CD10 和 CD20,这些是 B 细胞的系列标志物。但最近研究报告认为,这些抗原,尤其是 CALLA 抗原,骨髓瘤细胞没有共同表达。为此它们与预后是否有关尚不确定。

因为进行性多发性骨髓瘤伴有骨髓中单克隆浆细胞相应增高,有人分析了 Bcl-2、CD40 及 CD95,作为新的与预后有关的标志物。这些抗原参与细胞的程序死亡的调控,而 Bcl-2 的表达是程序死亡调控的抑制物,它与浆细胞标记指数及血清 β2 微球蛋白呈负相关,与 CD40 及 CD95 无关。Bcl-2 表达是否是预后有关的参数尚待以后的随访证实。

此外,用流式细胞仪进行细胞表面抗原表达分析,对伴有 M 蛋白的非霍奇金淋巴瘤的鉴别诊断有帮助。

7.分子生物学检查　分子遗传学检查证实癌基因和抑癌基因在多发性骨髓瘤中也可能发生变化。这些癌基因与抑癌基因被认为与生长因子及肿瘤细胞表面黏附分子异常有关。由于分析灵敏度高,分子生物学检查适合于多发性骨髓瘤治疗后最少残余浸润的检查。通过 Ig 基因重组,株细胞群可用于 DNA 印迹法或 PCR 检测。重组基因的存在是 B 细胞和浆

细胞的重要特征。由于基因重组,每个浆细胞克隆具有 VJ(轻链)和 VDJ(重链)基因。如果浆细胞基因组 DNA 用限制性内切酶消化,并使用 cDNA 特殊探针的 DNA 印迹法杂交,可见一单独的限制性片段条带。相反,多克隆浆细胞在 DNA 印迹法中出现模糊不清的 DNA 片段条带。

PCR 法在检查骨髓瘤残余细胞中比 DNA 印迹法杂交灵敏度高,理论上,PCR 法可在 $10^5 \sim 10^6$ 正常细胞中测见一个肿瘤细胞。

## 第二节　未定性单克隆丙种球蛋白病

未定性单克隆丙种球蛋白病(monoclonal gammopathyof undetermined significance,MGUS)的特点是血清 M 蛋白的浓度低于 30g/L,骨髓中的浆细胞少于 5%,尿中没有或仅有少量的 M 蛋白,没有溶骨病损、贫血、高钙血症和肾功能不全,M 蛋白的量维持稳定且无其他异常。过去这种病称为良性单克隆丙种球蛋白病,现认为这一名称是误导,因为诊断时并不了解产生 M 蛋白的过程是否会维持稳定和良性,是否会发展成有症状的多发性骨髓瘤、巨球蛋白血症或相关的疾病。MGUS 又称为原发性单克隆丙种球蛋白病。MGUS 这一名称相对科学,充分尊重患者"存在 M 蛋白但没有发生多发性骨髓瘤、巨球蛋白血症或其他相关疾病的证据"的事实。

### 一、病因与发病机制

MGUS 可与其他疾病同时出现,但难确定两者之间的因果关系。本病病因不明,现认为可能由某一隐匿的感染因素长期刺激致有分泌功能的 B 细胞呈克隆性增生所致,如果这种刺激持续存在,也可发展为肿瘤。本病有家族性趋势,遗传因素可能与本病有关,其发病率可随年龄的增长而明显增高。

MGUS 患者血中 M 蛋白常为 IgG,但也可为其他类型,或尿中出现单克隆性轻链,偶可见双克隆性(IgG+IgA、IgG+IgM)或三克隆性(IgG+IgM+IgA)免疫球蛋白增高。通常增高的 IgG < 30g/L,IgA 或 IgM<25g/L。

### 二、临床表现

一些患者因 M 蛋白作用于血细胞、凝血因子、胰岛素、神经髓鞘及轻链作用于肾小管等,可引起各种相应的症状,但可无局部肿瘤或白血病的表现,某些患者还可表现为 POEMS 综合征。

本病约 1/4 的患者始终无任何症状,1/2 的患者最终因其他无关疾病而死亡,另 1/4 的患者可于 2~20 年后出现多发性骨髓瘤、巨球蛋白血症、淋巴瘤等。

### 三、实验室检查

MGUS 通常无症状,无溶骨性损害、贫血、高钙血症和肾功能损害,其诊断依赖于实验室检查。血浆 M 蛋白以 IgG 为主,高达 60%,浓度通常不超过 30g/L,少数也可以是 IgA、IgM,一般不超过 15g/L,极少数患者尿本-周蛋白阳性,即使阳性,其浓度不超过 1g/24h。血浆中正常免疫球蛋白浓度大多正常,但约 1/3 的患者可轻度降低。骨髓中浆细胞常少于 5%,至多不超过 10%,形态正常,无核浆发育不平衡、多核等恶变。

## 第三节　巨球蛋白血症

巨球蛋白血症又称 Waldenstrom 巨球蛋白血症。1944 年由 Jan Waldenstrom 首先报道，是一种以分泌血清 IgM 类免疫球蛋白的淋巴样浆细胞恶性增生、积聚为特征的 B 细胞增生病。

### 一、病因与发病机制

本病病因未明。部分患者有家族性发病倾向，且同卵双胞胎同时发病，故认为其发病可能与遗传因素有关。本病约 90% 的患者有常染色体畸变，但至今尚未发现与本病有关的特异性染色体或基因异常。

IgM 的分子量较大，不能渗出至血管外。血中 IgM 浓度升高可导致血液黏滞性增加、血流减缓、微循环中的供氧量降低，最终发展为高黏滞综合征。血液黏度增加，还使胰腺分泌液黏稠，增加了胰腺炎的发生率。脑部异常增多的巨球蛋白可通过直接毒性效应或高黏滞血症引起局部缺血，改变脑血管的通透性，IgM 和浆细胞样淋巴细胞渗出至脑实质，引起脑白质局部变性，最终导致白质脑病。

此外，单克隆 IgM 蛋白偶然与自身抗原起反应，可引起多种自身免疫性疾病的表现，如单克隆 IgM 可具有类风湿因子样活性，在低温条件下可与 IgG 恒定区结合，形成免疫复合物，激活补体，并形成免疫沉淀，造成组织破坏；单克隆 IgM 也可与血小板发生反应，引起免疫性血小板减少；异常的 IgM 蛋白还可包裹在血小板表面，减少血小板因子 3 的释放而影响血小板的聚集和止血功能；IgM 还具有狼疮抗凝物样活性，与血浆中磷脂结合，引起血管内血栓形成。

少数患者 IgM 为冷球蛋白，在寒冷条件下可发生沉淀（Ⅰ型），或与其他免疫球蛋白（多为 IgG）结合后形成免疫复合物性冷沉着物发生沉淀（Ⅱ型），引起浅表及深部脉管炎、关节痛及各种内脏器官症状。

血液中可见单克隆性 B 细胞增多。增多的单克隆性 B 细胞为 CD5+ 的 B-1B 细胞亚群，除表达全 B 细胞抗原、cIgM 及 mIgM 外，还表达 CD10、CD11b 和 CD9。

### 二、临床表现

本病较 MM 少见，诊断时患者的中位年龄为 65 岁，40 岁以下患者所占比例<3%。男性多于女性，约占 60%。起病隐匿，可多年无症状，病情进展缓慢。

与多发性骨髓瘤不同，溶骨性骨损伤、肾功能不全及淀粉样变性等症状在巨球蛋白血症患者中少见。巨球蛋白血症的临床表现较为多样，虚弱、疲劳和出血（特别是口鼻区域渗血）是经常出现的症状。可出现肝脾大、淋巴结病、出血性疾病和神经系统疾病。

此外，患者还可出现视网膜病变、皮肤渗出液、腹泻及吸收不良等胃肠道症状。

有些患者在不同程度上出现上述提及的全部症状，另一些患者的临床表现集中在不同的器官系统，如表现在肝脾大、淋巴结肿大及溶血性贫血伴出血性疾病。

由于血浆黏度增高，血浆与间质间 IgM 的生理分布差别较大，可引起血管内胶体渗透压升高，而且使血浆容量增加，最终导致心功能不全与水肿。部分患者因继发性贫血、血黏度增高、血浆容量增加，可导致充血性心力衰竭。

冷球蛋白血症患者对寒冷异常敏感,尤其冷球蛋白在血中的浓度>20g/L 时,温度在 22℃以上即可出现症状,如冷性荨麻疹、紫癜、肢端发紫或雷诺现象等。其出现的多发性、瘙痒性皮疹则为 IgM 与表皮基膜抗原发生反应,形成 IgM 沉积物所致。

检眼镜检查可以观察到视网膜改变,如静脉呈节段性扩张如腊肠样、视盘水肿、视网膜出血等。少数患者可以发展为中心视网膜静脉闭塞。

### 三、实验室检查

实验室检查对巨球蛋白血症患者的诊断十分重要。

血白蛋白电泳时 M 蛋白位于 γ 区或 β 与 γ 区之间,免疫电泳确定为单克隆 IgM。75% 轻链为 κ 型。血清 IgM 浓度为 10~120g/L。约 80% 的患者出现本-周蛋白尿。尿蛋白含量通常不高,其总量多<2g/24h,所以通常需浓缩后进行蛋白电泳。

几乎所有患者血红蛋白减低,为 40~70g/L,属中度至严重的正细胞正色素性贫血,白细胞计数正常或减少,分类见中性粒细胞减低,淋巴细胞增多,嗜酸性粒细胞、单核细胞亦轻度增加,血小板正常或减少,有的患者可见全血细胞减少。血涂片可见红细胞聚集呈"缗钱状"及吞噬红细胞存在。

骨髓抽吸物往往细胞过少,但活检则显示细胞过多及淋巴细胞和浆细胞广泛浸润。骨髓象示淋巴细胞样浆细胞呈弥散性增生,细胞形态介于淋巴细胞和浆细胞之间,胞质为碱性,糖原染色见球状阳性颗粒,核内有 1~2 个核仁。骨髓象易见其他细胞,如淋巴细胞、浆细胞,可见嗜酸性粒细胞和网状细胞增多,嗜碱性粒细胞和肥大细胞散在于异常细胞之间为本病的特征。

其他实验室检查可见红细胞沉降率增快,红细胞抗人球蛋白试验偶见阳性,凝血酶原时间延长,血清尿酸增高、胆固醇降低。

## 第四节 其他免疫增生病

### 一、重链病

重链病是恶性浆细胞病的一种,其特征是 B 细胞-浆细胞恶性增生,但其产生的大量免疫球蛋白仅有重链而无轻链。

重链病的病因与发病机制尚不明了,推测与遗传因素和肠道慢性炎症刺激有关。分子免疫学研究显示,B 淋巴细胞染色体编码 $IgV_H$ 及 $C_H$ 的基因发生不正常的重排或突变,以致不能合成正常的重链与轻链结合成完整免疫球蛋白分子。这种 B 淋巴细胞有的可合成游离的轻链单体,有的则失去合成轻链的能力。

这类疾病极为少见,其中又以 α 重链病较多见,其次为 γ 重链病及 μ 重链病。迄今,δ 重链病仅有 1 例报告,而 ε 重链病尚无报道。

α 重链病于 1968 年由 Seligmann 报道,最初见于地中海,后在亚洲和非洲均有发现。发病年龄较轻,20~30 岁,可见于儿童及 40 岁以上人群。常无发热、无浅表淋巴结及肝脾大,有的患者伴严重腹泻、腹痛、体重减轻,有的伴有呼吸道症状、杵状指等,无骨质破坏。约 50% 的患者血白蛋白电泳结果示 $α_2$ 或 β 区有一条不明显的宽带出现。诊断依赖于识别单克隆 α 重链。尿中重链的数量不多,从未报道过本周蛋白尿。

γ重链病于1964年由Franklin首先报道,世界各国均有发现,多见于美国、欧洲、亚洲、高加索及黑人。多见于中老年人,男性多于女性。常见发热、浅表淋巴结及肝脾大,可伴有自身免疫性溶血性贫血等,骨质多无破坏,软腭部水肿及红斑为其特征之一。血白蛋白电泳结果示宽底条带,尿蛋白通常少于1g/24h,有时可达20g/24h。骨髓和淋巴结可见淋巴细胞、浆细胞或浆细胞样淋巴细胞数目增多。

μ重链病发现较迟,常见于40岁以上人群。常伴有慢性淋巴细胞白血病、淋巴瘤或骨髓瘤等增生性疾病,可有发热、贫血、肝脾大和深部淋巴结肿大,少数患者有骨骼破坏。血白蛋白电泳图未见异常条带。骨髓中可见淋巴细胞、浆细胞和浆细胞样淋巴细胞增多,常见浆细胞空泡形成。

## 二、轻链病

轻链病(light chain disease,LCD)相对少见,仅占单克隆丙种球蛋白血症的7%左右,我国LCD的发病率约为15%,多见于青壮年,女性稍高于男性。

轻链病常见骨骼和关节疼痛,80%的患者有反复发作的胸骨、腰背、肋骨、脊柱、膝关节及指关节疼痛,部分表现为游走性,多数患者表现为长期、难恢复的乏力、头痛、肺部感染等症状。患者伴有骨压痛,以胸骨、脊柱、髋骨、肋骨等扁骨为主,部分患者出现椎体压迫性骨折。多数患者有不同程度的眼睑、面部水肿和下肢凹陷性水肿。表浅淋巴结、肝、脾大。皮肤有出血性瘀斑,脊髓压迫症状,表现出运动和感觉障碍。

LCD按增生的轻链类型可分为3型:kappa型LCD、lambda型LCD及kappa+lambda型混合型LCD,后者又称为双克隆型,是由于在同一机体内生成两种轻链的细胞株同时恶性增生所致。

LCD尚无统一的临床诊断标准,目前以免疫血清学方法作为诊断LCD的依据。LCD是单克隆丙种球蛋白血症的一种,应注意与其他单克隆丙种球蛋白血症,如多发性骨髓瘤、巨球蛋白血症、重链病等相鉴别。

外周血常规显示60%的患者有贫血、血小板降低,外周血可见幼稚浆细胞,白细胞多数增高。骨髓象示红系增生活跃,90%以上有原始和幼稚浆细胞增生且占15%以上,核染色质粗细不均,可见1~3个核仁,胞质丰富,过氧化物酶和糖原染色均为阴性。几乎所有患者尿蛋白阳性,半数以上有严重蛋白尿(>2.0g/24h),尿本-周蛋白阳性,可达0.2g/24h。血清尿素氮、尿酸、肌酐和转氨酶均可见升高。

血清和尿液蛋白电泳均可在β区出现M成分。血清IgG、IgA、IgM和IgD均正常或降低。免疫电泳显示在$\beta_2$区抗原与抗kappa或lambda血清产生过量的沉淀线。

## 三、冷球蛋白血症

冷球蛋白是血清中一种在低温时可发生沉淀的球蛋白。这种球蛋白的特点是在较低的温度下能从血清中沉淀析出或形成凝冻,但当温度恢复到37＝C时,沉淀或凝冻可以再溶解。沉淀和溶解的可逆反应也可在体内发生。冷球蛋白本质上是免疫球蛋白,可为单一的免疫球蛋白,也可以是两种免疫球蛋白的混合物。冷球蛋白在电泳中多数在γ区带,偶尔亦可出现在β区带或β与γ区带之间。

冷球蛋白血症分为三类:Ⅰ型(单克隆型)、Ⅱ型(混合型)和Ⅲ型(多克隆型)。

Ⅰ型冷球蛋白血症中冷球蛋白可为IgM、IgG和IgA类,也可为本-周蛋白。含有大量Ⅰ

型冷球蛋白的大多数患者可以没有症状。一些患者有疼痛、紫癜、雷诺现象、发绀甚至溃疡形成,可能为患者的冷球蛋白在相对高的温度下发生沉淀所致。Ⅰ型冷球蛋白血症与巨球蛋白血症、多发性骨髓瘤或 MGUS 有关。

Ⅱ型冷球蛋白血症一般含有 IgM 类 M 蛋白和多克隆 IgG,血白蛋白电泳通常显示正常的图谱或弥散的多克隆高丙种球蛋白血症的特征。常发生脉管炎、肾小球肾炎、慢性感染等,常见紫癜和多关节炎。血清学检查可见肝脏功能异常和丙型病毒性肝炎病毒抗体阳性。

Ⅲ型冷球蛋白血症可见于许多感染和炎症性疾病患者,一般认为这种蛋白没有临床意义。

## 四、原发性淀粉样变

原发性淀粉样变(AL)患者诊断时中位年龄为 64 岁,仅有 1% 的患者小于 40 岁,以男性多见。目前有关原发性淀粉样变的发病机制尚不明了,本病可为原发性,也可见于 MM、WM 及重链病。AL 患者可能有异常的轻链重新合成或蛋白分解过程,本病的淀粉样蛋白也称为淀粉样轻链蛋白,由免疫球蛋白的轻链可变区及部分恒定区或整条轻链组成,该蛋白形成机制不明,淀粉样蛋白的 λ 链较 κ 链多见。

虚弱、疲劳及体重减轻是常见的症状。伴有心力衰竭或周围神经病的患者常见呼吸困难、足水肿、感觉异常、头晕目眩和昏厥等。1/4 的患者可以触摸到肝脏,5% 的患者发现脾大。紫癜往往发生在颈部、面部和眼。常见踝水肿。约 1/3 的患者患有肾病综合征。一些其他的主要综合征,如腕管综合征、心力衰竭、外周神经病及直立性低血压等也可出现。出现这些症状之一及血清或尿中出现 M 蛋白是淀粉样变的有力指征。

原发性淀粉样变的诊断取决于组织学依据。初步的诊断方法应该是腹部脂肪抽吸术,80% 的患者呈阳性。通常需要做骨髓抽吸术和活检以确定浆细胞增生程度。若皮下脂肪和骨髓活检呈阴性,应当进行直肠活检,亦可采集其他可疑器官组织进行活检。半数以上的患者淀粉样蛋白结果呈阳性。

由于肾功能不全、多发性骨髓瘤或胃肠道出血可致贫血,10% 的患者血小板增多。骨髓中的浆细胞通常中度增多,其中位值为 7%,骨髓中浆细胞超过 20% 的患者不足 1/5。

早期有 80% 的患者出现蛋白尿,50% 的患者出现肾功能不全。血清学检验可见碱性磷酸酶升高,出现高胆红素血症是预后不良的征兆。10% 的患者出现因子 X 水平下降,约 15% 的患者凝血酶原时间延长,60% 的患者出现凝血酶时间延长。

约半数患者血白蛋白电泳可见大小适中的波峰,约 20% 的患者发生低丙种球蛋白血症。免疫固定电泳显示 70% 以上的患者血清和尿中出现 M 蛋白,诊断时血清或尿中发现 M 蛋白的患者几乎占患者总数的 90%。

## 五、大颗粒淋巴细胞白血病

大颗粒淋巴细胞白血病(large granular lymphocytic leukemia,LGL)是血液中出现较多胞质内有粗大颗粒的淋巴细胞,伴有慢性中性粒细胞减少的慢性淋巴细胞增生性疾病。

LGL 在临床上少见,可分为 NK 细胞型及 T 细胞型。LGL 的病因不明,有人认为 T-LGL 与 HTLV-I/Ⅱ病毒感染有关,NK-LGL 与 EB 病毒感染有关。两种类型的 LGL 表面标记不同,T-LGL 表面 CD3+CD56-,而 NK-LGL 表面 CD3-CD56+,前者 TCRα/β 基因发生重排,后者 TCRα/β 基因不发生重排。

LGL 患者常出现感染、类风湿关节炎及肝脾大等,T 细胞型和 NK 细胞型略有不同。T

细胞型病程进展较慢,患者可有反复感染、类风湿关节炎及中度脾大,肝大较少见,几乎无淋巴结肿大。NK 细胞型的恶性程度明显高于 T 细胞型,患者一般较为年轻,肝脾大为其突出体征,并可累及淋巴结及胃肠道。

T 细胞型患者可见白细胞总数及淋巴细胞减少,中性粒细胞$<5×10^8$/L,但淋巴细胞主要是大颗粒型。尚可出现 Coombs 试验阳性及血小板减少。NK 细胞型患者白细胞增高,白细胞数可高达 $50×10^9$/L,伴贫血及血小板减少。

LGL 诊断的主要依据是血液中出现较多的单克隆性大颗粒淋巴细胞,细胞表面标记的分析也是其诊断及分型的依据。

## 六、毛细胞白血病

毛细胞是表面有大量绒毛状突起的 B 细胞,光镜下毛细胞的特点是边缘不整齐,呈锯齿状或伪足状,有许多不规则纤绒毛突起,也称"毛发"状突起,但有时不显著,活体染色时更为明显。电镜下可见细胞表面有较多"毛发"状突起。毛细胞白血病是一种毛细胞呈克隆性增生,导致骨髓造血功能障碍及脾大,全血细胞减少的恶性疾病。

毛细胞由晚期 B 淋巴细胞转化而来。其表型为全 B 细胞分化抗原(CD19、CD20、CD22)阳性,mIg 阳性,但 CD21 阴性,且有浆细胞标志 PCA-1。与正常血液中的 B 淋巴细胞不同,毛细胞表达 CD11C、CD25 及 CD103,实验还发现,患者骨髓细胞体外培养时 CFU-E 数目很少,但加入抗 TNF-α 抗体后,CFU-E 数目即可增高,提示毛细胞白血病患者全血细胞的减少可能与毛细胞能分泌某种细胞因子(如 TNF-α)有关。

本病病因不明。男女患病比为 4∶1,多见于老年人,有家族性趋势,HLA-A1、B7 基因是本病的易感基因。

常见的临床表现为反复感染、腹胀、无力、消瘦及全血细胞减少而引起的相应症状。脾脏明显肿大,而浅表淋巴结肿大不明显,类似于 B 幼淋巴细胞白血病。

实验室检查常见全血细胞减少,呈正细胞正色素性贫血;白细胞数$<4×10^9$/L,但有一种变异型的白细胞数可达 $200×10^9$/L 以上。血小板多数减少,尤以巨脾患者最明显。骨髓象示红细胞系、粒细胞系及巨核细胞系均受抑制,以粒细胞系受抑制最明显,有48%~60%的患者骨髓穿刺出现"干抽"。毛细胞所占的比例与白细胞总数相关。在白细胞减少时,毛细胞常不足 20%。毛细胞的特殊形态在相差显微镜及扫描电子显微镜下观察最为清楚。细胞化学染色显示,95%的患者的毛细胞呈抗酒石酸酸性磷酸酶阳性,此为本病的另一特征,可帮助诊断。

多数病例表现为一致和独特的 B 细胞表型,即膜表面免疫球蛋白(SmIg)大部分阳性。B 细胞相关抗原 CD19、CD20、CD22 阳性,但 CD21 阴性。CD11c、CD25 强阳性,CD103 阳性,CD5、CD10 阴性。

由于临床上许多疾病均可表现为脾大及全血细胞减少,故毛细胞白血病需与这些疾病进行鉴别。

# 第二十章 免疫缺陷病的免疫学检测

由于机体对各种各样抗原刺激的免疫应答不足或缺乏免疫应答而导致的一系列疾病称为免疫缺陷病(immunodeficiency disease, ID)。免疫缺陷病按其病因分为两大类,由遗传因素或先天免疫系统发育不良导致的免疫功能障碍引起的疾病称为原发性免疫缺陷病(primary immunodeficiency disease, PID);由恶性肿瘤、感染、代谢性疾病、营养不良和其他疾病等诱发因素导致的免疫功能障碍引起的疾病称为继发性或获得性免疫缺陷病(secondary or acquired immunodeficiency disease, SID or AIDS)。PID 按其累及的免疫成分分为体液免疫缺陷(B 细胞)、细胞免疫缺陷(T 细胞)、联合免疫缺陷(T、B 细胞)、吞噬细胞功能缺陷和补体缺陷 5 类。SID 依其免疫功能受损类型可分为继发性 T 细胞功能缺陷、继发性低丙种球蛋白血症、继发性吞噬细胞功能缺陷和继发性补体缺陷 4 类。

## 第一节 原发性抗体缺陷病

X 连锁无丙种球蛋白血症(X-linked agammaglobulinemia, X-LA),又称 Bruton 无丙种球蛋白血症,是最早发现的人类原发性免疫缺陷病(PID)。1952 年,Bruton 报道了 1 例在 4 年半内连续发生 19 次败血症的男孩,其中 10 次分离出肺炎双球菌。该患儿经血白蛋白电泳检查,结果未见丙种球蛋白电泳条带显示,予人丙种球蛋白注射治疗后,蛋白电泳图像上显现出丙种球蛋白的存在,并可持续 6 周左右。以后每月注射丙种球蛋白治疗,患儿在 14 个月内未再发生败血症。从此,人们开始认识了原发性免疫缺陷病。

原发性 B 细胞免疫缺陷病是指由于 B 细胞发育缺陷或 B 细胞对 T 细胞传递的信号无法产生有效的应答所致的抗体生成障碍,占原发性免疫缺陷病的 50% 以上。患者外周血 T 细胞数正常,B 细胞可减少或缺陷,体内 Ig 水平降低或缺失,主要临床特征为反复化脓性感染。关于 Ig 缺陷,成人血清中 IgG 低于 5000mg/L 为低丙种球蛋白血症,低于 2000mg/L 为无丙种球蛋白血症。

本组疾病包括 X 连锁无丙种球蛋白血症、常见变异型免疫缺陷病、婴儿暂时性低丙种球蛋白血症、选择性 IgA 缺陷、选择性 IgG 亚类缺陷、Ig 重链缺失和 κ 链缺陷等疾病。分为 3 种临床类型:①全部 Ig 缺失或极度降低,如 Burton 型丙种球蛋白缺乏症;②部分缺失,如选择性 IgA 缺乏症;③Ig 正常,但在抗原刺激后无免疫应答。本节主要介绍 Burton 型丙种球蛋白缺乏症和选择性 IgA 缺乏症。

### 一、X 连锁无丙种球蛋白血症

1.发病机制　X-LA 为 X 连锁隐性遗传,其缺陷仅限于 B 细胞系统及其功能。致病基因已经成功克隆,共包含 19 个外显子,长度约 37.5kb,所编码的蛋白属于酪氨酸激酶家族,称为 BTK。研究证明,BTK 为重要的细胞内信号蛋白,可通过多信号途径调控 B 细胞的生存和功能性反应。发生于 BTK 任何亚区上的突变均可导致其功能障碍,使原始 B 细胞向前 B 细胞的分化过程阻滞,成熟 B 细胞的寿命缩短。前 B 细胞虽 VDJ 重排及 μ 链产生正常,但轻链基因的重排和表达有缺陷,因此前 B 细胞不能成熟为 sIgM 阳性 B 细胞。患儿 T 细胞的成熟、数目及功能基本正常。已证明,该病并非由 X 染色体上单一基因的缺陷所致,而是多基因异常的结果。

BTK 属于非受体酪氨酸蛋白激酶,该类激酶广泛参与细胞信号传导,影响细胞的存活、增生和分化,BTK 是 B 细胞发育成熟的关键因素。正常人除 T 细胞和浆细胞外,均有 BTK 的表达,而 BTK 基因突变只影响 B 细胞的数量,这说明 BTK 在 B 细胞的生长发育过程中起着至关重要的作用。

2.临床表现

(1)感染:患儿的临床症状通常于出生 6 个月以后出现,此时母体给予的免疫球蛋白大多消耗,随后患儿发生反复化脓性感染。常见的有中耳炎、支气管炎、肺炎、脑膜炎、脓皮病、皮炎、鼻窦炎、败血症,偶见关节炎和吸收不良。常见致病菌为肺炎双球菌、流感嗜血杆菌、金黄色葡萄球菌及假单胞菌。其他菌属感染,如沙门菌、弯曲杆菌及支原体所致肺炎均有报道。约30%的 X-LA 患者有皮肤感染,如蜂窝织炎、疖或脓皮病。约74%的 X-LA 患者在确诊前患上呼吸道感染,2/3 以上的患者患下呼吸道感染和(或)胃肠道感染。

细胞免疫功能正常,X-LA 患者抗病毒的能力尚可,普遍对病毒不易感,但对肠道病毒,如埃可病毒、柯萨奇病毒、脊髓灰质炎病毒易感。

(2)伴生长激素缺乏:1980 年 Fleisher 等报道一家系无丙种球蛋白血症伴生长激素缺乏(X-LA/IGHD)的 X 连锁隐性遗传性疾病,此后也相继有类似报道,推测无丙种球蛋白血症伴生长激素缺乏为 X-LA 独特的临床表现,而非偶然发生。

(3)X-LA 伴中性粒细胞减少:1996 年国外学者报道 50 例 X-LA 中有 13 例(26%)曾伴中性粒细胞减少,其中 12 例在急性起病时即伴有中性粒细胞减少,这些患者多在 1 岁前确诊,多无家族史,6 例伴有葡萄球菌或假单胞菌败血症,中性粒细胞减少持续时间不定,多在1 周以上。

(4)其他表现:约 20%的 X-LA 儿童有慢性关节炎,部分为化脓菌所致而表现为典型的化脓性关节炎,亦有肠道病毒及支原体所致关节炎的报道,但绝大多数关节炎的性质为非化脓性,称为风湿样关节炎,常累及大关节,导致关节水肿而疼痛、活动受限。通常无关节受损表现,血沉正常,类风湿因子和抗核抗体正常,规律的丙种球蛋白替代治疗和萘普生口服可显著改善症状。

与其他免疫缺陷病相比,患者发生恶性肿瘤的机会相对较少。其他少见表现包括脱发、肾小球肾炎、蛋白丢失性肠病、双糖酶缺乏性吸收不良及淀粉样变性等。

少数患者可能在儿童期发病,表现为其他症状,如结膜炎、龋齿、吸收不良、肠道贾第鞭毛虫感染和生长发育迟缓。

3.实验室检查　由于 X-LA 患儿出现急慢性症状之前预防性应用静脉注射免疫球蛋白(IVIG)是最有效的,故早期诊断非常重要。X-LA 诊断的筛查试验有血清总免疫球蛋白检测和特异性抗体滴度检测。进一步检测试验有预防接种后抗体检测、B 细胞流式细胞术测定、体外刺激抗体产生检测、Btk 分析检测等。

(1)血清总免疫球蛋白<2.5g/L,IgG<2.0g/L,其他免疫球蛋白缺少或极低,细胞免疫功能正常,是诊断本病的要点。6 个月前患儿因为从母体获得 IgG,检测血 IgG 没有价值。在5~9个月时,来自母体的 Ig 基本消失,此时大多数正常婴儿的 Ig 降至最低点,IgG<3.0g/L,

IgA 和 IgM<0.2g/L,造成诊断的困难。如不能确诊,应每隔 3 个月复测 1 次,正常婴儿的各种 Ig 均见上升,而本病患儿则仍处于低水平。

(2)X-LA 患儿血液循环中缺乏成熟 B 细胞,可通过流式细胞术测定脐血中 CD19+和(或)CD20+B 细胞数目。此法对 6 个月前婴儿的诊断尤其重要。1995 年,WHO 免疫缺陷病研究小组也确定循环 B 细胞明显减少或缺乏是诊断 X-LA 的要素之一。另外,循环 B 淋巴细胞是鉴别 X-LA 和其他原发性免疫缺陷病,如暂时性低丙种球蛋白血症、常见变异型免疫缺陷病的重要指标,它还可以区分重症感染、化疗和某些免疫抑制剂使用后的继发性免疫低下,以及肿瘤与蛋白丢失造成的 IgG 水平低下。WHO 免疫缺陷病研究小组推荐使用流式细胞术检测成熟 B 细胞表面分化抗原 19(CD19),通过 CD19 的百分比衡量循环 B 淋巴细胞数量。该小组认为:X-LA 的 CD19 通常<0.5%,但由于试验上的误差,可能略微高于此值。近年来,基因序列分析也发现突变的 X-LA 中 CD19 均<1%。

(3)Btk 蛋白和基因分析是 X-LA 的确诊试验。80%~90%临床诊断为 X-LA 的患者依靠 BTK 突变检测确诊为 X-LA。1994 年,国际上成立了 BTK 基因突变分析小组,并建立了 BTK 基因突变数据库,为 X-LA 的基因诊断提供了便利的条件。Btk 的蛋白表达可用 Facs 或免疫印迹试验来分析。Facs 或免疫印迹试验可用来筛查 BTK 基因突变的存在,然后用 SSCP 或 DNA 直接测序,进行基因突变分析。此外,Facs 检测 BTK 还可以发现 BTK 基因突变携带者。

(4)预防接种后抗体和同种血细胞凝集素的检测:接种灭活疫苗后无或产生较弱的抗体;或注入新抗原,可发现由于无抗体产生或抗体合成受抑而导致的抗原清除延迟,血中缺乏同种血细胞凝集素或效价很低。

(5)外周血淋巴细胞数正常,其中 T 细胞的百分比上升。T/B 细胞比值上升。

(6)其他检查:淋巴结及扁桃体活检缺乏生发中心和浆细胞。外周血单个核细胞用丝裂原或抗 CD40 或细胞因子刺激产生抗体减少或缺如。骨髓涂片找不到浆细胞。

## 二、选择性 IgA 缺乏症

选择性 IgA 缺乏症是指血清 IgA<0.05g/L,而 IgG 和 IgM 含量正常;它是免疫缺陷病中最常见的类型。

1.发病机制　在群体中发病率北美和欧洲为 0.05%~2.8%和 1/400,中国或日本约为 1/18000。本症多为散发,部分家族呈现常染色体隐性遗传,且累及数代人。部分患者存在 18 号染色体的畸变。对我国不同地区 6 个民族的流行病学调查显示,本病有民族和地区差异。患者基因组免疫球蛋白 α 恒定区基因一般无异常;B 细胞不能分化为分泌 IgA 的浆细胞,可能是某些环境因素使易感者出现 B 细胞分化障碍、基因表达异常或免疫球蛋白类别转换障碍所致。

2.临床表现　大多数患者无症状,偶尔于检查时发现。有些患者出现间歇发作的鼻窦与呼吸道感染;如发生支气管哮喘一般较重。少数患者伴有 IgG2 减低,由于 IgG2 能对某些多糖类抗原产生较多的抗体,故这些患者容易反复发生鼻窦和肺部感染,甚至引致阻塞性肺疾病。有些患者有胃肠道症状,如慢性腹泻、吸收不良综合征和肠道绒毛萎缩。感染也可发生在泌尿道。致病原与其他类型的抗体缺陷基本相同,贾第鞭毛虫感染不多见。由于胃肠道及呼吸道缺少分泌型 IgA,食物性抗原被吸收入血,容易发生过敏反应。患者接触血浆

IgA 或 γ-球蛋白后会产生抗 IgA 抗体，以后如再输血或接触球蛋白便引起过敏反应。此外，类风湿关节炎、系统性红斑狼疮、甲状腺炎与恶性贫血等自身免疫性疾病发病率增高。少数 IgA 缺乏症能自发缓解。

3.实验室检查　选择性 IgA 缺乏症患者血清中 IgA<0.05g/L，分泌液中 IgA 水平显著降低，其他免疫球蛋白正常；少数患者 IgE 和 IgG2 也减低。外周血 B 细胞计数正常。细胞免疫功能正常。患者还会产生抗甲状腺球蛋白、胃壁细胞、平滑肌，胶原和食物抗原的抗体。抗牛血白蛋白抗体的阳性率也增高，如采用牛抗血清检测 IgA 会掩盖 IgA 缺乏。因此，宜改用其他抗血清(如兔)进行测定，比较可靠。

## 第二节　原发性 T 细胞免疫缺陷病

原发性 T 细胞免疫缺陷病涉及 T 细胞发生、分化和功能障碍的遗传性缺陷。真正单一的 T 细胞免疫缺陷病少见，多数 T 细胞免疫缺陷者伴有体液免疫功能缺陷。患者血清免疫球蛋白虽可正常，但机体不能针对抗原刺激产生特异性抗体。原发性 T 细胞缺陷患者容易感染，主要是那些侵袭到宿主细胞内的微生物感染，包括支原体、沙门菌属、李斯特菌属、弓形虫、真菌和病毒，甚至典型的非致病性微生物，如分枝杆菌属的疫苗型也可使缺乏 T 细胞的患者发生致死性感染。其他机会性感染，例如卡氏肺囊虫和隐孢子虫也可导致严重的黏膜感染，慢性感染和吸收不良会使患儿生长发育发生障碍。在 T 细胞免疫缺陷患者中，过敏、自身免疫和淋巴瘤远较正常人多见。

原发性 T 细胞免疫缺陷病包括先天性胸腺发育障碍、T 细胞特异性免疫缺陷症、慢性皮肤黏膜念珠菌病等，本节主要介绍先天性胸腺发育障碍和慢性皮肤黏膜念珠菌病。

### 一、先天性胸腺发育障碍或 Di George 综合征

先天性胸腺发育障碍或 Di George 综合征或称为Ⅲ~Ⅳ咽囊综合征，其特点为胸腺缺如或发育不良，导致 T 细胞功能缺陷，伴有甲状旁腺功能减退及其他先天畸形。

1.发病机制　本病无明显的遗传学背景。在胚胎期 6~8 周，第Ⅲ~Ⅳ咽囊发育为胸腺和甲状旁腺，在这一时期的发育障碍会影响胸腺和甲状腺的形成。胸腺的不发育导致 T 细胞成熟缺陷，外周血内无 T 细胞或极少，淋巴细胞对多克隆激活剂(如 PHA 或 ConA)无增生反应，迟发型变态反应皮肤试验为阴性。本病的病因并不十分清楚，患儿的母亲多有嗜酒史，推测本病的发生可能与乙醇中毒有关。少数患者为 22q11 缺陷。

2.临床表现　最常见的初发症状为出生后 24 小时内出现低钙性搐搦症，且常规治疗无效。患儿常有特征性面容：眼距宽、下额小、耳郭切迹、耳部低位、鱼形嘴、短人中及鼻裂。可伴有先天性心脏病，患者若存活至新生儿期，则发生各种复发性或慢性病毒、真菌、细菌或原虫感染。常有肺炎、黏膜白念珠菌感染、腹泻和生长发育不良。接种卡介苗及麻疹等减毒疫苗可发生严重的不良反应甚至死亡，对移植不出现排斥反应。有时可见 T 细胞免疫功能自发性改善，可能属于部分性胸腺发育不良。

3.实验室检查　实验室检查可见细胞免疫功能全面低下。常用的筛选试验有流式细胞术分析 T 细胞及其亚群和皮肤试验。实验室检查主要包括以下内容。

(1)皮肤试验：皮肤试验显示有迟发型超敏反应(DTH)，表明受试者 T 细胞免疫功能存

在。皮肤试验常用的抗原有结核菌素、白念珠菌菌液、链激酶—链道酶（SK-SD 双链酶）、人用植物血凝素（PHA）及白喉、破伤风疫苗等。由于个体差异、试剂质量、操作误差等原因，应几种抗原同时进行试验，凡 3 种以上抗原皮试阳性者为正常，少于 2 种或 48 小时反应直径小于 10mm，提示细胞免疫缺陷或反应性降低。但是有些正常个体可由于特定的病毒感染而出现暂时的 DTH 受抑制。此外，DTH 阳性的产生需要预致敏和对某抗原敏感，而婴幼儿有可能由于对抗原暴露不够，出现对某抗原的 DTH 阴性。

（2）T 细胞及其亚群的检测：T 细胞在外周血细胞中占 60%~80%，当 T 细胞绝对值低于 $1.2×10^9/L$ 时，提示有细胞免疫缺陷的可能，这是最直接、简便的检查方法。T 细胞按功能的差异可分为 Th 细胞、Ts 细胞和 Tc 细胞。可应用单克隆抗体进行分类，CD3 为成熟 T 细胞，$CD4^+$ 为 Th 细胞，$CD8^+$ 为 Ts 细胞。

（3）E 玫瑰花结试验：E 受体为 T 细胞表面的特有标志，E 玫瑰花结试验的结果可代表 T 细胞数量的变化。E 玫瑰花结试验现改用 CD2 测定代替。

（4）T 细胞体外免疫功能检测：体外试验方法包括淋巴细胞对抗原或有丝分裂原的增生试验、细胞毒试验及其分泌产物功能的测定。①淋巴细胞增生反应试验：应用 PHA 等激活物质，可在形态上观察到淋巴细胞转化为原淋巴细胞，计算淋巴细胞转化率。也可用放射性核素标记，测定淋巴细胞内渗入的 $^3H-TdR$ 的放射量，判断淋巴细胞的转化程度；②细胞因子的检测：激活的 T 细胞可以合成和分泌许多细胞因子，如 IL-2、IL-4、TNF 等，可通过检测这些细胞因子来判断 T 细胞的功能。

（5）钙磷检测：血钙减少，血磷增高，尿钙为 0。

## 二、慢性皮肤黏膜念珠菌病

慢性皮肤黏膜念珠菌病是一种少见的慢性复发性念珠菌感染，本病的特点为皮肤和黏膜有念珠菌感染，可伴有内分泌腺病，对念珠菌的迟发型变态反应皮肤试验呈阴性。

1.发病机制　本病是由常染色体隐性基因遗传，是对念珠菌的选择性细胞免疫缺陷，导致慢性念珠菌感染。某些患者可产生自身抗体，造成特发性内分泌病变。

2.临床表现　男女均可罹患，多从幼年起病。最初症状为慢性念珠菌感染，常伴有内分泌及免疫异常、缺铁性贫血及维生素缺乏，亦可在念珠菌感染数年或数十年后才出现内分泌腺病。念珠菌感染主要侵犯黏膜、皮肤、指甲或阴道，多发于头皮、颜面及四肢。皮损初起为丘疹、红斑，上附鳞屑，逐渐形成肉芽增生性斑块或疣状结节，表面覆盖蛎壳状污褐色痂，黏着不易去除，周围有暗红色炎症浸润，掌跖损害呈弥散性角质增厚。皮损可呈手套、袜套状分布，并有肉芽肿形成。黏膜损害表现为口角糜烂、口腔黏膜白斑，偶可累及咽喉、食管黏膜，影响吞咽。指甲、阴部亦可受累。甲状旁腺功能减退为最常见的内分泌腺病，其次为艾迪生病，也有糖尿病、恶性贫血、卵巢功能减退、肺纤维化和角膜结膜炎。偶尔可见急慢性肝炎、肺部纤维化、卵巢衰竭、ACTH 缺乏及角膜结膜炎。

3.实验室检查　该病患者一般细胞和体液免疫功能正常，淋巴细胞、T 细胞计数正常，对 PHA 和混合淋巴细胞的增生反应正常。主要特点为对念珠菌抗原的迟发型变态反应皮肤试验、淋转和白细胞移动抑制试验均无反应。对念珠菌的抗体形成正常。内分泌功能检查可发现异常，低血钙、高血磷、甲状旁腺激素和 17-羟皮质酮水平低下，并伴有内分泌腺的自身抗体。

## 第三节　原发性吞噬细胞功能缺陷病

吞噬细胞系统包括血液和组织中的各种吞噬细胞,主要包括单核-巨噬细胞和中性粒细胞。吞噬功能是机体防御感染的第一道防线,吞噬细胞参与机体重要的非特异性防御机制,在清除入侵病原体中起着十分重要的作用。原发性吞噬细胞缺陷主要是指单核细胞和中性粒细胞功能缺陷,既可表现为吞噬细胞数量的减少,也可表现为细胞功能的缺陷,主要包括:①原发性中性粒细胞减少症;②吞噬细胞趋化和(或)黏附功能障碍,如白细胞黏附缺陷、牙周炎综合征、纤毛不动综合征、甘露糖苷增多症等;③吞噬和杀伤活性障碍,如慢性肉芽肿、葡萄糖-6-磷酸脱氢酶缺乏;④单核吞噬细胞的特殊异常。吞噬功能缺陷将导致机体对病原微生物(主要是细菌)的易感性增高,常发生各种化脓菌感染,即使是致病力极低的致病菌,如表皮葡萄球菌、沙雷菌、铜绿假单胞菌等也可引起感染。在所有原发性免疫缺陷病中,原发性吞噬功能缺陷所占比例较少,低至5%~10%。

### 一、慢性肉芽肿病

原发性吞噬细胞功能缺陷多见于中性粒细胞,常见疾病即慢性肉芽肿病(chronic granulomatous disease,CGD)。CGD是以皮肤、肺及淋巴结广泛肉芽肿性损害为特点的遗传性粒细胞杀菌功能缺陷病。

1.发病机制　多数患者为男性,X连锁隐性遗传,在X染色体短臂的Xp21.1位点(gp91phox,CYBB基因)有基因缺失;亦有常染色体隐性遗传者,其基因缺失位于染色体16q24、7q11.23、1q25(p47phox、p67phox、p22phox),两性均可发病。本病的缺陷在于患者的中性粒细胞和单核细胞中与产生活性氧有关的酶系统异常,导致氧依赖性杀菌功能减弱,以致不易杀死各种过氧化氢酶阳性的细菌及真菌。在正常情况下,细菌进入细胞后迅速耗氧,释放出超氧阴离子,将细菌杀死。细菌内超氧阴离子的产生是由于NADPH-氧化酶系统激活的结果。在这一酶系统中,有一种中性粒细胞特异的蛋白质,称为中性粒细胞的细胞色素b,对酶激活过程很重要。性联CGD与中性粒细胞的细胞色素b基因异常有关。CGD患者可因此基因的缺失、切断、突变或转录水平异常所致。所以当本病患者感染的为过氧化氢酶阳性细菌时,细菌被吞噬后非但不能被杀灭,反而寄生在细胞内,免受胞外杀菌物质的杀灭而得以长期存活、繁殖并随吞噬细胞向远处多个器官组织播散。肉芽肿是对化脓性感染的一种反应,常有色素性类脂组织细胞浸润和包绕。

2.临床表现　几乎都发生在男孩,大多在2岁前发病,也可到十几岁才开始发病。特点是皮肤、肺和淋巴结反复发生感染。致病菌往往为过氧化氢酶产生菌,如金黄色葡萄球菌、沙雷菌、大肠埃希菌和假单胞菌,引起化脓性淋巴结炎、鼻炎、结膜炎、肺炎和慢性皮炎,肝脓肿及骨髓炎也较常见。胃壁局限性肉芽肿可致胃窦狭窄。此外,尚可引起视网膜损害、慢性腹泻、肛周脓肿和脑脓肿等。常有显著的淋巴结肿大、肝脾大、深部脓肿和肺炎。病儿一般发育延迟。

3.实验室检查　实验室筛查试验为血细胞计数和分类及白细胞形态学检查。进一步可进行氧化酶功能分析(如NBT还原试验)、吞噬和杀伤试验及gp91phox免疫印迹和基因突变分析。

（1）粒细胞四唑氮盐（NBT）还原试验：NBT 是 CGD 最简单、常用和廉价的诊断指标。结果用阳性细胞的百分率表示。正常人外周血内中性粒细胞的 NBT 还原试验阳性率为 7%～15%，CGD 患儿 NBT 还原试验阳性率显著降低，甚至为 0。

（2）吞噬和杀伤试验：可检测吞噬细胞的吞噬率和杀菌率。慢性肉芽肿患者有正常的吞噬功能，由于吞噬细胞缺少过氧化物酶而无法杀菌。吞噬细胞未成熟的 Chediak-Higashi 综合征和多发性骨髓瘤等情况其吞噬功能降低。

（3）免疫印迹和基因突变分析：gp91phox、p47phox、p67phox、p22phox 免疫印迹和基因突变分析是 CGD 的确诊试验，有助于早期诊断、症状前诊断及产前诊断，对开展遗传咨询有重要意义。检测方法可用 CCA、FISH、RT-PCR/SSCP、比较基因组分析或 DNA 测序。

（4）其他：白细胞计数因感染而可能增高。另常有贫血，骨髓涂片可见深蓝色组织细胞。由于慢性感染可导致高丙种球蛋白血症和补体水平升高，但 T 细胞和 B 细胞免疫功能正常。还可用化学发光试验或流式细胞仪检测患者中性粒细胞活性氧。

## 二、白细胞黏附缺陷

白细胞黏附缺陷（leukocyte adhesion deficiency，LAD）较为罕见，患者的白细胞黏附相关的功能缺陷，如与内皮细胞的附着、中性粒细胞的聚集和趋化、吞噬功能，中性粒细胞、NK 细胞和 T 细胞介导的细胞毒作用等。

1.发病机制　本病为常染色体隐性遗传，定位于染色体 21q22.3。本病的基本分子生物学基础为 CD18 合成缺陷。有不少报告介绍一种反复细菌感染的患者，其血中中性粒细胞移动明显减少，并有出生后脐带延迟脱落。发现这些患者的中性粒细胞有缺陷，不能与很多自然的和人工的物体表面黏附，也不能与调理过的物体相互作用。这是由于细胞不能表达白细胞整合素 CD11/CD18 复合物，包括淋巴细胞功能相关性抗原 LFA-1（CD11a/CD18）、Mac-1（CD11b/CD18）和 P150、P95（CD11c/CD18），它们由各自的 α 链而区分，但 β 链（CD18）是共同的。这些分子对中性粒细胞和其他吞噬细胞的黏附依赖功能起着决定性作用。

2.临床表现　LAD 患者经常患有坏死性皮肤和软组织感染，创口愈合困难，并有严重的牙龈炎和（或）牙周炎。疾病表现可轻可重，决定于糖蛋白在表面的表达，且已见到几种变异。本病有两种表型，即轻型和重型。轻型患者有 2%～8% 的 3 种 αβ（CD11/CD18）复合体表达，并有严重的牙龈炎，但严重感染和皮肤病变不常见。重型几乎没有复合体表达，有反复的、严重的、危及生命的全身感染。由于黏附缺陷，LAD 中性粒细胞不能移动，因而大多数 LAD 患者的中性粒细胞一旦从骨髓中释出后就一直停留在循环池中。此外，这些细胞不能像正常人的细胞那样从血液循环通过口腔或肠腔漏出，导致白细胞总数下降。LAD 患者反复感染的病原体主要是革兰阳性和阴性细菌，有时还有真菌，反复、严重的病毒感染则少见。这可解释吞噬细胞功能较表达 LFA-1 的淋巴细胞更受影响。然而，体内的 T 细胞依赖抗体反应和试管内的 T 细胞细胞毒试验也普遍受抑；PMN 和 NK 细胞的抗体依赖性细胞毒性也如此。

3.实验室检查

（1）吞噬细胞数量的检测：白细胞总数极端增多，即使在没有活动性感染时也存在，几乎是 LAD 的一致征象。可以经常见到周围血中粒细胞计数在（15～70）×$10^9$/L，而在感染时可高达 100×$10^9$/L。

（2）黏附分子检测：用单克隆抗体检测细胞表面黏附分子，如用流式细胞仪检测 CD18、CD116、CD11c、CD621 等，可对黏附分子进行定量测定，可用于诊断白细胞黏附缺陷。

（3）基因突变分析。

### 三、单核吞噬细胞的特殊异常

单核吞噬细胞的特殊异常包括贮积症、抑制性单核-巨噬细胞和 Fc 受体功能缺陷。

各种代谢性贮积症均伴有溶酶体酶缺陷，有资料提示抗原呈递和表达缺陷。巨噬细胞吞噬了造血细胞破坏产物，如髓系白血病的白细胞颗粒和镰状细胞贫血的红细胞，从而干扰了其细胞内杀菌。

在一些疾病，如淋巴网状恶性肿瘤时，见到抑制性巨噬细胞，它们能抑制 T 细胞对刺激原产生的增生反应。在霍奇金淋巴瘤和血管免疫母细胞性淋巴结肿中见到免疫球蛋白合成受巨噬细胞抑制。这些巨噬细胞的抑制作用是由于前列腺素产生过多之故。

人巨噬细胞上有 3 类 FcR，即 FcR I（CD64）、FcR II（CD32）和 FcR（CD16）。而在新鲜的循环单核细胞上只有 FcR I 和 FcR II 两类。单核吞噬细胞系统细胞通过 FcR 去识别和消除裹有 IgG 的细胞、微生物和免疫复合物，并介导抗体依赖性细胞的细胞毒作用（ADCC）。在艾滋病、各种肿瘤、再生障碍性贫血和家族性噬红细胞性淋巴组织细胞增生症时见到单核细胞介导的 ADCC 障碍，与其 FcR 功能缺陷有关。

## 第四节　原发性联合免疫缺陷病

联合免疫缺陷病是 T 和 B 细胞均缺乏和功能障碍，可因原发性淋巴细胞发育异常或伴随其他先天性疾病发生。该组疾病主要包括重症联合免疫缺陷病（severe combined immunodeficiency disease，SCID）、腺苷酸脱氨酶缺陷、Wiskott-Aldrich 综合征、共济失调-毛细血管扩张症（ataxia-telangiectasia，AT）、Nezelof 综合征、骨髓网状组织发育不良等。此类疾病发病机制复杂、临床表现各异、治疗效果不佳，特别 SCID 预后最差。本节主要介绍重症联合免疫缺陷病和共济失调毛细血管扩张症。

### 一、重症联合免疫缺陷病

重症联合免疫缺陷病（SCID）是因干细胞分化缺陷而表现 T、B 细胞减少，体液和细胞免疫均缺陷。出生 6 个月起发病，对各种类型感染均易感。如不给予造血干细胞移植则常于幼年夭折。本病的发病率为 50000~100000 个活产婴儿中有 1 例。发病原因为一系列的分子学缺陷，主要特征为细胞免疫和体液免疫异常，故所有类型 SCID 的临床表现相似。

1.发病机制　本病的发病机制大体有以下几种。

（1）普通 γ 链或 JAK3 异常：引起 SCID 的分子生物学缺陷中最常见的是 X 连锁形式（X-SCID），它由 γC 缺陷引起。编码酪氨酸激酶 JAK3（Janus 相关激酶 3）基因的常染色体隐性缺陷可以引起相似的临床和免疫表现，但十分罕见。γC 是 IL-4、IL-7、IL-9 和 IL-15 等细胞因子受体复合物的必要组成部分，细胞因子刺激该受体复合物将导致受体亚单位的杂化二聚体和 JKA3 分子磷酸化。不同细胞因子的特殊功能可以解释 X-SCID 和 JAK3 SCID 两种疾病的免疫学特征。

（2）嘌呤代谢异常：大约 20% 的 SCID 病例由腺苷脱氨酶（ADA）的常染色体隐性遗传引

起,该酶对于 DNA 断裂后的腺嘌呤和脱氧腺嘌呤的降解是需要的。ADA SCID 特征为 T 细胞和 B 细胞下降,而 NK 细胞数目变化不定。许多不同的机制参与了 T、B 细胞的异常发育。ADA 不足导致了脱氧腺苷和脱氧三磷酸腺苷的堆积。升高的脱氧腺苷直接使腺苷高半胱氨酸酶失活,而后者是正常甲基化反应所需要的。据报道,脱氧腺苷还能诱导未成熟胸腺细胞染色体的断裂和细胞的凋亡。另外,升高的脱氧腺苷抑制核糖核苷酸还原酶,它是正常 DNA 合成所必需的。

另一种罕见的嘌呤代谢紊乱由嘌呤核苷磷酸化酶(PNP)缺乏所致。同 ADA 一样,这种酶在所有组织中表达,对维持嘌呤去磷酸化产量(解毒形成尿酸)和补充核苷酸浓度的平衡是必需的。PNP 缺乏导致了许多嘌呤底物的堆积,最重要的是脱氧鸟苷三磷酸(dGTP)。和 ADA 不足时的脱氧腺苷三磷酸相似,dGTP 通过抑制核糖核酸还原酶也显示有淋巴毒效应。

(3) V(D)J 基因重排异常:功能性 B、T 细胞受体复合物的多样性通过 V(D)J 基因重排产生。两个重排激活基因,即 RAG1 和 RAG2 启动重排。随后多种分子,如 XRCC4、DNA 连接酶Ⅵ、Ku70、Ku80 和 DNA 依赖性蛋白激酶(DNA-PKcs)的催化亚单位参与基因重新连接。鼠模型证明这些分子的任意缺陷都能引起 T-B-SCID 的表现型。在人类 SCID,一部分 T-B-NK+ 患者被证明有 RAG1 或 RAG2 基因的缺陷。体外研究证实这两个基因突变产生的突变 RAG 蛋白缺乏 V(D)J 重排活性,说明在这类患者重排事件不能被起始,T、B 细胞受体复合物不能被装配。大多数该类患者没有发现 RAG 基因缺陷。说明还有其他的基因缺陷也许起作用。

(4) MHC Ⅱ类缺陷:主要组织相容性复合体(MHC)Ⅱ类缺陷为常染色体隐性遗传,它由转录 MHC Ⅱ类基因所必需的转录激活因子缺陷引起,其特征为 T、B 细胞数目正常,但功能低下,即 T+B+SCID。患者所有骨髓来源的细胞不表达 MHC Ⅱ类抗原(DR、DP、DQ)和 HLA-DM。

(5)其他基因缺陷:许多其他较罕见的缺陷已被鉴定。TCR 复合物组成部分 CD3ε 和 CD3γ 的异常至今在 4 例患者被报道过,这些患者的表现型较经典的 SCID 患者轻微,通过流式细胞分析 TCR-CD3 复合体的中位荧光强度可以指导诊断。ZAP-70 蛋白(连接于 CD3 复合体的 ξ 链)上的突变导致选择性的 CD8+T 淋巴细胞减少,因此认为这一分子在 CD8+T 细胞的胸腺阳性选择中是必需的。蛋白酪氨酸激酶 Lek 的缺陷性表达可以引起严重的 CD4+ 淋巴细胞减少,该酶参与了近端 TCR 的信号转导。

2.临床表现　各种类型 SCID 的临床表现比较一致,其特点为早年发生感染,主要是呼吸道和肠道感染。除 ADA 缺陷患者更早些出现感染外,患者都是经常、反复感染,并导致小儿生长发育障碍和营养不良。感染原除常见的细菌外,一些并不常见的机会性感染病原体,如卡氏肺囊虫和曲霉菌属也能引起感染。此外,细胞内微生物,如李斯特菌属和肺炎军团病菌属可引起破坏性疾病;疱疹病毒也可引起破坏性疾病。EB 病毒感染在 B 细胞(+)SCID 病中能引起不能控制的 B 淋巴细胞异常增生,与免疫抑制的器官移植患者相似。活疫苗能引起危及生命的感染,病变广泛累及肝、脾和肺。体检可见胸腺发育不良,几乎无胸腺细胞,无 Hassall 小体。患者没有淋巴结,尤其是腹股沟处淋巴结不可扪及。扁桃体不能见到,胸部 X 线片未见胸腺阴影。

SCID 患者还会发生非感染性疾病,主要为移植物排斥宿主病(GVHD)。这是由于患者不能排斥异体细胞,异体细胞可能有 2 个来源,即母体淋巴细胞和移植物。ADA 缺陷患者中没有母体淋巴细胞,可能是因为受到了脱氧腺苷中毒之故。母体 T 细胞数目自十至几千不等,多数患者没有临床征象;30%~40%的患者有轻微的症状、体征,如红斑伴皮肤 T 细胞浸润、嗜酸性粒细胞增多和肝酶值增高伴门脉周围 T 细胞浸润。对 SCID 患者来说,周围血液中有一些母体 T 细胞存在应及早发现,因为如果移植了来自非母体或未经药物处理过的骨髓,那么植入的 T 细胞在移植后 10~12 天后会对母体细胞产生细胞毒性作用,从而产生 GVHD。相反,生后通过输血或血液制品而接种了同种异体淋巴细胞往往会发生致死性急性 GVHD 综合征,表现为广泛的坏死性红皮病、肠黏膜剥蚀和胆道上皮破坏,有些骨髓基质细胞也有病变。此种 GVHD 综合征可发生在 2~4 周,且常对最有效的免疫抑制剂耐药。预防方法是将全部血液制品经过放射处理。如无骨髓移植,SCID 患者几乎都会在周岁内死亡,幸存者少见。

85%~90%的 ADA 缺乏患者在第 1 年内出现严重的临床表现。然而,也有一定的临床和免疫表型异质性,15%~20%的患者在 1~8 岁时才被诊断。这些患者中的一部分感染较轻,和淋巴细胞异常及代谢紊乱程度较轻相一致。PNP 缺乏时的免疫缺陷是多形式的,但 T 细胞功能受影响最严重。神经学缺陷是常见的,主要和运动功能低下相关,中枢性瘫痪、痉挛性麻痹、共济失调性双瘫都有报道。

RAG 基因突变引起的 Omenn 综合征是 SCID 的一种形式。它有一个特征性的临床和免疫表型。患者以特征性的 SCID 感染并发症为临床表现,同时有红皮病斑疹伴淋巴结病和肝脾病变(这一临床表现在移植了母亲淋巴细胞的 SCID 患者中也可见到)。通常嗜酸性粒细胞和 IgE 相应升高,但其他免疫球蛋白的浓度变异较大。循环 B 淋巴细胞数通常低下或缺乏,但 T 细胞是可以检测到的,且显示一被激活的表型。

3.实验室检查 在基因缺陷鉴定以前,SCID 诊断以家族史、临床及免疫学特征为基础。

(1)最基本的实验室检测为淋巴细胞计数、分型和功能分析。淋巴细胞计数减少,淋巴细胞常<$10×10^6$/L,是 SCID 诊断的重要线索;淋巴细胞分型是重要的确证试验,淋巴细胞亚群的绝对计数用途要比百分比意义大,每一表现型模式提示一种特异诊断。B 细胞和 NK 细胞的存在与否意味着特异的分子缺陷(JAK3 SCID,又称 T-B$^+$NK-SCID),并与骨髓移植的预后有关;TCR 类型检测和淋巴细胞活化(CD3/HLA-DR$^+$,CD45RA/RO 比值)检测能够提供更多的信息,TCR 和 CD45RO+细胞数高提示为 Omenn 综合征,HLA-DR 表达的缺如提示为 MHC Ⅱ 类缺陷 SCID。淋巴细胞功能分析可见患者淋巴细胞对有丝分裂原或同种异体细胞缺乏反应性;缺乏 ADCC 作用及 NK 细胞功能。

(2)SCID 患者免疫球蛋白水平通常非常低,多数情况下所有免疫球蛋白类型都降低。但对 6 个月以下的婴儿免疫球蛋白检测意义不大。同种凝集素的缺乏是一项重要的参考指标。

(3)X-SCID 明确诊断采用 γC 基因分析。以突变 γC 或 JAK3 蛋白表达方式和功能为基础的更快速的诊断现在也可以用于患病婴儿。65%~90%的 X-SCID 儿童在单核细胞表面有了 γC 的异常表达,故可以用流式细胞术分析外周血单个核细胞以进行分子生物学诊断。AR-SCID 明确诊断采用 JAK3 基因分析,也可直接用抗磷酸化酪氨酸磷化残基的单克隆抗体来显示 JAK3 的活性,在蛋白水平上检测这一信号传导途径的异常。

(4)可通过分析洗涤红细胞的 dATP 浓度和 ADA 活性诊断 ADA SCID。在正常个体的红细胞,dATP 浓度检查不到,在 ADA 缺乏患者显著升高。患者红细胞 ADA 的催化活性不到正常人的 1%。也可以用基因分析检测突变。

（5）PNP 缺乏性 SCID 的诊断基于洗涤红细胞 PNP 酶活性分析和细胞内 dGTP 浓度检测。在 PNP 缺乏患者细胞内 dGTP 浓度显著升高，PNP 催化活性缺如。也可以用基因分析检测突变。

（6）对 Omenn 综合征和 T-B-SCID 的分子生物学诊断依赖于检测 RAG 基因的突变。因为外周血突变细胞不表达 RAG 基因，而骨髓中的淋巴祖细胞数目又太少，所以常规的蛋白表达分析是不可能的。

（7）MHC Ⅱ 类缺陷诊断可通过流式细胞术分析外周血淋巴细胞 MHC Ⅱ 类分子的表达。也可以进行更详细的基因缺陷分析。

## 二、共济失调-毛细血管扩张症

共济失调-毛细血管扩张症（ataxia-telangiectasia，AT）是一种罕见的常染色体隐性遗传性疾病，1941 年由 Louis-Bar 首次报道，发病率为 1/100000~1/40000。临床主要表现为进行性发展的小脑性共济失调、眼球结膜和面部皮肤的毛细血管扩张、反复发作的呼吸道感染；同时还具有对射线的杀伤作用异常敏感、染色体不稳定性、易患恶性肿瘤、免疫缺陷和抗射线的 DNA 复制合成等特征。

1.发病机制　共济失调毛细血管扩张症涉及神经、血管、内分泌和免疫系统的缺陷，由常染色体隐性基因遗传。1988 年 Gatti 等将 AT 致病基因 ATM（AT mutated）定位于人染色体 11q22-23。随后经多位学者的努力，ATM 基因的定位范围逐渐缩小，并于 1995 年 Savitsky 和 Uziel 等人克隆并报道了 ATM 基因。ATM 基因编码一种细胞核内的蛋白激酶，通过磷酸化不同细胞周期的不同靶蛋白来调控细胞周期检控点，并且在信号传导、DNA 损伤修复、凋亡、染色体稳定性方面具有重要作用。AT 患者由于 ATM 的突变，缺乏 DNA 双链断裂损伤的修复、不能激活正常的检控点、端粒维持的缺乏等而导致染色体不稳定性及辐射敏感性。这些特征暗示了其对肿瘤的易感性，构成了 AT 患者肿瘤高发生率的基础。

2.临床表现　该病的 4 大临床特征是恶性肿瘤的高发生率、婴幼儿期开始出现的进行性小脑共济失调、眼球结膜和皮肤毛细血管扩张、免疫缺陷所致的反复感染。AT 患者及家庭对恶性病具有高灵敏度，乳腺癌发病增加 5 倍，癌症总的危险性通常增加 3.5 倍或更高。尸解表明 49% 的病例有恶性肿瘤，最常见的是淋巴网状内皮肿瘤，特别是淋巴瘤和淋巴性白血病，在 15 岁以下尤为突出。头部磁共振（MRI）检查一般可见小脑萎缩改变。多数患者有明显的细胞遗传学异常，染色体不稳定、畸变率升高、放射敏感性增高，故也将其归入染色体不稳定综合征。

患者 12~14 个月开始出现症状，亦可迟至 4~6 岁才出现，首先是小脑共济失调征象，表现为行走时头与躯干摇摆。婴儿期出现的眼球震颤到儿童期可发展为眼肌麻痹。3~6 岁，亦可早在 2 岁，或迟至 8~9 岁开始出现典型的眼与皮肤毛细血管扩张表现。皮肤与毛发过早衰老形成面具脸和灰白发。病程呈进行性，随年龄的增长，神经系统症状和免疫缺陷也随之加剧。神经系统表现除共济失调外，还有舞蹈病、手足徐动症样症状、不配合的凝视、锥体外系和后索受损的症状。毛细血管扩张症首先在眼球结膜出现，以后出现在鼻梁、耳朵、肘前窝处。患儿常发生呼吸系统反复细菌和病毒感染，常死于支气管扩张及呼吸衰竭。患儿还可有生长发育迟缓及内分泌异常。有的患者可发生抗胰岛素的糖尿病。常并发淋巴网状系统恶性肿瘤,亦可为其他肿瘤。

3.实验室检查　共济失调-毛细血管扩张症是一种临床表型和发病机制均很复杂的遗传性疾病,根据临床表现和免疫学检查可确诊。需与选择性 IgA 缺乏症鉴别。

(1)T 细胞、B 细胞免疫功能有不同程度的异常。可有淋巴细胞减少,对有丝分裂原的淋巴细胞转化试验低反应或正常,迟发型变态反应皮肤试验阴性;CD4$^+$降低,CD8$^+$升高,对特异性抗原反应性减低,同种异体移植排斥延迟。B 细胞计数和 NK 细胞活性正常。患者血清 IgA 减少或缺乏,IgA2 减少,循环抗 IgA 抗体阳性,总 IgG 正常,IgG2 和 IgG4 下降,IgE 减少或消失。

(2)ATM 基因突变分析是诊断该病的金标准,且有助于早期诊断、症状前诊断及产前诊断,对开展遗传咨询有重要意义。检测方法可用 CCA、FISH、RT-PCR/SSCP、比较基因组分析或 DNA 测序。

(3)DNA 辐射敏感性分析。

(4)血清甲胎蛋白增高,肝功能异常,有自身抗体,包括对脑和胸腺的细胞毒抗体。尿内17-酮类固醇减少而滤泡刺激激素增加。

# 参考文献

[1]蔡凤,陈明琪.微生物学与免疫学.第4版[M].北京:科学出版社,2021.

[2]崔巍.医学检验科诊断常规[M].北京:中国医药科技出版社,2020.

[3]洪秀华,刘文恩.临床微生物学检验[M].北京:中国医药科技出版社,2015.

[4]贾天军,李永军,徐霞.临床免疫学检验技术[M].武汉:华中科学技术大学出版社,2021.

[5]李明洁.实用临床检验[M].沈阳:沈阳出版社,2020.

[6]李玉中.临床医学检验学 高级医师进阶[M].北京:中国协和医科大学出版社,2016.

[7]李玉中,王朝晖.临床医学检验学[M].北京:中国协和医科大学出版社,2019.

[8]刘成玉,罗春丽.临床检验基础[M].北京:人民卫生出版社,2012.

[9]吕厚东,吴爱武.全国高等医药院校医学检验技术专业十三五规划教材 临床微生物学检验技术供医学检验技术等专业使用[M].武汉:华中科技大学出版社,2020.

[10]吕世静,李会强.临床免疫学检验[M].北京:中国医药科技出版社,2020.

[11]牛天林,李金凯.现代医学与临床 临床检验学[M].北京:华龄出版社,2015.

[12]续薇,王传新,等.医学检验与质量管理[M].北京:人民军医出版社,2015.

[13]邵世和,卢春.临床微生物检验学[M].北京:科学出版社,2020.

[14]王前,王建中.临床检验医学[M].北京:人民卫生出版社,2015.

[15]王炜,毛远丽,胡冬梅.临床检验技术与应用 生化检验技术与应用[M].北京:科学出版社,2021.

[16]王志刚.分子生物学检验技术.第2版[M].北京:人民卫生出版社,2021.

[17]向延根.临床检验手册[M].长沙:湖南科学技术出版社,2020.

[18]杨拓.临床检验[M].北京:中国中医药出版社,2013.

[19]伊正君,杨清玲.临床分子生物学检验技术[M].武汉:华中科技大学出版社,2020.

[20]张申,胥振国,高江原.分子生物学检验[M].华中科技大学电子音像出版社,2017.

[21]郑文芝,袁忠海.临床输血医学检验技术[M].武汉:华中科技大学出版社,2020.